JN161061

病態からみた

牛の輸液

水・電解質・酸塩基平衡と疾患別の輸液

編著　鈴木一由・山田 裕

緑書房

ご 注 意

本書中の診断法，治療法，薬用量については，最新の獣医学的知見をもとに，細心の注意をもって記載されています。しかし獣医学の著しい進歩からみて，記載された内容がすべての点において完全であると保証するものではありません。実際の症例へ応用する場合は，各獣医師の責任の下，注意深く診療を行ってください。本書記載の診断法，治療法，薬用量による不測の事故に対して，著者，編集者ならびに出版社は，その責を負いかねます。

（株式会社 緑書房）

編著者・著者一覧

（所属は 2016 年 7 月現在）

編著者

鈴木　一由　Kazuyuki Suzuki
酪農学園大学 獣医学群 獣医学類 生産動物外科学ユニット

山田　　裕　Yutaka Yamada
日本獣医生命科学大学 獣医学部 獣医学科 産業動物臨床学研究室

著者

味戸　忠春　Tadaharu Ajito
日本全薬工業株式会社 研究開発本部 中央研究所

大野真美子　Mamiko Ono
日本大学 生物資源科学部 獣医学科 獣医産業動物臨床研究室

大橋　秀一　Shuichi Ohashi
日本全薬工業株式会社 学術部

恩田　　賢　Ken Onda
麻布大学 獣医学部 獣医学科 内科学第三研究室

佐藤礼一郎　Reiichirou Sato
麻布大学 獣医学部 獣医学科 内科学第三研究室

杉山美恵子　Mieko Sugiyama
愛媛県農業共済組合 松山家畜診療所

橘　　泰光　Yasuhiko Tachibana
オホーツク農業共済組合 湧別支所 佐呂間家畜診療所

はじめに

本著は，スコットランドの住人，輸液の祖である Thomas A. Latta に捧げる。

1997 年 9 月，私はひとりの英国紳士に面会するためロンドン郊外のヒースロー空港にいた。まだ大学院を出て間もない私は，緑のカバーで装丁された『Veterinary Fluid Therapy』とその訳書である『輸液療法（チクサン出版社／緑書房）』を抱えて，その著者である Prof. Alastair R. Michell を到着ゲートで待っていた。時間にすれば数分だったろうが，憧れと尊敬の人に出会える期待と不安で，時間の流れを恐ろしく長く感じたことを今でも鮮明に思い出す。

少し小柄な紳士が近づいてきて，私が握りしめている本を一瞥し，声をかけてきた。Dr. Michell はロンドン大学獣医学部で応用生理学の教鞭を執られていた。ヒースローでの出会いは私にとって“目から鱗が落ちる”ことばかりであり，輸液理論と研究のプランニング，彼の著書や論文について書き込んだ大学ノート 1 冊分のメモは，『臨床獣医（緑書房）』で連載した「牛の補液・輸液療法」の執筆の礎となっている。

Dr. Michell を私に引き合わせてくれたのは，米国・ミズーリ大学の名誉教授で『牛の外科マニュアル』の著者である Prof. David Weaver である。Dr. Weaver が来日の際に 1 週間ほどお世話をした際に Dr. Michell の話に触れ，「Bob は親友だから紹介してあげる」というのがはじまりであった。これが縁で，Dr. Weaver のグラスゴーにあるご自宅でホームスティをして，その年の英国獣医師会に参加して，そしてエジンバラから帰国するために立ち寄ったヒースロー空港で Dr. Michell と輸液の話をした。そもそも，Dr. Michell に会って話をしたいと思ったのは，輸液の製品開発と研究をはじめたばかりの私にとって『Veterinary Fluid Therapy』の訳本が唯一の頼りであった。実は，この訳本は私の師匠である本好茂一先生（日本獣医生命科学大学名誉教授）が監訳されたもので，原著は Dr. Weaver に案内されたグラスゴー大学の本屋で購入したものである。

残念ながら訳書の表紙は原著とは大きく異なる。原著の表紙は，イヌが水鳥の羽をくわえている。“水鳥の羽”はペンの意味合いもあるが，輸液の黎明期には今でいう留置針として使われていた。すなわち，“水鳥の羽”は輸液療法そのものを表すのである。

本書は『臨床獣医』に連載された「牛の補液・輸液療法（1999 年 10 月号～ 2002 年 5 月号）」と「続・牛の補液・輸液療法（2007 年 11 月号～ 2011 年 7 月号）」と，さらにその応用編として行った特集（2014 年 1 ～ 2 月号および 2015 年 1 ～ 2 月号）を再編集したものである。これに，子牛の下痢症，カルシウム，乳熱，ケトージスなどの稿を新たに起こしたので，連載をまとめたというよりも，新たな生産動物輸液療法の専門書となっている。本書でのこだわりは，“病態に基づいた輸液療法”である。

「牛の補液・輸液療法」を連載しているなかで，多くの臨床獣医師から質問や励ましの言葉，なかにはファンレターまがいのメールをいただいた。ありがたいことである。まずは叱咤激励の声をいただいた臨床獣医師諸兄に感謝の意を示したい。また，私を「輸液の世界」に放り込んだのは，間違いなく師匠である本好茂一先生（前掲），そして本書でも執筆されている大橋秀一先生（日本全薬工業）である。二人の師匠に本書を届けられることは幸甚の至りである。また，本書の編集作業を共に担っていただいた山田 裕先生（日本獣医生命科学大学），執筆に快く応じてくれた味戸忠春先生（日本全薬工業），大野 真美子先生（日本大学），恩田 賢先生（麻布大学），佐藤 礼一郎先生（麻布大学），杉山 美恵子先生（愛媛県農業共済組合），橘 泰光先生（オホーツク農業共済組合）に感謝申し上げたい。そして本書の刊行に尽力された緑書房『臨床獣医』編集長の重田淑子氏，連載当時大変お世話になった元編集部員の吉田恵美氏をはじめ，同社の皆様に心よりお礼を申し上げたい。

本著が日常診療の一助になれば幸いである。

2016年5月

鈴木一由

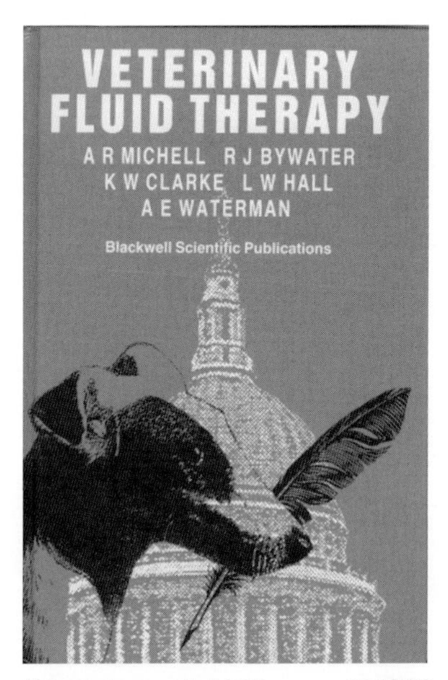

『Veterinary Fluid Therapy』の表紙

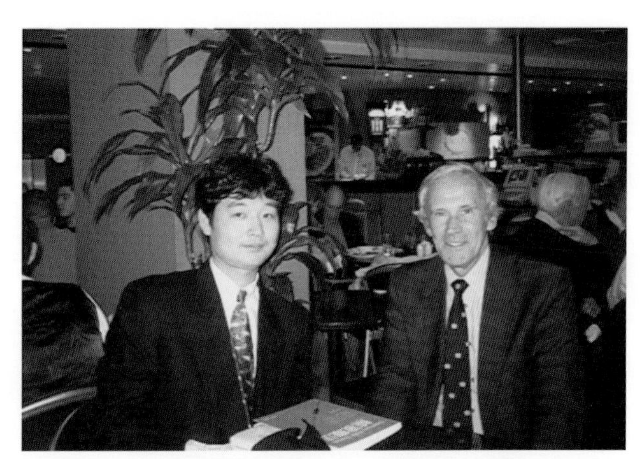

ロンドン・ヒースロー空港にて Dr. Michell と筆者

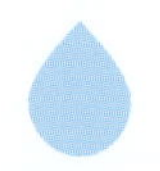

目　次　Table of contents

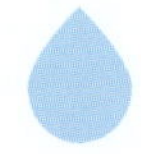

Chapter

1

輸液療法の基礎

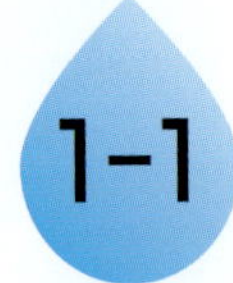

輸液計画の立て方

輸液の安全域

輸液療法を行う場合，厳密な計画を立てる必要はほとんどない。「おおまかにこれくらいか？」という“おおざっぱ”な計画で十分な症例がほとんどである。なぜ“おおざっぱ”な計画で十分であるかというと，腎臓が「臨床獣医師のおおざっぱな輸液計画」を厳密に修正してくれるためである。腎臓は時々刻々と変化する体液状態に応じて，水・電解質を必要なだけ貯留し，余分なものを排泄している。その結果，生体の体液恒常性が維持される。したがって，輸液療法を実施するに当たり，“おおざっぱ”な輸液計画でも腎臓が適切に対応してくれるために，何の問題も生じない。しかし，腎臓に何らかの障害があると事情が違ってくる。糸球体ろ過量が正常の半分以下になった場合には，尿の最大濃縮能および希釈能の幅が狭くなる。したがって，糸球体ろ過量が低下した症例に過剰量の輸液をすれば，浮腫，高血圧，心不全などを引き起こす可能性がある。

結局，多くの場合，“おおざっぱ”な輸液計画で問題が生じないのは腎臓の調節機能による。しかし，腎臓の調節機能がどの程度対応できるかという病態生理学的な理解がなければ，安全な輸液療法を行うことは不可能である。したがって，正確な輸液の難しさの多くは「その症例の病態生理をどの程度把握しているか」であり，輸液に際して臨床獣医師の病態生理学的知識と的確な判断力が要求される。

輸液の安全性

程度の差こそあれ腎臓には調節機能がある。一定の範囲内であれば，“曖昧”な輸液の処方を行っていても腎臓の方で各種のパラメーターを正常に維持してくれる領域が存在する。Talbot液を考案したTalbotは，1953年に「輸液の安全限界」を提唱した。これが「Talbotの理論」であるが，Talbot以後，多くの臨床医師がこの「輸液の安全域」について検討を加えている。現在では「輸液の安全域」を「輸液を行うに際して，腎臓からの水分電解質排泄能を考慮し，腎臓の濃縮能と希釈能から数学的に得られる限界域」と定義づけている。残念ながらこれらのデータはヒトのものであり，ウシの「輸液の安全域」に関するデータは見当たらない。よって，ここでは成人（60 kg）を基準とした「輸液の安全域」について紹介する。図1-1-1において，横軸は輸液剤の晶質浸透圧，縦軸は1日当たりの輸液量を示す。ここで，水分の最低必要量を1 ℓ/日と仮定すると，①の直線を引くことができる。水の許容量および最小必要量を決定するのは，腎臓の尿希釈能および濃縮能である。正常な腎臓であれば50～1,200 mOsm/ℓの範囲の尿を排泄することができるが，安全を見越して100～1,000 mOsm/ℓを安全域の範囲

図1-1-1 輸液の安全域の考え方―1日当たりの最低水分必要量

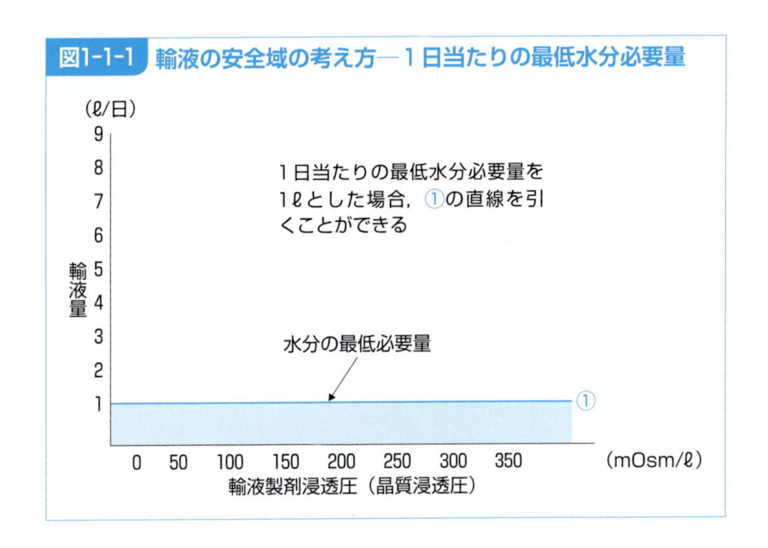

図1-1-2 輸液の安全域の考え方―腎臓の希釈能

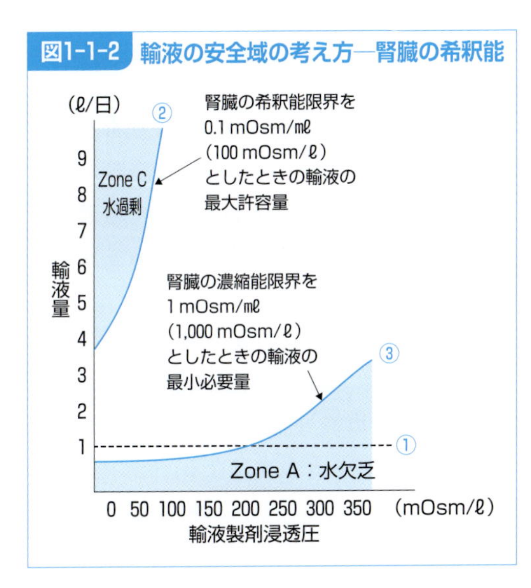

図1-1-3 輸液の安全域の考え方―ナトリウムの許容量

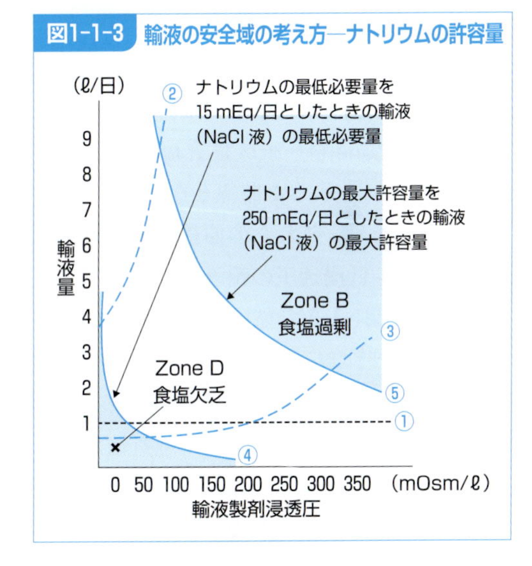

とする。正常な腎臓では脱水時に尿浸透圧を 1,000 mOsm/ℓ（＝1 mOsm/mℓ）まで上昇させ，多量の水分摂取時には 100 mOsm/ℓ（＝0.1 mOsm/mℓ）まで希釈することができる。つまり，1 mOsm の溶質を排泄する場合には脱水時で 1 mℓ，希釈時で 10 mℓの尿を排出する必要がある。

図1-1-2 の②は腎臓の希釈能限界を示す曲線であり，「これ以上水を保持することができない」限界を示す。よって，②は「輸液の最大許容量」を示す曲線となり，②よりも上の領域である「Zone C」は水過剰領域となる。一方，図1-1-2 の③は腎臓の濃縮能限界を示す曲線であり，「これ以上尿を濃縮することができない」ということは「生体に必要な水をも排泄しなければならない」という限界域である。つまり，③は「輸液の最小必要量」を示す曲線となり，③よりも下の領域である「Zone A」は水欠乏領域となる。

図1-1-3 ではナトリウムについて考える。④はナトリウムの最低必要量を 15 mEq/日と仮定

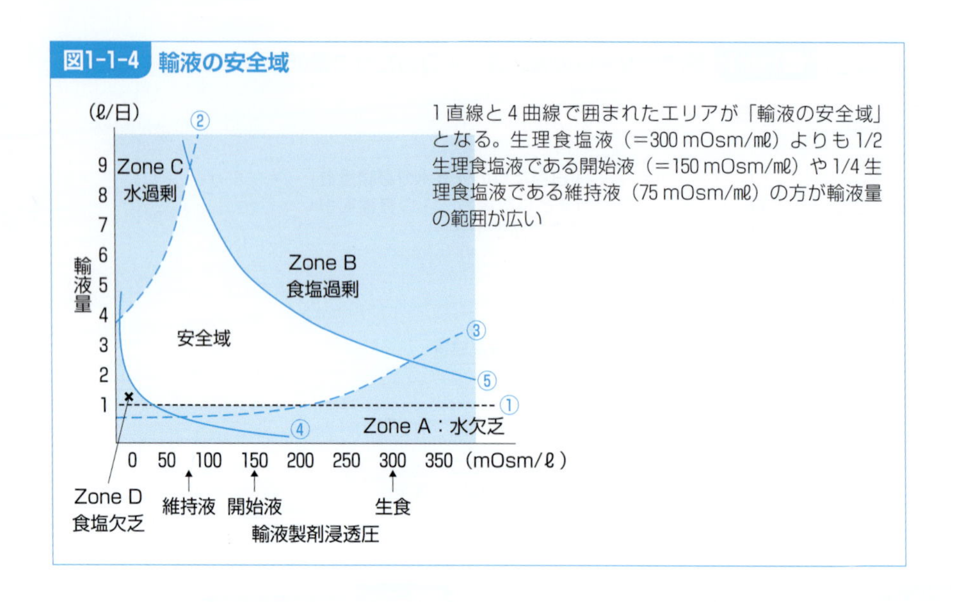

図1-1-4 輸液の安全域

したとき，各濃度の食塩水の最低必要投与量を示す曲線である。したがって，④よりも下の領域である「Zone D」領域は食塩欠乏領域となる。一方，⑤はナトリウムの最大許容量（= 250 mEq/ 日）を示した曲線となる。⑤の曲線よりも上の領域である「Zone B」は食塩過剰を示す領域となる。これらの曲線は一定のナトリウム量を示しているから，ナトリウム濃度の低い輸液剤（=低浸透圧の輸液剤）の方が，輸液量が多くなる。

図1-1-1～図1-1-3で描いた1直線と4曲線で囲まれた領域が「輸液の安全域」となる（図1-1-4）。正常時の安全域は，ナトリウムの浸透圧が300 mOsm/ℓである生理食塩液では2～3ℓであり，決して広いとはいえない。これに対して，1/2生理食塩液（開始液）や1/4生理食塩液（維持液）などの低張複合電解質輸液剤では，安全域が1～7ℓと最大になる。

低張複合電解質輸液剤は，「輸液の安全域」の理論からも分かるように，輸液の処方を誤っても腎臓の生理学的範囲内で補正でき，安全域が広い輸液剤である。低張複合電解質輸液剤は安全域が広いということから，ヒト医療分野では水分保持能力の低い小児に対して積極的に用いられている。Persson ら（1983）は，小児の緊急腹腔内手術前の術前輸液に，酢酸リンゲル液よりも1/2酢酸リンゲル液を適用する方が，予後経過が良好であることを示している。したがって，病態不明時の場合には，安全域の広い低張複合電解質輸液剤である「開始液（1号液）」を適用するべきであり，長時間の水分補給には，最も水分負荷，ナトリウム負荷の安全域が広い「維持液（3号液）」を選択するべきである。

晶質浸透圧が0 mOsm/ℓである5％ブドウ糖液の場合についても考えたい。腎臓の希釈能限界曲線②のy切片は3.5ℓ/日であるため，水過剰にならない限界投与量は3.5ℓ/日となる。しかし，3.5ℓ/日はナトリウムの最低必要量曲線④よりも左側であり，Zone Dの「食塩欠乏領域」でもある。つまり，高ナトリウム血症や高浸透圧血症などで血清ナトリウム濃度を正常範囲内に低下させるためには5％ブドウ糖液が有効であるが，血清ナトリウム濃度が正常もしくは低ナトリウム血症の場合には5％ブドウ糖液の単独使用は推奨できない。

体液区分と体液移動

哺乳類の構成成分のうち，水分は体重の 50 ～ 70％を占める。体内総水分量（TBW）の体重に占める割合は，新生子期において 75 ～ 80％と最も高く，加齢とともに減少する。一方，水分の 1 日の代謝率は，若齢動物ほど体重に占める TBW の割合が大きく，約 2 日で代謝回転する。したがって，新生子では適正な水分補給がなされないと容易に脱水状態になるので注意が必要である。TBW は年齢だけではなく，体型にも依存する。脂肪組織はほとんど水分を含有していないため，やせ形の動物は肥満型の動物に比べ，体重に占める TBW の割合は一般的に大きい。したがって，体重から体内水分量を推定する場合，余分な脂肪蓄積含量を考慮しないと TBW を誤って見積もってしまうことがあるので注意が必要である。

体内総水分量（TBW）

TBW は機能的に細胞内液（ICF：intracellular fluids）と細胞外液（ECF：extracellular fluids）区分に分類することができる。ECF はさらに血漿（plasma），間質液（ISF：interstitial fluids）および細胞通過液（TCF：transcellular fluids）に分類することができる（図1-1-5）。TCF とは脳脊髄液や消化液など細胞外液の一部ではあるが，直接組織環流に関与しない体液をいう。図1-1-6 は体液区分とその体液移動について模式化したものである。TBW が正常である健常動物であれば，経口的に水分を摂取し（矢印1），腸管から水分が血管内に移動する（矢印2）。血漿内に取り込まれた水分は体内循環し，呼吸や皮膚の蒸散作用（矢印A）および排尿（矢印B）により体外へ排泄される。血管内に取り込まれた水分は，間質を経て細胞内へ移動する。その際に問題となるのは，各体液区分の構成成分である。

図1-1-5 体液区分

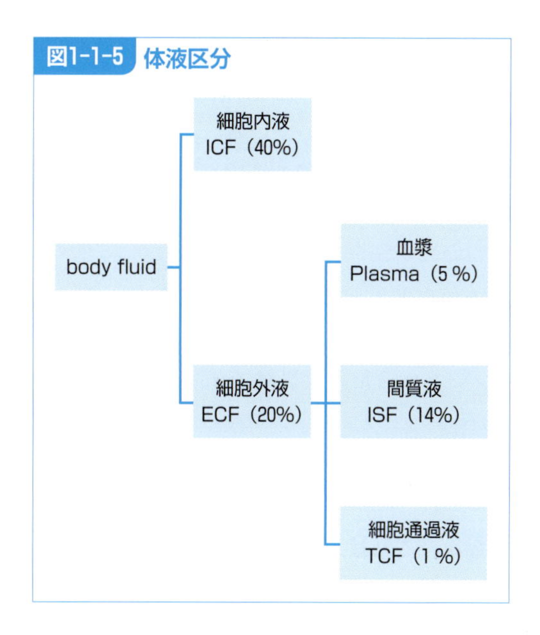

図1-1-6 健常動物の体液区分と出納

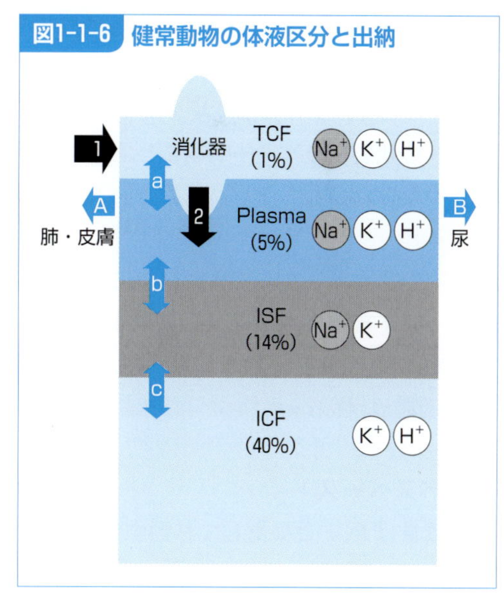

図1-1-7 血漿，間質液および細胞内液の化学的組成

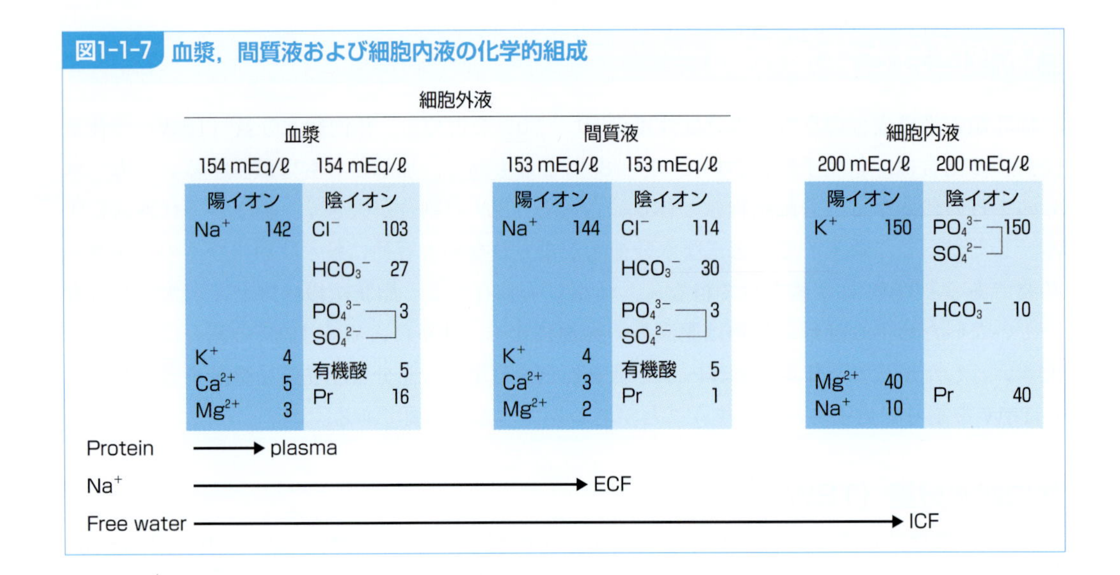

細胞内液（ICF）

ICF は生体内の細胞集団内に存在する水分であり，体重の約 40%を占める。骨格筋内に最も多く存在するため，ヒトでは女性よりも男性の方が ICF の割合が高い。主たる陽イオンはカリウムとマグネシウム，陰イオンはリン酸と陰性荷電タンパクである（図1-1-7）。カリウムは細胞内の主要イオンであり，体内総カリウムの 98%が細胞内に存在する。これは細胞外液中のカリウム濃度が 3.5 ～ 4.5 mEq/ℓ であるのに対して，細胞内液中のカリウム濃度が約 150 mEq/ℓ と高値であることからも理解できる。

細胞外液（ECF）

ECF は体重の約 20%を占め，さらに血漿（5 %），間質液（14%）および細胞通過液（1 %）に分類され，化学的組成はそれぞれの区分によって異なる（図1-1-7）。生体は ECF の恒常性を保つことで，生体内部環境を乱す因子が細胞内にまで及ぶのを防いでいる。また，臨床的にも ICF の状態をモニターすることは困難を伴うため，ECF，特に血漿の情報をもとに輸液管理を行わなければならない。したがって，輸液管理の第一の目的は，ECF の恒常性を保つことである。

体内の総ナトリウム濃度は 58 mEq/ℓ であるが，そのほとんどは細胞外液中に存在する。したがって，細胞外液中の浸透圧は主にナトリウムによって維持されている。また，ECF の主要な陰イオンはナトリウムに随伴している陰イオン，クロールと重炭酸イオン（HCO_3^-）である（図1-1-7）。

サードスペース

血漿量は ECF と平衡して移動することが原則である。これは，ほとんどの溶質が血漿と間質液中に分布しているためである。しかし，血漿と間質液の分布が完全に解離する状態，すなわち，ECF が過剰であるのに血漿量が不足する状態が臨床上しばしばみられる。この状態に

対して，1961年にShiresが非機能化したECFのことを「Third Space Shift」と提唱した。これをICF，ECFとは別の第3の体液区分「サードスペース」と呼ぶ。サードスペースは，外傷および熱傷などの際にできる非機能的細胞外液のことであり，概念的に設定された体液区分である。その実体は病態により異なるが，消化管内貯留液，腹膜炎や肝硬変の腹水，肺炎や胸膜炎での胸水，外傷や熱傷時の創傷部浮腫，腎疾患や肝硬変による四肢浮腫などが含まれる（⇒253ページ）。

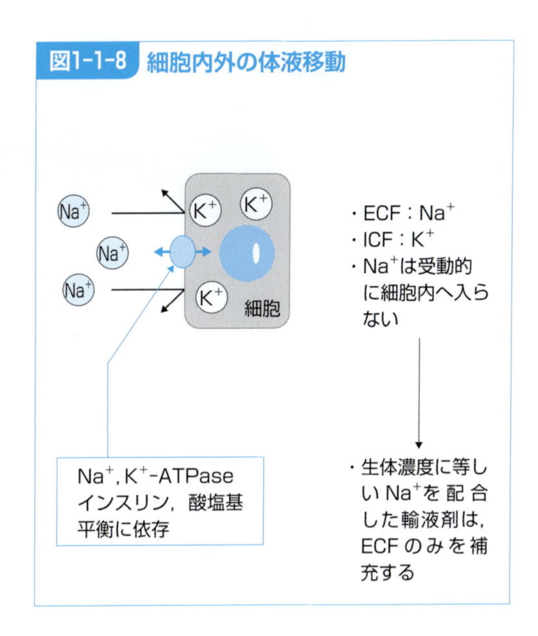

体液移動と調節

浸透圧

体液移動を考える際に重要なのは，浸透圧と各区分の構成成分である。浸透圧とは，半透膜を介して2つの液層があり，この膜を通過しにくい溶質濃度が両側で異なるとき，濃度を一定に保つため，溶質濃度の低い液層から高い液層へ水分が移動する際の圧力である。浸透圧の単位にはオスモル濃度を用いる。オスモル濃度とは1 molの溶質でつくる浸透圧のことである。例えば1 mmolの塩化ナトリウム（NaCl）は，ほぼ完全に1 mmolのNa^+およびCl^-に解離するため，2 mmolの溶質が溶液中に存在する。したがって，浸透圧は2 mOsmとなる。一方，1 mmolのブドウ糖は1粒子として溶液中に存在するため，1 mOsmの浸透圧を生じる。しかしブドウ糖は最終的にCO_2とH_2Oに代謝されるので，浸透圧効果を失うことになる。

生体内では，細胞膜を“半透膜”としてECFとICFが対峙している。浸透圧に寄与する粒子の総数はECFおよびICFともに290～310 mOsmである。ECFの有効浸透圧（Posm）は次の式から簡易的に算出できる。

$$\text{Posm(mOsm)} = 2 \times [Na^+]\text{(mM)} + \frac{\text{glcose(mg/d}\ell\text{)}}{18} \times \frac{\text{BUN(mg/d}\ell\text{)}}{2.8}$$

細胞内外の水分量は，そこに存在する溶質の総量によって決定される。ECFの浸透圧が高いとき，水分は細胞外に移動し，逆に低いときには水分が細胞内へ移動する。生理的状態では，ECFの有効浸透圧の90％以上がナトリウムとその随伴陰イオンである。一方，ICFはカリウムで占められている。細胞内外の体液移動は，細胞膜の能動輸送と，ナトリウムやカリウムの移動に随伴する。原則として，血清濃度レベルのナトリウムを含む水溶液は細胞内に入れずに細胞外にとどまることになる（図1-1-8）。

血漿と間質液との間の浸透圧形成に関与する最も重要な因子は蛋白である。蛋白によって形成される浸透圧を膠質浸透圧（COP：colloid osmotic pressure）という。COPは血漿総蛋白

図1-1-9 健常動物における血管内外の体液移動

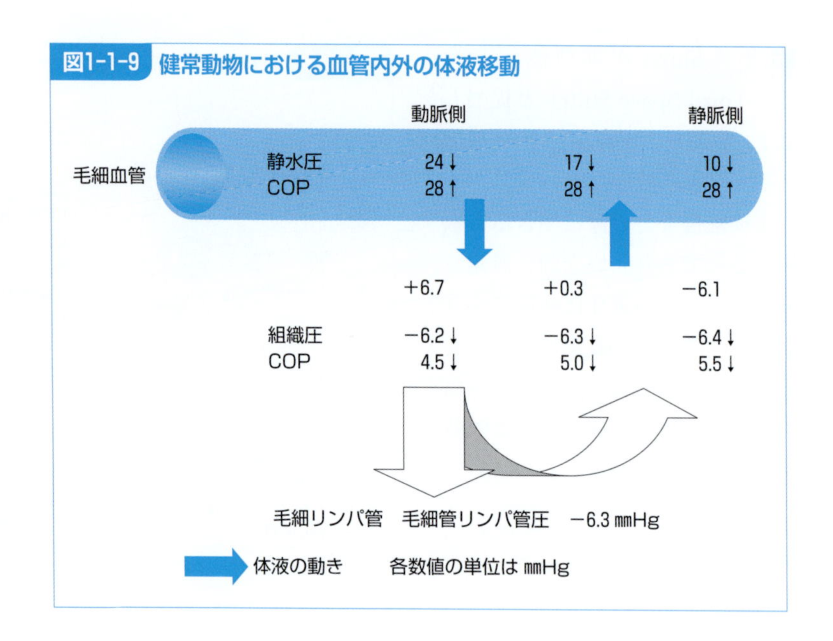

濃度より次式から算出することができる。なお，C は血漿総蛋白濃度（g/dℓ）である。

$$\pi\ (\mathrm{mmHg}) = 2.1\,C \times 0.6\,C^2 + 0.09\,C^3$$

この式を簡略にしたものが，π（mmHg）＝5.23 C−2.6 であり，臨床応用上はこちらの式で十分対応できる。血管内外の体液移動は，スターリングの法則で規定される。血管内外の水分の移動は，毛細血管内静水圧，間質膠質浸透圧，間質静水圧および血漿膠質浸透圧によって決定される。図1-1-9 に血管内外の体液移動を模式化した。毛細血管内の COP は 28 mmHg 程度，間質の COP は約 5 mmHg である。肝臓，腎臓や脳を除き，間質の静水圧は陰圧（−6 mmHg 程度）である。これらの値は毛細血管の部位にかかわらずほぼ一定の値を維持している。正常な体液区分を維持する動物では，動脈側の毛細血管静水圧は約 24 mmHg ある。この毛細血管静水圧は，組織灌流を終えて静脈側に移動すると 10 mmHg まで低下する。結果的に，毛細血管の動脈側では，血管内から間質に向かって 6.7 mmHg の浸透圧が生じるため，体液は血管内から血管外へ移動する。一方，毛細血管の静脈側では間質から血管内に向かって 6.1 mmHg の浸透圧が生じるため，間質から血管内に体液が移動する。また，間質にある体液の一部はリンパ管から吸収され，血管内外の体液バランスが保たれている。したがって，低アルブミン血症など血漿蛋白濃度が低下すると，COP が減少するため浮腫が生じる（図1-1-10）。

体液調節にかかわるその他の因子

体液の調節は，浸透圧だけでなく中枢神経系，循環器系の特定の部位にある圧受容体や浸透圧受容体を介しても行われている。すなわち，これらの受容体への刺激が神経・内分泌，プロスタグランジン（PG），サイトカインなどによって腎臓に伝達され，その腎臓が効果器として中心的な役割を果たしながら複雑に調節している。なかでも水分の調節に重要なのは抗利尿ホ

図1-1-10 低蛋白血症動物における血管内外の体液移動

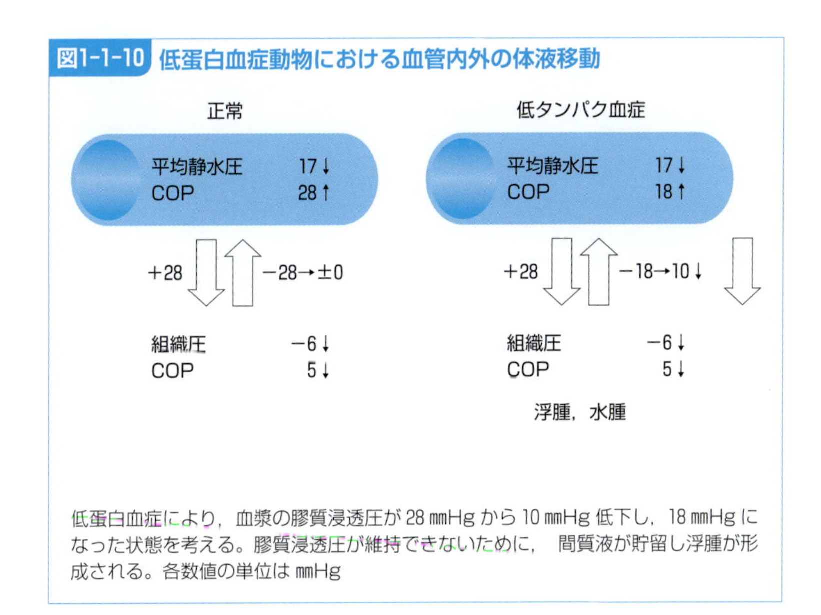

低蛋白血症により，血漿の膠質浸透圧が 28 mmHg から 10 mmHg 低下し，18 mmHg になった状態を考える。膠質浸透圧が維持できないために， 間質液が貯留し浮腫が形成される。各数値の単位は mmHg

ルモン（バソプレシン）であり，ナトリウムの調節にはレニン－アンギオテンシン－アルドステロン系，心房性ナトリウム利尿ペプチド（ANP）が重要である。抗利尿ホルモン，レニン－アンギオテンシン－アルドステロン系，カテコールアミンは体液貯留の因子であり，ANP および PG は体液排泄の方向へ作用する。

輸液計画に必要な情報

輸液が必要とされる状態として，①脱水や出血による体液量の減少，②血清電解質異常，および③栄養補給が考えられる。輸液が必要であるか否かは，病歴・症状，検査成績により総合的に判断する必要がある。動物の水分，電解質などの体液状態を判断するためには，経口摂取内容および量（飼料摂取量および飲水量），病歴，体重変化，バイタルサイン（体温，心拍，呼吸），身体所見，胸部 X 線，尿量，尿比重，尿浸透圧，不感蒸泄量，糞便の状態，血清および尿中電解質濃度，血清浸透圧，酸塩基平衡およびアニオンギャップ（AG）など，種々のパラメーターから総合判断する。動物の状態を把握するために，図1-1-11 のフローチャートに従って情報を収集する。本来は，動物の状態を把握した後に輸液を開始するべきであるが，症例によっては緊急輸液が必要な場合があり，情報の入手が遅れることもある。しかし，緊急輸液が必要な場合でも，情報が得られた時点で輸液の内容を再検討し，修正を加えるべきである。

動物の状態を確認したならば，輸液の処方および投与量を決定する（図1-1-12）。輸液量は現時点での動物が喪失している体液量である「欠乏量」と，生命維持活動に必要な水分量である「維持量」に，大きく分けられる。これらの体液量の変化を考慮して輸液量を算出し（⇒ 78 ページ），投与計画を立てる。体液量が減少している場合，体内で欠乏しているのは塩化ナトリウムを含む水分であり，これを補うために輸液をする。したがって，初期輸液計画を

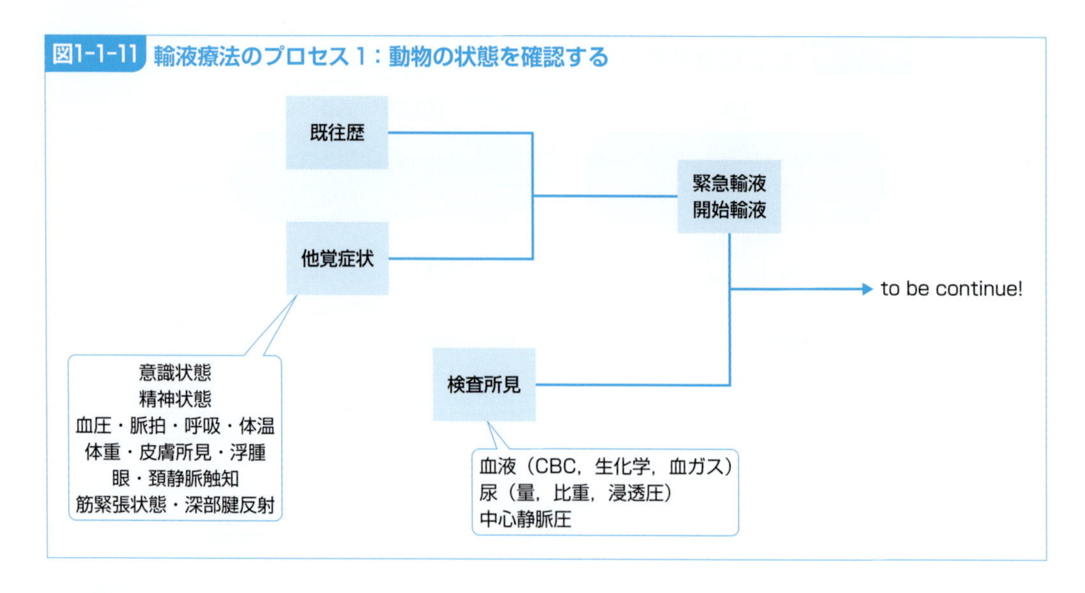

図1-1-11　輸液療法のプロセス1：動物の状態を確認する

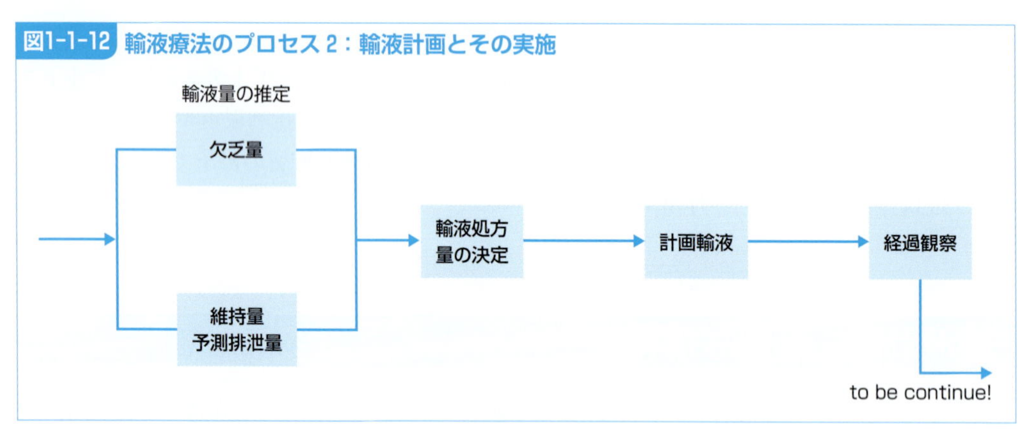

図1-1-12　輸液療法のプロセス2：輸液計画とその実施

立てるときには，水分とナトリウムがどの程度欠乏しているかを考えることが重要である。

輸液の方針を決定し，輸液療法を開始した後でも，きめ細かなフォローアップが必要である（図1-1-13）。輸液のあとで，細胞外液量，血清電解質濃度（特にナトリウム），血糖値の変化が生じやすい。輸液による体液バランスの異常として浮腫および脱水が考えられる。浮腫とは細胞外液が増加した状態であり，その原因としてナトリウムの貯留（細胞内から細胞外へ体液移動）や，心臓，肝臓および腎臓機能の低下によって生じる。したがって，心臓，肝臓および腎臓機能の再評価とナトリウムのin-outバランスを再計算して対処する必要がある。また，尿細管間質障害，副腎皮質機能低下または利尿薬の過剰投与などがある場合，ナトリウムおよび水分の排泄量が多くなることがあるので，注意する必要がある。以上のように，輸液療法は，①動物の状態の確認，②輸液計画，③フォローアップの順で進めていき，常に病態が改善方向に向かっているか否かを種々の検査項目や指標を用いて検討し，それによって輸液の続行・変更・中止を判断することが重要である。

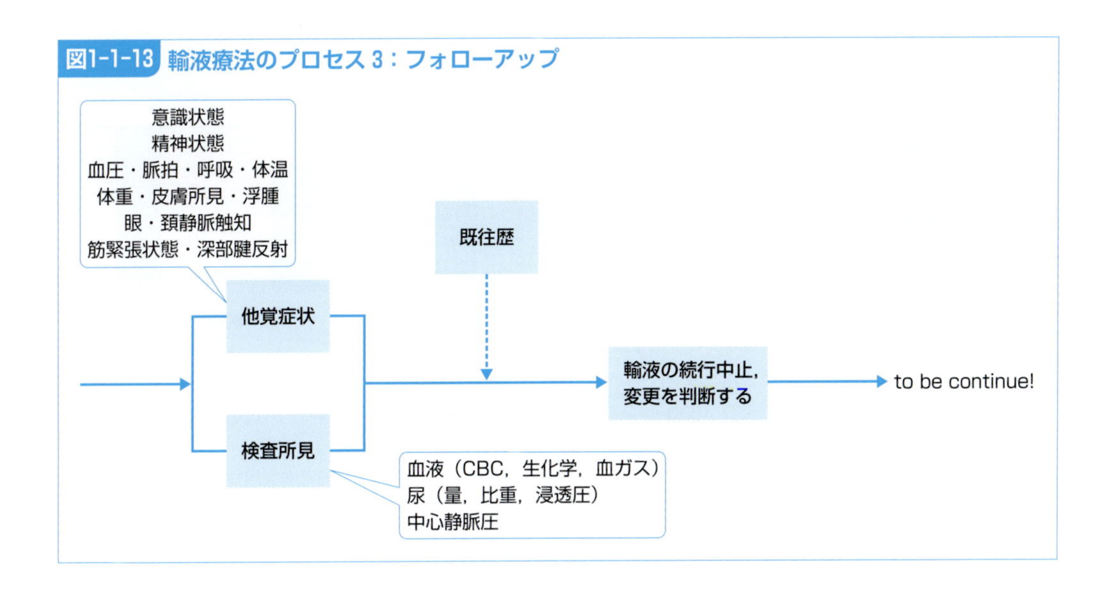

図1-1-13 輸液療法のプロセス3：フォローアップ

表1-1-1 薬剤と電解質異常

電解質異常	薬剤
低ナトリウム血症	クロルプロパミド，カルバマゼピン，インドメタシン，クロフィブラート，オキシトシン，ビンクリスチン，シアジド系利尿薬，ループ利尿薬
高ナトリウム血症	高カロリー輸液，ナトリウム型陽イオン交換樹脂，リチウム
低カリウム血症	インスリン，カルベニシリン，ペニシリンG，ゲンタマイシン，アムホテリシンB，グルココルチコイド，甘草，下剤，シアジド系利尿薬，ループ利尿薬
高カリウム血症	輸血，サクシニルコリン，ジキタリス，βブロッカー，ACE阻害薬，マンニトール，カリウム保持性利尿薬
低カルシウム血症	抗痙攣剤
高カルシウム血症	ビタミンD，シアジド系利尿薬，エストロゲン
低マグネシウム血症	ゲンタマイシン，アムホテリシンB，下剤，ループ利尿薬
高マグネシウム血症	マグネシウム含有制酸剤，ビタミンD，リチウム
低リン血症	リン吸着剤，インスリン，高カロリー輸液，エタノール
高リン血症	ビタミンD

病歴と他覚症状

病歴については，ヒトの場合には自覚症状を含め患者本人から聴取することが可能である。しかし，生産動物医療分野において自覚症状を聴取することは残念ながら不可能であるため，生産者からできる限り病歴を聴取し，獣医師が他覚症状を正確に見極めることが重要となる。病歴については，①いつからどのような症状が出現したのか，②基礎疾患はあるのか，③基礎疾患の治療はどのように行われていたのか，④心臓，肝臓および腎臓機能についてはどうか，そして⑤通常時の体重，可能であれば血圧についても分かれば非常に有用な情報となる。基礎疾患を治療する目的で使用されている薬剤を知ることは，現症としての水分・電解質異常が薬剤によるのか否かを判断するうえで重要である。表1-1-1に電解質異常と薬剤の関係について簡単にまとめたので参照されたい。

病歴を得る際に，輸液計画を立てるために必要な，①ナトリウムと水分の貯留状態，②容積

図1-1-14 脱水症の分類：ナトリウムおよび体液の欠乏による分類

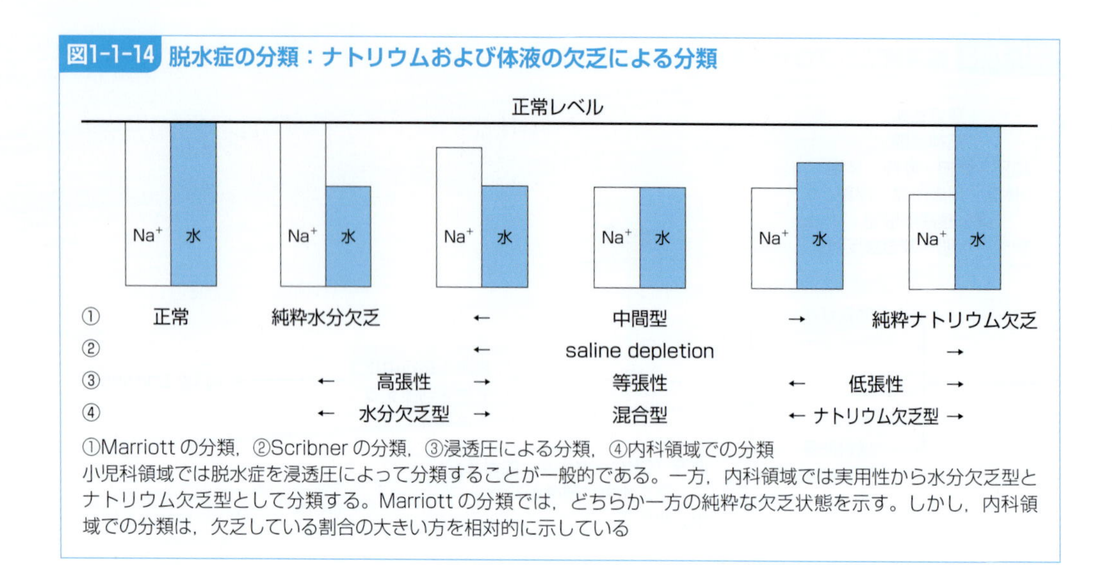

①Marriottの分類，②Scribnerの分類，③浸透圧による分類，④内科領域での分類
小児科領域では脱水症を浸透圧によって分類することが一般的である。一方，内科領域では実用性から水分欠乏型とナトリウム欠乏型として分類する。Marriottの分類では，どちらか一方の純粋な欠乏状態を示す。しかし，内科領域での分類は，欠乏している割合の大きい方を相対的に示している

減少，③電解質異常について注意深く観察を行うべきである。①および②は脱水の種類および程度を知るうえで重要であり，③は輸液剤の選択に大きく関係する。①ナトリウムと水分の貯留状態で，最初に動物が脱水症なのか溢水症なのか判断する。脱水症では，体液量が減少するため体重が減少し，皮膚・粘膜の乾燥，ツルゴール反応の低下がみられる。一方，体液量が過剰となる溢水症では，体重増加，末梢浮腫，頚静脈拡張，胸水がみられ，聴診検査ではギャロップ心音などの循環器過剰負荷の症状や所見がみられる。②容積減少は，嘔吐または下痢による消化管液の喪失，腎臓疾患・利尿薬投与・尿崩症による尿中喪失，発熱・発汗による過剰不感蒸泄による体液の著しい喪失により，循環量調整不全または血液内容積の減少を示す病態である。したがって，安静時頻脈，脈圧の狭小化，ショックなどの所見がみられる。

他覚症状として意識障害，精神状態，血圧・脈拍，バイタルサイン（体温，心拍，呼吸），体重，皮膚粘膜系所見，呼吸・循環器系所見，腎臓排泄系所見，筋肉の緊張状態，深部腱反射所見などを確認するべきである。皮膚粘膜系所見とはチアノーゼ，皮膚・口腔粘膜乾燥，ツルゴール反応，湿潤，発汗を含み，呼吸・循環器系の所見として浮腫，頚静脈触知所見，虚脱，頻脈，呼吸困難，ラッセル音（またはラ音），心膜摩擦音の評価，そして腎臓排泄系は尿量，尿比重，可能であれば尿浸透圧を測定する。意識障害，精神状態の変化はほとんどの体液異常でみられる症状である。血圧の低下は，脱水，ショックだけではなく，カリウム代謝異常，低カルシウム血症などの電解質異常でもみられる。細胞内液量までも減少する重度な脱水症では発熱が認められるが，急性循環不全では反対に低体温となる。眼窩が凹んでいる，または眼窩が柔らかいなどの所見がある場合には，脱水が疑われる。体重の変化については，発症してからの期間が短いほど体液の変動としてとらえることができる。

脱水の分類

Marriottは脱水症を純粋水分欠乏型（pure water deplation）と純粋ナトリウム欠乏型（pure salt deplation）に分類し，その中間型としてmixed water and salt deplationという状態

図1-1-15 水分欠乏脱水とナトリウム欠乏脱水の病態

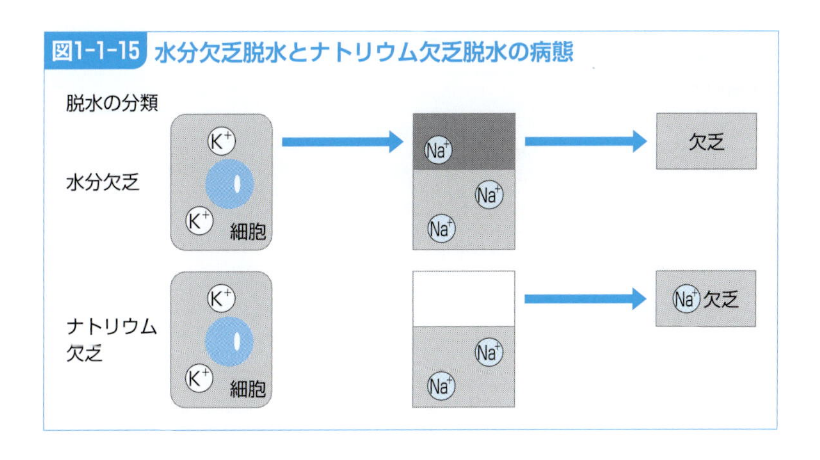

を想定しているが，この中間型の分類については曖昧である。脱水の分類方法はその目的，対象動物の成熟度によって異なる。図1-1-14に脱水の分類法についてまとめた。Marriottの脱水の分類では不明確であった中間型について，Scribnerはsaline depletion（食塩欠乏型）という概念を提唱した。若齢動物は成熟動物と比較して体液保持量が多く，また水分代謝回転率が高い。そのため，脱水の多くは水分欠乏型を示すため，脱水判定には浸透圧による分類が有効である。したがって，小児科領域では水分欠乏を重視した結果，脱水の型を高張性，等張性および低張性と分類している。また，内科領域では実用性を重視し，水分およびナトリウムの欠乏している割合を相対的に評価し，欠乏している割合が大きい方を優先的に，水分欠乏型またはナトリウム欠乏型として分類する（図1-1-14）。これはMarriottの分類のように，“純粋”な欠乏を示すものではなく，あくまでも水分とナトリウムのどちらが相対的に欠乏しているかを示しているだけである。しかし，Marriottの脱水症の定義は両極端の概念であり，実際の臨床では純粋型をみることはほとんど稀である。したがって，水分とナトリウム欠乏のどちらが優位であるかを判断する内科的な分類方法は，水分またはナトリウムのどちらを優先して補充するかを判断するうえで非常に重要であるため，ヒト医療分野で広く応用されている分類方法である。

脱水の症状

水分欠乏型脱水とナトリウム欠乏型脱水の病態について図1-1-15に図示した。水分欠乏型脱水症（高張性脱水：dehydration）は，細胞外液から水分が喪失したとき，細胞外液中のナトリウム濃度が増加するため，細胞内から浸透圧勾配に従って体液が細胞外へ移行する。したがって，損失した細胞外液を細胞内液で補充するため，細胞内脱水が生じるが，細胞外液量はある程度維持されるために，循環系症状は乏しい。また，ナトリウムよりも水分が主に喪失するために高張性状態となり，口渇などの皮膚粘膜系所見が顕著となる。

ナトリウム欠乏型脱水（低張性／等張性脱水：volume depletion）は，細胞外液からナトリウムを主体とした水分が喪失する，消化管出血，嘔吐，下痢，利尿薬などに起因する脱水症である。細胞外液から体液とナトリウムが喪失するため，細胞外液は低張または等張となる。等張性脱水の場合には，細胞外液と細胞内液の間で体液移動はなく，低張性脱水の場合には細胞外から細胞内へ浸透圧勾配に従って体液移動する。いずれにしても，細胞外液量は欠乏したま

表1-1-2 臨床症状による欠乏量の判定

体重当たりの欠乏量	症状
5％	頻脈，口腔粘膜乾燥 口渇，食欲不振 頭痛，全身倦怠感
10%	頻脈（増強），脈圧低下 血圧低下，眼球陥没，尿量減少，ツルゴール反応低下 CRT＝3秒以上
15%	ショック，痙攣，意識不明

までであるため，循環血漿量の減少が著しく，循環不全，低血圧による虚脱や虚血性痙攣などの循環系症状がより著明となる。これらの脱水型の分類は臨床症状（表1-1-2）からも推測可能であることから，併せて判断するべきである。

投与計画

補充輸液療法

補充輸液療法の計画は，原則的に等張性脱水を想定して治療を開始し，検査結果に異常が認められた場合には速やかにそれに準じた治療・輸液計画に変更する。補充輸液療法は，基本的に3相で構成する（図1-1-16）。第Ⅰ相は循環不全を改善するため，「初期急速輸液期」ともいう。第Ⅱ相では失われた体液の補充を目的とし，全身の循環動態の安定化と血清ナトリウム濃度および酸塩基平衡の正常化を図る相で，「緩速均等輸液期」ともいう。最後の第Ⅲ相は，輸液開始24時間後から動物が十分に経口摂取できるまでの期間で，体液および電解質代謝異常の改善と細胞内カリウムの補充を目的とし，「24時間均等維持輸液期」ともいう。

第Ⅰ相：初期急速輸液期

第Ⅰ相は初期急速輸液期であり，その目的は「循環血漿量の回復」である。第Ⅰ相で用いる輸液剤は細胞外液補充剤や輸液開始液である1号液である。10～20 mℓ/kg/時で静脈内投与し，投与後の排尿の有無を確認するまでの期間を指す。これは，循環血漿量が改善すれば腎血流量が増加するために排尿が生じることから，排尿によって循環血漿量の回復がなされたと判断することによる。また，急速静脈内投与をするため，カリウムを含む輸液剤を使用してはいけない。

第Ⅱ相：緩速均等輸液期

第Ⅱ相では「喪失液の補充」を目的とし，失われた体液の補充，全身の循環動態の安定化と血清ナトリウムおよび酸塩基平衡の正常化を図る。初期急速輸液に続く20時間前後がこの時期に相当する。基本的には，最初の8時間で計画した輸液量の1/2を静脈内投与し，残りの1/2を次の16時間で投与する。第Ⅱ相で投与する輸液量は，次のとおりである。

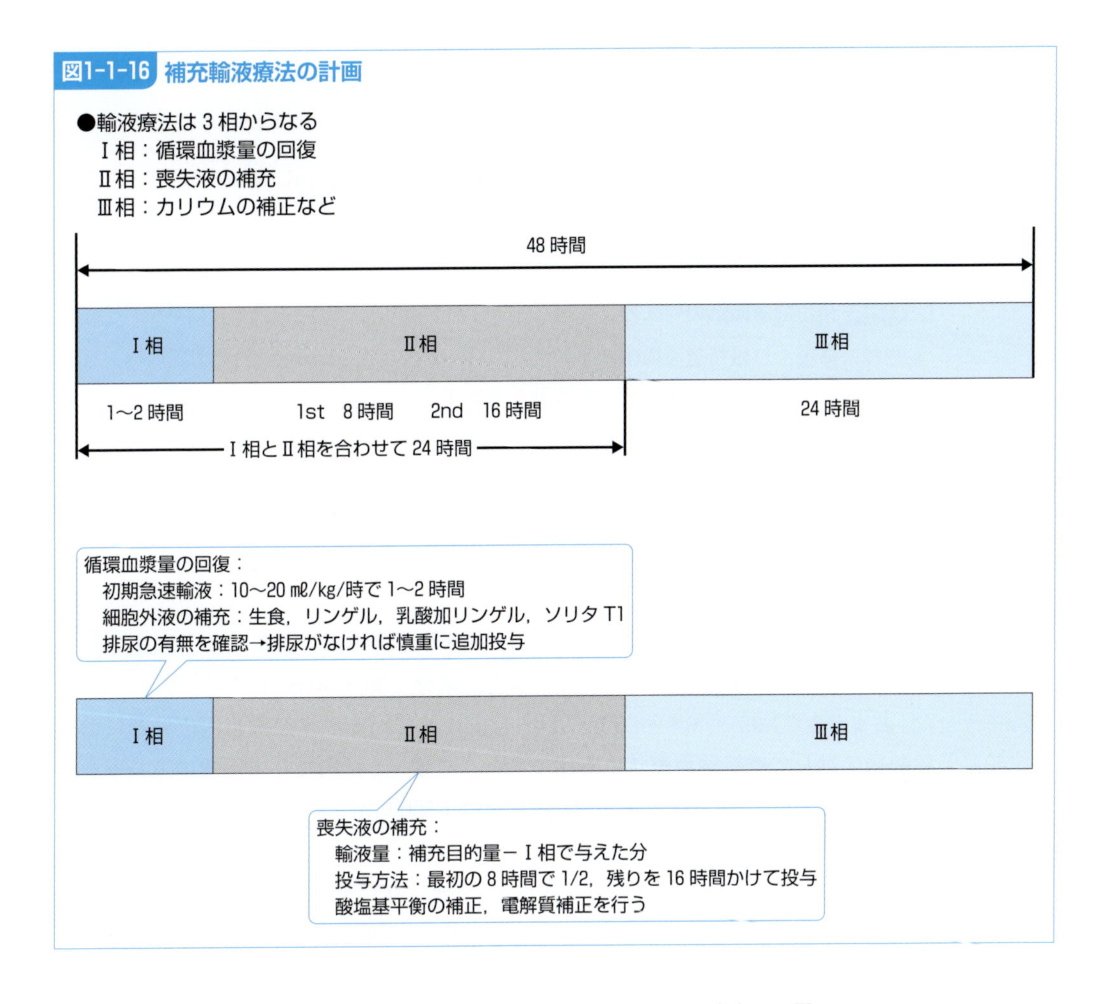

第Ⅱ相の輸液量＝維持量＋欠乏量×1/2（＋喪失量）－第Ⅰ相で輸液した量

等張性脱水の場合，第Ⅱ相で用いる輸液剤は主に 3 号液である。算出した第Ⅱ相の輸液量を第Ⅱ期（24－第Ⅰ相で要した時間）で均等輸液する。低張性脱水の場合，最初に細胞内補充液である 2 号液を 12 時間均等輸液し，血清ナトリウム濃度が 130 mEq/ℓ 以上に上昇したならば 3 号液に変更して維持輸液をする。血清ナトリウム濃度が 130 mEq/ℓ 未満であれば 2 号液を続けるべきである。

第Ⅲ相：24 時間均等維持輸液期

第Ⅲ相は，輸液開始 24 時間目から数日後までの期間であり，その目的は「カリウムの補正と栄養輸液」である。主に 1/2 生理食塩液または 1/4 生理食塩液を用いて輸液する。

維持輸液療法

維持輸液療法とは，体液の異常の有無にかかわらず，経口摂取が不可能な動物に対して，生命の維持に必要な水分・電解質・熱量を非経口的に投与する方法である。すなわち，維持輸液

表1-1-3 消費エネルギーの簡便な計算式

体重	1日消費エネルギー
～10 kg	100 kcal/kg
10～20 kg	1,000 kcal+50 kcal x（BW-10）
20 kg～	1,500 kcal+20 kcal x（BW-20）

表1-1-4 維持輸液療法の考え方

動物種，体重より維持量を算出する。
1日の消費エネルギーに基づき，輸液剤を選択する。 水　＝100 mℓ/100 kcal Na^+　＝3 mEq/100 kcal K^+　＝2 mEq/100 kcal Cl^-　＝5 mEq/100 kcal
蛋白異化を防ぐ目的で20～25 kcal/100 kcal程度のブドウ糖を加えること

療法は，排泄量から維持量を推定し，それを予測して補う輸液療法である。ヒト医療分野では，腎機能が正常であり，異常な体液喪失がない場合，水分：30～40 mℓ/kg/日，Na^+：1.0～1.5 mEq/kg/日およびK^+：0.7～0.8 mEq/kg/日を目安としている。生産動物医療分野において，特に若齢動物に対して維持輸液療法は有用である。まず，1日当たりの消費エネルギーを表1-1-3に従って算出する。例えば，40 kgの子牛では1,500 kcal＋20 kcal×（40 kg－20）より，1,900 kcalとなる。次に，消費エネルギーに基づく，水分・Na^+・K^+・Cl^-の必要量について検討する（表1-1-4）。100 kcalの消費エネルギー当たりに必要な水は100 mℓ，Na^+は3 mEq，K^+は2 mEqそしてCl^-は5 mEqである。蛋白異化を防ぐ目的で，100 kcalの消費エネルギー当たり20 kcalに相当するブドウ糖を添加する。前述の40 kgの子牛を例にして考える。40 kgの子牛の消費エネルギーは1,900 kcalであることから，これらの値を19倍して，水：1.9 ℓ，Na^+：57 mEq，K^+：38 mEq，Cl^-：95 mEq，ブドウ糖：380 kcalが維持輸液療法で必要となる。ブドウ糖は1 g当たり4 kcalの熱量に相当するため，ブドウ糖の必要量は95 g（380/4）である。次に，これらの電解質および糖の量は1.9 ℓ当たりの量であることから，製剤濃度はそれぞれの必要量を1.9で割り，Na^+：30 mEq/ℓ，K^+：20 mEq/ℓ，Cl^-：50 mEq/ℓ，ブドウ糖：50 g/ℓとなる。この組成に見合う輸液剤は3号液（1/4生理食塩液）であるため，維持輸液療法では3号液を用いる。

ナトリウムでみる脱水のパターン

輸液療法の主たる目的は溶媒である体液と溶質である電解質を補正すること，すなわち体液濃度（濃度＝溶質／溶媒）を補正することである。体液濃度を別の指標で表すと有効浸透圧になる。つまり，我々は輸液療法において有効浸透圧を補正していることになる。細胞外液（ECF）の有効浸透圧はナトリウムに依存している（⇒15ページ）。有効浸透圧が低い脱水

（低張性脱水）ではナトリウム濃度の高い輸液剤（生理食塩液）を投与して有効浸透圧を高くし，有効浸透圧が正常な脱水（等張性脱水）では，ナトリウム濃度が生体濃度に近似した血漿類似液（酢酸リンゲル液または乳酸リンゲル液）を投与して，電解質濃度を変化させずに水分補給を行う。また，有効浸透圧が高い脱水（高張性脱水）では，ナトリウム濃度の低い低張性輸液剤(開始液または維持液)を投与して有効浸透圧を下げながら水分補給を行う。しかし，理論的には電解質濃度や血漿浸透圧濃度を測定して，水分・ナトリウムバランスが適切に調整された輸液剤を補正量に見合うだけ投与しても，必ずしもうまくいくわけではない。これは生体の体液量および有効浸透圧の正常範囲がきわめて狭く設定されていることにある。その恒常性の維持には抗利尿ホルモン，レニン－アンギオテンシン－アルドステロン系，交感神経系など多くの因子が関与しており，また，水および電解質の出口を管理している腎臓の機能も大きく影響する。

水分・ナトリウムバランスによる脱水の考え方

最初に，水分とナトリウムが体液バランスにどのように影響するのかをコンパートメントモデルを用いて考えてみたい。図1-1-17に正常な細胞外液（ECF）および細胞内液（ICF）のモデルを示す。哺乳類のECFおよびICFはそれぞれ体重の20％および40％に相当するので，ECFとICFの比率を便宜上1：2と仮定する。ECFには体液循環には機能していない細胞通過液が含まれており，これには消化液，関節液，脳脊髄液などが含まれる。つまり，成牛では第一胃液があるために必ずしもECFおよびICFの比率が1：2にならないが，体液循環に寄与しているECFは血漿および間質液なので，今回は血漿および間質液に限って説明する。

図1-1-17 基本的なECFおよびICFの体液分布を示したコンパートメントモデル

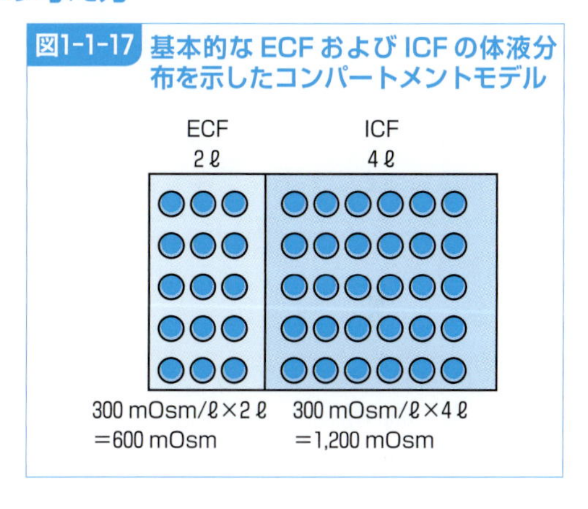

次に，ECFとICFの量であるが，計算を簡便にするためにそれぞれ2および4 ℓと仮定する。ここで理解すべき事項は次の3点である。

①浸透圧はナトリウムの溶質濃度に比例する（浸透圧濃度）。
②浸透圧濃度，溶質（ナトリウム総量），溶媒（体液）の関係は次のとおりである。
　浸透圧濃度（mOsm/ℓ）＝溶質（mOsm）/溶媒（ℓ）
③ECFおよびICF間で浸透圧勾配が生じた場合，低張な区画から高張な区画へ体液を移動させて両区画の浸透圧を等しくする。

ECFとICFの分配比が1：2，各区画の体液量が2 ℓおよび4 ℓ，そして生体浸透圧が300 mOsm/ℓであるとき，ECFおよびICFの溶質量はそれぞれ次のとおりである。

ECF　300 mOsm/ℓ×2 ℓ＝600 mOsm　　ICF　300 mOsm/ℓ×4 ℓ＝1,200 mOsm

図1-1-18 純水が喪失した病態の体液分布コンパートメントモデル

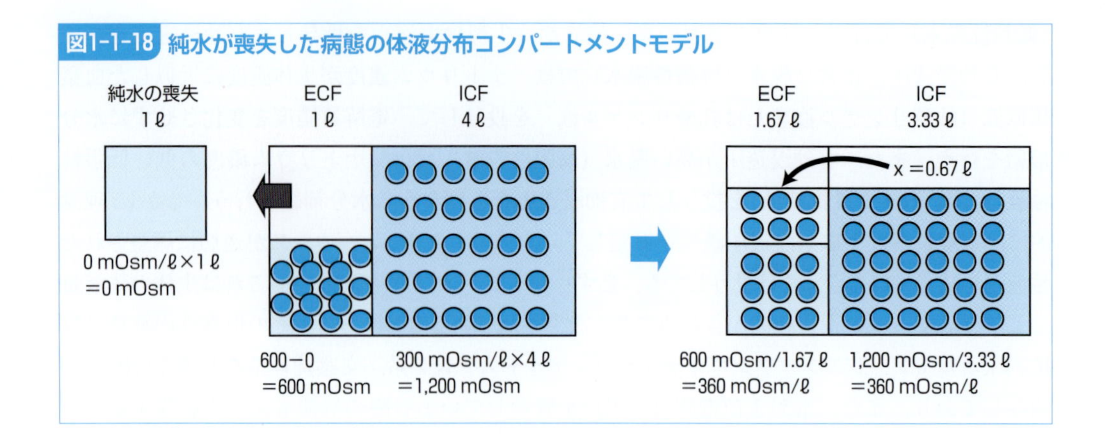

さて，このコンパートメントモデルを用いて，脱水のパターンごとにECFとICFの体液バランスがどのように変動するかを説明する。

純水の喪失

図1-1-18に1ℓのナトリウムを含まない体液，すなわち純水が喪失した場合のコンパートメントモデルを示す。例えば，この症例ではECFから喪失したのは1ℓの水のみであるから，溶質は変化しない。したがって，現時点でのECFおよびICFの状況は次のとおりである。

ECF
- 溶　質：600 mOsm−0 mOsm=600 mOsm
- 体液量：2ℓ−1ℓ=1ℓ
- 浸透圧濃度：$\dfrac{600\ \mathrm{mOsm}}{1\ell}=600\ \mathrm{mOsm}/\ell$

ICF（変化なし）
- 溶　質：1,200 mOsm
- 体液量：4ℓ
- 浸透圧濃度：$\dfrac{1{,}200\ \mathrm{mOsm}}{4\ell}=300\ \mathrm{mOsm}/\ell$

このとき，ECFがICFよりも高張になっているため，体液の移動はICF→ECFとなる。したがって，χℓのナトリウムを含まない体液，すなわち水がICFからECFへ移動して平衡状態に達するため，平衡後のECFおよびICFの体液量および浸透圧濃度は次のとおりである。

ECF
- 体液量：$1\ell+\chi\ell$
- 浸透圧濃度：$\dfrac{600\ \mathrm{mOsm}}{(1+\chi)\ \ell}$

ICF
- 体液量：$4\ell-\chi\ell$
- 浸透圧濃度：$\dfrac{1{,}200\ \mathrm{mOsm}}{(4-\chi)\ \ell}$

平衡後は浸透圧濃度が等しいため，次式が成立する。

$$\frac{600}{(1+\chi)}=\frac{1{,}200}{(4-\chi)}$$

したがって，ICFからECFに移動した体液χ（水分）は0.67ℓとなる（図1-1-18）。平衡後

図1-1-19 低張液が喪失した病態の体液分布コンパートメントモデル

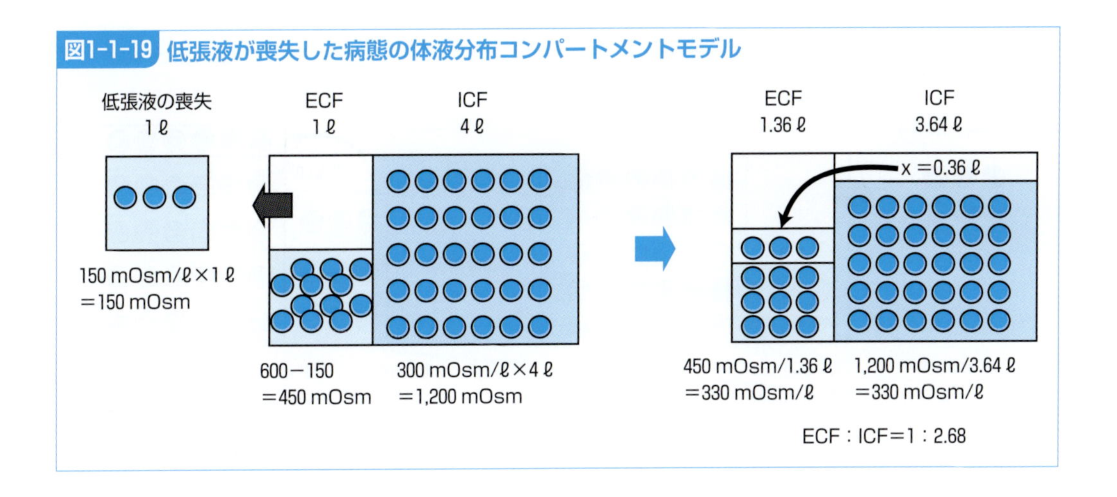

の体液量，浸透圧濃度は次のとおりである。

ECF

体液量：1ℓ+0.67ℓ=1.67ℓ

浸透圧濃度：$\dfrac{600\ \text{mOsm}}{1.67\ \ell}=360\ \text{mOsm}/\ell$

ICF

体液量：4ℓ−0.67ℓ=3.33ℓ

浸透圧濃度：$\dfrac{1{,}200\ \text{mOsm}}{3.33\ \ell}=360\ \text{mOsm}/\ell$

その結果，ECFとICFの体液量の比率は1：2（=1.67：3.33）となり，正常な1：2の体液比率を維持する。

低張液の喪失

図1-1-19に1ℓの低張液が喪失した場合のコンパートメントモデルを示す。例えば，この症例では半等張（150 mOsm/ℓ）のECFを喪失したとする。まず考えるべきは失った溶質，すなわちナトリウムの量である。150 mOsm/ℓの低張液を1ℓ喪失したので，失ったナトリウム量は，150 mOsm/ℓ×1ℓ=150 mOsmとなる。したがって，現時点でのECFおよびICFに残っている溶質の総量，体液量および浸透圧濃度は次のとおりである。

ECF

溶　質：600 mOsm−150 mOsm=450 mOsm

体液量：2ℓ−1ℓ=1ℓ

浸透圧濃度：$\dfrac{450\ \text{mOsm}}{1\ \ell}=450\ \text{mOsm}/\ell$

ICF（変化なし）

溶　質：1,200 mOsm

体液量：4ℓ

浸透圧濃度：$\dfrac{1{,}200\ \text{mOsm}}{4\ \ell}=300\ \text{mOsm}/\ell$

このとき，ECFがICFよりも高張になっているため，体液の移動はICF→ECFとなる。したがって，χℓのナトリウムを含まない体液，すなわち水がICFからECFへ移動して平衡状態に達する。平衡後のECFおよびICFの体液量および浸透圧濃度は次のとおりである。

図1-1-20 ナトリウムが喪失した病態の体液分布コンパートメントモデル

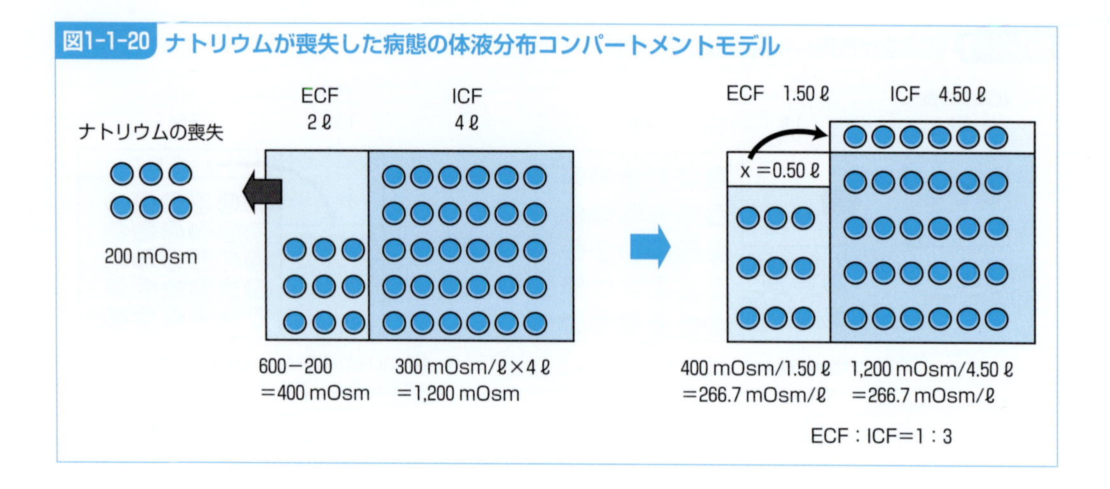

ECF

体液量：$1\ell + \chi\ \ell$

浸透圧濃度：$\dfrac{450\ \mathrm{mOsm}}{(1+\chi)\ \ell}$

ICF

体液量：$4\ell - \chi\ \ell$

浸透圧濃度：$\dfrac{1{,}200\ \mathrm{mOsm}}{(4-\chi)\ \ell}$

平衡後は浸透圧濃度が等しいため，次式が成立する。

$$\frac{450}{(1+\chi)} = \frac{1{,}200}{(4-\chi)}$$

したがって，ICF から ECF に移動した体液 χ（水分）は 0.36 ℓ となる（図1-1-19）。平衡後の体液量，浸透圧濃度は次のとおりである。

ECF

体液量：$1\ell + 0.36\ell = 1.36\ell$

浸透圧濃度：$\dfrac{450\ \mathrm{mOsm}}{1.36\ \ell} = 330\ \mathrm{mOsm}/\ell$

ICF

体液量：$4\ell - 0.36\ell = 3.64\ell$

浸透圧濃度：$\dfrac{1{,}200\ \mathrm{mOsm}}{3.64\ \ell} = 330\ \mathrm{mOsm}/\ell$

その結果，ECF と ICF の体液量の比率は 1：2.68（＝1.36：3.64）となり，正常な 1：2 の体液比率よりも ICF の割合が高くなる。

ナトリウムの喪失

図1-1-20 にナトリウムが喪失した場合のコンパートメントモデルを示す。実際の症例でナトリウムだけが喪失する事例はほとんどあり得ない。しかし，子牛の下痢症や慢性疾患など低ナトリウムを示す症例の多くが，かなり高張な体液を喪失したこの病態に近い脱水を示す。例えば，この症例では 200 mOsm のナトリウムを ECF から喪失したとする。したがって現時点での ECF および ICF に残っている溶質の総量，体液量および浸透圧濃度は次のとおりである。

ECF
　溶　質：600 mOsm−200 mOsm=400 mOsm
　体液量：2 ℓ
　浸透圧濃度：$\frac{400\ \mathrm{mOsm}}{2\ \ell}$ =200 mOsm/ℓ

ICF（変化なし）
　溶　質：1,200 mOsm
　体液量：4 ℓ
　浸透圧濃度：$\frac{1{,}200\ \mathrm{mOsm}}{4\ \ell}$ =300 mOsm/ℓ

このとき，ECFがICFよりも低張になっているため，体液の移動はECF→ICFとなる。したがって，χ ℓのナトリウムを含まない体液，すなわち水がECFからICFへ移動して平衡状態に達する。平衡後のECFおよびICFの体液量および浸透圧濃度は次のとおりである。

ECF
　体液量：2 ℓ − χ ℓ
　浸透圧濃度：$\frac{400\ \mathrm{mOsm}}{(2-\chi)\ \ell}$

ICF
　体液量：4 ℓ + χ ℓ
　浸透圧濃度：$\frac{1{,}200\ \mathrm{mOsm}}{(4+\chi)\ \ell}$

平衡後は浸透圧濃度が等しいため，次式が成立する。

$$\frac{400}{(2-\chi)}=\frac{1{,}200}{(4+\chi)}$$

したがって，ECFからICFに移動した体液χ（水分）は0.50 ℓとなる（図1-1-20）。平衡後の体液量，浸透圧濃度は次のとおりである。

ECF
　体液量：2 ℓ −0.50 ℓ =1.50 ℓ
　浸透圧濃度：$\frac{400\ \mathrm{mOsm}}{1.50\ \ell}$ =266.7 mOsm/ℓ

ICF
　体液量：4 ℓ +0.50 ℓ =4.50 ℓ
　浸透圧濃度：$\frac{1{,}200\ \mathrm{mOsm}}{4.50\ \ell}$ =266.7 mOsm/ℓ

その結果，ECFとICFの体液量の比率は1：3（=1.50：4.50）となり，正常な1：2の体液比率よりもICFの割合が高くなる。

ナトリウムの負荷

図1-1-21にナトリウムを負荷した場合のコンパートメントモデルを示す。ナトリウムの負荷とは，経口輸液剤を用法用量に従わず少ない量の水で調合したものを強制投与したり，飲水ができない環境であったり，もしくは脳腫瘍などで生じる可能性があるが，必ずしも日常的なものではない。しかし，コンパートメントの割合を大きく変える要因として考えなければならないので，この事例を追加して考えてみたい。

例えば，この症例では200 mOsmに相当する食塩を経口摂取させたとする。現時点でのECFおよびICFの状況は次のとおりである。

図1-1-21 ナトリウムが負荷した病態の体液分布コンパートメントモデル

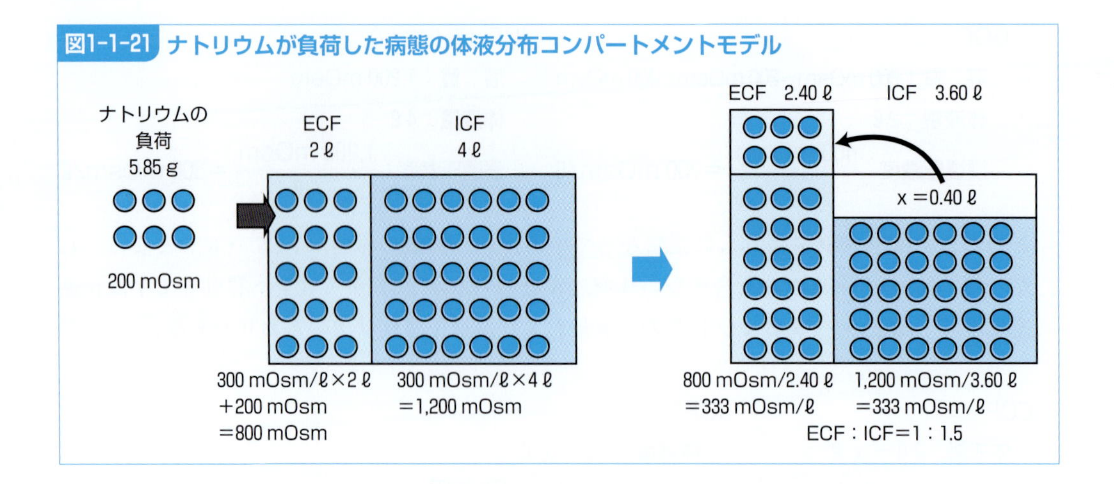

ECF

溶　質：600 mOsm+200 mOsm=800 mOsm

体液量：2 ℓ

浸透圧濃度：$\frac{800\ \mathrm{mOsm}}{2\ \ell}=400\ \mathrm{mOsm}/\ell$

ICF（変化なし）

溶　質：1,200 mOsm

体液量：4 ℓ

浸透圧濃度：$\frac{1{,}200\ \mathrm{mOsm}}{4\ \ell}=300\ \mathrm{mOsm}/\ell$

このとき，ECF が ICF よりも高張になっているため，体液の移動は ICF → ECF となる。したがって，χ ℓ のナトリウムを含まない体液，すなわち水が ICF から ECF へ移動して平衡状態に達するので，平衡後の ECF および ICF の体液量および浸透圧濃度は次のとおりである。

ECF

体液量：$2\ \ell+\chi\ \ell$

浸透圧濃度：$\frac{800\ \mathrm{mOsm}}{(2+\chi)\ \ell}$

ICF

体液量：$4\ \ell-\chi\ \ell$

浸透圧濃度：$\frac{1{,}200\ \mathrm{mOsm}}{(4-\chi)\ \ell}$

平衡後は浸透圧濃度が等しいため，次式が成立する。

$$\frac{800}{(2+\chi)}=\frac{1{,}200}{(4-\chi)}$$

したがって，ICF から ECF に移動した体液 χ（水分）は 0.40 ℓ となる（図1-1-21）。平衡後の体液量，浸透圧濃度は次のとおりである。

ECF

体液量：2 ℓ +0.40 ℓ =2.40 ℓ

浸透圧濃度：$\frac{800\ \mathrm{mOsm}}{2.40\ \ell}=333.3\ \mathrm{mOsm}/\ell$

ICF

体液量：4 ℓ −0.40 ℓ =3.60 ℓ

浸透圧濃度：$\frac{1{,}200\ \mathrm{mOsm}}{3.60\ \ell}=333.3\ \mathrm{mOsm}/\ell$

その結果，ECF と ICF の体液量の比率は 1：1.5（=2.4：3.6）となり，正常な 1：2 よりも

図1-1-22 脱水型の違いによる ECF および ICF の分布様式

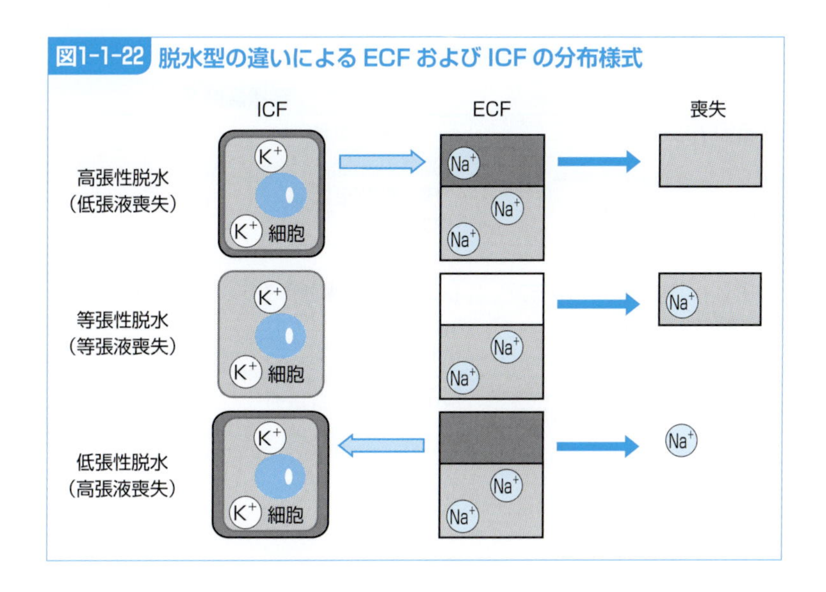

ECF の割合が著しく増加し，飲水欲がきわめて高まる。

脱水パターンによる輸液療法の考え方

脱水の種類を，①高張性脱水，②等張性脱水，③低張性脱水の 3 型に大別すると，それぞれの病態は図1-1-22 のようになる。

高張性脱水は“純水”もしくはきわめて低張な体液を喪失したときに生じる。その結果，ECF から喪失した体液を補う形で細胞内より水分を補填するので，結果的に循環血液量（=血漿量）の減少は伴わない。したがって，細胞内への水分を補給することを主体に，維持液である 3 号液（ナトリウム濃度が生体の 1/3 ～ 1/4）を用いて点滴投与すればよい。

等張性脱水はきわめてよくみられる病態であるが，それが単純に等張な体液の喪失によって生じたのか，あるいは低張性脱水（または高張性脱水）においてナトリウム（または水）の再吸収量が増加した結果として等張性脱水に至ったのかを見極めなければならない。しかし，いずれであっても結果的には水分の喪失は ECF 領域で著しいため，循環血液量の減少を招く。したがって，細胞外液補充剤である酢酸リンゲル液を主体とした輸液計画を立てる必要がある。

低張性脱水は，電解質を豊富に含む体液を消化管から喪失する子牛の下痢症が典型例であり，特に若齢動物では重篤な症状を示す。低張性脱水では，ECF からナトリウムを含む体液を喪失しているが，ECF の浸透圧濃度が ICF よりも低張になるために ECF から ICF への体液移動が生じる。その結果，極度な細胞外液の喪失および細胞内水腫を招く。この病態では漫然と輸液を行っていても細胞内水腫を増悪させるのみで輸液の効果が得られない。したがって，高張食塩液を用いて ECF と ICF バランスを調整し，その後でバランスのとれた水分補給を行う方法などが必要となる。いずれにしても，脱水というのは水分とナトリウムのバランスによって大きくその病態が異なるということを十分理解しなければならない。

表1-1-5 浸透圧調節系および容量調節系の比較

	浸透圧調節系	容量調節系
感知する因子	血清浸透圧	有効循環血漿量
受容体 (sensor)	視床下部浸透圧 受容体	頚動脈洞結節 心房（伸展受容器） 圧受容体
介在因子 (effecter)	抗利尿ホルモン 口渇	交感神経系 レニン-アンギオテンシン-アルドステロン系 心房性利尿ペプチド 抗利尿ホルモン
変化する因子	尿浸透圧 口渇を介した飲水	尿中ナトリウム排泄

体液と浸透圧の調節

ここまでで，脱水がナトリウムと水分のバランスによって大きく異なること，それぞれの病態によって適応となる輸液剤が異なることを紹介した。では，どのようにして脱水のパターンを評価すればよいのだろうか？　実はここに輸液療法の難しさがあるので，腰を据えてじっくりと考えなければならない。

輸液時におけるナトリウム代謝を調節する因子は，生理学的状態下と大きく異なることはない。特に意識レベルの低下や長期間の輸液療法が行われる場合にはナトリウムの調節機構が外因性因子によって大きく影響を受けるので，ナトリウムの調節系を考慮して輸液を行わなければならない。生産動物医療分野ではまったく問題にはならないかもしれないが，大量輸液を行うと腎臓の糸球体ろ過量が著しく上昇し，レニン－アンギオテンシン－アルドステロン系は抑制され，心房性ナトリウム利尿ペプチド（ANP）分泌が上昇し，結果的に過剰な排尿が持続する。その結果，ナトリウムの喪失が持続的に生じることとなる。体液の調節系には，抗利尿ホルモンを介した水分の出納により血清浸透圧を調節する「浸透圧調節系（osmoregulation)」と，交感神経系やレニン－アンギオテンシン－アルドステロン系を介したナトリウムの出納により細胞外液量を調節する「容量調節系（volume regulation)」の2系統がある（表1-1-5）。

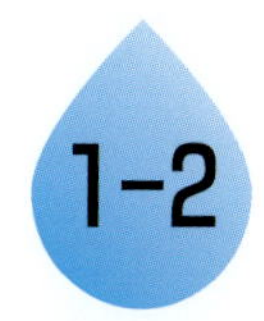

輸液剤の選択

輸液剤の選択に当たっては，目的を明確にし，その投与を決して漠然と続けていることのないようにしなければならない。“漠然とした輸液”をしないためにも，それぞれの症例に対して適切な輸液剤を選択することが輸液療法を成功させる秘訣である。したがって，臨床獣医師は輸液剤の種類や用途について分類整理し，その特徴を熟知しなければならない。

細胞外液補充剤と細胞内液補充剤

輸液剤の分類には様々な方法があるが，輸液剤の目的によって分類する方法が一般的である。輸液製剤は，その使用目的により，Ⅰ群：電解質輸液剤，Ⅱ群：栄養輸液剤およびⅢ群：特殊輸液剤の3グループに大別される。これらは，さらに9種類の輸液剤に再分類される（表1-2-1）。Ⅰ群の電解質輸液剤は，複合電解質輸液剤と単一組成電解質輸液剤の総称である。Ⅱ群の栄養輸液剤群には，熱量産生を目的としている糖質輸液剤，脂肪輸液剤，アミノ酸輸液剤および高カロリー輸液剤，熱量産生に寄与しないビタミン剤および微量元素製剤がある。熱量産生の有無により，前者を“熱量産生剤”，後者を“熱量非産生剤”と分類することもある。

表1-2-1 輸液剤の使用目的による分類

グループ	種類	目的	適応
Ⅰ 電解質 輸液剤	複合電解質輸液剤 　等張複合電解質輸液剤 　低張複合電解質輸液剤 単一組成電解質輸液剤	体液補充，電解質補正 細胞外液補充 バランス輸液 単一電解質欠乏是正	脱水改善 脱水，hypoxemia 輸液開始液，維持液 アシドーシス，アルカローシス，低カリウム血症などの補正
Ⅱ 栄養 輸液剤	糖質輸液剤 脂肪輸液剤 アミノ酸輸液剤 高カロリー輸液剤 ビタミン剤および微量元素製剤	水補給・カロリー補給 カロリー補給 アミノ酸補給 生体に必要な成分を補給 ビタミン，微量元素補給	経口摂取がないとき，水欠乏性脱水症 経口摂取がないとき，消耗性疾患 経口摂取がないとき，消耗性疾患 経口摂取がないとき 経口摂取がないとき，消耗性疾患
Ⅲ 特殊 輸液剤	浸透圧利尿剤 血漿増量剤	脳圧低下，浸透圧利尿 hypoxemia，低蛋白質血症	頭蓋内圧亢進，急性希釈性低ナトリウム血症，急性腎不全初期 二次性ショック，低蛋白血症

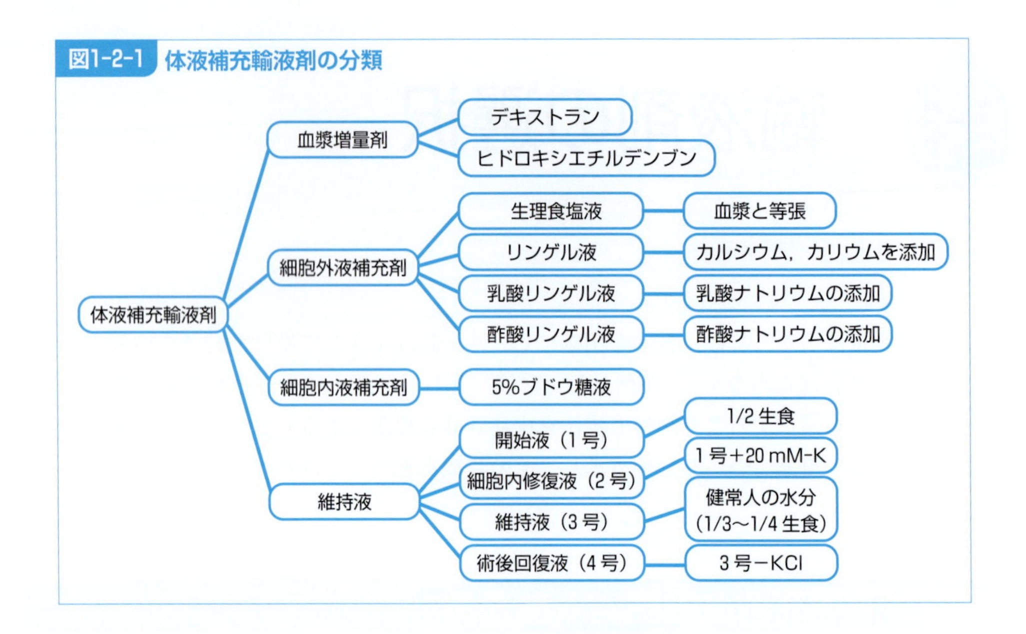

Ⅲ群の特殊輸液剤群には，浸透圧利尿剤や血漿増量剤が含まれる。

生産動物医療で体液補充を目的として用いる輸液剤を図1-2-1にまとめた。おそらく，その目的によって，①血漿増量剤，②細胞外液補充剤，③細胞内液補充剤，そして④維持液に分類してよいだろう。ここでも，細胞内液と細胞外液の割合は，標準的な哺乳類の体水区分に従い2：1とする。また，細胞外液についても間質液と血漿の体水区分を3：1と仮定する（図1-2-2）。その結果，生体の体水区分は次のとおりである。

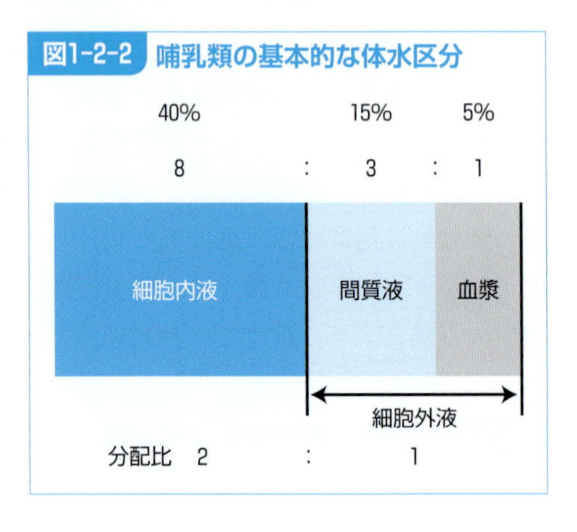

細胞内液：間質液：血漿＝8：3：1

細胞外液補充剤

細胞外液補充剤は塩化ナトリウムを主成分とし，血漿とほぼ同等の晶質浸透圧にするために，総電解質濃度（陽イオンと陰イオンを合わせて）を約 300 mEq/ℓ に調整した輸液剤である。理論上，300 mEq/ℓ の電解質濃度で 300 mOsm/ℓ の晶質浸透圧となるはずであるが，実際には水の緩衝作用を受けて浸透圧は 280 ～ 290 mOsm/ℓ となる。

生産動物医療で用いられる細胞外液補充剤を図1-2-3に示した。細胞外液補充剤には生理食塩液，リンゲル液，乳酸リンゲル液と酢酸リンゲル液がある。また，ヒトではこれらの輸液剤 100 mℓ当たりに5gのブドウ糖を加えた糖加生理食塩液，糖加リンゲル液，糖加乳酸リンゲル液および糖加酢酸リンゲル液も市販されている。

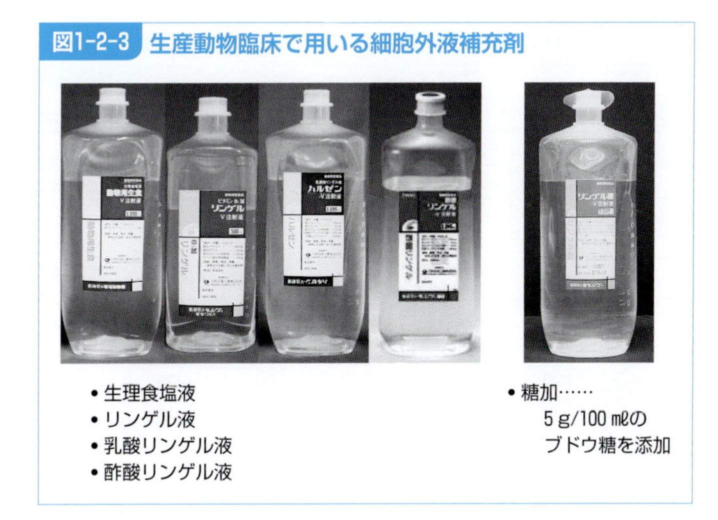

図1-2-3　生産動物臨床で用いる細胞外液補充剤

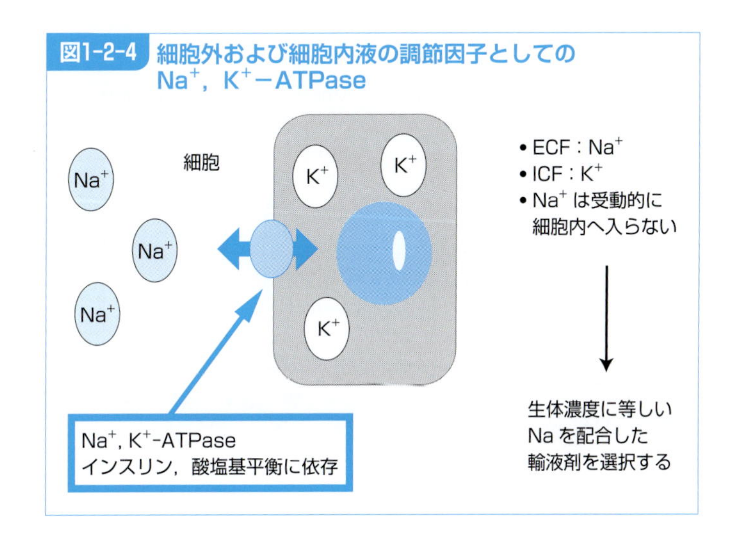

図1-2-4　細胞外および細胞内液の調節因子としての Na^+，K^+－ATPase

細胞外液および細胞内液の浸透圧を構成する主要な陽イオンは，それぞれナトリウムとカリウムである。これは，細胞膜上にある Na^+, K^+-ATPase（＝Na^+, K^+ポンプ）によって調節されている。すなわち，Na^+, K^+-ATPase は 3 個のナトリウムを細胞内から汲み出し，その際に 2 個のカリウムを細胞内に取り込むことでナトリウムとカリウムの平衡を保っている。したがって，生体濃度に等しいナトリウムを含む輸液剤を生体内に投与しても Na^+, K^+-ATPase によってナトリウムが汲み出されてしまうため，投与した輸液剤は細胞外にとどまる（図1-2-4）。細胞外液補充剤として最初に臨床応用されたのが“生理食塩液”である。生理食塩液は“生理”という名前が付いているが，それは製剤浸透圧が生理的であるにすぎない。ヒトの血清ナトリウムおよびクロール濃度がそれぞれ約 140 および 100 mEq/ℓ であるのに対して，生理食塩液中のナトリウムおよびクロール濃度はともに 154 mEq/ℓ と非常に高値である（表1-2-2，図1-2-5）。したがって，生理食塩液は決して生理的な輸液剤ではないので，使用に際しては注意が必要である。

表1-2-2 細胞外液補充剤の電解質組成と浸透圧比

	電解質組成（mEq/ℓ）					糖（g/dℓ）	浸透圧比
	Na^+	K^+	Ca^{2+}	Cl^-	HCO_3^-	glucose	
血漿（ヒト）	142	4	5	103	27		1
生理食塩液	154			154			1
糖加生理食塩液	154			154		5	2
リンゲル液	147	4	5	156			1
糖加リンゲル液	147	4	5	156		5	2
乳酸リンゲル液	130	4	3	109	L28		1（0.9）
糖加乳酸リンゲル液	130	4	3	109	L28	5	2
酢酸リンゲル液	130	4	3	109	A28		1（0.9）
糖加酢酸リンゲル液	130	4	3	109	A28	5	2

L：乳酸イオン，A：酢酸イオン

図1-2-5 細胞外液補充剤の種類と組成

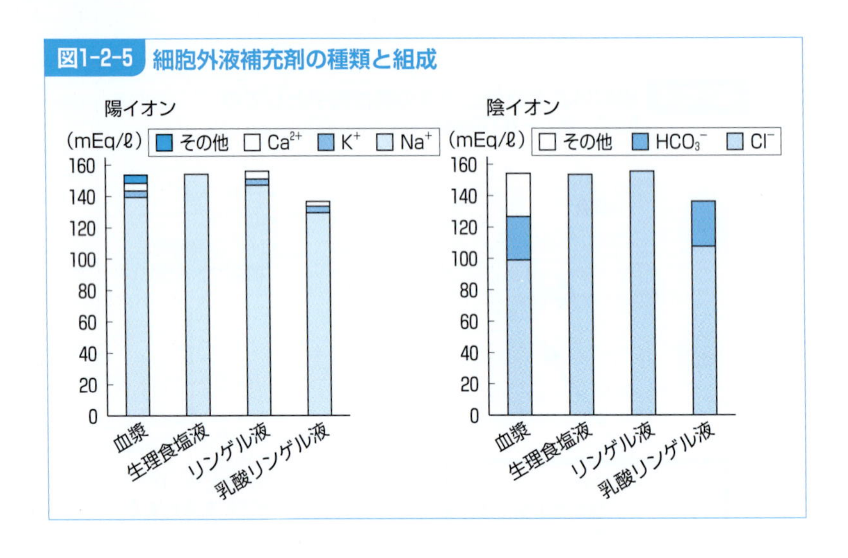

生理食塩液のNaClの一部をKClと$CaCl_2$に置き換えたものがリンゲル液である。その結果，リンゲル液の陽イオン組成は血漿のそれにきわめて近いものになった。しかし，陰イオン組成については変更がなく，それどころかクロール濃度は156 mEq/ℓと生理食塩液のそれよりも高値となっている（表1-2-2，図1-2-5）。さらに，リンゲル液のクロールの一部を乳酸または酢酸イオンに置き換えたものが乳酸リンゲル液または酢酸リンゲル液である。乳酸ナトリウムや酢酸ナトリウムは体内で代謝されて等モルの重炭酸イオン（HCO_3^-）を生じるため，乳酸リンゲル液や酢酸リンゲル液の陰イオン組成は血漿のそれとほとんど同じである（表1-2-2，図1-2-5）。これらの輸液剤は血漿に最も近い組成の輸液剤であるため，ヒト，小動物，ウマ医療で最も汎用されている輸液剤である。よって，生理食塩液，リンゲル液，乳酸リンゲル液および酢酸リンゲル液の4種類の輸液剤が，細胞外液補充剤の原型である。

ここで重要なのは，①生理食塩液とリンゲル液はクロール濃度が細胞外液よりも高いため，低クロール性アルカローシスを補正する輸液剤であること，そして②乳酸リンゲル液と酢酸リンゲル液は，乳酸ナトリウムまたは酢酸ナトリウムが生体内で代謝されて等モルのHCO_3^-

図1-2-6 1 ℓの乳酸リンゲル液を静脈内投与したときの体液分配様式

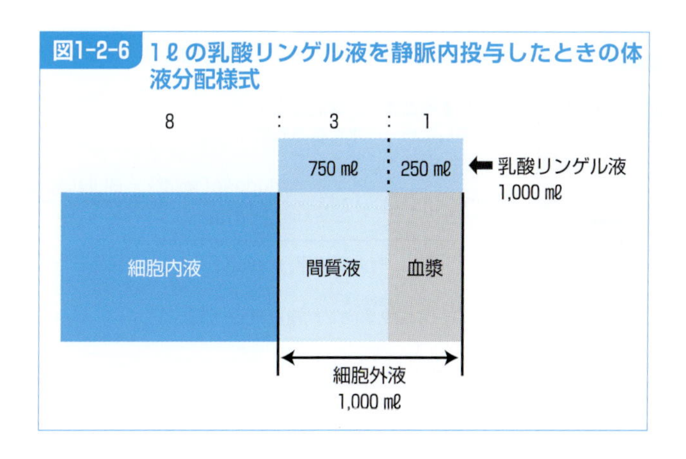

となり，アシドーシスを是正することである。細胞外液補充剤は血漿浸透圧と同等の浸透圧であり，単独で長期間使用する場合には自由水の産生がないために水分補給としての役割を欠き，高張性脱水を招く危険性がある。したがって，心不全，腎不全，肝硬変などの浮腫性疾患動物に過剰投与すると浮腫を悪化させるだけでなく，高血圧や肺水腫などを誘発するおそれがあるので注意が必要である。

細胞外液補充剤の水分分布様式について，先に示した細胞内液量，間質液量，血漿量の比率（8：3：1）にあてはめて考えてみる。例えば，1 ℓの細胞外液補充剤を静脈内投与する。生理食塩液，リンゲル液および乳酸リンゲル液は血漿とほぼ等しいナトリウム濃度の輸液剤であることから，ナトリウム濃度が生体レベルに等しいため，これらの輸液剤を静脈内投与しても細胞膜を通過することができない。したがって，細胞内への水和量は0 mℓである。間質液量と血漿量の理想比率が3：1であるため，この比率に従ってそれぞれの区分を水和する。したがって，1 ℓの乳酸リンゲル液を静脈内輸液した場合，間質液および血漿への水和量はそれぞれ750および250 mℓとなる（図1-2-6）。

細胞内液補充剤

細胞内液を補充するためには自由水を輸液すればよい。しかし，静脈内に直接自由水を投与することは急激な血漿浸透圧低下による溶血やショックを引き起こすために不可能である。したがって，細胞内液を補充するためには，血管内に投与する際の製剤浸透圧は血漿浸透圧とほぼ等張であり，投与後に生体内で代謝されて自由水となる輸液剤を選択すればよい。輸液剤を投与するときには280 mOsm/ℓの浸透圧を構成し，代謝を受けて浸透圧が 0 mOsm/ℓになるものとは何であるかを考えてみる。

まず，血漿浸透圧（Posm）の近似値を求める式について着目する（図1-2-7）。図1-2-7の式より，血漿浸透圧を構成している主要な因子がナトリウム，グルコースおよび尿素態窒素（BUN）であることが分かる。ナトリウムは細胞外液を構成する因子であるために除外される。また，BUNは生体内で代謝されるのではなく，尿として排泄されるために不適当である。したがって，生体内で代謝を受けて浸透圧が0になる物質はグルコースである。図1-2-7の式において，血漿浸透圧に280 mOsm/ℓ，ナトリウムおよびBUN濃度に0を代入すると

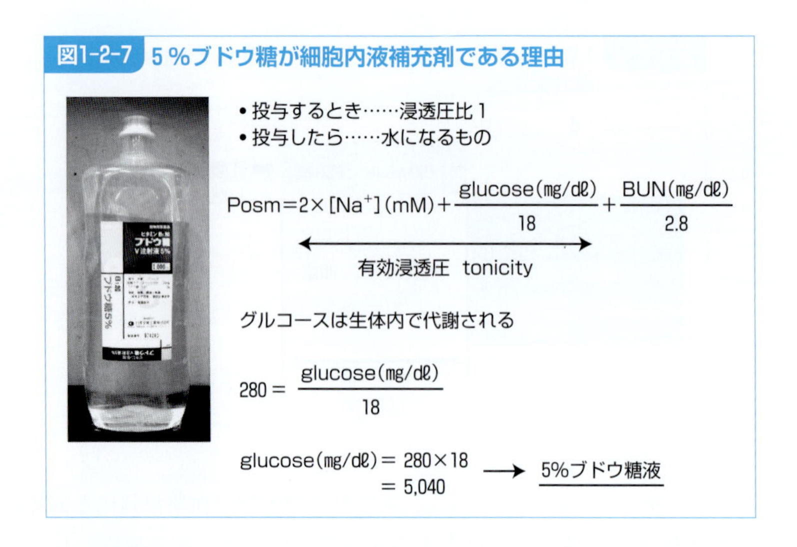

図1-2-7 5％ブドウ糖が細胞内液補充剤である理由

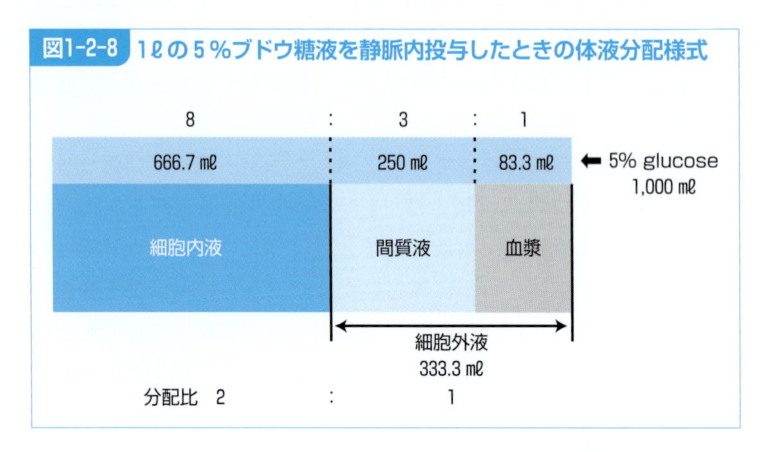

図1-2-8 1ℓの5％ブドウ糖液を静脈内投与したときの体液分配様式

グルコース濃度は5,040 mg /dℓになる。5,040 mg /dℓは約 5 g/100 mℓのことであるからグルコース濃度は 5 ％である。したがって，「血漿浸透圧と等張の製剤浸透圧を構成し，生体内で代謝されて浸透圧が 0 になることで細胞内を水和」する輸液剤とは，5 ％ブドウ糖液または 5 ％キシリトール液となる。

生体における細胞内液量，間質液量，血漿量の理想比率を 8：3：1 と仮定すれば，細胞内液補充剤である 5 ％ブドウ糖液を静脈内投与したときの各区分の水和量は図1-2-8 のようになる。例えば 1 ℓ の 5 ％ブドウ糖液を静脈内投与すると，グルコースは生体内で代謝されて 1 ℓ の自由水だけが残る。1 ℓ の自由水は毛細血管壁と細胞膜を通過し，すべての区分に拡散する。各区分の水和量は各区分の理想比率に従って分配するため，細胞内液，間質および血漿にはそれぞれ 666.7，250 および 83.3 mℓとなり（図1-2-8），細胞内液および細胞外液の分配率は 2：1 となる。

低張複合電解質輸液剤

低張複合電解質輸液剤（低張電解質液またはHERS：hypotonic electrolyte replacement solution）は，“電解質輸液剤の集大成”であり，ヒト医療および小動物医療分野において最も汎用されている輸液剤群である。これは製剤中ナトリウム濃度を血清ナトリウム濃度（140 mEq/ℓ）よりも低濃度とし，アルカリ化剤および糖質を添加することで製剤浸透圧を血清浸透圧比 1 またはそれ以上に調整した輸液剤を指す。また，低張複合電解質輸液剤は，目的によってカリウムを含まないものと，カリウムを 20 mEq/ℓ（またはそれ以上）配合するものがある。

低張複合電解質輸液剤は，水分代謝が未発達な小児や新生児に対して，より安全に水分補充療法を行うことを目的に開発された輸液剤である。したがって，その安全域は生理食塩液や乳酸リンゲル液よりもはるかに広い（⇒ 12 ページ）。今日では，小児科だけでなくすべてのヒト医療分野および小動物医療分野において最も汎用されている。

1940 年代は，小児科医を中心に高カリウム液，アルカリ輸液剤，低張輸液剤の理論的必要性および臨床的有効性がアメリカにおいて証明された時代である。現在の輸液理論はこの時期にほぼ確立されたが，1955 年頃（昭和 30 年）に市販されていたヒト用輸液剤といえば，リンゲル液，生理食塩液，5 %ブドウ糖液が主流であった。したがって，1940 年代後半から飛躍的に進歩した“輸液理論”を実践するためには，各病院で独自の組成の低張複合電解質輸液剤を調剤しなければならなかった。この各病院のオリジナル輸液剤であるが，1 種類の電解質濃度がわずか数 mEq/ℓ しか違わない輸液剤がいくつも考案され，無意味に輸液製剤が多様化した。1960 年に“無意味な多様性”を整理統合したのがソリタ・T シリーズである。ソリタ・T シリーズは，低張複合電解質輸液剤を今日の基本型である 4 種類に機能的に分類し，その適用を明確にしたことが重要であり，これは現在の輸液理論の基本となっている。

低張複合電解質輸液剤の細胞外－細胞内分配比率

製剤中ナトリウム濃度を生理食塩液（Na^+：154 mEq/ℓ）の 3/4，1/2，1/3 または 1/4 に調整した低張複合電解質輸液剤の，細胞外－細胞内分配比率について検討する。生理食塩液が血漿浸透圧に対して等張（浸透圧比 1）であることから，製剤中ナトリウム濃度が生理食塩液の 3/4，1/2，1/3 または 1/4 に調整した低張複合電解質輸液剤の晶質浸透圧は，3/4，1/2，1/3 または 1/4 となる。しかし，注射用製剤では溶血などの問題があるため，その製剤浸透圧を等張または高張に調整する。低張複合電解質輸液剤についても，5 %ブドウ糖液と同様に，静脈内に輸液をする際には製剤浸透圧を等張または高張に維持し，生体内で代謝されて“低張な”輸液剤になるように調整しなければならない。したがって，3/4，1/2，1/3 および 1/4 の晶質浸透圧比の低張複合電解質輸液剤には，1.25，2.5，3.2 および 4.3%のブドウ糖が添加されている。ちなみに，1/4 の晶質浸透圧比の低張複合電解質輸液剤の製剤浸透圧を等張に調整するためには，ブドウ糖濃度を 3.8%にしなければならないが，市販品には 4.3%のブドウ糖が配合されており，実際の製剤浸透圧はわずかに高張となっている。

1/2 生理食塩液（half saline：生理食塩液＋2.5%ブドウ糖液）を例に挙げて体液分配を考え

図1-2-9 各製剤中 Na^+ 濃度の低張性複合電解質輸液剤における細胞外－細胞内分配率

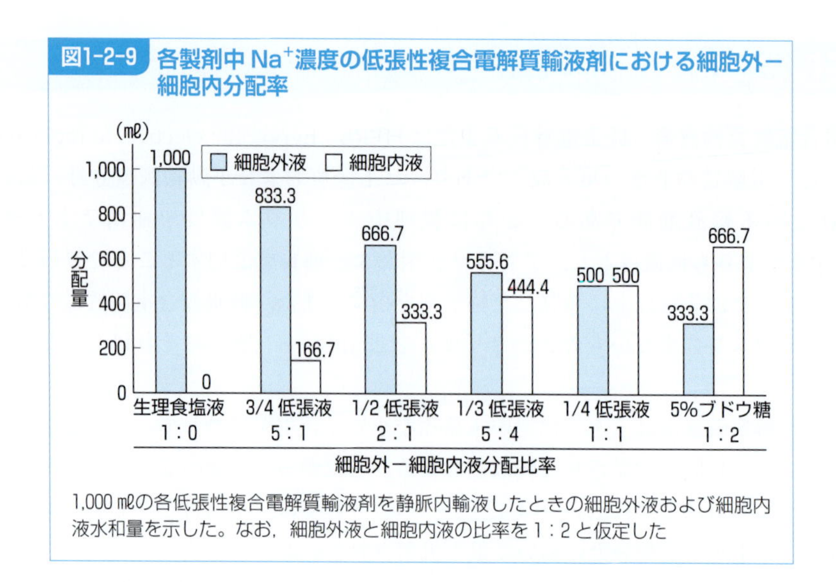

1,000 mℓの各低張性複合電解質輸液剤を静脈内輸液したときの細胞外液および細胞内液水和量を示した。なお，細胞外液と細胞内液の比率を 1：2 と仮定した

る。500 mℓの「生理食塩液」と 500 mℓの「5％ブドウ糖液」を混合して 1,000 mℓの 1/2 生理食塩液を調整したと仮定する。500 mℓの生理食塩液は細胞外液補充剤であるため，投与したすべてが細胞外にとどまる。また，500 mℓの 5％ブドウ糖液は糖代謝によって自由水となり，体液区分に従って分配する。ここで，細胞外液と細胞内液の比率を便宜上 1：2 とすれば，細胞外液および細胞内液にそれぞれ 166.7 および 333.3 mℓが分配する。したがって，1,000 mℓの 1/2 生理食塩液を静脈内輸液すると，細胞外液として 666.7 mℓ（500＋166.7 mℓ），細胞内液として 333.3 mℓ分布するため，細胞外液と細胞内液の分配比率は 2：1 となる。3/4，1/3 および 1/4 の低張複合電解質輸液剤についても同様に細胞外－細胞内分配比率を求めたものが図1-2-9 である。1/4－低張複合電解質輸液剤では，細胞外および細胞内液の分配比率が 1：1 になる。

低張複合電解質輸液剤の最大の特徴は，その製剤中ナトリウム濃度によって細胞外－細胞内分配比率を変えられることである。低張複合電解質輸液剤は，その目的によって細胞外－細胞内分配比率とカリウムの配合を決定する。細胞外－細胞内分配比率とカリウム配合の有無により，①輸液開始液（1 号液），②細胞内修復液（2 号液），③維持液（3 号液：維持液－1）および④術後回復液（4 号液：維持液－2）の 4 種類のカテゴリーに分類される（図1-2-10，表1-2-3，表1-2-4）。ただし，この基本形を考案したのはソリタ・T シリーズである。なお，1～4 号液という機能的分類は日本固有の呼称である。

輸液開始液（1 号液）

1 号液は，5％ブドウ糖液と生理食塩液を 1：1（または 1：2）で配合した輸液剤であり，カリウムを含まない。1 号液の特徴は安全域が広く，またカリウムを含まないということから急速輸液が可能である。したがって，脱水型が不明なときの「輸液開始液」として使用する。

ナトリウム欠乏型脱水症の場合，細胞外液のみが喪失しているため，「細胞外液補充剤」である等張性複合電解質輸液剤（すなわち乳酸リンゲル液）を選択する。一方，水分欠乏型脱水症の場合，細胞外液だけでなく細胞内液も喪失しているため，「細胞内液補充剤」である 5％

図1-2-10 低張電解質輸液剤の種類とコンセプト

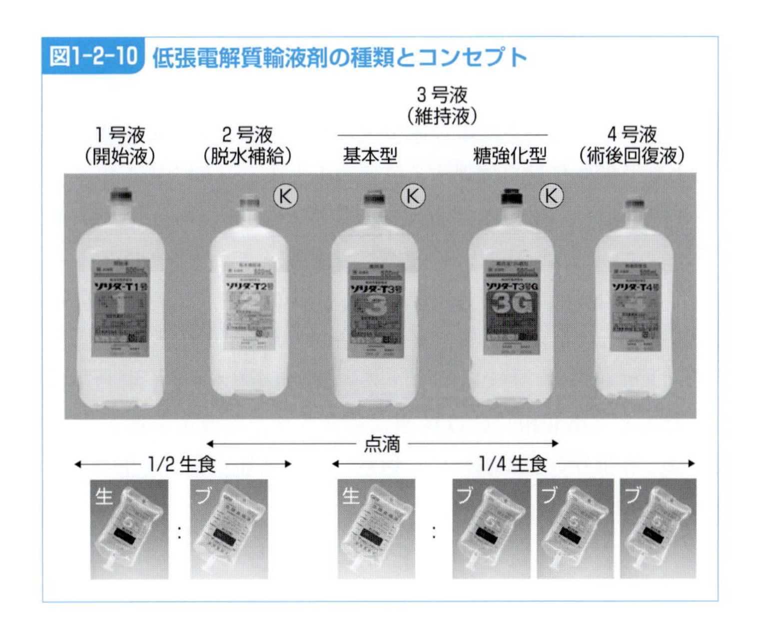

表1-2-3 低張性複合電解質輸液剤の考え方

区分	機能的名称	A：細胞内液補充液(5％ブドウ糖液) B：細胞外液補充液(生理食塩液)	適応
1号液	輸液開始液	A：B＝1：1または1：2	①Na^+，Cl^-濃度が低いため，適応範囲が広い ②病態が明らかでない場合に使用する ③電解質異常の程度，病態が明らかになり次第適切な輸液剤に変更する
2号液	細胞内修復液*	1号液＋K^+（20 mEq/ℓ）	①高張性脱水，混合性脱水時の細胞外および細胞内液の補充に適用する ②アシドーシスを伴う下痢，熱傷に有効である
3号液	維持液	A：B＝2：1または3：1	①経口摂取不能であるが，体液バランスが維持されている動物に適応する ②Talbot液が基本
4号液	術後回復液**	3号液－K^+（20 mEq/ℓ）	①電解質濃度が最も低いため，自由水補給に有効である ②十分な利尿が得られた時点で，他の輸液剤に変更する

＊　：2号液の機能的名称を「細胞内補充液」とするものもある
＊＊：4号液は3号液の特殊処方として位置づけられているため，3号液を「維持液－1」，4号液を「維持液－2」として分類する場合もある

表1-2-4 低張電解質輸液剤の標準的な電解質組成と浸透圧比

		電解質組成（mEq/ℓ）					糖（g/dℓ）glucose
		Na^+	K^+	Cl^-	乳酸イオン	$H_2PO_4^-$	
1号液（開始液）		90		70	20		2～6
2号液（細胞内修復液）		84	20	66	20	10	3.2
3号液（維持液）	基本型（3号）	35	20	35	20		4.3
	糖強化型（3G号）	35	20	35	20		7.5
4号液（術後回復液）		30		20	10		4.3

ソリタシリーズを参考

ブドウ糖液を輸液メニューに加えなければならない。しかし，これはあくまでも脱水型が明確に診断されていることが前提となる。

実際の症例では，ナトリウム欠乏および水分欠乏型脱水が混在しているため，輸液開始時において急速輸液により循環血漿量を確保することはもとより，細胞内への水分補充も考慮しなければならない。1号液は，細胞外－細胞内分配比率が1：1であることから，ナトリウム欠乏型脱水および水分欠乏型脱水のいずれの症例にも適応することが可能である。しかし，低張性脱水症に対して1号液の長期間適用は，低ナトリウム血症を増悪させる危険性が高いため注意が必要である。このように，脱水の区別が明確になった場合には，それぞれの病態に適した輸液剤に変更するべきである。したがって，1号液は輸液療法の第Ⅰ相で急速静脈内輸液に用い，利尿が得られたあと（第Ⅱ相）には病態に適合させた輸液剤を選択することが重要である。ウシ医療域では，等張リンゲル糖－V注射液，等張糖加リンゲル液「KS」，等張糖加乳酸リンゲル液「KS」，等張ハルゼン糖－V注射液がこれに相当する。

細胞内修復液（2号液）

2号液は1号液にカリウムを加えたものであり，「細胞内修復液」または「細胞内補充液」と呼ばれている。2号液に分類される市販の輸液剤には，マグネシウム，リン酸を配合したものもある。2号液は，高張性脱水および混合性脱水時の細胞外液と細胞内液の補充に有効であり，アシドーシスを伴う下痢症，熱傷などによるカリウム喪失と細胞内脱水が疑われる症例にも使用されている。一方，嘔吐による代謝性アルカローシスを伴う低張性脱水の場合には，低張性脱水およびアルカローシスを増悪させる危険性があるため使用するべきではない。

維持液（3号液）および術後回復液（4号液）

3号液は細胞外－細胞内液分配比率が1：1の輸液剤であり，「維持液」と呼ばれている。この輸液剤の組成は，Talbotが健常な成人の尿中排泄および不感蒸泄から求めたものが基本となっている。したがって，3号液はあくまでも「生理的不感蒸泄や尿中排泄による水分・電解質喪失を補充し，体液バランスを維持する」ことが目的となる。3号液は，水分の経口摂取が不可能であるが体液バランスが維持されており，かつ腎臓機能も正常な動物の水分維持に適応される。ただし，高濃度のカリウムを含有するので高カリウム血症に注意を要する。

3号液からカリウムを除いたものが4号液であり，特に4号液は術後の水分補給を目的としているため，維持液のなかでも「術後回復液」として取り扱われている。4号液は，低張複合電解質輸液剤のなかでも電解質濃度が最も低い輸液剤であるため，自由水の補給効果が高く，術後早期および新生子の手術に関連した水分・電解質補充，腎機能が未熟な新生子，水分欠乏型脱水症などに適用となる。カリウムを配合していないため，カリウムの貯留の可能性がある動物にも適応が可能である。十分な利尿が得られたならば，溢水症を避けるためにも適当な輸液剤に変更するべきである。4号液は「術後回復液」と呼ばれているが，これは維持輸液剤の1レパートリーであり，維持輸液剤として取り扱っている成書も多い。

輸液剤の選択

体液補充療法に用いる輸液剤

体液補充療法に用いる輸液剤については二次元的に考えるとよい。例として図1-2-11のように縦軸に輸液剤の“基本”組成，横軸にナトリウム濃度をとる。縦軸の「輸液剤の基本組成」とは，①生理食塩液，②リンゲル液，③乳酸リンゲル液，④酢酸リンゲル液，および⑤重炭酸リンゲル液である。図1-2-11では①，②，③～⑤が微妙にずれている。つまり，①～⑤の順番は基本的にアシドーシスの程度によって選択するものである。①生理食塩液と②リンゲル液では，アルカリ前駆物質を含まないのでアシドーシスを考慮しない，または循環血漿量の改善を目的とした治療に用いる。一方，④酢酸リンゲル液や⑤重炭酸リンゲル液は代謝性アシドーシスが疑われる，または呈している症例に対して適応する。中間に位置する③乳酸リンゲル液であるが，十分な循環血漿量が確保されたならばアルカリ化作用を発揮する輸液剤である。言い換えれば，乳酸リンゲル液は，子牛の輸液療法でも2ℓ以上の輸液が行われるならば，または脱水の程度はさほどでもないが維持輸液が必要な症例に対しては，血漿成分を変動させずに効果的に体液管理ができる優秀な輸液剤であるといえる。いずれにしても乳酸リンゲル液はヒト医療において各社から様々な処方のものが市販されている，汎用性の高い「血漿類似液」である。

子牛における各種輸液剤の体液分配率

子牛に限らず幼児，子犬，子猫の体液分配は大人のそれと大きく異なる。その理由は，「子供は筋肉が少ない」こと，すなわち筋肉細胞が少ないために細胞内液を十分に保持することができないことにある。細胞内に体液を保持することができなければ，水の隔離が不安定な細胞外で体液を貯留しなければならない。しかし，細胞外の体液は発熱，炎症などの外因を受けると簡単に体外へ流出してしまう。実際に子牛の水分代謝回転率は2日である。子牛の健常体重に対する体液分配率を示したデータによると，健常子牛の体液は体重の75%に相当し，内訳

図1-2-11　輸液剤の機能的分類の基本コンセプト

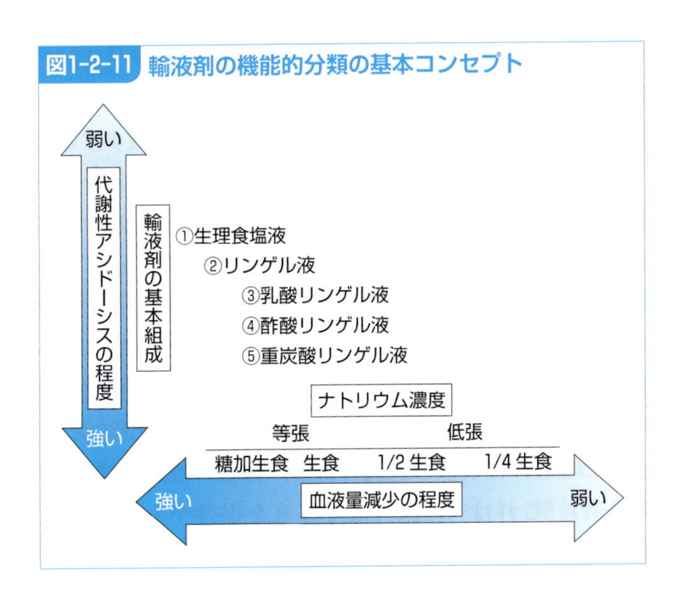

表1-2-5 人体用市販輸液剤

等張輸液剤

	糖配合	
	あり（5％）	なし
生理食塩液		生理食塩液
リンゲル液		リンゲル液「オーツカ」，リンゲル液「フソー」
乳酸リンゲル液	ソルラクトD，ソルラクトS，ラクテックD輸液，ラクテックG輸液	ソルラクト，ラクテック注，ラクトリンゲル液
酢酸リンゲル液	ソルアセトD，ヴィーンD	ソルアセトF，ヴィーンF
重炭酸リンゲル液		ビカーボン，ビカネイト

低張輸液剤

	1/2生食	1/4生食
	1号液（または2号液）	3号液（または4号液）
生理食塩液	デノサリン1，KN1号	
リンゲル液		
乳酸リンゲル液	ソルデム1，リプラス1，ソリタT1	KN3号，ソルデム3G，ソリタT3
酢酸リンゲル液	フィジオ70	アセトキープ3G，ヴィーン3G
重炭酸リンゲル液		

図1-2-15 人体用市販輸液剤の考え方

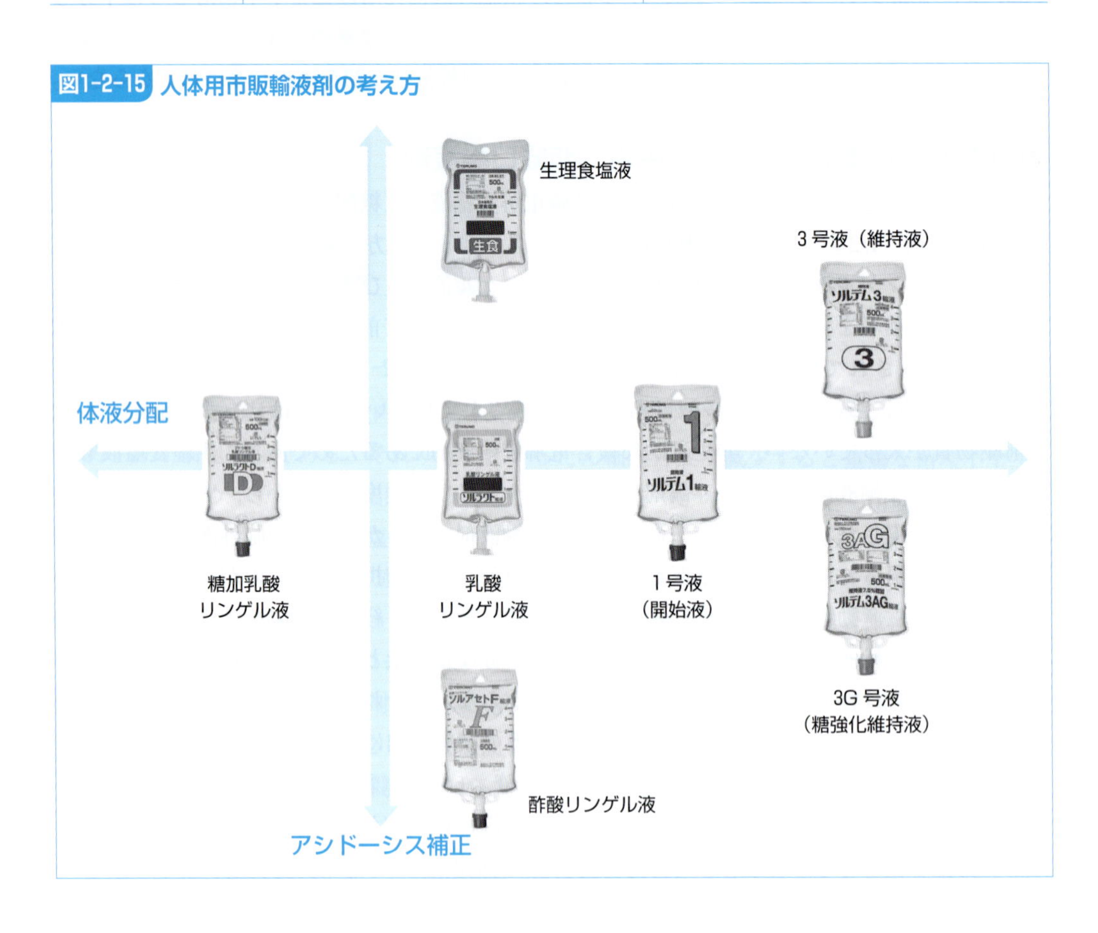

表1-2-6 ウシ用市販輸液剤

等張輸液剤

	糖配合	
	あり（5％）	なし
生理食塩液	—	動物用生食 V 注射液
リンゲル液	リンゲル糖-V 注射液	ビタミン B1 加リンゲル液, ビタミン B1 加リンゲル-V 注射液
乳酸リンゲル液	ハル糖-V 注射液	ハルゼン-V 注射液
酢酸リンゲル液	—	酢酸リンゲル液-V 注射液, ダイサクサン
重炭酸リンゲル液	—	—

低張輸液剤

	1/2 生食 1 号液（または 2 号液）	1/4 生食 3 号液（または 4 号液）
生理食塩液		—
リンゲル液	等張糖加リンゲル液「KS」, 等張リンゲル糖-V 注射液	—
乳酸リンゲル液	等張ハルゼン糖-V 注射液, 等張糖加乳酸リンゲル液「KS」	—
酢酸リンゲル液	—	—
重炭酸リンゲル液	—	—

グルコース濃度は 4.3％であり，後者は 7.5％とかなり高張になっている。糖加乳酸リンゲル液と乳酸リンゲル液の晶質浸透圧は同じであるから，細胞外液補充効果は等しい。糖加乳酸リンゲル液に含まれる 5 g/100 mℓのグルコースは，生体内に水分を分配させるために必要なエネルギー量に見合う 20 kcal/mℓを供給する。つまり，すでに蛋白異化が生じているような症例に対して異化亢進を増悪させないので，負のエネルギーバランス状態の症例には糖加乳酸リンゲル液が第一選択薬となる。

成牛では代謝性アシドーシスの疾患よりも，第四胃の疾患に由来する代謝性アルカローシスを呈しやすい。また，肝臓疾患も多いことから乳酸リンゲル液は敬遠される傾向にある。しかし，子牛にいたっては輸液療法に対する認知と理解が広まったおかげで，適正輸液療法を取り入れる臨床獣医師が増えてきたことは喜ばしいことであり，それはとりわけ「乳酸リンゲル液を使っても乳酸ナトリウムを十分に代謝できる」輸液を実施できるということを意味している。よって，これまで使われてこなかった乳酸リンゲル液についても見直し，ヒトや伴侶動物医療と同様に乳酸リンゲル液を軸にした輸液論理を展開できる日も近いのではと期待している。では，実際に我が国で市販されているウシ用市販輸液剤について確認をしたい（表1-2-6）。

図1-2-16 の横軸は乳酸リンゲル液を基本処方とした。左より糖加乳酸リンゲル液，乳酸リンゲル液，および 1 号液に相当する 1/2 乳酸リンゲル液（等張ハルゼン糖－V 注射液または等張糖加乳酸リンゲル液「KS」）となる。1/4 乳酸リンゲル液は牛用市販輸液剤にはない。ここで名称的な問題であるが，等張リンゲル糖－V 注射液や等張ハルゼン糖－V 注射液，等張糖加リンゲル液「KS」および等張糖加乳酸リンゲル液「KS」は，「等張」と冠しているが，分類上は 1/2 乳酸リンゲル液に属するため，「低張」である。混乱を招く名称であるが，あくまでも製

図1-2-16 牛用市販輸液剤の考え方

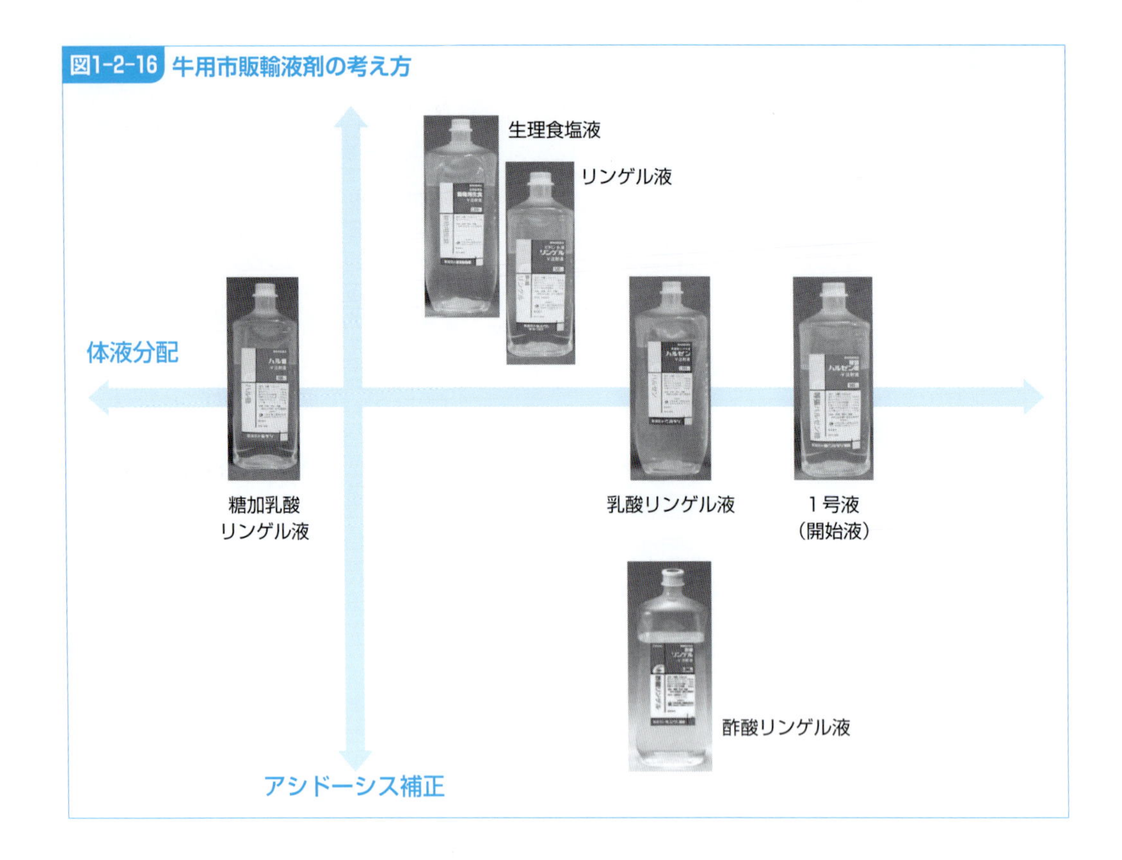

剤浸透圧が「等張」であって，分類上は「低張」である。糖加乳酸リンゲル液は前述のとおり負のエネルギーバランスにある子牛に適応する。特に消耗の激しい下痢症子牛や分娩直後の母牛などである。もちろん食欲不振牛も適応症例になる。詳細は後述するが，乳酸代謝を促すためには必ずチアミンを添加するべきである。一方，前述のとおり，基本処方である乳酸リンゲル液は最も汎用性の高い輸液剤であり，特に，負のエネルギーバランス状態ではないが循環血液量が減少している動物に対して適応する。すなわち，手術や初期の下痢症などである。これらの等張電解質輸液剤に対して，1/2 乳酸リンゲル液（等張ハルゼン糖－V 注射液または等張糖加乳酸リンゲル液「KS」）はヒト医療の「1 号液（開始液）」に相当し，病態が解明できるまでや発熱・炎症に伴う軽度の体液量減少，維持量の補給などきわめて使い勝手のよい輸液剤群である。

次に図1-2-16の縦軸について考えてみたい。縦軸には上から生理食塩液，リンゲル液，そして基本輸液剤である乳酸リンゲル液，酢酸リンゲル液である。これは上に行くほどアシドーシスの補正効果が低く，下に行くほど高い。一方で，生理食塩液，リンゲル液のナトリウム濃度は 154 および 147 mEq/ℓ であるため，130 mEq/ℓ の乳酸リンゲル液および酢酸リンゲル液よりも細胞外液量の保持力が高い。よって，循環血漿量の改善を優先する場合には生理食塩液（またはリンゲル液），血液中の成分の変動を最小限に抑えて体液補充を行いたい場合，または体液補充に加えて軽度のアシドーシスの補正も目的とする場合には乳酸リンゲル液または酢酸リンゲル液を適用すべきである。

添加剤・栄養剤

ビタミン（ビタミンB_1：チアミン）

各種ビタミンは，糖，アミノ酸，脂質の代謝を円滑に行うための補酵素として重要な役割を果たしている。動物にとってナイアシン（トリプトファンから）とコリン（セリンからアミノエタノールを経て）以外，細胞はそれらを合成することができない。したがって，これらのビタミンは食物中から摂取するか，消化管内微生物による合成により供給を受ける。牛の場合，第一胃で細菌によりすべてのビタミンB群が合成されることはよく知られている。ほとんどの飼育条件下で，牛はその要求量の大部分を合成されたものから得ており，食物によるこれらビタミンの供給には依存していない。しかし，ビタミンを合成するための原材料は食物から得る必要があるので，原材料が不足する場合には合成不足が生じる。

ビタミンB_1（$C_{12}H_{17}N_4OSCl \cdot HCl$）はブドウ糖をエネルギーに変えるために必要な補酵素であり，ピリミジンとチアゾール各1分子で構成される。吸収されたビタミンB_1は肝臓に運ばれ，ATPの存在下でリン酸化され活性型ビタミンB_1（ビタミンB_1二リン酸エステル）に変換される。そしてペントースリン酸回路のトランスケトラーゼ，ピルビン酸とα-ケトグルタル酸の酸化的脱炭酸に関与するピルビン酸脱水素酵素，α-ケトグルタル酸脱水素酵素の補酵素となる。ピルビン酸は糖質分解の十字路に存在しているため，ビタミンB_1は糖質代謝，そしてもっと広い意味でのエネルギー代謝と密接に関係している（図1-2-17）。なお，ビタミンB_1の力価1単位は，純粋な塩酸チアミンの3μgである。

ビタミンB_1が欠乏すると，解糖経路において生じたピルビン酸がアセチルCoAからクエン酸回路で代謝されることなく血中に蓄積され，乳酸アシドーシスを来たす。そのような病態の牛に，ビタミンB_1を補給せずに治療した場合には，乳酸アシドーシスを助長する場合があるので注意が必要である。牛の輸液治療をする時には，ほとんどの場合で食欲不振を伴っているので，ビタミンB群の非経口的投与を支持療法で行う必要がある。さらにビタミンB群の投

図1-2-17 活性型ビタミンB_1の関与する代謝経路

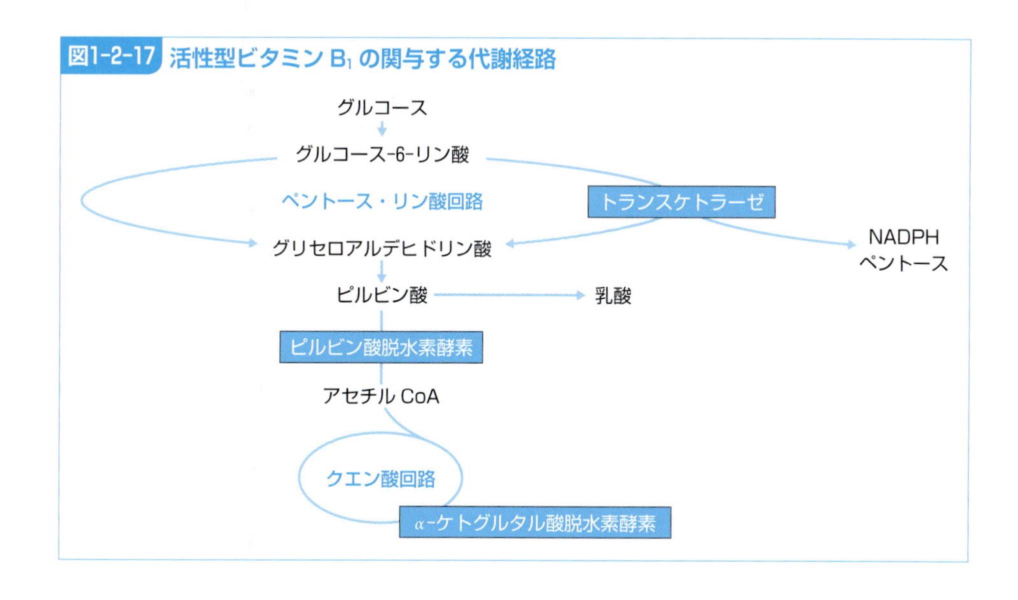

表1-2-7 チアミン（ビタミン B_1）製剤製品

製品名	アニビタン100注射液 アニビタン500注射液	フルスル注	ネオバイタミンH
成分・分量	1 mℓ中日局フルスルチアミン塩酸塩5.458 mg（フルスルチアミンとして5 mg）を含有する	1 mℓ中フルスルチアミン塩酸塩5.458 mg（フルスルチアミンとして5 mg）を含有する	1 mℓ中チアミンジスルフィド25 mg
効能・効果	①ビタミン B_1 の補給 ②ビタミン B_1 欠乏による下記疾病の予防と治療 馬，牛，豚，めん羊，山羊：運動器障害，消化器障害	同左	①ビタミン B_1 の補給 ②ビタミン B_1 欠乏による下記疾病の予防と治療 馬，牛，めん羊，豚，犬，猫：運動器障害，消化器障害
用法・用量	フルスルチアミンとして1日1頭当たり次の量を投与する。なお，症状などにより適宜増減する 馬，牛：20～300 mgを静脈内に注射する 豚，めん羊，山羊：10～100 mgを静脈内，筋肉内または皮下に注射する	同左	チアミンジスルフィドとして下記の量を1日量として皮下，筋肉内または静脈内に注射する。なお症状，畜種により適宜増減する 馬：45～900 mg，牛：60～1,200 mg，めん羊：10～200 mg，豚：10～200 mg，犬2～40 mg，猫：0.5～10 mg

（動物用医薬品医療機器要覧2014年版）

与は食欲不振の反芻動物の食欲刺激に有効な場合が報告されている。

以上の理由から，輸液療法の初期に，エネルギー代謝の活性化と食欲増進のためビタミン B_1 製剤を投与する。使用例として，成牛の場合，最初に使用する輸液剤（通常は酢酸リンゲル液）にビタミン B_1 製剤100 mℓ（フルスルチアミンとして500 mg）を混合投与する。一般的に使用される代表的な製品を表1-2-7に示す。

アミノ酸（DL-メチオニン）

動物用医薬品ですべてのアミノ酸を補給できる注射剤（総合アミノ酸製剤）は残念ながら存在しない。そのため，一部のアミノ酸に限定された製品を使用することになる。そのなかで肝臓疾患用剤および解毒剤として，「効能・効果：栄養補給，中毒時の補助療法」をうたう製品群があるが，主成分はDL-メチオニンである。メチオニンは蛋白質を構成する20種類のアミノ酸のひとつで，側鎖に硫黄を含んだ疎水性のアミノ酸である。ほとんどのDアミノ酸は生化学的代謝ができないため無効であるが，メチオニンの場合は例外的にD体も有効である。これはDメチオニンが生体内で酵素の作用によりLメチオニンに変化するためである。メチオニンはリポ蛋白の合成に必要なメチル基の主要供給源であることから，肝臓脂質の分解を助ける作用を持ち，システイン，カルニチンおよびタウリンの生合成やリン脂質の生成に関与する。

体内に取り込まれたメチオニンは，ATPと反応して活性メチオニン（S-アデノシル・メチオニン）になる。その後，ホモシステイン，システインからプロピオニル-CoAを経てスクシニル-CoAへと変換され，クエン酸回路において利用されることから，糖原性を持つアミノ酸である（図1-2-18，図1-2-19）。さらに，システイン，グルタミン酸およびグリシンから生成されるグルタチオンは，解毒作用も発揮する（図1-2-18）。上記の肝臓疾患用剤および解毒剤に

図1-2-18 メチオニンのプロピオニル-CoAへの変換

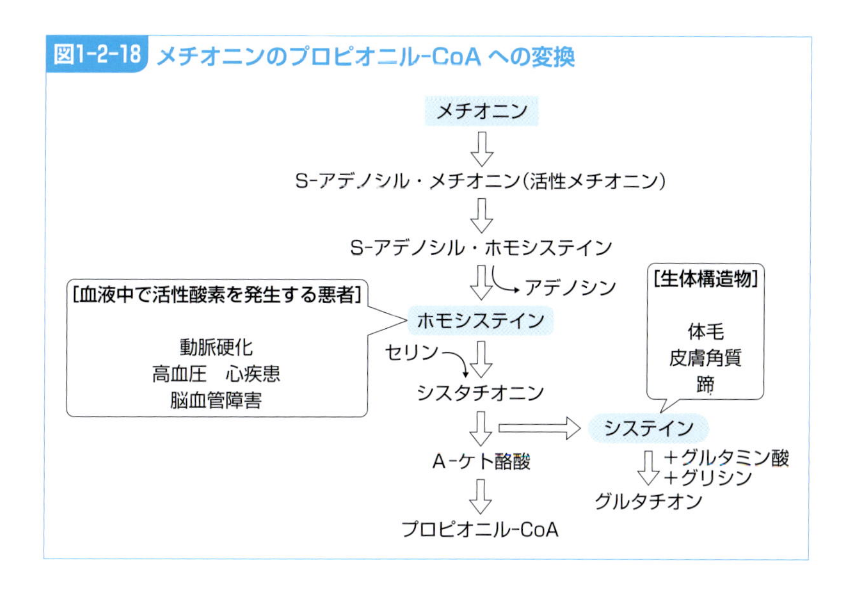

図1-2-19 メチオニンの代謝経路

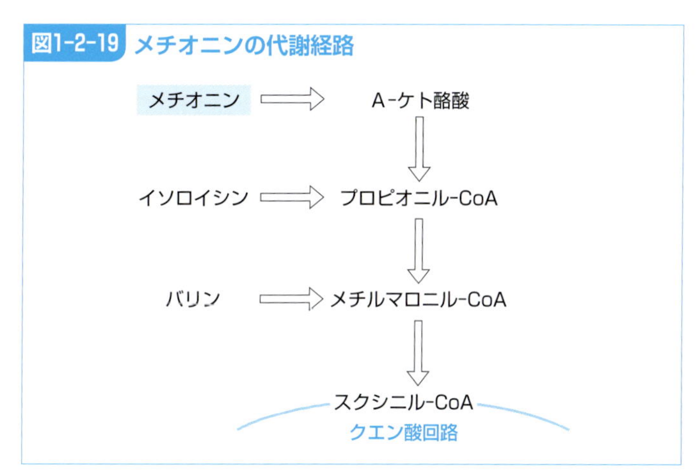

は，メチオニン製剤のほか，タウリン製剤（レバギニン注射液５％），チオプロミン製剤（動物用チオラ注射液）など多くの製品がある。使用例として，成牛の場合，２本目に使用する輸液剤（通常は酢酸リンゲル液または糖加酢酸リンゲル液）にメチオニン製剤 100 mℓ（1,000 mg）を混合して投与する。一般的に使用されるメチオニン製剤を表1-2-8 に示す。

その他の強肝剤（利胆剤）

牛，特に泌乳牛の場合，分娩・泌乳ストレス，濃厚飼料の多給やルーメンアシドーシスによるエンドトキシンの影響により，肝臓に負荷がかかっている場合が多く見られる。また，過肥やケトージスにより脂肪肝を呈している牛も少なくない。その場合，利胆剤に分類されるウルソデオキシコール酸製剤が強肝剤として用いられる。ウルソデオキシコール酸は，①利胆作用（肝細胞に直接作用して，胆汁酸などの胆汁成分を豊富に含んだ胆汁の分泌を促進する催胆作用と，肝内細胆管から総胆管へと胆汁を押し流す排胆作用），②肝血流量増加作用（障害を受

表1-2-8 アミノ酸（メチオニン）製剤製品

製品名	レバチオニン	チオビタンC	ネオヘキサメチオニン
成分・分量	100 mℓ中DL-メチオニン1,000 mg，チアミン塩化物塩酸塩200 mg，リボフラビンリン酸エステルナトリウム15 mg，ピリドキシン塩酸塩50 mg，ニコチン酸アミド250 mg，ブドウ糖5,000 mg	100 mℓ中DL-メチオニン1.0 g，チアミン硝化物0.03 g，リボフラビンリン酸エステルナトリウム0.006 g，ピリドキシン塩酸塩0.03 g	100 mℓ中DL-メチオニン2.0 g，塩化コリン2.5 g，チアミン硝化物0.2 g，リボフラビンリン酸エステルナトリウム0.03 g，ピリドキシン塩酸塩0.05 g，ニコチン酸アミド0.5 g
効能・効果	栄養補給，中毒時の補助療法	同左	同左
用法・用量	通常，体重1 kg当たり下記量を1日1～2回静脈内，皮下または筋肉内に注射する牛，馬，豚，めん・山羊，犬，猫，鶏：0.2～0.5 mℓ	牛・馬・めん山羊・豚・犬・猫・鶏：体重1 kg当たり0.5～1.0 mℓを1日1～2回静脈内，皮下または筋肉内に注射する	牛・馬・めん山羊・豚・犬・猫・鶏：体重1 kg当たり0.2～0.5 mℓを1日1～2回静脈内，皮下または筋肉内に注射する

その他，肝臓疾患用剤および解毒剤として効能・効果に栄養補給，中毒時の補助療法をうたう製品は多数あり

（動物用医薬品医療機器要覧2014年版）

けて減少した肝臓の血液量を増加させ，肝臓の障害を修復改善する。また，肝細胞への酵素や栄養の供給が高まるため，肝臓の代謝機能を高める），③置換作用（胆汁酸中に界面活性作用が弱いウルソデオキシコール酸の割合増加により，肝細胞を保護し，障害を受けた肝細胞の修復を助ける作用）がある。ウルソデオキシコール酸製剤は，電解質輸液剤と混合すると白濁するので，混合する場合は単味ブドウ糖液との混合しかない。使用例として，輸液中盤にIV Push法（側管からの急速投与）による投与がある。一般的に使用される製品を**表1-2-9**に示す。

抗菌剤

抗菌剤の全身投与には，静脈内投与，筋肉内投与および皮下投与などがある。静脈内投与の場合は，注射用水に溶解するか，生理食塩液または5％ブドウ糖液に溶解して点滴投与する。一般的に，抗菌性物質の血漿中濃度と組織中濃度は，経口投与時に比べて注射時の方が高く安定する。特に静脈内注射では最も高くなり，血漿中濃度が高くなれば組織へも多くの薬物が分布（移行）するため，牛医療においてはアンピシリンナトリウム，セファゾリンナトリウム，オキシテトラサイクリンなどの静脈内投与が汎用される。一方，ブドウ糖入りの点滴剤には注意が必要である。ブドウ糖は酸化還元力が強く，自身は電子を放出して酸化型になって安定する代わりに，薬物を還元・変性する。また，アミノグリコシド系およびテトラサイクリン系抗生物質では，静脈内投与，特にシリンジを用いて直接静脈内投与した際には，ショック発生のリスクが伴う。抗菌剤を患部に効率よく分配するためには，良好な血行状態が保たれている必要があるため，脱水を呈する患畜に投与する場合には，脱水の改善が優先される。使用例として，細胞外液の補充スケジュールの後半または終了前に，輸液剤に混合した抗菌剤を投与する。

表1-2-9 利胆剤（胆汁酸製剤）製品

製品名	ウルソH注射液	ウルソデオキシコール酸「文永堂」－静注－	UDCA注射液「KS」
成分・分量	1バイアル（40 mℓ中）日局ウルソデオキシコール酸947.0 mgを含有する	1 mℓ中ウルソデオキシコール酸23.674 mg，20 mℓ中473.48 mg	100 mℓ当たり，ウルソデオキシコール酸2,367.4 mgを含む
効能・効果	牛・犬：ケトージス，肝機能減退症	牛：ケトージス，肝機能減退症	同左
用法・用量	牛:ウルソデオキシコール酸として，1日1回500～1,000 mgを2～3日間静脈内に注射する	同左	同左

（動物用医薬品医療機器要覧2014年版）

三大栄養素（完全栄養）

三大栄養素とは炭水化物，蛋白質，脂質の3つを指す。生物の構成成分およびエネルギー源となるが，下痢や肺炎その他の疾病などによる侵襲時における低栄養状態の改善を目的に末梢静脈栄養を行う。炭水化物の補給には糖質輸液が用いられるが，糖質は生体エネルギーの供給源として最も重要なエネルギー基質である。グルコースが第一選択物質となるが，蛋白異化作用の予防および赤血球，中枢神経系のエネルギー供給のため2～3 g/kg / 日のグルコース投与が推奨される。1 ℓの5％ブドウ糖液（ブドウ糖50 g/ ℓ）のエネルギー量は200 kcal（4 kcal/g）であるので覚えておくと便利である。また，投与速度は0.5～1.0 g/kg / 時が至適速度であるが，それ以上の速度では高血糖を引き起こすので注意が必要である。

蛋白質は生体の基本構成成分であるが，侵襲時には蛋白質の供給障害（摂食量の低下）や代謝亢進（発熱，炎症など）により，遊離アミノ酸の不足が生じるため，生体蛋白質の分解が起こる。また，アミノ酸自体がエネルギー源として消費されるため，アミノ酸を供給する必要が生じる。ウシ用アミノ酸製剤は市販されていないので，ヒト用に市販されている製剤を使用することになる。多くの人体用医薬品があるが，牛においては10％アミノ酸製剤（10 g/dℓ，アミパレン，アミゼット）の1.0～1.5 g/ 日の投与が推奨される。

脂肪は糖分と同様にエネルギー源（全エネルギーの30～40％）として利用される。また，脂肪はグルコースよりもエネルギー効率が高い（9 kcal/g）ため，効率よくエネルギー補給ができることが魅力である。しかしアミノ酸製剤同様，牛用の製剤は市販されていないため，人体用製剤（10％または20％製剤）を使用することになる。脂肪乳剤の投与量は1日総エネルギーの20～30％が妥当であり，約1 g/kg / 日に相当する。

これら三大栄養素は単独で投与されるものではなく，完全栄養としてすべてを投与することが最良であるが，ウシ医療としては糖質輸液剤にアミノ酸を加えた治療が，はじめの一歩である。

配合変化の回避について

ウシ医療の現場では，輸液剤中に栄養剤などの注射剤を混合する場面が多い。治療効果の向上（相加・相乗効果，迅速性）や，労力の節減がその目的であるが，不用意に混合すると析出や沈殿といった外観変化や，有効成分の含量低下などの配合変化を生ずる。配合変化が起きた

表1-2-10 配合変化の分類

機序分類	変化	要因
治療学的変化	薬理学的作用	相互作用
物理学的変化	溶解度の減少	pH，溶解度
	溶媒の希釈	非水溶性溶媒
	吸着	容器の材質，可塑剤
化学的変化	濃度	溶液中で分解
	難溶解性塩の生成	Ca^{2+}，Mg^{2+}の存在
	酸・塩基反応	H^{+}，OH^{-}との反応
	加水分解	水との反応
	酸化・還元作用	電子のやり取り

場合，期待する効果が得られないばかりか，生体への悪影響も引き起こすことになる。配合変化を回避するには，配合変化の種類とその発生要因を理解して，配合変化を予測して防止することが必要となる。配合変化の種類を以下に示すが，特に①の配合禁忌が問題となる。

①配合禁忌：配合のため害を生じるので絶対に避けなければならない。
②配合不適：配合による変化を適当な手段によって投薬可能にできる。
③配合注意：外観などに変化を生じるが薬効に影響はない。

配合変化の原因は，治療学的変化，物理学的変化と化学的変化に分類される。治療学的変化は臨床薬理学的変化であり，生体内の相互作用が悪影響を及ぼす。物理学的変化は① pH の変化による析出，②溶媒の希釈による析出，③吸着の 3 種類である。化学的変化は①濃度，②難溶解性塩の生成，③酸・塩基反応，④加水分解，⑤酸化・還元作用である（表1-2-10）。

これらの配合変化を回避する方法を紹介する。シリンジ内で酸性あるいは塩基性の薬剤を直接混合すると，混濁や沈殿を生じる可能性が高くなるが，容量の大きな輸液へ混合すれば回避できる場合がある（希釈効果）。また，配合した後に時間が経つにつれて有効成分の含量が低下することがあるので，薬剤同士の接触時間を短くするのに，IV Push 法（側管からの急速投与）や Piggyback 法（側管からの点滴投与）といった投与法がある。さらに，上記方法でも配合変化を回避できない場合，つまり，混合直後に配合変化を生じる場合には，メインのラインを止め側管投与の前後に生食などでフラッシュを行う方法や，別ラインから投与が必要となる。配合変化防止方針のまとめを以下に示す。

①配合する輸液剤はカルシウムやマグネシウムを含有しない 5 %ブドウ糖液または生理食塩液を使用する。
②輸液剤内の多剤配合は控える。1 輸液剤につき 1 薬剤を基本とする。
③重炭酸ナトリウム液は，多剤と混合するべきではない。
④抗菌剤は使用直前に配合する。
⑤ IV Push 法や Piggyback 法を活用する。
⑥最終手段として別ラインからの投与を検討する。

1-3 高張輸液剤

生産動物医療分野では，高張食塩液のほかに静脈内投与する高張輸液剤として25％，40％または50％ブドウ糖液，7％重曹注，22.5％グルコン酸カルシウム液などがある。50％ブドウ糖液の製剤浸透圧は高張食塩液と同じ2,400 mOsm/ℓである。しかし，50％ブドウ糖液を急速静脈内投与しても，高張食塩液のような劇的な循環血漿量の改善効果や心臓の陽性変力作用は得られない。これは，同じ高張輸液剤であってもその溶質の特性，イオンまたは非イオン，細胞内に透過するか否かによってその作用が異なるためである。高張食塩液の構成成分はナトリウムとクロールであり，ナトリウムは細胞内へ透過しないため，高張食塩液はイオン性非透過性高張輸液剤に分類される。50％ブドウ糖の構成成分はd-デキストロース（右旋性グルコース）であり，デキストロースは細胞内へ透過するため，50％ブドウ糖液は非イオン性透過性高張輸液剤である。確かに50％ブドウ糖も静脈内投与直後には浸透圧勾配によって一時的に循環血漿量を増加させることが可能である。しかし，非イオン性であるため，イオン特有の血行動態に及ぼす作用が得られない。また溶質自体が細胞内に透過するため，細胞内外の浸透圧勾配は持続しない。したがって，50％ブドウ糖液は同じ高張輸液剤ではあっても高張食塩液とは異なり循環血漿量改善薬にはなり得ない。

“イオン特有の血行動態に及ぼす作用”とは，イオンチャンネルや化学および圧受容体を介した作用である。高張食塩液の静脈内投与によって細胞外液中のナトリウム量が著しく増加すると，これを緩和させる方向でNa^+-K^+，Na^+-Ca^{2+}，Na^+-H^+チャンネルを介したナトリウムの細胞内流入が生じる。これによって，細胞内カルシウム濃度が減少し，心筋収縮力に影響を及ぼす。また，高濃度のナトリウムを含む血液が心室に流入すると，心室内にある化学受容体を介して心臓は陽性の変力作用を示し，肺動脈にある圧受容体を介した迷走神経反射によって血管が拡張する。蛇足であるが，7％重曹注は833 mEq/ℓのNa^+と重炭酸イオン（HCO_3^-）で構成する輸液剤であり，浸透圧比は高張食塩液よりも低いものの同じイオン性非透過性高張輸液剤である（7.2％高張食塩液，7％重曹注の浸透圧はそれぞれ2,400および1,620 mOsm/ℓであり，血漿浸透圧の8および5.4倍）。したがって，7％重曹注を急速静脈内投与すると，高張食塩液と同様な循環血漿量改善および心臓における陽性の変力作用（心収縮力の増加）が期待できる。このことは，熱射病症例に7％重曹注を適用すると良好な成績が得られる理由のひとつでもある。熱射病は熱性ショックにより有効循環血漿がサードスペースへ移動して“非機能的細胞外液”が増加し，その結果循環不全を起こす典型的な疾病である。これに，高張食塩液や7％重曹注を静脈内投与すると，非機能化された細胞外液が血管内へ再び移動し，有効循環血漿量が改善されたために心拍出量も増加して，血行動態の改善が図られる。しかし，熱射病に対して高張食塩液と7％重曹注のどちらがより効果的であるかは，比較した報告がないため不明である。

高張食塩液

牛医療では，エンドトキシンショック，出血性ショック，血液量減少性ショック動物に対して小用量の高張食塩液（HSS：hypertonic saline solution，7.2％ -NaCl，2,400 mOsm/ℓ）の急速静脈内投与（4～5 mℓ/kgを4～15分）が有効であることが，多くの研究者および臨床獣医師によって報告されている。また，高張食塩液には1,200 mEq/ℓのクロールが含まれているため，第四胃変位など低カリウム低クロール性代謝性アルカローシス疾患におけるクロールの補給効果も期待されている。さらに，成牛だけでなく子牛下痢症における脱水改善，呼吸不全動物の救急救命を目的とした高張食塩液の応用について支持する報告も多い。我が国においても，高張食塩V注射液と高張食塩液「KS」が市販されており，高張食塩液療法は牛医療において重要な治療法のひとつとして確立されている。

7.2％高張食塩液とは

1980年に医学会を驚愕させた症例報告が，“Lancet”に掲載された。それは，De Felippeという南米の医師が報告したものである。De Felippeらは，心血管作動薬や循環血漿量の改善を目的とした輸液剤を処置しても反応が乏しかった血液減少性ショック（hypovolemic shock）患者11名に対し，400～500 mℓの7.5％高張食塩液を静脈内投与し，その蘇生効果を調査した。その結果，高張食塩液投与直後から末梢動脈血圧が上昇し患者の意識レベルが回復し，さらに循環血漿量が減少して乏尿であった患者の尿量が有意に増加したことを報告している。確かに，高張食塩液の心拍出量および末梢循環の改善効果についてはDe Felippeのこの報告以前より知られていた。

高張食塩液の有用性に関する最初の報告は，約1世紀前の1909年，血液量減少性ショック患者への応用が最初とされている。その後，1919年にPainfieldが出血性ショック患者に対して複数の輸液療法を試みたところ，高張の電解質輸液剤が最も効果的であったことを報告した。しかし，Painfieldの報告以後，約半世紀にわたり高張輸液剤の臨床応用または薬理学的作用について興味を示した臨床医師および研究者は現れなかった。

1967年，Baueらは，高張電解質輸液剤における最初の対照研究を行い，その結果を“Journal of Trauma”に報告した。Painfield以来の高張食塩液研究といえる。その内容は出血性ショックモデル犬に5 mℓ/kgの5.4％高張食塩液（1,800 mOsm/ℓ）を5分で静脈内投与し，平均動脈圧が30 mmHg上昇，一過性ではあるが心拍出量，一回拍出量，平均動脈血流量および酸素運搬能の改善を示している。この報告は，「外傷性および出血性ショックの初期治療における高張食塩液の有効性」を最初に示した報告として価値が高い。その2年後にMassmerらは重度出血性ショックモデル犬に，3.6％高張食塩液（1,200 mOsm/ℓ）を静脈内投与すると，ショックモデル犬の生存期間が延長することを報告した。しかし，残念なことにBaueやMassmerの報告に興味を持った研究者は少なく，高張食塩液関連の研究はDe Felippeの報告

図1-3-1 我が国における 7.2%高張食塩液の適応症例

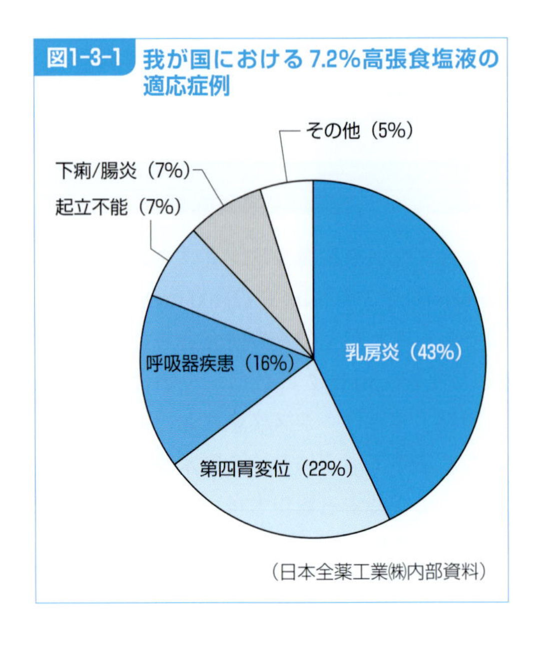

（日本全薬工業㈱内部資料）

図1-3-2 我が国における 7.2%高張食塩液の効果判定

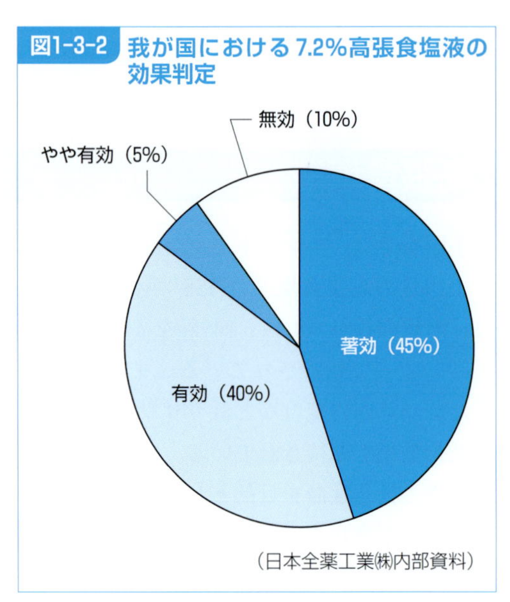

（日本全薬工業㈱内部資料）

まで行われることはなかった。

De Felippe の報告以降，ヒト医療分野において高張食塩液の臨床応用は今日でも議論されている。ヒト医療分野における高張食塩液の臨床応用は，交通事故による失血性ショックや脳挫傷による脳循環減少症を想定し，これらの“プレホスピタル”，すなわち救急車内での救命処置として検討されている。しかし，今日でも高張食塩液の臨床応用については実用には至っていない。一方，生産動物獣医療分野では，甚急性乳房炎，第四胃変位，肺水腫症例などに対して多くの臨床獣医師や研究者が高張食塩液の有用性を報告するとともに，すでに臨床応用されている。

生産動物医療における高張食塩液療法の現状

獣医学領域における高張食塩液の有用性については，1989 年に Muir と Sally が血液量減少性ショック猫の治療成績を米国獣医学会誌（American Journal of Veterinary Research）に報告したのが最初である。その後，牛，馬，豚，羊，犬および猫など多くの動物種について臨床研究が行われている。我が国の生産動物医療分野では，1995 年に橘らが第四胃捻転手術時での応用例を報告し，その後は呼吸器疾患および甚急性乳房炎などの症例報告がなされている。日本全薬工業㈱による高張食塩液の販売後調査データ（図1-3-1，1-3-2）によると，高張食塩液療法が対象となる牛の系統は，黒毛和種の 10%に対してホルスタイン種が 87%と圧倒的にホルスタイン種が多い。これは，高張食塩液の適用症例に密接な関係がある。高張食塩液の適用症例は，乳房炎（43%），第四胃変位（22%）および呼吸器疾患（16%）の 3 種類で全体の 81%を占めている。その他の適用症例としては，起立不能症（7 %）と子牛下痢症（7 %）が挙げられる（図1-3-1）。ここでいう起立不能症はいわゆるダウナーや乳熱ではなく，エンドトキセミアによるものと思われる。高張食塩液は「血行動態の改善」と「ナトリウムおよびクロールの補正」が期待できるため，前者ではエンドトキシンショックをはじめとするショック

表1-3-1 7.2%高張食塩液の使用上の注意

1. 投与量および投与速度を厳守すること
2. 体表震戦などの高ナトリウム血症の症状が観察された場合には，投与を中止すること
3. 心臓もしくは腎臓に異常がある場合には，慎重に投与し，異常が助長された場合には投与を中止すること
4. 重度の第四胃右方変位，子牛の重度の下痢症などにより，著しい心機能の低下が認められる場合には投与しないこと
5. 長期にわたり脱水状態にある牛には投与しないこと
6. 本剤投与後は十分に飲水させること
7. 必要に応じて等張輸液剤を静脈内投与すること

（資料提供：日本全薬工業㈱）

の蘇生，後者は低クロール血症を呈する第四胃疾患のクロール補給に利用されている。次に，高張食塩液の有効性についてである。前述の調査報告書によると，乳房炎と第四胃変位症例において著効および有効であった症例はそれぞれ80％および92％であり，全体でも85％の症例で満足のいく結果を示している（図1-3-2）。

7.2％高張食塩液の能書に記載されている使用上の注意を表1-3-1にまとめた。使用上の注意の6に挙げられている「本剤投与後は十分に飲水させること」は，生産動物医療分野において特徴的な高張食塩液の応用方法であると思われる。生産動物医療分野において，高張食塩液投与後に患畜に対して十分な飲水をさせることは，①脱水の改善および②高ナトリウム血症の予防において重要である。

高張食塩液は優れた効果の反面，有害事象も考慮しなければならない。多くの子牛下痢症では低ナトリウム血症を呈しているため，高張食塩液による急激なナトリウム負荷は脳橋でのミエリン鞘脱随を生じさせる危険性が高い。ヒト医療分野において，低ナトリウム血症の補正については血清ナトリウム濃度の目標補正値を設定した一定のガイドラインが設けられているが，いずれの場合においてもナトリウム補正は緩序に行うべきものである。したがって，子牛下痢症においては，血液量減少性ショックなど緊急性を要する症例でなければ高張食塩液を用いるべきではない。

高張食塩液の至適濃度

生産動物医療用の7.2％高張食塩液が我が国で市販されたのは1998年7月である。Velscoらは，高張食塩液の血行動態に及ぼす効果を持続させるためには，前述のBaueらが用いた5.4％高張食塩液よりも高張のものを用いるべきであると考えた。また，安全性という見地から，Traversoらが豚の出血性モデルを用いて検討している。Traversoらは0.9％（300 mOsm/ℓ），4.8％（1,600 mOsm/ℓ），7.2％（2,400 mOsm/ℓ）および10％（3,200 mOsm/ℓ）の高張食塩液を出血性モデル豚に静脈内投与した。その結果，10％高張食塩液では15分以内にほとんどの豚が死亡し，その病理学的検索によると心筋線維の一部が消失することを明らかにした。しかし，7.2％以下の濃度ではこのような現象は認められなかったことを報告している。

Velascoらと Traversoらの報告により，外傷性および出血性ショックの初期救命処置には7.2％が至適濃度であると考えられている。したがって，1980年代のVelasco一派の報告から

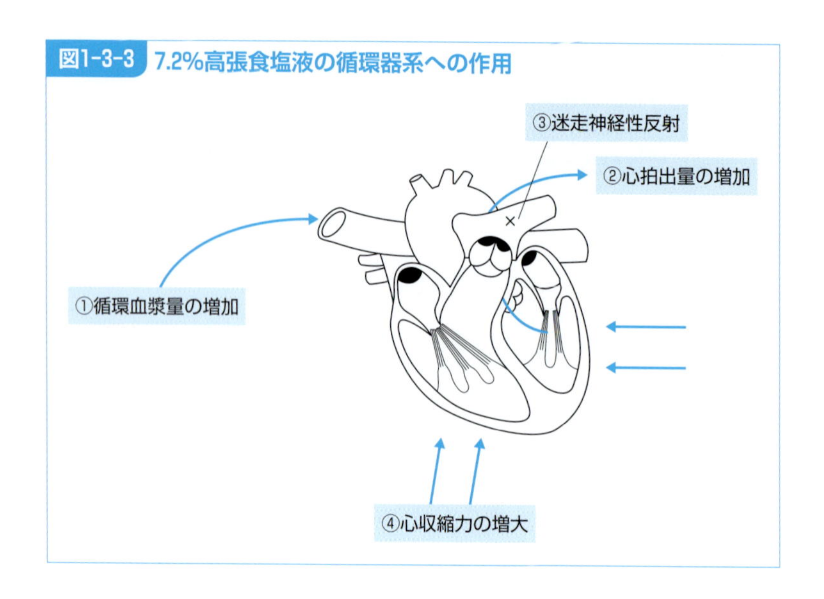

図1-3-3 7.2%高張食塩液の循環器系への作用

今日に至るまで，高張食塩液の作用機序や臨床応用に関する検討は主に7.2%または7.5%製剤について行われている。これらの報告をふまえ，有効性と安全性の両者から7.2%または7.5%が設定された。実際に，我が国だけでなく欧米の動物用医薬品の分類についても，1.8%，3.6%，5.4%および10%高張食塩液は「ナトリウムおよびクロールの補給剤」，7.2%および7.5%高張食塩液は「循環血漿量の改善剤」として分類されている。

循環器系への効果

循環血液量の増加効果

高張食塩液の循環器系に対する作用（図1-3-3）は，①急速な循環血漿量の増加（前負荷の増加），②一過性の血管拡張（後負荷の減少），③肺の浸透圧受容体を介した迷走神経性反射，そして④心収縮力の増加である。代表的な細胞外液補充剤（ECF-replacer）である乳酸リンゲル液の場合，理想的な体液区分（血漿：間質液：細胞内液＝1：3.7：9.3）に従えば，1,000 mℓの静脈内投与によって212.8 mℓが血管内にとどまり，残りの787.2 mℓが間質液に分布する。一方，1,000 mℓの高張食塩液を5分で静脈内投与した場合，血漿浸透圧が急激に上昇し，これを希釈するために間質内から2,052 mℓ，細胞内から5,148 mℓの体液が血管内へ移動する。その結果，循環血漿量は7,200 mℓ増量する（図1-3-4）。ナトリウムは細胞外液中を均等に拡散するため，平衡後は細胞外液全体が高ナトリウム状態となる。これを希釈するために細胞内から5,760 mℓの体液が細胞外液区分に移動するため，結果的には血管内に1,224 mℓ，間質に4,536 mℓの体液が貯留することとなる。

実際に健常牛へ高張食塩液を静脈内投与（200 mℓ / 分）した場合，循環血漿量は投与前値と比較して37.7±2.4%増量することが報告されている。

陽性変力作用―心筋収縮力に及ぼす効果

高張食塩液の心筋収縮力に対する作用は，投与直後にみられる直接的作用，その後でみられ

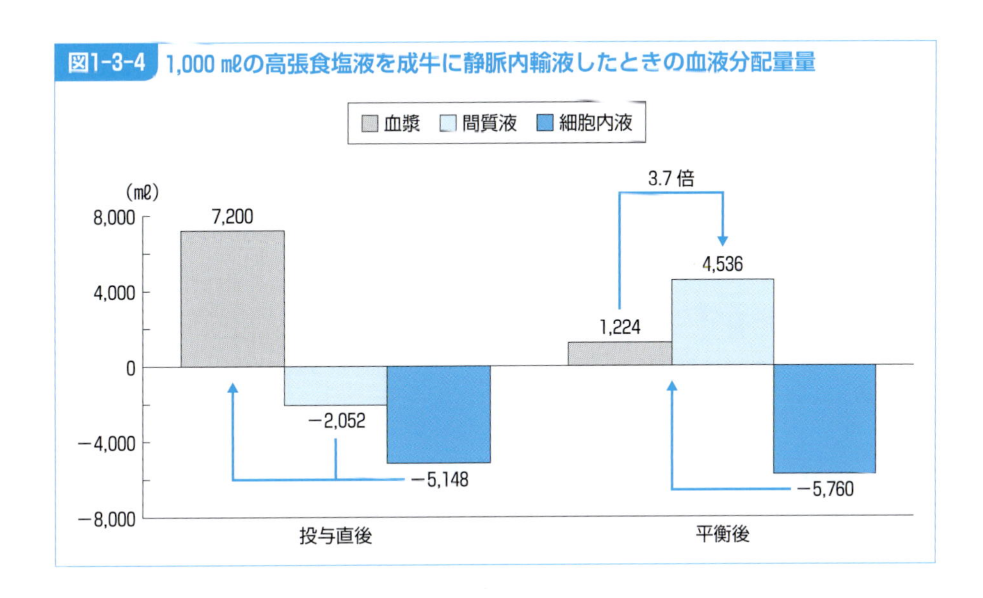

る間接的作用の2種類がある。前者は一過性の心筋収縮力の減少（陰性変力作用），後者は持続的かつ強力な心筋収縮力の増加（前負荷↑，後負荷↓）である。この相反した作用が短期間で生じるため，高張食塩液の心筋収縮力に対する効果は多くの研究者の興味の対象となっている。

一般的に，細胞内のカルシウム濃度が上昇すると心筋の収縮力が増す。一方，高張食塩液の静脈内投与により細胞外液中のナトリウム濃度が上昇し，これに対する反応として Na^{+}-Ca^{2+}チャンネルを介してナトリウムが細胞内へ，カルシウムが細胞外へ移動する。結果的に，高張食塩液の静脈内投与によって細胞内カルシウム濃度が低下するため，心筋収縮力が低下する（陰性変力作用）。この反応はラットの培養心筋細胞を入れた灌流液のナトリウム濃度を急激に，それも突然上昇させると一過性の陰性変力作用が10分以内に発現すること，高張食塩液を豚に急速静脈内投与すると10分以内に心収縮力が低下するというHellyerとMeyerの報告からも明らかである。この心筋収縮力が低下する一連の反応は，ナトリウムの拡散に伴って減弱する。そして，後負荷の減少と心臓の交感神経作用を調整する圧受容体（baroreceptor）反射によって心筋収縮力が間接的に増す。圧受容体反射は，血清浸透圧が30 mOsm/ℓ上昇すると心拍数と心筋収縮力を増加させることが知られている。その結果，浸透圧効果による間接的な陽性の変力作用（心筋収縮力↑）が，高張食塩液の直接的な陰性の変力作用（心筋収縮力↓）を曖昧なものにしてしまう。高張食塩液の心筋収縮力に対する作用を整理すると，次のとおりとなる。

①Na^{+}-Ca^{2+}チャンネルを介してカルシウムが心筋細胞から細胞外液に移動するため，直接的に心筋収縮力が低下する。この反応は高張食塩液投与開始後10分以内の早い段階で発現する。
②後負荷の減少と血清浸透圧の上昇に伴う圧受容体反射によって，間接的に心筋の収縮力が増加する。これは，①の反応より遅れて発現する。

図1-3-5 健常未経産牛に高張食塩液を急速静脈内投与したときの平均動脈圧の経時的変化

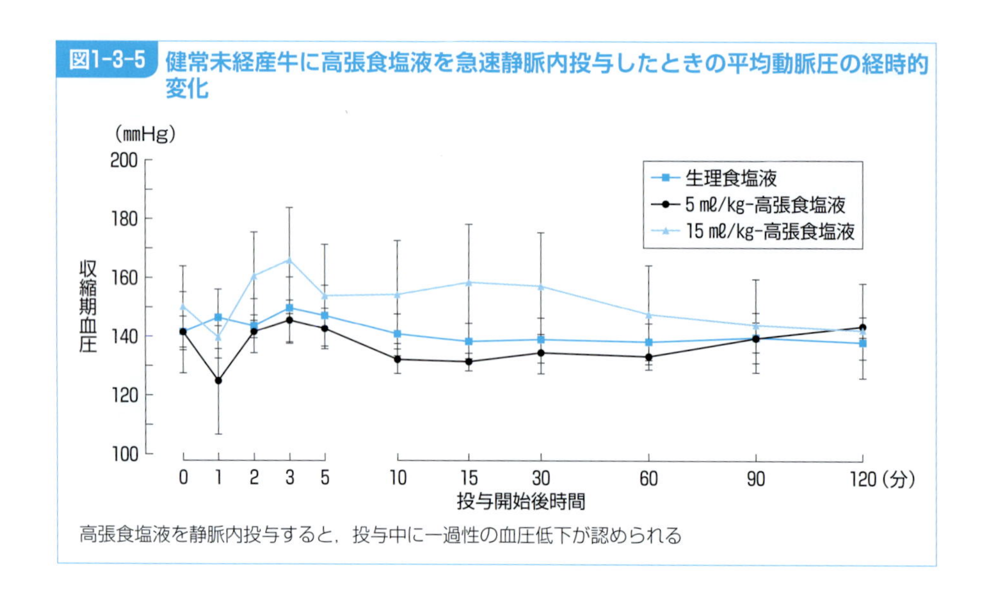

高張食塩液を静脈内投与すると，投与中に一過性の血圧低下が認められる

高張食塩液の心筋収縮力の低下は臨床応用上問題となる程度ではなく，この反応は健常動物において一過性に認められるものである。実際には，圧受容体を介した心収縮力の増加の方が強く発現するため，*in vivo* では陽性の変力作用がクローズアップされている。言い換えると，ショックを呈している牛に高張食塩液を投与して十分な循環血漿量の増加が得られれば，高張食塩液の直接的な陰性変力作用に対して間接的な陽性変力作用が優るため蘇生することができるが，十分な循環血漿量の増加が得られなければ高張食塩液の蘇生効果は望めない。

後負荷の減少―末梢動脈の拡張

末梢動脈を拡張させる，つまり後負荷を減少させて循環改善するためには，25 mOsm/ℓ 以上の急速な血清浸透圧の上昇が不可欠である。高張食塩液の静脈内投与による末梢動脈の拡張（後負荷の減少）は，高張食塩液を投与している間だけ発現するため，高張食塩液の静脈内投与による心筋収縮力の低下（陰性変力作用）よりもさらに短い。Ajito らが健常ビーグル犬を用いて行った研究によると，高張食塩液の 2.5 mℓ /kg静脈内投与では平均動脈圧に有意な変化が認められないが，臨床応用量である 5 mℓ /kgの高張食塩液を 3 分で静脈内投与すると平均血圧は投与開始後 2 分で有意に減少し，この血圧降下は投与終了とともに投与前値まで復す。健常な未経産牛に臨床応用量である 5 mℓ /kgの高張食塩液を 200 mℓ / 分で静脈内投与したときの平均血圧の経時的変化を**図1-3-5** に示した。高張食塩液投与前では 140.7 ± 5.9 mmHg であった平均血圧は，投与開始後 1 分目に 124.7 ± 18.6 mmHg まで一過性の低下を示し，投与開始後 2 分目には投与前値まで復している。このように，浸透圧の急激な上昇は一過性の末梢動脈の拡張（高負荷の減少）を誘導し，その結果として一過性の血圧降下が認められる。例えば，低酸素血症子牛に 5 mℓ /kgの高張食塩液を急速投与すれば，前負荷の上昇により右心房圧が上昇（循環血漿量が増加）しても肺動脈圧の変化は認められていない。これは，末梢肺動脈が浸透圧効果により拡張した結果であるといえる。しかし，この反応はショックなど，すでに血管拡張している動物に対しては認められない。

図1-3-6　低酸素血症子牛に対する高張食塩液の心拍出量に及ぼす影響

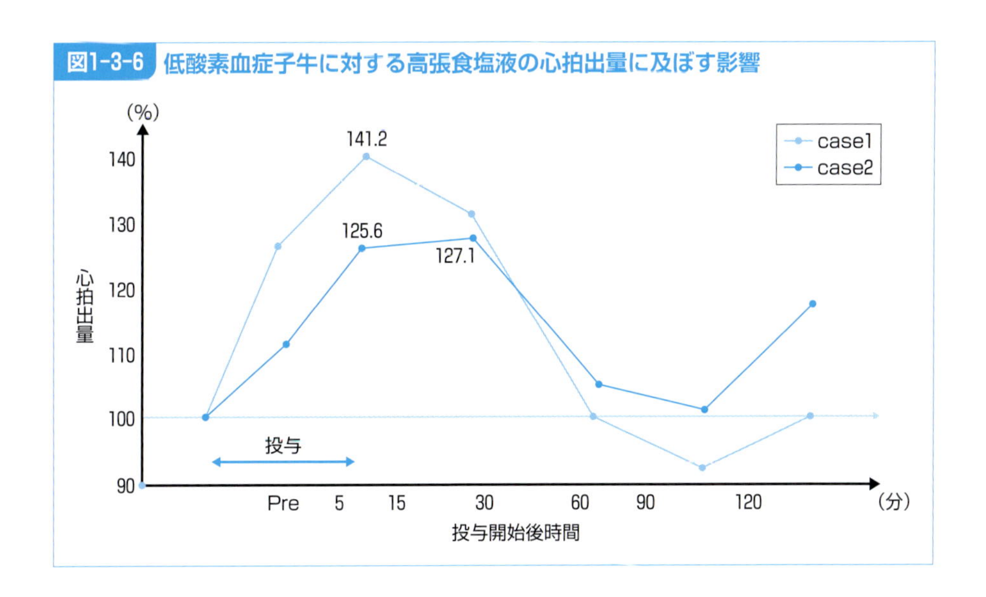

心拍出量に対する作用

心拍出量の調節は拡張期充満（前負荷），心臓の変力状態，末梢動脈圧（後負荷）および心拍数によって規定される。前二者は心筋収縮に重大な影響を及ぼす因子であり，後二者は心拍出量に対して機械的に影響する因子である。高張食塩液を静脈内投与すると循環血漿量が急激に増加するため，拡張期充満，すなわち右心房に流入する血液量が増加する（前負荷の上昇）。また，大量のナトリウムが心室内に流入して，化学受容体を介した交感神経系の刺激により心収縮力が増加する（陽性の変力作用）。さらに，血清浸透圧が急激に上昇することで末梢動脈が拡張し，後負荷が減少する。この一連の反応によって，高張食塩液の静脈内投与により心拍出量が増加する。

低酸素血症子牛に5 mℓ/kgの高張食塩液を静脈内投与したときの心拍出量（CO：cardiac output）の経時的変化を図1-3-6に示した。体重が100 kg前後の牛の心拍出量は1分間におよそ10 ℓである。これらの症例に対して高張食塩液を静脈内投与すると，心拍出量は投与前値に対してそれぞれ41.2%および25.6%増加した。同量の乳酸リンゲル液を静脈内投与しても得られる循環血漿量の増加量は17%程度であり，高張食塩液の心拍出量の増加効果は著しい。しかし，この反応が長時間持続するわけではない。投与直後を最高値とする高張食塩液の心拍出量の増加は，投与開始後60分目には投与前値まで復す。したがって，高張食塩液の心拍出量を増加させる作用は約1時間程度であり，この間に何らかの臨床改善が認められない症例に対しては治療方針を変更するべきである。

呼吸器系への効果

高張食塩液の急速静脈内投与は循環器系だけでなく呼吸器系に対しても影響を及ぼすことが知られている。これは，高張食塩液が直接的にhypoxemia（低酸素血症）を改善するのではなく，浸透圧勾配によって肺に貯留した体液を血管内に引き込み，肺胞―動脈酸素分圧較差（P［A-a］O_2）およびシャント率（Qs：Qt）を改善すること，そして肺血管抵抗を低下させ

図1-3-7 健常未経産牛における高張食塩液の急速静脈内投与が，動脈酸素分圧（PaO_2）および静脈酸素分圧（PvO_2）に及ぼす影響

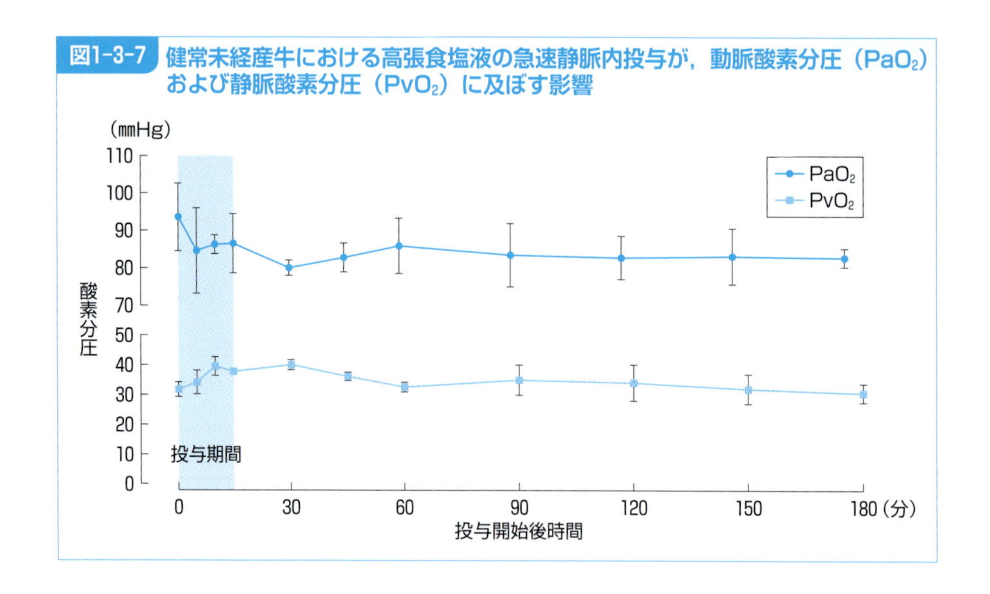

ることによる。また，高張液は酸素解離曲線を右方変位させることで酸素運搬能を改善する。これは，健常牛に高張食塩液を急速投与すると動脈酸素分圧（PaO_2）は変化しないもしくは一過性の低下を示すが，静脈酸素分圧（PvO_2）が有意に増加することからも裏付けられる。健常牛に対して高張食塩液（7.2％高張食塩液，2,400 mOsm/ℓ，5 mℓ/kg，15 分）を急速静脈内投与したときの PaO_2 および PvO_2 の経時的変化を図1-3-7に示した。PaO_2 は投与前の 93.5 ± 9.0 mmHg から投与開始後 30 分目の 79.9 ± 2.0 mmHg を最低値とする有意な減少を示し，その後も低値を推移した。しかし，PvO_2 は投与前の 31.3 ± 2.4 mmHg に対して PaO_2 が最も減少した投与開始後 30 分目に 39.5 ± 1.7 mmHg の最高値を示している。これは，PvO_2 の上昇が肺でのガス交換能の改善によるものではなく，静脈系自身での酸素運搬能の改善によるところが大きい。次に，この酸素運搬能の改善はどのような機序で生じているのかを考える。健常なビーグル犬および未経産牛に 5 mℓ/kgの高張食塩液を 5 分および 15 分で投与すると血清クロール濃度は約 15 mEq/ℓ 上昇する。このとき，ヘモグロビン酸素飽和度（HbO_2 飽和度）を 50％とすると，酸素分圧（PO_2）は計算上，約 2 mmHg 上昇する。HbO_2 飽和度とは，ヘモグロビンが結合できる酸素の割合であり，O_2 結合能に対するヘモグロビンに結合した O_2 の割合である。高張食塩液を静脈内投与すると，高クロール状態により HbO_2 飽和度が上昇して酸素解離曲線が右方変位するため，静脈血液の色調が動脈血液のように鮮血色になる。酸素解離曲線は Cl^- のほかに，pH，二酸化炭素分圧（PCO_2），体温および赤血球中の 2,3-diphosphaglycerate（DPG）濃度によっても影響を受ける。高張食塩液で特に関連が深いものは pH および PCO_2 である。高張食塩液の静脈内投与により一過性であるが pH が低下し，PCO_2 が上昇する。その結果，酸素解離曲線の位置はさらに右方変位する。酸素解離曲線が右方変位するということは，"組織毛細血管で O_2 を放出する" ことを意味している。したがって，高張食塩液の静脈内投与によって高クロール，低 pH，高 PCO_2 状態になるため，酸素解離曲線が右方変位し静脈血液が酸素化され，末梢組織に対する O_2 放出が促進される。

高用量および高濃度の高張食塩液を静脈内投与する場合，呼吸器系に大きな影響を及ぼすた

め注意が必要である。6,800 mOsm/ℓの高張食塩液を急速投与すると，無呼吸状態が43秒継続し，そして不規則な呼吸状態が続く。また，健常ビーグル犬に臨床用量の3倍である15 mℓ/kgを15分で静脈内投与すると，PaO_2および酸素飽和度(O_2sat)が投与終了直後に63.7±8.0 mmHgおよび85.8±5.5%まで有意に減少し，その後も低値を推移する。これは，健常な未経産牛においても同様な反応が見られる。著者らは15 mℓ/kgの高張食塩液を15分で静脈内投与し，PaO_2が投与開始後30分目に77.6 mmHgを最低値とする有意な減少を示したことを報告している。

要約すると，臨床応用されている用法用量（7.2%高張食塩液，5 mℓ/kg，5または15分で静脈内投与）では，酸素解離曲線を右方変位させ末梢組織へのO_2供給量が増加するが，高用量（15 mℓ/kg）では無呼吸および低酸素血症など呼吸器系に重大な影響を及ぼすため，高張食塩液を用いる場合には用法用量を厳守するべきである。

高張糖質輸液製剤

糖質輸液剤

輸液剤は水分補給輸液製剤と電解質輸液製剤，栄養輸液製剤に大別される。水分および電解質輸液製剤は出血や下痢，嘔吐時に用いられ，エネルギーや各種の栄養素よりも細胞外液を補充し体液の異常を補正するのが目的である。一方，栄養輸液製剤は動物が生命を維持するために必要とされる水分と電解質を基本として，それにエネルギーや糖質，蛋白質（アミノ酸），脂肪などの栄養素を加えた輸液剤である。

栄養輸液剤のうち，最も基本的なものが糖質輸液剤であり，水分・エネルギーの補給を目的として使用される。ヒト医療分野では，ブドウ糖（グルコース），果糖（フルクトース），キシリトール，二糖類のマルトースおよびソルビトールがあるが，動物用医薬品として認可されているものにはブドウ糖，キシリトール，果糖とブドウ糖の混合液がある。各糖質輸液剤の特徴は表1-3-2のとおりである。

ブドウ糖輸液製剤

ブドウ糖は糖質代謝の中心で，エネルギーとしての効率が高いことから，栄養輸液のエネルギー源として使用頻度が高い。細胞内に取り込まれる際にインスリンを必要とする。動物用医薬品として認可されているブドウ糖輸液製剤には，5%のものから50%のものまである。5%製剤は主に水分の補給が目的であるのに対し，25～50%の高張ブドウ糖はエネルギー補給を目的として投与される。ブドウ糖濃度が10%以上になると血管痛や静脈炎の発生が問題となるので要注意である。

表1-3-2 各種糖質輸液剤の特徴

<table>
<tr><th rowspan="2">分類</th><th colspan="3">単糖類</th><th>二糖類</th></tr>
<tr><th colspan="2">6 炭糖</th><th>5 炭糖</th><th>ブドウ糖 2 分子</th></tr>
<tr><td>糖質</td><td>ブドウ糖（グルコース）</td><td>果糖（フルクトース）</td><td>キシリトール</td><td>マルトース</td></tr>
<tr><td>分子式</td><td>$C_6H_{12}O_6$</td><td>$C_6H_{12}O_6$</td><td>$C_5H_{12}O_5$</td><td>$C_{12}H_{22}O_{11} \cdot H_2O$</td></tr>
<tr><td>分子量</td><td>180.16</td><td>180.16</td><td>152</td><td>360.32</td></tr>
<tr><td rowspan="2">細胞内取込み</td><td rowspan="2">インスリン依存性
（肝臓，脳，赤血球を除く）</td><td>－</td><td>－</td><td>－</td></tr>
<tr><td colspan="3">インスリン非依存性</td></tr>
<tr><td>血糖上昇作用</td><td>あり</td><td colspan="3">ほとんどない</td></tr>
<tr><td>代謝経路</td><td>解糖系
TCA 回路</td><td>フルクトースリン酸化酵素</td><td>ペントースリン酸回路</td><td>マルターゼ</td></tr>
<tr><td>代謝速度</td><td colspan="2">早い</td><td colspan="2">穏やか</td></tr>
<tr><td>代謝部位</td><td>全身</td><td colspan="2">主に肝臓</td><td>主に腎臓</td></tr>
<tr><td rowspan="2">特徴</td><td>エネルギーとしての利用効率が高い</td><td>肝臓におけるグリコーゲン生成量が多い</td><td rowspan="2">抗ケトン作用あり</td><td rowspan="2">同一モル濃度で2倍のエネルギー投与が可能</td></tr>
<tr><td>アミノ酸との配合でメイラード反応を起こす</td><td>アミノ酸との配合でメイラード反応を起こす</td></tr>
<tr><td>問題点</td><td>侵襲時には利用効率低下
10%以上のものでは静脈炎を起こしやすい</td><td>血中乳酸濃度が上昇しやすい
0.5 g/kg /hr 以上の投与速度では乳酸アシドーシスの危険性
腎での排泄閾値が低く，尿中排泄しやすい</td><td>肝機能障害の危険性がある</td><td>代謝速度が遅く，尿中排泄量が多い</td></tr>
</table>

果糖（フルクトース）

果糖はブドウ糖に比べてグリコーゲン生成能が大きく，容易に乳酸に分解されるため，速やかにエネルギー源となり，糖尿病状態時や肝障害時でも利用される。果糖は体内では，エネルギー源となったり，ブドウ糖に変換されたり，トリグリセリド（中性脂肪）の合成に利用される。主に肝臓で代謝を受け，解糖系に入るが，筋肉と肝臓では異なった経路をたどる。肝臓ではフルクトキナーゼによってリン酸化され，フルクトース 1-リン酸に，筋肉ではヘキソキナーゼによりリン酸化され，フルクトース 6-リン酸に代謝される。血中からの消失はブドウ糖よりも早いとされる。組織への取り込みにインスリンを必要とせず，血糖値にもほとんど影響を及ぼさないため，ヒト医療領域では糖尿病・糖尿病状態時にエネルギー補給を目的に使用される。

フルクトキナーゼ活性はインスリン非依存性であるため，果糖は糖尿病患者でも血中から正常の速度で消失するが，過剰投与により肝臓でトリグリセリド（中性脂肪）に変換される。また，軽度であるがブドウ糖（グルコース）同様にインスリン分泌促進作用を有する。

キシリトール

キシリトールは D-キシリトールの糖アルコールで，果糖やマルトースと同様にインスリン非依存性に細胞内に取り込まれ，リン酸化されることなく解糖系に入り主に肝臓で代謝される。インスリンを必要とせず代謝系に入るので，ヒト医療領域では糖尿病状態時の糖質補給剤として有用である。

マルトース

マルトースはブドウ糖分子が結合した二糖類で，静脈内に投与されたマルトースは，インスリン非依存性に細胞内に移行し，細胞内で α-グルコシダーゼ（マルターゼ）の作用により 2 分子のブドウ糖となった後，嫌気的解糖系，クエン酸回路を経て代謝されエネルギー源となる。血糖値に及ぼす影響はわずかで，インスリン分泌刺激作用もほとんど認められない。

輸液速度

高張糖質輸液製剤を投与する際は，製剤に含まれている栄養素が十分に代謝されることを考慮して投与速度を設定する必要がある。末梢静脈輸液の際，濃度が高すぎたり投与速度が速すぎると糖尿性利尿や静脈炎を招く恐れがある。牛では腎臓での糖閾値が低いため，一般的にはブドウ糖，果糖の投与速度は 0.5 g/kg / 時以下で，耐糖能が低下している場合はさらに緩徐に投与しなければならない。

例えば，600 kgの成牛で 25％ブドウ糖液を 500 mℓ（ブドウ糖として 125 g）投与する場合，0.5 g/kg / 時（2 mℓ /kg / 時）以下で投与するのであれば 25 分以上かける必要がある。

また，キシリトールやマルトースの投与速度は 0.3 g/kg / 時以下であり，これ以上の速度で投与すれば血中濃度の急激な上昇や投与した糖の尿中への排泄が問題となる。

1-4 経口輸液

輸液療法において，経口輸液はあまりにも日常的すぎる（水分も養分も通常は経口的に摂取される）ためか，輸液経路として認識されていないかもしれない。例えば，喉が渇いた時に点滴を打ちに病院に行く人はいないであろう。まずは経口的に水や，最近では各種のミネラルやビタミンなどが含まれたスポーツ飲料を飲むように，経口輸液は最も手軽で安全ですぐに対応できる体液の補給方法である。つまり経口輸液は，①投与経路が生理的・自然であり，②通常の飲料水と同様に滅菌処理は不要で，したがって，③必要と判断すれば素早く対応できるという，手軽，安全，効果的というメリットがある。ただし，投与する溶液の組成やバランスが水分やミネラルの吸収機構に沿っていてこそ，その効果がよく現れる。

ここでは，経口輸液療法の原理や臨床応用および栄養問題について解説する。

経口輸液剤

経口輸液剤の処方

経口輸液療法の臨床効果は，ヒトのコレラ患者において最初に確認された。Nalin らはコレラ患者に対して，①電解質のみ，②電解質＋グリシンおよび③電解質＋グリシン＋ブドウ糖の3種類の液を経口的に投与し，③を投与されたグループにおいて治療に要した静脈輸液量，経口輸液量および排泄した下痢便の量が最も少なく効果的だったことを報告した（図1-4-1）。以前，経口輸液剤はよくGGES（glucose-glycine-electrolyte-solution：ブドウ糖－グリシン－電解質液）と表記されており，経口輸液の原理を端的に表している。これにアルカリ化作用のある酢酸イオン，クエン酸イオンおよび重炭酸イオン（HCO_3^-）などを加えて全体が構成されるのが一般的である。

子牛の下痢の場合，病態は脱水，電解質の不均衡およびアシドーシスであるので，経口輸液剤には失われた水分と電解質を補給し，酸塩基平衡補正効果を有することも望まれる。水だけを与えたのでは効果がないどころか，浸透圧勾配によって水分が腸管から体内に流れ込み血漿浸透圧を低下させ，最悪の場合は溶血させ，血色素尿となる。いわゆる，水中毒とか水発作といわれる状態である。これらのことを考えると，経口輸液剤に必要な条件は，①細胞外液を正常にするに十分なナトリウム，②腸からのナトリウム吸収を促進する物質，③代謝性アシドーシスを是正するアルカリ化物質，および④エネルギー源（ブドウ糖など）を供給できることである。なお，経口輸液は静脈内輸液に比較してこれらの症状を改善する効果は弱く，症状が重度のものは経口輸液の対象ではない。

図1-4-1 3種類の経口電解質をコレラ患者に投与した時の水分要求量と糞便量

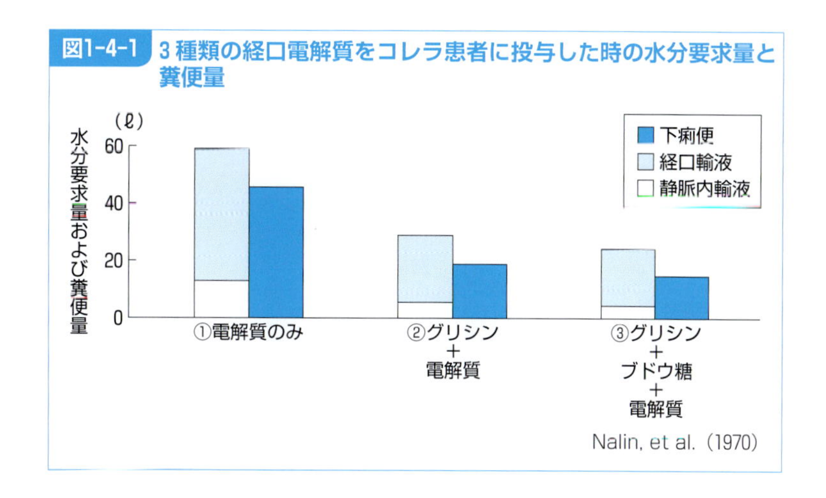

Nalin, et al. (1970)

表1-4-1 国内で市販されている経口輸液剤の処方

製品名	電解質濃度（mEq/ℓ）							その他（g/袋）			1回分のエネルギー[2]
	Na^+	K^+	Mg^{2+}/Ca^{2+}	Cl^-	酢酸イオン	クエン酸イオン	HCO_3^-	グリシン	ブドウ糖	乳糖	
カーフライトS(2ℓ[1])	100.1	20.1		80.0	40.2			8.60	20.60		82.40
カーフナーサー(2ℓ)	105.2	14.8		57.4		45.3			38.94		155.74
サラーロン(2ℓ)	112.3	24.8		79.5		57.5		16.60	42.08		168.32
ソルマE(2ℓ)	120.1	5.1	5[3]	60.1			60.0	9.00	21.60		86.40
エレクトロプラスA(2ℓ)	100.0	15.0		75.0		40.0		9.00	21.61		86.44
エフィドラル(1ℓ)	120.0	15.0		55.1		60.0	80.0	2.25		32.44	259.52[4]
エンビガー1号(2ℓ)	80.0		5[5]				10.0	9.00	38.52		154.08

1）製剤を溶かす量，2）ブドウ糖4 Kcal/gとして計算，3）マグネシウム，4）1回に2ℓ投与として計算，5）カルシウム

国内で販売されている経口輸液剤は，前述の経口輸液剤に必要な4条件を満たしている（表1-4-1）。細胞外液補給が速やかに行われるので，経口輸液剤の投与は下痢がはじまったばかりで循環血液量の減少が軽度のうちに補給するのに効果的である。しかし表に示した製剤は，強イオン較差（SID）において，一般に推奨されている60～80 mM/ℓ以下の製品が多く，栄養的な観点から考えると，エネルギーが不十分という問題点もある。

電解質

最も重要な成分は電解質である。輸液療法の第一の目的は全身循環の確保である。全身に血液が行きわたってこそ酸塩基平衡の是正や栄養補給の効果が発揮され，生体の持つ様々な調節機構が機能する。経口輸液の目的は臨床症状が現れない程度の軽度の脱水の治療であり，細胞外液の補給である。

細胞外液は，一定の浸透圧を維持している電解質液と考えることができる。したがって，そ

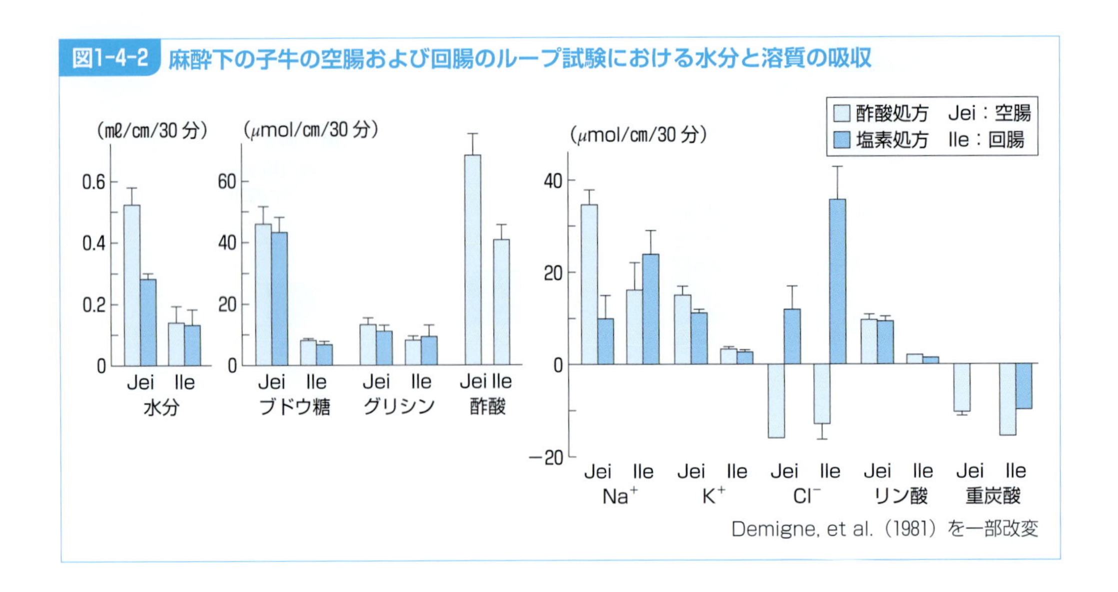

図1-4-2 麻酔下の子牛の空腸および回腸のループ試験における水分と溶質の吸収

Demigne, et al.（1981）を一部改変

の浸透圧に影響を及ぼさずに量を増やすために，電解質が必要とされる。経口輸液剤に含まれるナトリウムは，下痢による喪失を補うとともに体液の浸透圧を維持し水分を吸収させるために重要な役割を演じている。細胞外液の浸透圧を維持しつつ水分を供給するには，ある程度以上のナトリウム濃度が必要である。現在のところナトリウム濃度は 90 ～ 130 mM が目安とされている。高張食塩液は静脈内投与すると血漿浸透圧が上昇する。そして間質液から体液を血管内に移動させて循環血液量を増加させる。一方，高濃度のナトリウムを含む経口輸液剤は消化管内浸透圧を高めるため，消化管障害の発生リスクが高い。

クロール濃度は 40 ～ 80 mM が推奨されている。代謝性アシドーシスにおいて，血中の HCO_3^- 濃度が低下しクロール濃度が高くなり，強イオン較差（SID）が低下する。したがって，代謝性アシドーシスを是正するためには，クロール濃度をこの範囲内（40 ～ 80 mM）でできるだけ低くして，投与する輸液剤の SID を大きくするべきである。この場合，ナトリウム濃度に対してクロール濃度が不足することとなるが，この不足する陰イオンを何で補っているかがその経口電解質液の特徴のひとつとなる。

ブドウ糖やアミノ酸はナトリウム吸収促進効果を持つが，これとは別のメカニズムで酢酸やクエン酸もナトリウム吸収を促進する。Demigne らは子牛を用いた腸管ループ試験によって，酢酸が水と電解質の吸収を 2 倍に促進することを報告した（図1-4-2）。つまり，酢酸やクエン酸をナトリウムのモル濃度とバランスをとりながら配合することで，ナトリウムの吸収を促進できる。そして，これらの物質のなかには，水溶液中でマイナスに荷電し，血液のアルカリ化に寄与するものもある。クロール濃度をナトリウムと同モルにすると多くなってしまうので，クロールだけでは不足する陰イオンを酢酸やクエン酸で補うことになり，何がどれだけ配合されているかは経口輸液剤の組成を考えるうえで大変興味深い。

カリウムは他の電解質同様下痢便中に失われるが，アシドーシスの程度によっては細胞内液緩衝などによって，見かけ上の高カリウム血症となる場合があるので注意しなければならない。ただし，見かけ上の高カリウム血症に陥った状態は経口輸液単独での治療対象ではなく，

図1-4-3 ブドウ糖を含まない溶液にブドウ糖を添加*した後の膜電位差の経時変化

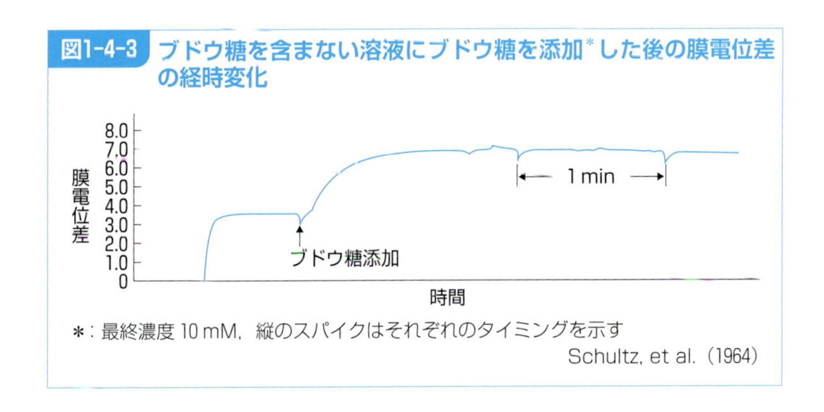

*：最終濃度 10 mM，縦のスパイクはそれぞれのタイミングを示す

Schultz, et al.（1964）

静脈内輸液を主体とした治療が必要である。また，下痢による脱水とアシドーシスが静脈内輸液によって改善された後に低カリウム血症となるケースもあるので，注意が必要である。一般的な推奨値は 10 ～ 20 mM あるいは 10 ～ 30 mM とされている。

ブドウ糖とアミノ酸

電解質のなかで最も多く含まれ，最大の浸透圧効果を有しているのがナトリウムであり，ナトリウムが動くとそれに伴って水も移動する。そのナトリウムの吸収促進効果を有するのが，ブドウ糖とアミノ酸である。半透膜を挟んだナトリウム溶液の一方にブドウ糖を加えると，ナトリウムの輸送が促進される（図1-4-3）。また，能動輸送を受けるアミノ酸は *in vitro* で空腸と回腸の粘膜側から漿膜側へ，*in vivo* で管腔から血漿へのナトリウムの流れを増加させる。さらに，ナトリウムの吸収は能動輸送を受ける糖とアミノ酸を配合すると，*in vitro* においても *in vivo* においてもそれぞれ単独の時より大きくなることから，ほとんどの経口輸液剤にはブドウ糖とアミノ酸が加えられている。ただし，この程度のブドウ糖とアミノ酸の量では，栄養補給効果はほとんどない。

経口輸液剤に求められる条件のなかで，対応が最も困難なのが栄養補給の問題である。経口輸液剤に含まれ，ナトリウムの吸収促進を目的として配合されているブドウ糖の量は，栄養的には不十分である。経口輸液による栄養補給の可能性について，Constable は脱水を呈した下痢モデルに 3 種類の経口輸液剤を投与し，その効果を比較している。試験群は，①代用乳を脱水と診断した 0，12，24，36 時間後に毎回 2 ℓ 投与した M 群，②同じ投与間隔でブドウ糖濃度を高めた経口輸液剤（Na^+：110 mM，K^+：2.5 mM，Mg^{2+}：2.0 mM，Cl^-：74 mM，酢酸イオン：50 mM，プロピオン酸イオン：10 mM，リン酸イオン：5 mM，ブドウ糖：330 mM）を投与した H 群，および③等張でアルカリ化剤を含有する経口輸液剤（Na^+：81 mM，K^+：24 mM，Mg^{2+}：5 mM，Cl^-：53 mM，酢酸イオン：43 mM，プロピオン酸イオン：10 mM，リン酸イオン：6 mM，ブドウ糖：85 mM）を 0，6，12，24，30，36 時間後に投与した I 群の 3 群である。その結果，脱水状態の改善は等張電解質液投与の I 群で最も早く，高濃度のブドウ糖を含む高張電解質投与の H 群では回復が遅れ，代用乳投与の M 群ではほとんど回復が認められていない。さらに，血漿の HCO_3^- 濃度は，酢酸およびプロピオン酸のアルカリ化剤を含む H および I 群において上昇が認められたが代用乳のみの M 群では低下した（図1-4-4）。

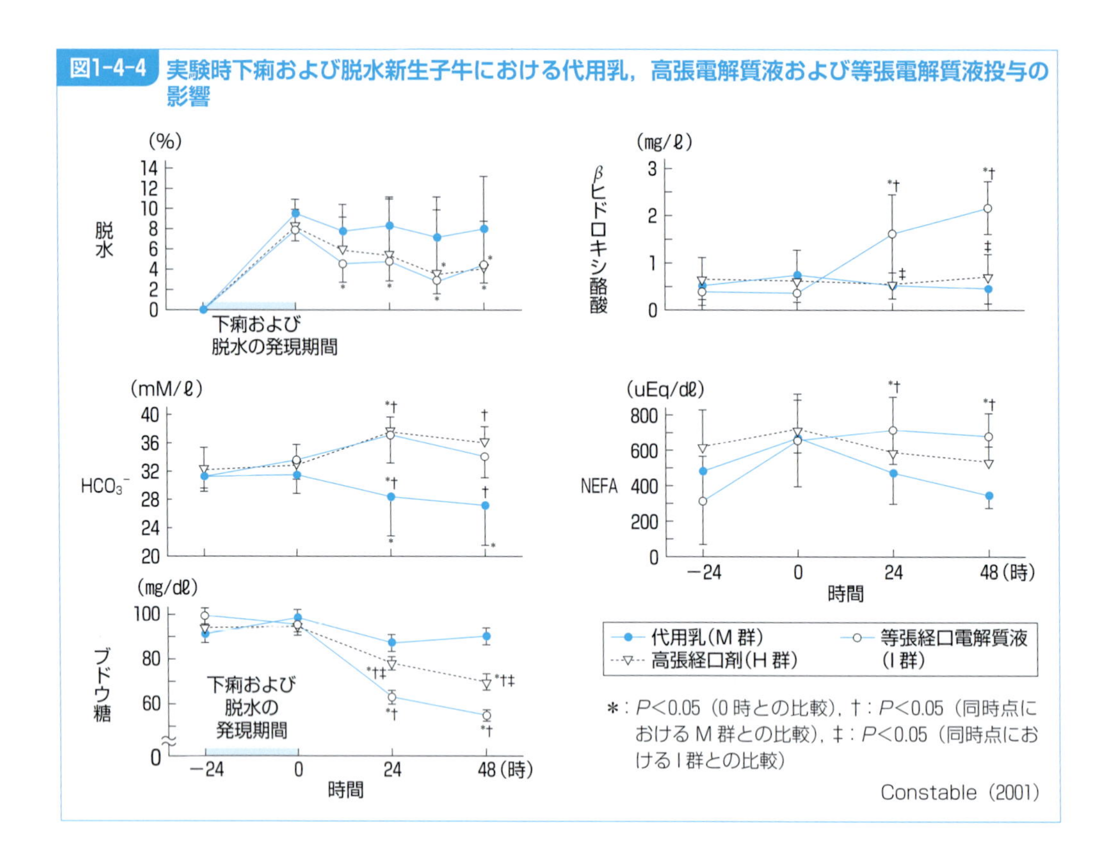

図1-4-4 実験時下痢および脱水新生子牛における代用乳，高張電解質液および等張電解質液投与の影響

また，血糖値はM群ではほとんど変化が認められなかったが，HおよびI群では投与前に比べて明らかに低下し，I群はH群よりも明らかに低下した。さらにI群においてβヒドロキシ酪酸（BHBA）および非エステル型脂肪酸（NEFA）が明らかに増加したことから，I群においてはエネルギー不足に起因する体脂肪の動員が激しいと推察された（図1-4-4）。

以上のことから，ブドウ糖を大量に含有する高張な経口輸液剤はエネルギー補給の面で効果的と考えられる。しかし，高張経口輸液剤は脱水の緩和効果が認められるものの第四胃の通過時間が長く，細胞外液補給の面で効果の発現が遅いと考えられる。

したがって，下痢の初期における細胞外液補給を主眼とする状態では，比較的ナトリウムの多い等張経口輸液剤を，その後のエネルギーバランスにも注意を払う状態ではブドウ糖（あるいは乳糖など）の多い高張経口輸液剤が適していると考えられる。ただし，現在国内で市販されている経口輸液剤に含まれているブドウ糖の量は，これまでに示した高張経口輸液剤よりはるかに少量であり，栄養補給効果はあまり期待できないと考えられ，我が国においても栄養補給を考慮した製品の開発が待たれる。

アルカリ化剤

多くの経口輸液剤には，アルカリ化剤としてHCO_3^-，酢酸イオン，クエン酸イオンが含まれている。HCO_3^-を除いて，これらは体内に吸収され代謝を受けてアルカリ化作用を発揮する。また，ナトリウム吸収促進効果の認められているものもある。

図1-4-5 重炭酸塩の経口投与による全身性アシドーシスの補正

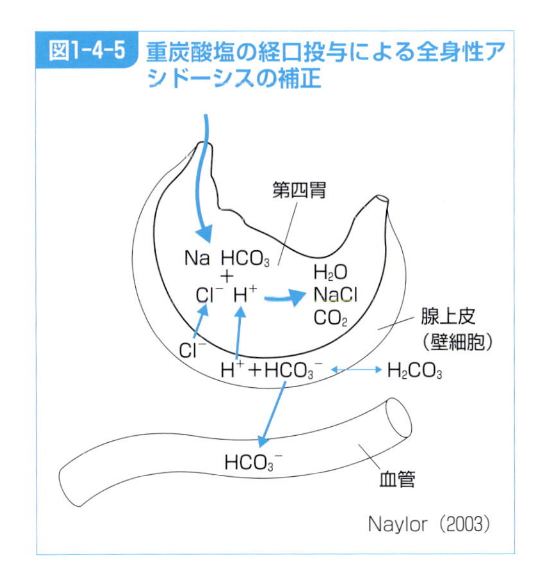

Naylor (2003)

図1-4-6 ホルスタイン子牛において 150 mM の酢酸ナトリウムまたは重炭酸含有溶液を 2 ℓ 投与した後の第四胃 pH の推移

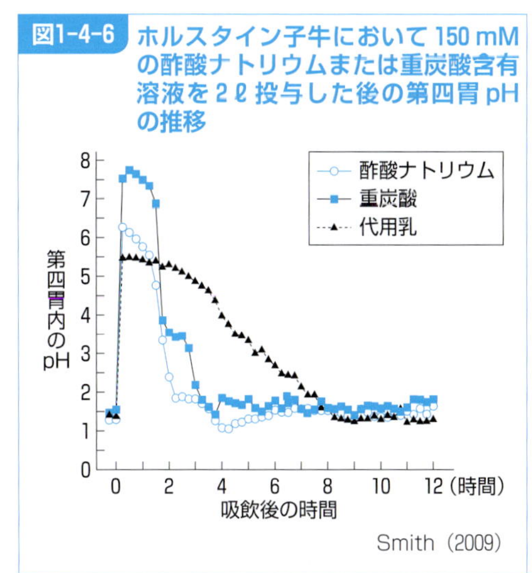

Smith (2009)

下痢子牛の病態を考えた場合，代謝性アシドーシス対策が必要なことは明らかである。アルカリ化には，アルカリ化物質を用いる方法と SID を大きくするという 2 つの方法がある。代表的なアルカリ化物質に HCO_3^-，酢酸イオンおよびクエン酸イオンがある。重曹注は血液中に投与されると直接アルカリ化作用を発揮するが，経口輸液に含まれる HCO_3^- はそのまま吸収され血中に入ってアルカリ化するわけではない。HCO_3^- 投与によって第四胃 pH が上昇し，それを抑えるために血中から H^+ が第四胃内に分泌される結果，血中の HCO_3^- 濃度が上昇するのであり（図1-4-5），直接影響を受けるのは第四胃 pH である。

第四胃の強い酸性は細菌感染に対する自然のバリアである。前述のとおり HCO_3^- を投与すると第四胃 pH が上昇し，このバリア機能が低下する。また，HCO_3^- は第四胃における乳の凝固を妨げるとされている。これに対して酢酸イオンおよびプロピオン酸イオンは，吸収されてから代謝を受けて HCO_3^- に変化するので，第四胃の pH および凝固に対しては影響を及ぼさず（図1-4-6），クロールをこれらに置き換えることによる経口輸液剤の SID の増加もアルカリ化に大きく貢献する。

以上のことから，50 mM のアルカリ化物質（酢酸あるいはプロピオン酸）を含み，SID が 60 ～ 80 mM である経口輸液剤が望ましい。

ただし Constable らは，健康な子牛を，生乳 2 ℓ を給与する群（M 群），生乳 2 ℓ に重炭酸，クエン酸塩および酢酸塩などを含む粉剤を溶解して給与する群（BACG 群），および生乳 2 ℓ に酢酸塩およびギ酸など含むゲル剤を溶解して給与する群（FA 群）に分け，それぞれの試験液を 12 時間間隔で 2 回給与し，試験液が第四胃内容の pH や凝固に及ぼす影響を調査した。各群における試験液の電解質組成を表1-4-2 に示した。その結果，BACG 群に給与した HCO_3^- を 25 mM，クエン酸イオンを 12 mM に含む経口電解質は，第四胃における凝固に影響しないと報告した。

彼らの成績によると，それぞれの給与後に第四胃 pH は急激に上昇し，生乳のみの M 群より BACG 群および FA 群の pH が高く，上昇した pH が投与前まで回復する時間も BACG 群

表1-4-2 試験液の組成

成分		重炭酸，酢酸，クエン酸およびグリシン経口液（BACG）		ギ酸および酢酸経口液（FA）		生乳[2]
		溶液	生乳溶解[1]	溶液	生乳溶解	M群
陽イオン	Na^+（mM）	90	108	110	128	18
	K^+（mM）	15	51	27	63	36
	Ca^{2+}（mM）	0	31	0	31	31
陰イオン	Cl^-（mM）	55	71	51	67	16
	HCO_3^-（mM）	25	25	0	0	0
	クエン酸イオン（mM）	12	21	0	9	9
	酢酸イオン（mM）	12	12	15	15	0
	ギ酸イオン（mM）	0	0	58	58	0
	リン酸イオン（mM）	0	37	0	37	37
その他	ブドウ糖（mM）	161	307	24	170	146
	グリシン（mM）	7	7	0	0	0

1：生乳に溶解した時の理論値
2：Davis and White（1959）および Cerbulis and Farrell（1976）による Constable, et al.（2009）を改変

図1-4-7 試験液投与後の第四胃内容の pH と給与後時間との関係

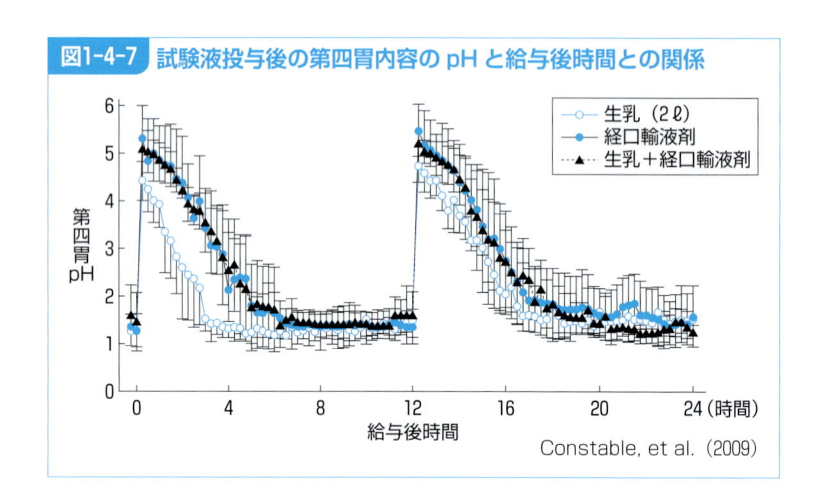

Constable, et al.（2009）

および FA 群が長くなった（図1-4-7，表1-4-3）。また，試験液給与後の胃内容が *in vitro* で生乳が凝固するまでの平均時間は，BACG 群で最も長く 10.8 分（範囲は 5 ～ 15 分）で，M 群および FA 群はそれぞれ 4.4 分および 4.0 分であった。そして，*in vivo* においては給与後 15 分において採取した胃内容で凝固が認められるので，凝固までの時間は 15 分以内であるとした。そして，これまで *in vitro* で重炭酸を含む経口液が pH6.6 以上であるとミルクの凝固を妨げるか凝固時間を延長するという成績は，*in vivo* の成績と関連せず，HCO_3^- を 25 mM，クエン酸イオンを 12 mM に含む経口電解質は生体において生乳の凝固を妨げないと結論づけた。

浸透圧

現在国内で市販されている製品の浸透圧はほぼ等張であるが，海外では高張な製品も用いられている。高張な輸液剤として高張食塩液があるが，高張食塩液は直接血管内に投与されて血漿浸透圧を上昇させ，血管内に水分を引き込んで循環血液量を増加させる効果を有する。これに対し，経口輸液剤は消化管に入るため高浸透圧の経口輸液剤は消化管内の浸透圧を上昇させ

表1-4-3 試験液による生乳凝固時間および第四胃 pH への影響

	試験液による生乳凝固時間および第四胃 pH への影響		
	M 群	BACG 群	FA 群
凝固時間（分）*in vitro*	4.4±0.9	10.8±2.4	4±1.4
第四胃内 pH			
給与前	1.28±0.28	1.29±0.34	1.29±0.29
給与後最高値	5.42±0.79	6.2±0.81	5.69±0.66
給与後最低値	0.89±0.13	0.95±0.26	0.99±0.23
給与後中央値	1.48±0.13	1.85±0.54	1.67±0.29
pH 復帰時間（分）	144±33	236±29	197±34

る。そのため，消化管の機能に影響を及ぼす可能性があり，高張食塩液と同様の効果は期待できない。また，消化管はあくまでも“生体外”である。高張液が経口的に投与されると消化管内浸透圧が上昇し，そこに水分が吸引され生体は高張性脱水に陥いる。山田はラットを用いた腸管潅流試験において，精製水で潅流すると血管内溶血が起こり，高張食塩液で潅流した場合はヘマトクリット値が上昇することを報告している。

これまで検討された高張な経口輸液剤の目的は，大量のブドウ糖を投与することで負のエネルギーバランスを少しでも解消することである。そのため大量に含まれたブドウ糖によって浸透圧が上昇している。しかし，高張液は第四胃疾患の危険因子とし記載されており，700 mOsm/ℓ 以上の非常に高張な経口輸液剤は避けるべきである。また，投与したブドウ糖の量が小腸における吸収能力を上回って大腸に到達する可能性も考慮しておかねばならない。

適応症と輸液計画

適応症

脱水が重度となると，循環血液量の減少とともに腸への血流量も減少するため，経口輸液剤を投与しても十分に吸収されず，効果は期待できない。また，吸乳反射の低下あるいは喪失が見られる症例ではアシドーシスが重度である場合も多く，経口輸液剤のアルカリ化能では是正できない。下腹部が膨満し，第四胃に内容液が貯留している場合も投与を避けるべきである。つまり，吸乳反射が見られないなど，輸液剤を強制投与しなければならないような状態の症例には，基本的に経口輸液剤を投与すべきではない。また，低張液は高張液より血漿量の増加が速く（図1-4-8），高張液は第四胃からの排出や腸からの吸収も遅くなる。他方，血糖値の上昇は高張液の方が大きいこと（図1-4-9）から，病態による使い分けや糖の添加などの応用も検討すべきであろう。

意外に見過ごされているのが静脈内輸液との併用である。前述のとおり全身循環レベルが低下した状態では腸管からの吸収はあまり期待できない。しかし，静脈内輸液によって全身循環が改善された時こそ，経口輸液剤を投与するチャンスである。静脈内輸液と経口輸液を組み合わせることは輸液治療をいっそう効果的なものにする。特に，重曹注は高張ナトリウム液であ

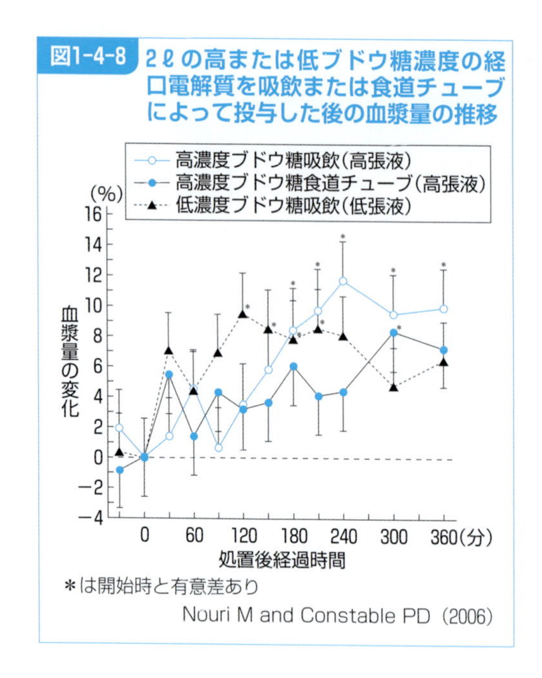

図1-4-8 2ℓの高または低ブドウ糖濃度の経口電解質を吸飲または食道チューブによって投与した後の血漿量の推移

＊は開始時と有意差あり

Nouri M and Constable PD（2006）

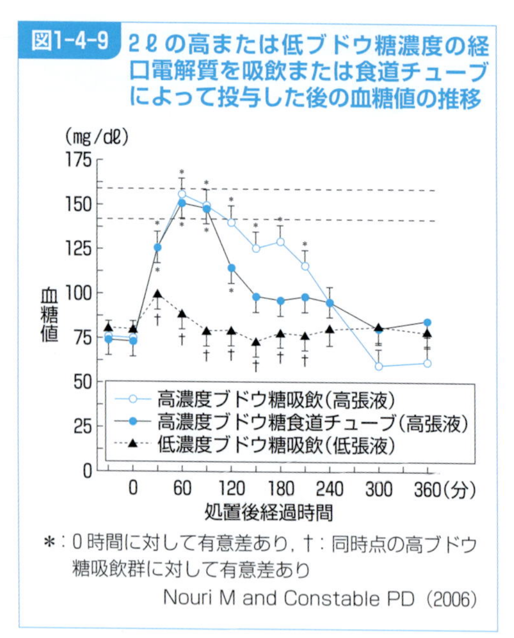

図1-4-9 2ℓの高または低ブドウ糖濃度の経口電解質を吸飲または食道チューブによって投与した後の血糖値の推移

＊：0時間に対して有意差あり，†：同時点の高ブドウ糖吸飲群に対して有意差あり

Nouri M and Constable PD（2006）

り，静脈内輸液中に飲水する症例がしばしば観察される。

下痢症子牛への適応と断乳の是非

子牛の下痢の影響因子は，脱水，電解質異常，酸塩基平衡異常（アシドーシスなど）であるが，栄養状態も大きな因子である。成長過程にある子牛にとってエネルギーが必要なことは言うまでもないが，損傷した腸粘膜修復においても直接エネルギーとアミノ酸が必要である。断乳が長引くと負のエネルギーバランスによって体重が減少し，免疫機能が阻害される。さらに胸腺の萎縮，十二指腸漿膜の肥厚，十二指腸粘膜の細胞分裂の低下が認められる。また，実験動物において，粘膜の再生を妨げ下痢が長引き，蛋白質の負のバランスのために筋肉量が減少し免疫機能に悪影響を及ぼすという報告もある。

断乳する理由として，腸に対する負担の軽減，腸内の細菌に発酵基質を与えることによる異常発酵の防止などが挙げられているが，断乳のメリットを裏付ける報告は見当たらない。一方でミルク給与を継続するメリットは報告されている。Garthwaiteらは下痢の野外例を用いた7日間の治療において，①最初の2日は断乳して経口輸液のみを投与し，その後全乳を漸増し経口輸液剤を減じる方法（ほぼ現在の能書に記載されている方法）と，②最初は経口輸液と少量の全乳を給与し，その後全乳を漸増法で給与して経口輸液を漸減する方法，および③全期間全乳を給与し経口輸液を漸減する方法を比較した。その結果，③の全期間全乳を給与した群で増体が見られた（図1-4-10）のに対して，②の全乳漸増法では，全乳の少ない期間は体重が低下し，その後の増量により増体に転じた。①の断乳では，体重が著しく低下し，その後の回復も遅くなった。そして，糞便性状を正常を0，水様便を5とした6段階に分けた糞便スコアの変化に差はなく（図1-4-11），全乳給与の悪影響は認められていない。

栄養補給を維持する目的で代用乳とともに（代用乳に溶かして）経口輸液剤を給与する方法

図1-4-10　断乳後全乳漸増法，少量全乳給与後漸増法および全乳給与法による体重の変化

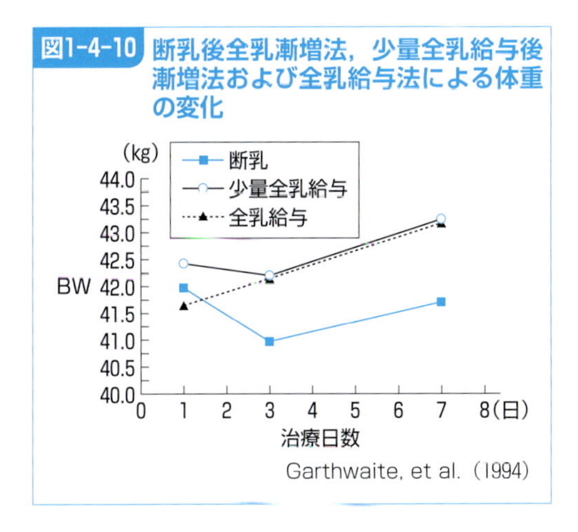

Garthwaite, et al.（1994）

図1-4-11　断乳後全乳漸増法，少量全乳給与後漸増法および全乳給与法による糞便スコアの変化

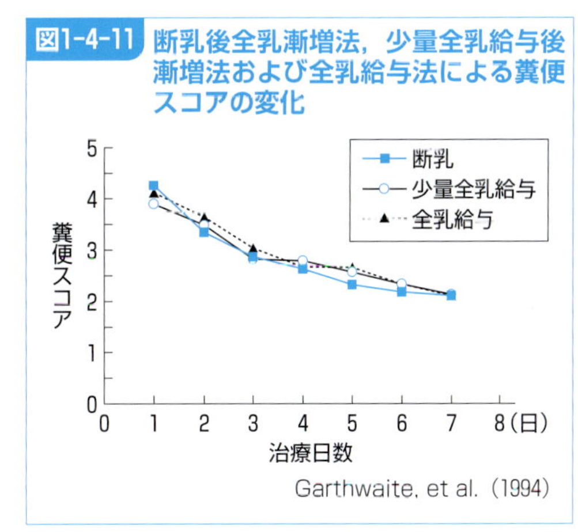

Garthwaite, et al.（1994）

もあるが，この場合はHCO_3^-を含む製剤はHCO_3^-が代用乳の消化を妨げるので，HCO_3^-を含まない製剤を用いるべきである。また，電解質と生乳を混合して投与した場合と電解質だけを投与した場合のいずれにおいても，重炭酸を含む場合は増体が悪化している（**図1-4-12**）。

良好に体重を増加させるためには，下痢症子牛に体重の10～15%の代用乳の給与を継続することが奨められる。代用乳を用いず，エネルギー源としてブドウ糖濃度を高めた経口輸液剤も検討されている。ブドウ糖濃度を高めた高張液は，等張液より血糖値が上昇しBHBAおよびNEFAが低値であるが，代用乳には及ばずエネルギーを十分には供給できない。

図1-4-12　重炭酸の有無による体重の相対的変化

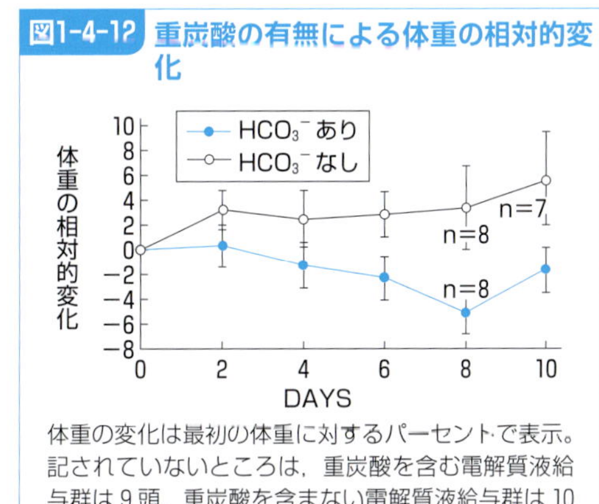

体重の変化は最初の体重に対するパーセントで表示。記されていないところは，重炭酸を含む電解質液給与群は9頭，重炭酸を含まない電解質液給与群は10頭。両群間に有意差あり（P=0.046）

Heath, et al.（1989）

以上のことから，経口輸液投与時においても代用乳の給与は継続すべきである。代用乳に経口輸液剤を加えることも有効な方法であるが，同時に給与する場合はアルカリ化物質の種類と濃度に注意しなければならない。

なお，断乳した場合，経口輸液剤から代用乳に戻す方法として，以前は経口輸液剤と代用乳を混ぜ，代用乳の割合を薄いものから濃いものへ変えていく方法が推奨されていたが，最近この方法は否定的である。その理由は，水分によって胃酸が希釈されることにある。経口輸液から代用乳への切り替えは，代用乳の濃度は通常どおりにし，給与量を次第に増やす方法がよい。この場合，経口輸液剤は代用乳を給与してから2時間以上間隔を空けてから行う。また，胃液が希釈されないように注意する。

1-5 非経口輸液

非経口輸液とは，経口を除く体液補充療法の総称であり，静脈内，動脈内，皮下および腹腔内輸液などが含まれる。

静脈内輸液

輸液量の算出

輸液量は，現在欠乏している体液量（欠乏量）と生命維持に必要な水分量（維持量）の和である。正確に言えば，輸液中に喪失することが想定される体液量（予測排泄量）を加えるべきであるが，ヒト医療でもこれを省くことが多い。したがって，実践的な輸液量は**「輸液量＝欠乏量×1/2＋維持量（＋予測排泄量）」**で求めることができる。

欠乏量

欠乏量は，「体重（kg）×脱水率（%）」より計算する。急激な体重の変化は水分の喪失と密接な関係にあるため，健常時の体重を知っておくことは重要である。しかし，正確な健常時体重を稟告から得られることはきわめて稀であり，実際には臨床的なアプローチによって欠乏量を見積もらなければならない。臨床的なアプローチとして，皮膚の緊張性や柔軟性（ツルゴール反応），粘膜の潤滑性，眼球陥没の程度，心拍数，脈の性状，毛細血管充満時間（CRT）などが指標となる（表1-5-1）。脱水率について，ヒト医療および小動物医療分野向けの輸液療法に関する専門書では，8％以上の脱水率であれば静脈内輸液療法が適用になると記されている。また，欠乏量を1日で補正すると心肺機能に負荷がかかり危険な場合があるので，はじめに欠乏量の1/2～1/3（安全係数）を投与し，その後臨床診断および血液生化学検査を行い，必要に応じて輸液を追加する。

表1-5-1　下痢症子牛の脱水率評価のガイドライン

脱水率（%）	動物の状態	眼球陥没（mm）	ツルゴール反応（秒）
＜5	正常	なし	＜1
6～8（軽度）	わずかに元気消失	2～4	1～2
8～10（中程度）	元気消失	4～6	2～5
10～12（重度）	昏睡	6～8	5～10
＞12	昏睡／死亡	8～12	＞10

脱水の程度による輸液量の算出法

身体検査により脱水率が10%と評価された35 kgの子牛の水分要求量：

10%脱水＝10%×35 kg＝3.5 kg

1 kgは約 1 ℓに相当するため，3.5 kg＝3.5 ℓである。

⇒以上より，3.5 ℓの輸液が必要である。

下痢時の体液喪失量

1 回の消化不良性下痢による体液喪失は，目安として 4 mℓ /kgの体液を喪失していると推定されている（分泌性下痢はこれと異なる）。

40 kgの子牛が下痢を 2 回した場合の体液喪失量：

4 mℓ×40 kg×2 回の下痢＝320 mℓ

⇒以上より，体液喪失量は320 mℓと推測される。

PCVによる体液喪失量の評価

血漿喪失による脱水ではPCVが上昇するため，PCVが 1 %増加するごとに約10 mℓ /kgの体液が喪失していると推察できる。

35 kgの子牛でPCV値が42%の時の体液喪失量：

子牛のPCV値の正常値は約35%であるため，本症例のPCV値（42%）は 7 %上昇している。

7 %×10 mℓ×35 kg＝2,450 mℓ（2.45 ℓ）

⇒以上より，体液喪失量は2.45 ℓと推測される。

維持量

維持量は，動物が生命維持活動をするために必要な 1 日当たりの水分量であり，1 日に必要なエネルギー量（ME）に比例する。維持量は，「尿量＋糞便中の水分＋不感蒸散量（皮膚から拡散によって失われる水分）－代謝活動によって生成される代謝水」である。

獣医学領域では診療対象となる動物の体重差が大きいため，維持量も異なる。一般に，体重600 kgの成牛で30 mℓ /kg / 日（3 %），犬・猫の維持量は44 ～ 66 mℓ /kg / 日（4 ～ 6 %）であると考えられている。若齢動物は成熟動物よりも維持量が高く，水分代謝率が高いため，子牛では50 mℓ /kg / 日（5 %）となる。ただし，泌乳している牛ではこの維持量に乳量を加算する必要がある。動物種差の体重当たりの維持量に差が生じるのは，維持量が動物の体重（BW）に比例するのではなく，体表面積（BSA：body surface area）に比例しているからである。ここでは，牛の情報が少ないため犬を例に挙げて説明する。犬のBSA（㎡）とBW（kg）の関係は次の式により算出することができる。

$$BSA\ (m^2) = (BW^{\frac{2}{3}} \times 10.1)\ /100$$

上式に基づいた体重と体表面積の関係を図1-5-1に示した。BW-BSA曲線は，体重が増加するに従って勾配が緩やかになる。つまり，体重が少ない動物ほど体重に対する体表面積が大きくなるため，体重当たりの維持量も多くなる。このことより，体重当たりの維持量が子牛と成牛で異なるのは，子牛の体重当たりの体表面積が成牛より大きいためである。維持量を見積も

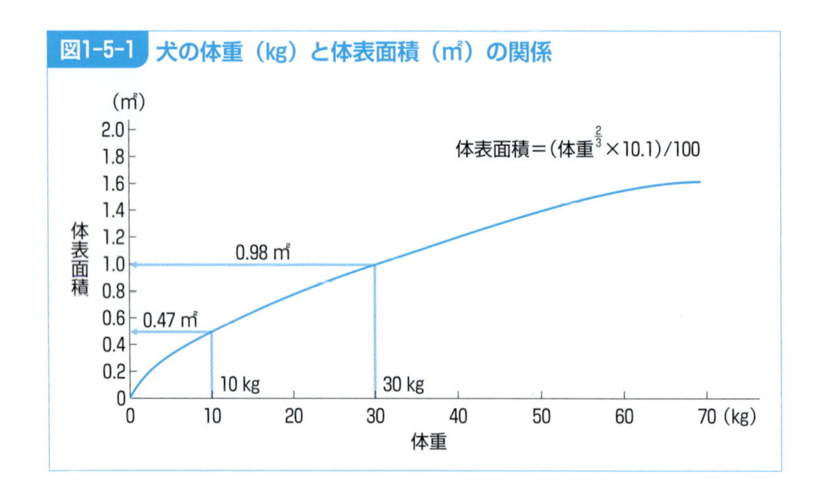

図1-5-1 犬の体重（kg）と体表面積（㎡）の関係

る際は体重比ではなく体表比で算出するべきであるが，体表面積を算出するためには上記の指数計算を行わなければならず臨床現場において容易ではない。したがって，成牛で 30 mℓ/kg/日，子牛で 50 mℓ/kg/日として維持量を算出する。また，乳牛はこれに乳量が加わる。

予測排泄量

予測排泄量は，現在進行中である異常な水分喪失量である。牛に嘔吐は関係ないが，嘔吐による喪失は１日当たり１～４ mℓ/kgとして慣例的に算出する。分泌性下痢で見られる水様性下痢の喪失量は 200 mℓ/kg/日まで増加することがあるため，喪失量を正確に判断することは困難である。したがって，診療的診断により予測することが重要となる。

以上のことから，動物に投与する輸液量の計算は，次の手順で行う。

①「欠乏量」の算出
②「維持量」の算出
③欠乏量の半分と維持量の和である「総輸液量」の算出

処方例　40 kgの子牛が 10%の脱水状態に陥っている場合の１日必要輸液量

①欠乏量：10%脱水＝10%×40 kg＝4 kg
　　　　　1 kg＝1 ℓであるため，4 kg＝4 ℓ　⇒欠乏量は 4 ℓ
②維持量：子牛の維持量は 50 mℓ/kg/日
　　　　　本症例では 50 mℓ×40 kg×1 日＝2,000 mℓ（2 ℓ）
　　　　　⇒維持量は 2 ℓ
③総輸液量＝欠乏量×1/2＋維持量
　　　　　＝4 ℓ×1/2＋2 ℓ
　　　　　＝4 ℓ　⇒総輸液量は 4 ℓ/日

表1-5-2 滴下数と輸液量

種類	1 mℓの滴数	1 時間の輸液量
輸液セット	15	1 分間の滴下数×4
	20	1 分間の滴下数×3
輸血セット	12	1 分間の滴下数×5
精密輸液セット	60	1 分間の滴下数×1

速度と調節

必要とする輸液量を算出したら，次に使用する輸液セットに応じて投与速度を計算する。輸液投与速度は，動物の病態（または状態）によって判断する必要がある。若齢動物は成熟動物と比較して体液保持率が高く，水分の代謝回転率が高いため，脱水症になりやすく，また急激な輸液療法では水分過剰や肺水腫になりやすい。したがって，輸液量および輸液速度には注意が必要である。

輸液速度は，点滴筒で輸液剤の滴下数を確認しながら，クランプの開閉により調節する。輸液の滴下数と輸液量の関係を表1-5-2にまとめた。輸液セットの速度は，「ドリップファクター」により規定されており，ドリップファクターとは1 mℓに相当する滴下数を示している。我が国の獣医療分野によく使用される輸液セットは，ドリップファクターが15または20であり，15滴または20滴で1 mℓになる。ドリップファクターが15の輸液セットを使用した場合，1分間の総滴下数を4倍（=60分/15滴）すると，1時間当たりの輸液量となる。つまり，1秒間に4滴であれば，1分間の総滴下数は240滴となり，1時間の総輸液量はその4倍の960 mℓとなる。

輸液速度の計算

体重35 kgの子牛の1日維持量をドリップファクターが15の輸液セットを用いて24時間輸液する際の滴下速度

維持量：50 mℓ /kg /24 時間
　　　　50 mℓ×35 kg＝1,750 mℓ /24 時間
1 時間当たりの輸液量：1,750 mℓ÷24 時間＝72.92 mℓ / 時
1 分間当たりの輸液量：72.92 mℓ / 時÷60＝1.22 mℓ / 分
1 分間当たりの滴下数：1.22 mℓ / 分×15 滴＝18.3 滴 / 分
1 滴当たりの滴下速度：60÷18.3 滴 / 分＝3.28 秒
　⇒以上より，約 4 秒に 1 滴
※ overnight で持続点滴する際には，4 秒に 1 滴で持続点滴する。

子牛と成牛の輸液量・輸液速度

中心静脈圧または右心房圧を上昇させずに，リンゲルや乳酸リンゲル液などの等張電解質液を輸液できる最大輸液速度は，成牛で40 mℓ /kg / 時，子牛で80 mℓ /kg / 時である。「急速輸液」では，中心静脈に影響する速度の1/2以下，つまり成牛で20 mℓ /kg / 時，子牛で40 mℓ /kg / 時

以下で輸液することが推奨されており，「急速輸液速度」で1時間に輸液できる最大輸液量は600 kgの成牛で12 ℓ，50 kgの子牛で2 ℓである。しかし，実際に動物用輸液セットと14 Gの動物用留置針の組み合わせで輸液した場合，成牛ではクランプを全開にしても20 mℓ/kg/時の輸液速度を超えることはない。

輸液セットの全長は長いもので約2 mあるが，動物の状態や牛舎の構造などによりチューブを延長するためにエクステンションチューブを連結させることがある。チューブ内を流れる液体の流速は太さに比例し，長さの4乗に反比例する。そのため，60 cmのエクステンションチューブを接続すると，輸液速度は約16％遅くなるため，必要最低限の延長にとどめるべきである。

以上をまとめると，輸液量および輸液速度は以下のようになる。

子牛　輸液量＝欠乏量（8～12％）×1/2＋維持量（5％）
　　　　＝体重の約10％（9～11％）
　輸液速度　80 mℓ/kg/時以下

成牛　輸液量＝欠乏量（8～12％）×1/2＋維持量（3％）
　　　　＝体重の約8％（7～9％）
　輸液速度　40 mℓ/kg/時以下

つまり，上記の計算式から考えると，40 kgの下痢症子牛には4 ℓの輸液剤を投与すればよいことになる。これは，Berchtoldが提唱している下痢症子牛の輸液療法のアルゴリズム（⇒246ページ）での輸液量とおおむね一致している。

子牛の輸液療法を臨床現場で行う際に，実際には厳密なモニタリングを行うことは難しく，臨床症状の改善の度合いにより判断しなければならない。治療に対する反応の判断基準として，最も重要な項目は吸乳反射の回復であり，最初の治療後に吸乳が可能となれば治療費節減のためにも経口的に再水和およびアルカリ化剤による治療を実施する。その他の判断基準として，意識や神経症状の回復，眼球陥没の減少，粘膜の湿潤，直腸温度の上昇，30～60分以内の排尿などがあり，横臥した子牛は輸液療法により数時間以内に起立するはずである。もし吸乳反射が回復しなかったら，低血糖症，敗血症，臍帯炎もしくは肺炎の合併症を鑑別する必要がある。

生産動物臨床の現場では，時間的，労力的，経済的制約があるために必ずしも理論的輸液ができるとは限らない。しかし，輸液を開始する際には，まず必要な輸液量を計算し，欠乏量を補正できる量を投与するのではなく，その1/2または1/3量を投与し，全身状態を定期的に観察して病態を把握し，投与量および速度を補正していく姿勢が大切である。

投与の順番

輸液の最大の目的は血液量を確保する，すなわち血圧を安定させることにある。ショック動物の多くが体液分布異常を呈している。そのため，血液量を維持することを目的に細胞外液補

図1-5-2 各種輸液剤の血管内分布率

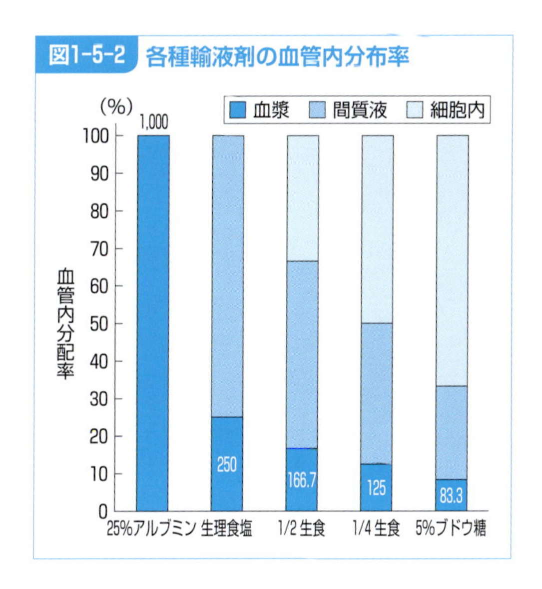

図1-5-3 輸液の順番

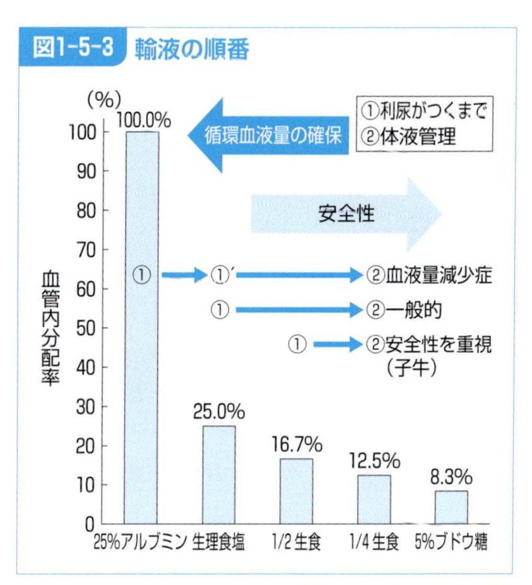

充剤（生理食塩液，リンゲル液，乳酸リンゲル液または酢酸リンゲル液）を急速投与（10～20 mℓ/kg/時，50 kgの子牛および600 kgの成牛ならば1時間でそれぞれ1および12 ℓ）する。しかし，炎症によって血管透過性が亢進しているため，輸液した電解質と水は間質へ移動し，細胞膜機能低下に伴い間質から細胞内へ体液が移動する。輸液によって増加した体液の多くは細胞内液に移動するとともに，サードスペースをさらに増大させる（⇒252ページ）。この時点では「輸液中の有害事象」であるが，輸液療法で最も事故が起こりやすいのは「輸液後」である。輸液やその他の支持療法によって病態が改善すると①サードスペースに貯留していた体液が間質に移動し，②細胞膜機能の回復により細胞内の過剰な体液が間質へ移動する。そして，③炎症の緩和により血管透過性が改善されると過剰な間質液は血管内に移動するために血液量が急激に増える。このとき，腎機能が正常であれば大きな問題は生じないが，利尿が十分に生じなければ循環器系の負荷が高まる。これが「輸液後の有害事象」である。よって，「輸液後の有害事象」を最低限にするためにも，①ナトリウムを配合していない輸液剤を大量投与しない，②輸液はウェットサイド（多めの輸液）ではなく，ドライサイド（少なめの輸液）を心掛ける，③輸液の止め時を常に考えて，漫然とした長時間・連日の輸液は避けることが肝要である。

図1-5-2に健常動物における各輸液剤の投与量に対する血管内への分配率を示した。輸液の目的が循環血液量の確保（ショックの蘇生）であれば25%アルブミン液や細胞外液補充剤の急速投与が適用となるが，血液量の減少よりも維持量の補給が目的であれば1/2生理食塩液（等張リンゲル糖液または等張ハルゼン液など）を持続点滴すればよい。重要なことは，輸液計画において第Ⅰ相は循環血液量の確保，第Ⅱ相は体液量の保持，そして第Ⅲ相は栄養・電解質補正とし，この順番に輸液を進めていくことである（図1-5-3）。

輸液の順番の大原則は製剤ナトリウム濃度の高いものからはじめて，順次ナトリウム濃度を下げていくことである。つまり，製剤ナトリウム濃度の高い順に，生理食塩液（154 mEq/ℓ），リンゲル液（147 mEq/ℓ），酢酸リンゲル液または乳酸リンゲル液（130 mEq/ℓ）で循環血液

図1-5-4 製剤ナトリウム濃度からみた輸液の順番

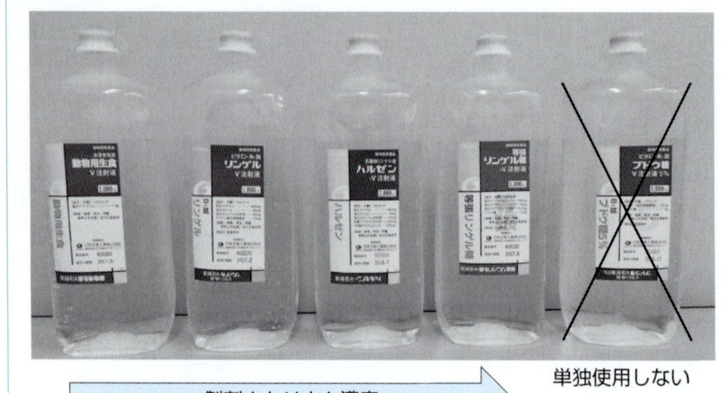

5%ブドウ糖液はナトリウムが配合されていないので単独使用してはいけない

量を確保した後，低張輸液剤である等張ハルゼン液（80 mEq/ℓ）または等張リンゲル液（73.5 mEq/ℓ）で体液補充を行う（図1-5-4）。ただし，ナトリウムをまったく配合していない5％ブドウ糖液は，水もナトリウムも尿中排泄や調節が困難であるため，電解質と難溶性塩を形成する注射剤の溶媒として用いる場合を除いて使用するべきではない。

その輸液療法の目的を明らかにする

輸液療法において最も重要なことは，これから行おうとする輸液の目的を明確にすることである。輸液の目的とは，脱水の補正，酸塩基平衡の補正，維持量の補給，治療薬を末梢まで効率よくデリバリーするための溶媒，栄養補給，特定電解質の補正そして循環血液量減少に対する蘇生など，多岐にわたる。少なくとも，脱水の補正と循環血液量減少に対する体液補充療法では，輸液計画そのものがまったく異なる。つまり，全体的に脱水を補正したいのか血液量を増やしたいのか？　動物の栄養状態も輸液剤の選択に影響する因子である。例えば，食欲が低下している（または摂取エネルギー以上に消耗している）のか，それとも急性疾患のためにエネルギーの不足はそれほど重要ではないのか。前者では異化作用の防止のために糖が必要であり，後者では消化管運動の低下を招くリスクを冒してまで糖を添加する必要はない。酸塩基平衡異常，特に代謝性アシドーシス症例に対する輸液計画でも，循環血液量の減少に伴うL乳酸アシドーシスなのか，それとも消化不良によるD乳酸アシドーシスによるものかを，身体一般所見から明らかにする必要がある。L乳酸アシドーシスであれば循環血液量の増加を目的に細胞外液補充剤の急速投与を，D乳酸アシドーシスでは乳酸の生体内代謝が望めないので分配係数を多く見積もった等張重炭酸ナトリウム液による「中和」が優先される。

循環血液量の減少が問題であるとき

循環血液量の減少が著しく，起立困難または沈うつ状態の動物に対しては，血液量の確保が優先課題となる。新生子牛の下痢症では体液の喪失量が著しく，血液量減少性ショック状態であることが多い。このような症例では循環血液量の減少の程度に応じて輸液計画を立てなければならない。実際に，軽度の脱水により血液が濃縮される。このとき，細胞外液中の重炭酸イオン（HCO_3^-）は腎血流量の低下に伴って尿排泄されずに「濃縮」される。したがってコントラクションアルカローシス（体液濃縮性アルカローシス）を呈する。濃縮したHCO_3^-を腎排泄させるためには，ナトリウムを投与するのではなく，クロールが必要となる。陰イオンのバランスからクロールが増えればHCO_3^-が減るという原理である。コントラクションアルカローシスでは近位尿細管でのHCO_3^-再吸収が増えて代謝性アルカローシスが進行・維持されると考えられていたが，今日では，クロール欠乏により遠位ネフロンのβ介在細胞によってHCO_3^-を排泄できないために濃縮すると考えられている。よって，クロールの配合が多い細胞外液補充剤（生理食塩液，リンゲル液）が適用となる。しかし，実際には安全面と汎用性の面から，ヒト医療では細胞外液補充剤のなかでも血漿類似液と呼ばれる乳酸リンゲル液や酢酸リンゲル液の方が利用されている。

循環血液量の減少が進行すると末梢細胞での低酸素化が生じ，嫌気性代謝によってL乳酸が急激に増える。そのため，コントラクションアルカローシスとL乳酸アシドーシスが混在する。結果的にL乳酸アシドーシスがコントラクションアルカローシスを凌駕してアシデミアを呈する。この場合，生体内代謝産物であるL乳酸の代謝を促しながら血液量を確保することを目的に輸液する。すなわち，細胞外液補充量はナトリウム濃度に比例するため，細胞外液補充剤でも生理食塩液（Na^+：154 mEq/ℓ）またはリンゲル液（Na^+：147 mEq/ℓ）にL乳酸代謝を促すためにチアミンを添加したものが適用となる。実際には乳酸リンゲル液や酢酸リンゲル液をベース液として，これにフルスルチアミンまたは水溶性ビタミン複合剤を添加して用いる。

食欲不振，栄養吸収障害などで蛋白異化作用を伴う症例か否かで糖の配合を考える。ここで選択すべき輸液剤は糖を配合していない細胞外液補充剤（生理食塩液，リンゲル液，乳酸リンゲル液または酢酸リンゲル液），または5％ブドウ糖を配合した糖加細胞外液補充剤（リン糖，ハル糖）である。理想的には，蛋白異化作用が生じている，または乳酸アシドーシスを呈している症例では肝臓代謝の負担を軽減させるため「酢酸リンゲル糖液」が第1選択となるだろう。大まかではあるが，各種病態に対する輸液のアウトラインを示した（表1-5-3）。第Ⅰ相の終了時点は「排尿」によって確認できる。なお，抗菌剤の使用については各症例によって異なるが，今回は静脈内投与を主経路とした時間依存性の抗菌薬としてセフェム系抗生物質を取り上げた。セフェム系抗生物質は最小発育阻止濃度（MIC）を超えている時間を長くするため，できるだけ時間をかけて持続点滴するとよい。なお，チアミンの補給はフルスルチアミン製剤または水溶性ビタミン複合剤のいずれでも構わないが，糖を投与する場合には糖代謝も考慮して多めに添加するべきである。チアミンを添加せずに輸液を行って事故が生じた場合，ヒト医療では重要な医療ミスとして取り扱われるので，輸液をする際にはフルスルチアミンまたはレバチオニンなどの水溶性ビタミン剤の添加を忘れてはいけない。

表1-5-3 各種病態に対する輸液のアウトライン

血液量減少性ショックに対する輸液のアウトライン（例）			
相	目的	輸液剤	配合剤
Ⅰ	循環血液量の確保		
	緊急蘇生	輸血（or 新鮮凍結血漿）	
	チアミンの補給	生理食塩液	レバチオニン or フルスルチアミン
	炎症緩和	生理食塩液	フルニキシンメグルミン
Ⅱ	体液補正		
	時間依存性抗菌薬	酢酸リンゲル液	セフェム系抗生物質
Ⅲ	栄養補給	必要に応じて	

急性の血液量減少症に対する輸液のアウトライン（例）			
相	目的	輸液剤	配合剤
Ⅰ	循環血液量の確保		
	チアミンの補給	酢酸リンゲル液	レバチオニン or フルスルチアミン
	炎症緩和	酢酸リンゲル液	フルニキシンメグルミン
Ⅱ	体液補正		
	カリウムの補正	等張リンゲル糖液	20 mM-KCl
	時間依存性抗菌薬	等張リンゲル糖液	セフェム系抗生物質
Ⅲ	栄養補給	必要に応じて	

蛋白異化作用を伴う血液量減少症に対する輸液のアウトライン（例）			
相	目的	輸液剤	配合剤
Ⅰ	循環血液量の確保		
	チアミンの補給	酢酸リンゲル糖液	レバチオニン or フルスルチアミン
	炎症緩和	酢酸リンゲル糖液	フルニキシンメグルミン
Ⅱ	体液補正		
	カリウムの補正	等張リンゲル糖液	20 mM-KCl
	時間依存性抗菌薬	等張リンゲル糖液	セフェム系抗生物質
Ⅲ	栄養補給		
	アミノ酸	総合栄養輸液剤	
	糖		

心臓および呼吸器疾患に対する輸液のアウトライン（例）			
相	目的	輸液剤	配合剤
Ⅰ	循環血液量の確保		
	チアミンの補給	等張リンゲル糖液	レバチオニン or フルスルチアミン
	炎症緩和	等張リンゲル糖液	フルニキシンメグルミン
Ⅱ	体液補正		
	カリウムの補正	等張リンゲル糖液	20 mM-KCl
	時間依存性抗菌薬	等張リンゲル糖液	セフェム系抗生物質
Ⅲ	栄養補給	必要に応じて	

消化不良性下痢症（重度代謝性アシドーシス）に対する輸液のアウトライン（例）			
相	目的	輸液剤	配合剤
Ⅰ	循環血液量の確保		
	チアミンの補給	酢酸リンゲル液	レバチオニン or フルスルチアミン
	アシドーシスの補正	等張重曹注	
Ⅱ	体液補正		
	炎症緩和	酢酸リンゲル糖液	フルニキシンメグルミン
	時間依存性抗菌薬	酢酸リンゲル糖液	セフェム系抗生物質
Ⅲ	栄養補給		
	アミノ酸	総合栄養輸液剤	
	糖		

皮下輸液

皮下輸液（HDC：hypodermoclysis）は，1895年にDalandが報告して以来，一世紀以上の歴史がある古典的治療法である。しかし，ヒトおよび生産動物医療において，皮下輸液は，①輸液量がきわめて限られる，②投与速度に制限がある，③過度の体液移動と心臓血管系へのリスクから高張輸液剤や電解質非配合輸液剤の投与ができない，④刺激性，強酸性，強アルカリ性など化学性状によって投与できない薬剤が多いなど，多くの欠点を抱えているのも事実である。しかし近代，ヒト医療において皮下輸液は高齢者の在宅介護や，長期入院患者の体液の維持管理および軽度の脱水症の改善において，静脈内輸液と同等の効果と高い安全性が認められ，「古くて新しい治療法」として注目を集めている。

皮下輸液と皮下注射

さて，前述の「生産動物医療における皮下輸液の欠点」として，投与速度に制限があることを挙げた。そもそも「皮下輸液に投与速度があるのか？」という疑問をもたれたのであれば，おそらく皮下注射（Hypodermic injection または Subcutaneous injection）と混同しているのであろう。皮下輸液と皮下注射とは似て非なる治療方法である。対象とする部位は同じ“皮下”であっても，時間をかけて薬剤を点滴する皮下輸液と，One Shotで薬剤を注入する皮下注射とはその用法と本来の目的が異なる。ただし，ヒト医療とは異なった生産動物医療の特殊事情を踏まえ，「ある程度の輸液剤を皮下にボーラス投与する皮下注射」も広義の意味での皮下輸液として取り扱う。

我々が日常診療でよく使う，いわゆる“注射針”は静脈用と皮下・筋注用の2種類あり，後者の皮下針をHypodermic needleという。その注射針であるが，尖端の角度によってレギュラーベベル（RB：regular bevel）とショートベベル（SB：short bevel）に分類される。Bevelとは“斜面”であり，刃面の角度の意味である。後は字のごとくRBは通常の刃角（＝鋭角），SBは斜面が狭い，つまり鈍角な注射針という意味である（図1-5-5）。静脈穿刺をする場合，針先が鋭角であると血管を突き破るリスクが高いため，針先が鈍角なSBを使用する。一方，皮下および筋肉内を穿刺する場合には，針先が鋭利であれば痛みが少なくスムーズに穿刺できる。したがって，静脈注射の場合にはSB（静脈針）を，皮下・筋肉注射の場合にはRB（皮下針）を使用しなければならない。皮下輸液や皮下注射では，もちろんRBを使用する。これは翼状針でも同じである。

図1-5-5 注射針の先端形状の違いによる使途の違い

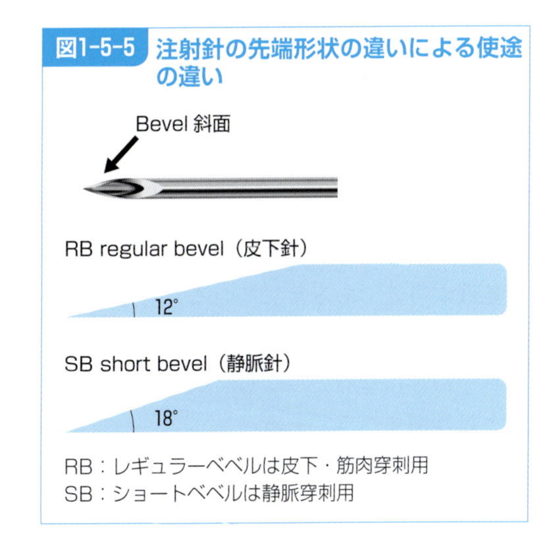

RB：レギュラーベベルは皮下・筋肉穿刺用
SB：ショートベベルは静脈穿刺用

皮下輸液に適した輸液剤とは

現在までに，皮下輸液用として安全性と有効性が担保されている輸液剤は生理食塩液，そして生理食塩液と5％ブドウ糖液の配合剤であるが，ほとんどの等張複合電解質輸液剤（生理食塩液，リンゲル液，乳酸リンゲル液など）は皮下輸液に応用できる。高浸透圧輸液剤と電解質を配合していない輸液剤，すなわち電解質非配合輸液剤（5％ブドウ糖液：晶質浸透圧＝0）は皮下輸液に不適切である。これは639名の皮下輸液を受けた患者の後ろ向き試験において2.5%の副作用が確認されたが，そのすべては電解質非配合輸液剤（5％ブドウ糖液）を皮下輸液された患者であった。ここで強調しておきたいのは，5％ブドウ糖液が問題なのではなく，電解質がまったく配合されていない（＝晶質浸透圧が0 mOsm/ℓ）ことが問題である。すなわち，5％ブドウ糖－生理食塩液を調合したものはこの限りではない。

輸液量と輸液速度

皮下輸液の最大投与量とはどの程度であろうか。残念ながらこれを明確に示した研究データはなく，後ろ向き試験の結果から推察するしかない。Brueraらが1996年に行った後ろ向き研究がある。彼らは2カ所の施設における末期癌患者の皮下輸液を調査したところ，その期間は12±8および11.5±5日であった。また，投与量は1,015±135および2,080±720 mℓ/日であり，施設間で差が認められた。また，投与時間については，症例の48%がオーバーナイト，31%が持続点滴であり，ボーラス投与（1－3時間）は21%であった。同様にArinzonらは，長期入院患者における皮下輸液の後向試験において，平均皮下輸液期間が15.9日，平均投与量が1,161 mℓ/日であったことを報告している。また，彼らはこの調査において88%の患者が脱水の改善が得られたものの，11%で死亡，12%で何らかの副作用が観察されている。副作用は主に局所の腫脹，投与部位の疼痛および炎症である。ただし死亡例と皮下輸液の因果関係は明らかではない。唯一分かっていることは，特定の輸液剤，つまり5％ブドウ糖液を単独で使用する場合に心臓血管系イベントによる重篤な副作用の発生率が高くなるということであった。また，Gillらのガイドラインによると，成人に対して1カ所当たりの最大皮下投与量は1日当たり1.5 ℓであり，2カ所で皮下輸液を行うとすれば最大投与量は3 ℓということである。皮下輸液の輸液速度のガイドラインは20～75 mℓ/時である。これは，輸液ラインおよびカテーテル先端の栓塞を予防するためには少なくとも20 mℓ/時の流速が必要であり，局所の水腫形成を防ぐためには75 mℓ/時を超えて輸液してはいけないということである。Walshの総説によれば，小児はヒアルロニダーゼを配合することで20～125 mℓ/時の輸液速度で投与することが可能であり，そして2カ所の皮下に投与するのであれば1日当たり最大で3 ℓまでの皮下輸液が可能であるとしている。

これらの結果を子牛に外挿するのならば，1日当たり1,000～3,000 mℓを10日間程度は続けられる計算になる。ただし，投与速度についてはたとえボーラスといっても数時間かけていることは理解すべきである。

ヒアルロニダーゼ配合の是非

ヒアルロニダーゼは，ヒアルロン酸分解酵素であり，細胞間のヒアルロン酸を壊してその粘性を減じる酵素である。そのため，"spreading factor（拡散因子）" とも呼ばれている。市販されているヒアルロニダーゼの多くは牛精巣由来と合成品である。皮下輸液にヒアルロニダーゼの併用を支持する報告は，1940年代後半から50年代にかけて多い。150 Uのヒアルロニダーゼを添加すると，水腫形成の予防に有効であること，また患者の不快感が軽減することを示し，ヒアルロニダーゼ添加の有用性を示している。

表1-5-4 ヒアルロニダーゼ配合量による吸収時間および局所反応

濃度*	平均吸収時間（分）	局所反応(n=6)		
		重度	軽度	なし
1,000	0.20±0.06	3	2	1
100	0.78±0.17	—	1	5
10	3.0±0.7	—	—	6
1	6.1±5.6	—	—	6
0.1	15.0±5.6	—	—	6
0(対照)	65.0±8.4	—	—	6

*：μg/mℓ of 0.85% NaCl

一方，Constansらは，高齢者に対して脱水改善を目的に500 mℓの5％ブドウ糖加生理食塩液を2時間で皮下輸液する際に，250 Uのヒアルロニダーゼを配合する意義について検討を行っている。その結果，ヒアルロニダーゼを配合した輸液剤を投与しても投与部位の疼痛，炎症の軽減や皮膚の色調変化の予防効果は認められなかったことから，ヒアルロニダーゼをあえて皮下輸液用輸液剤に添加する意義について懐疑的であると結論づけている。また，最新の文献ではヒアルロニダーゼの併用は特に必要ではないというConstansらの説を支持している。ラジオアイソトープを使ったモデル試験では，ヒアルロニダーゼを併用することで輸液剤の吸収速度は格段に増加した（表1-5-4）。しかし，患者に対する安寧性の向上，不快感の軽減，局所反応の軽減については決定的な差は認められない。おそらく，5％ブドウ糖と生理食塩液を配合した輸液剤を適切な投与速度で皮下投与するのであれば，ヒアルロニダーゼを配合する必要はないのであろう。しかし，ボーラス投与を前提とするのであれば，水腫形成を予防するためにもヒアルロニダーゼの添加は理にかなっているのかもしれない。いずれにしても皮下輸液にヒアルロニダーゼを絶対に配合しなければならない理由はない。繰り返しになるが，ヒアルロニダーゼを配合する場合，その推奨量は1ℓ当たり150 Uである。

生産動物医療における皮下輸液

生産動物医療において，皮下輸液は魅力的な体液補充療法かもしれない。下痢によって脱水を呈している子牛の体液補充療法として，皮下輸液は経口輸液と静脈内輸液の中間に位置している。そもそも腸炎を発症している子牛に経口輸液をしても，その吸収率には疑問がある。したがって，重度の血液量減少および酸塩基平衡異常がない，または静脈内輸液療法の後の維持輸液において皮下輸液は有効であろう。また，皮下輸液の適応症例として呼吸器疾患は重要である。呼吸器疾患は炎症による代謝亢進と，呼吸運動の増加による筋肉疲労，そして過呼吸による水分喪失が著しいため体液補充療法は必須であるが，肺水腫のリスクが高いために静脈内輸液は難しい。このような静脈内輸液ではリスクの高い症例に対する「維持輸液」として皮下輸液は有効である。

酢酸リンゲル液は皮下輸液に適応できるか？

現在市販されているウシ用の等張複合電解質には，生理食塩液，リンゲル液，乳酸リンゲル液および酢酸リンゲル液がある。酢酸は刺激性物質であるため，血管周囲に漏らすことなく静脈内に投与することが推奨されている。また，酢酸ほどではないにしろ乳酸も若干の刺激性を有することから，等張性電解質輸液剤として皮下輸液に最も適しているのは生理食塩液とリンゲル液ということになる。では，本当に乳酸リンゲル液と酢酸リンゲル液は皮下輸液に不適であるのか。これらの輸液剤に配合されている乳酸および酢酸ナトリウムは28 mMであり，刺激性の面からは決して高い濃度とはいえない。

さて，ここで子牛に酢酸リンゲル液を皮下投与したデータを紹介し，その適応性について検証したい。供試動物は9頭のホルスタイン種子牛で，性別は雌，雄およびフリーマーチンが各3頭，平均体重および日齢は，それぞれ36.8±5.4 kgおよび12.7±3.0日齢であった。5日間の馴致期間を設けた後，各子牛の両側頚静脈に表1-5-5の輸液剤を皮下輸液した。投与前，開始中，開始後15分，開始後24時間に体温や心拍などバイタルの確認，疼痛の有無の観察，血液一般検査などを行い，開始後24時間後の各検査の後，安楽殺し，投与部位である両側頚静脈皮下の病理検査を実施した。すべての供試動物において5分以内に輸液剤を皮下投与し，また被験輸液剤の投与漏れおよび投与中の疼痛に伴う供試動物の忌避行動は認められなかった。投与翌日における皮下投与部位の腫脹，熱感および疼痛はすべての供試動物において認められず，被験輸液剤間での有意な差は認められなかった。投与直前および投与翌日における血液一般検査項目において，すべての供試動物で有意な変動は認められなかった。

投与部位周辺の頚部皮下の肉眼所見において，異常は認められなかった。図1-5-6は表皮から皮下結合織にかけて（×40倍），図1-5-7は皮筋結合織における炎症細胞の浸潤程度を示した（×200倍）。皮筋の病理組織学的検査において，すべての供試動物で軽度の好中球，マクロファージの浸潤および水腫性変化が認められたが，その炎症反応は皮下組織に限局していた。また，炎症の程度は被験輸液剤に関係なく，すべての動物において同程度の反応が認められた。したがって，酢酸リンゲル液は子牛の皮下組織に対して重篤な影響を及ぼすことなく，炎症の程度も対照輸液剤として用いたリンゲル液と同等であることが示唆され，結論として，子牛の皮下輸液において生理食塩液や5％ブドウ糖＋生理食塩液配合剤と同様に，リンゲル液や酢酸リンゲル液を適応することは十分に可能である。

表1-5-5 被験輸液剤

群	供試数	輸液剤の種類	製剤名
D 群	3	酢酸リンゲル液	ダイサクサン
A 群	3	酢酸リンゲル液	酢酸リンゲル-V 注射液
R 群	3	リンゲル液	ビタミン B_1 加リンゲル液

図1-5-6 酢酸リンゲル液の皮下輸液後の皮下組織像—表皮〜皮下結合織

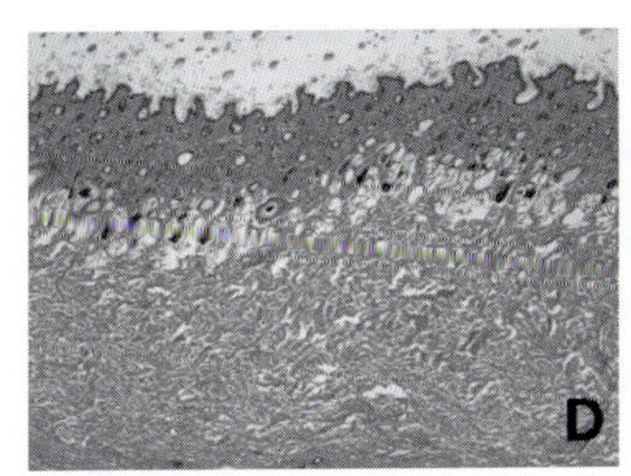

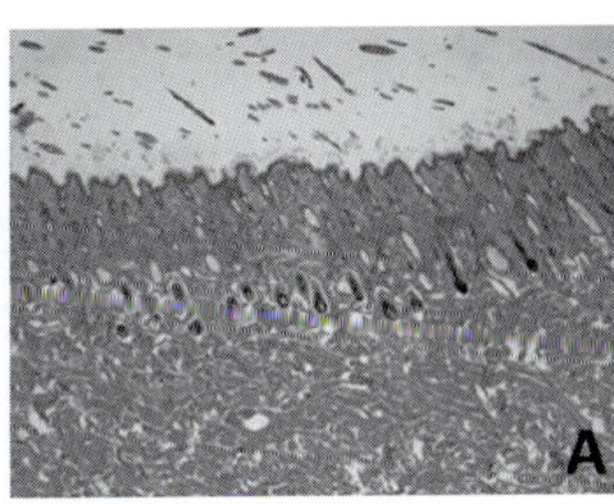

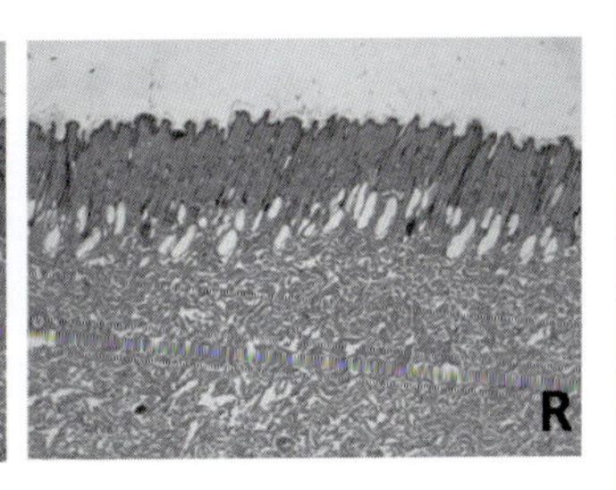

×40 倍，HE 染色
D：ダイサクサン，A：酢酸リンゲル－V 注射液，R：ビタミン B1 加リンゲル液

図1-5-7 酢酸リンゲル液の皮下輸液後の皮下組織像—皮筋結合織

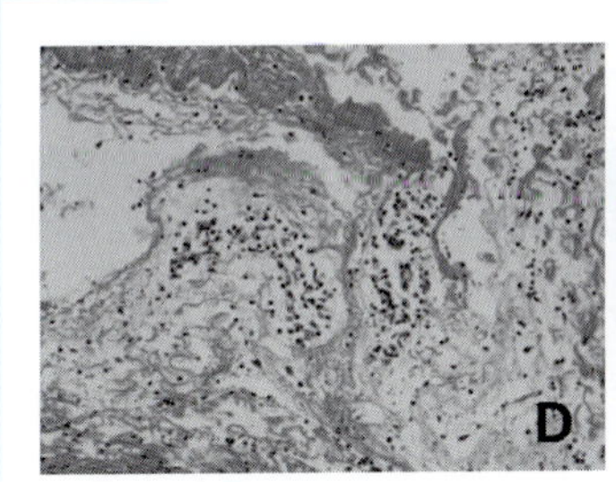

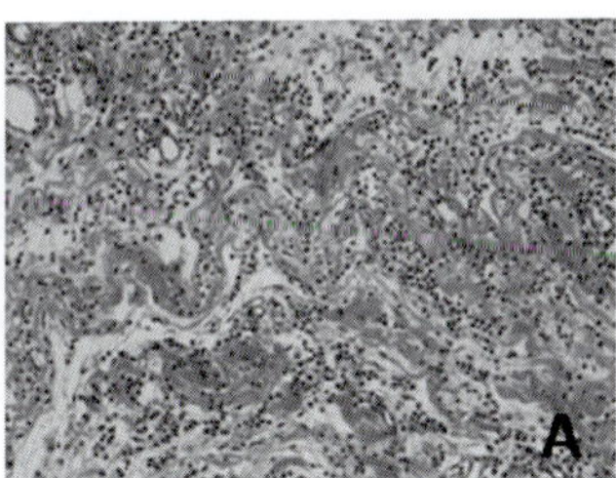

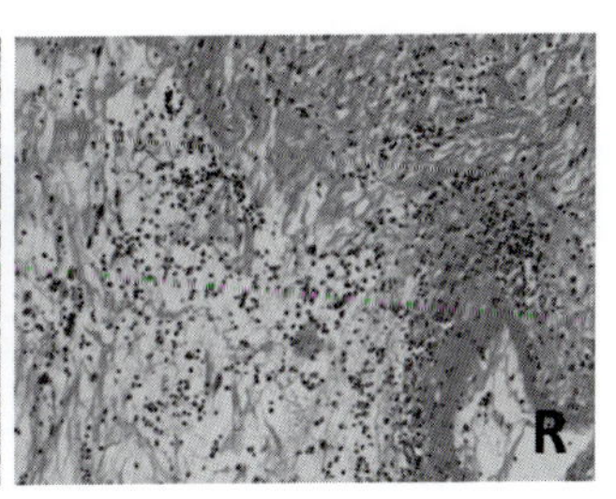

×200 倍，HE 染色
すべての供試動物で軽度の好中球，マクロファージの浸潤および水腫性変化が認められたが，その炎症反応は皮下組織に限局していた
D：ダイサクサン，A：酢酸リンゲル－V 注射液，R：ビタミン B1 加リンゲル液

1-6 静脈内輸液に必要な器具

静脈内輸液療法は静脈を介して輸液剤を投与する対症療法である。輸液療法の目的は水分の補給による脱水の補正のみならず酸塩基平衡，電解質の不均衡を是正することであり，さらに栄養補給の意味合いも高くなってきている。適切な輸液量を静脈内投与するためには種々の器具が必要となるが，生産動物への輸液療法を行ううえで用いるべき器具の条件として，①装着が容易であること，②安価でディスポーザブルであり，滅菌してあること，③操作が簡単であること，④患畜に対し柔軟に適応できること，⑤患畜がなるべく自由に動けること，そして⑥連続輸液に耐えられる性能をもつことの6つの条件がある。これらの条件をクリアするため種々の輸液用具が考案されたが，適正量の輸液を成功させるためには，輸液用具の知識や使用方法を習得することが重要である。輸液用具は「輸液コンテナ」，「輸液セット」および「静脈穿刺針（留置針）」の3種類に大別される。これらに加え，連結管などの輸液療法に便利な道具についても紹介する。

輸液コンテナ

輸液コンテナは輸液剤を収容する容器であり，プラスチック製が主流である。プラスチック容器はrigid type，semi-rigid type，flexible typeの3種に分類される。本書ではrigid typeをハードボトル，semi-rigid typeをソフトボトル，flexible typeを輸液バックと称する（図1-6-1）。市販の動物用輸液剤の主流はソフトボトルであり，輸液バックを使っている製品はない。プラスチックの輸液コンテナのほとんどは，“中空二軸延伸法”によって製造される。これは引き延ばしながらコンテナを成型する方法である。硬質のガラス瓶やハードボトルで輸液を行うためには外気の注入が必要であり，そのために通気針が必要となる。ソフトボトルは大気圧による容器自体の変形により排液を行うため，外気の注入を必要としない。よって前者をopend system，後者をclosed systemと呼んでいる。輸液コンテナの材質はハードボトルがポリプロピレン

図1-6-1 輸液用コンテナ（1ℓ規格）

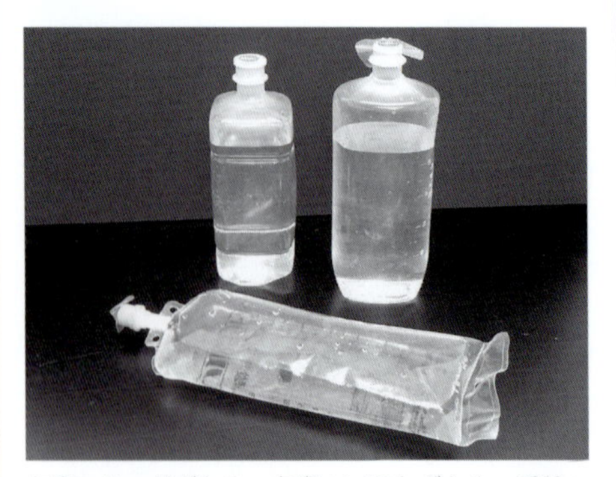

左奥：ハードボトル，右奥：ソフトボトル，手前：ヒト医療用輸液バック

図1-6-2 ソフトボトルの目盛（500 mℓ）

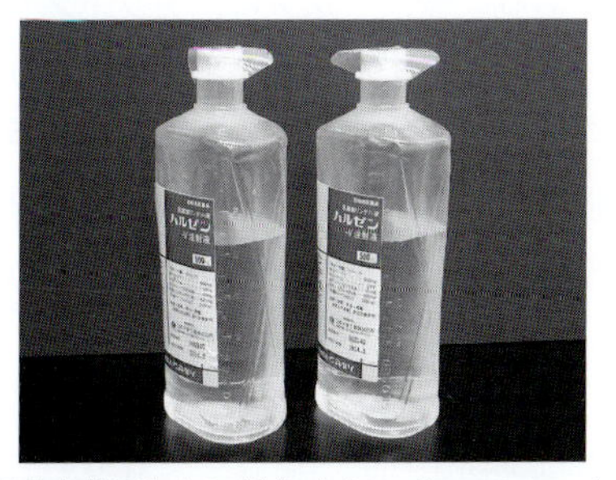

通気針を使用しない場合（closed syatem，右）と，通気針を使用する場合（opend system，左）の両者に対応するため，ソフトボトルの側面に 2 種類の目盛が付けられている。なお，500 mℓコンテナの側面にはきれいに凹むよう X 状の形状がみられる

図1-6-3 エアバリアボトル

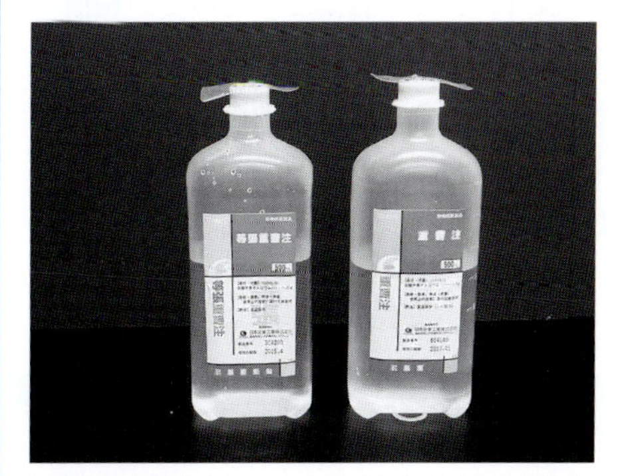

輸液剤から発生したガスを外部に漏らさない特殊構造のコンテナ

製，ソフトボトルはポリエチレン製であるが，日局一般試験法のプラスチック製医薬品容器試験法に適合したものであり，輸液剤を充填密封した後，110℃ 20 分間高圧熱水滅菌して製造する。ハードボトルの輸液コンテナには均等に輸液量の目盛が打ってあるが，ソフトボトルには closed system で使用した場合（通気針を使用しない時）に合わせた不均等の輸液量目盛と，opend system（通気針を使用した時）で使用した場合に合わせた均等の輸液量目盛の両方を打っている輸液コンテナがある（図1-6-2）。closed system のソフトボトルはハードボトルと比べて破損しにくい，加圧が可能であるなど利点が多いが，closed system ゆえに容器の製造法，形状，容積が排液性能に大きく影響する。そのため，ソフトボトルは輸液剤以外の部分（デッドスペース）を大きく確保したり，バックがきれいに変形するようボトル側面に X 状の形状をとるなど工夫がなされている（図1-6-2）。重炭酸ナトリウム注射液（7 %，1.35%）の場合，溶解している重炭酸イオン（HCO_3^-）が分解して，空気中に二酸化炭素（CO_2）として放出されるが，コンテナを通して外部に CO_2 が排出されてしまうと経時的に HCO_3^- 量が低下してしまう。そのため，特殊なエアバリアボトルを用いて CO_2 が排出されないようにしてある。そのため，エアバリアボトルの規格は 500 mℓに限定している（図1-6-3）。

ソフトボトルを closed system で使用した場合，コンテナの変形度合いにより不均等目盛が明確でない場合や，液量が少なくなるに従い輸液速度が低下する場合がある。そのため，輸液速度を一定に保持したい場合や，正確な輸液量を求める場合には，通気針を刺して opened system で輸液するか，輸液ポンプを使用する必要がある。ヒト医療や小動物医療では輸液ポンプの使用が推奨されているが，生産動物医療での普及は難しい。

現在国内で市販されている動物用輸液剤の輸液コンテナは 500 mℓもしくは 1,000 mℓ規格が主流である。成牛への適正量輸液を行う場合には，輸液チューブのコンテナ切り替え時の抜き差し作業が必須となる。切り替え時の輸液チューブ内への空気混入の危険性や作業の煩雑さを考えると，輸液剤のコンテナを大型化することが解決法となる。Corke は，電解質および乳酸ナトリウムの濃縮液を 19 ℓ の滅菌蒸留水が入った 20 ℓ のタンクに混合溶解して，乳酸リンゲル液を作成して輸液する方法を報告した。我が国でも，20 ℓ の薬液ボトルに輸液剤を配合する方法を検討しているが，滅菌などの問題で実用には至っていない。

輸液コンテナの将来を考えると，輸液バックが理想である。輸液バックは，デッドスペースがないため血液の逆流や生体内への空気の流入の危険性が低い。また，すべての輸液剤が等速で排液されることから流速を計算することができ，さらに使用後の医療廃棄物としての容積も小さくて済むことなど，多くの利点がある。一方，輸液バックはセルフスタンド（自立式）ではないため，保管に難点があるものの，将来的には輸液バック式の輸液剤の市販が望まれる。

輸液セット

輸液剤コンテナから輸液剤を留置針まで誘導する「デリバリーチューブ」を輸液セットという。Watt らは，数種類の人体用の輸液チューブを検討し，Carton Heaton Drip Set の仕様が動物用の輸液チューブに適していると推奨した。Carton Heaton Drip Set とは，15 滴で 1 mℓの点滴筒，チューブ長 3 フィート（約 0.9 m），そして流量調整用のクレンメ（またはクランプ）からなる輸液セットであり，今日でもヒトおよび獣医療分野において“スタンダード”な輸液セットとして汎用されている。

各社より動物用輸液セット（以下，輸液セット）が販売されているが，大きく分けて「針付き」と「針なし」に分類される（図1-6-4，図1-6-5）。後者には静脈針が接続されておらず先端部に留置針などを接続して使用する。

前者の静脈針つき輸液セット（図1-6-4）は，静脈針があらかじめ接続されているために，以下で輸液を行うことができる。

①クランプを折り曲げる。
②ビン針のプロテクターを外し，薬液ボトルに穿刺する。
③薬液ボトルをスタンドなどに吊るす。
④点滴筒をゆっくり押しつぶして離し，点滴筒に薬液を溜める。
⑤クランプを緩め，静脈針の針先まで薬液を満たす。
⑥クランプを折り曲げる。
⑦静脈針のプロテクターを外して穿刺し，タコ管を固定する。
⑧クランプを徐々に緩め，点滴速度を調節する。
⑨点滴終了後，静脈針およびビン針を外す。

本品を用いて輸液を行う際には，輸液セットとチューブ内の輸液剤の重みで静脈針が抜けてしまう恐れがあるため，静脈針を確実に固定する必要がある。静脈針に滑り止め加工を施しているものもあるが，長時間・大量輸液を行う場合には動物が動いたりして静脈針が抜けたり，輸液剤が血管外に漏れる可能性が高い。したがって，静脈針付き輸液セットを使用するのは，1 ～ 2 ℓ の輸液の場合となるであろう。

後者の動物用輸液セット（図1-6-5）は，流量確保のためチューブ内径を 3.00 mmとし，流量

図1-6-4 動物用輸液セット（針付き）

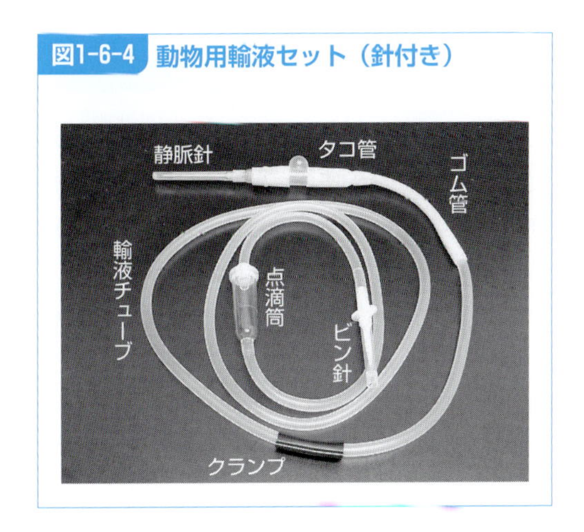

図1-6-5 動物用輸液セット（針なし）

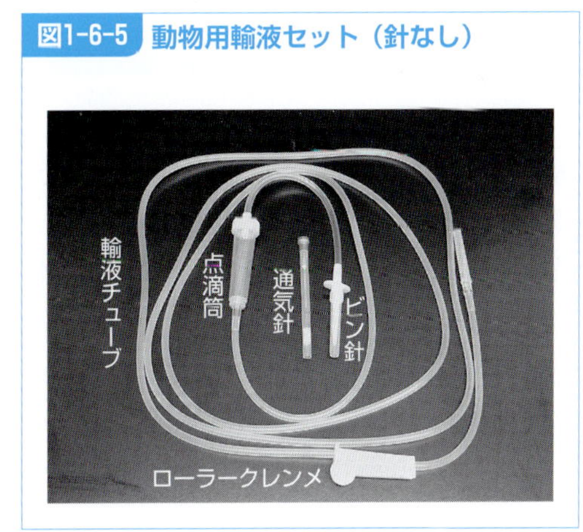

表1-6-1 動物用輸液セット＋14 G 留置針の組み合わせにおける輸液速度

規格		通気針	投与速度（mℓ /kg / 時）	1 本当たりの投与時間
500 mℓ	ハードボトル	あり	18.4±2.9	2 分 46 秒± 7 秒
	ソフトボトル	なし	16.4±2.4	3 分 7 秒± 7 秒
1,000 mℓ	ハードボトル	あり	16.9±1.3	5 分 53 秒±50 秒
	ソフトボトル	なし	14.4±2.3	6 分 57 秒±27 秒

ソフトボトル：ホルスタイン種搾乳牛 6 頭，体重 600.0±77.7 kg
輸液剤：ビタミン B_1 加リンゲル V 注射液
輸液条件：輸液コンテナ栓下部を 175 cm，留置位置を 90 cm（落差 85 cm）に設定

の調節に優れている「ローラークレンメ」を採用している。また，成牛に対して重力による自由落下で輸液する場合に推奨される，輸液コンテナと投与部位の高低差を 1 m に設定でき，かつ患畜がある程度自由にできるように十分な長さ（2 m）を確保している。また，opend system で点滴できるよう空気針も添付されている。

点滴筒の役割は，①輸液剤が流れている（止まっていない）ことを確認する，②滴下スピードを測ることで輸液の注入速度を把握する，③空気（エア）を抜くことの 3 点である。通常 15 滴≒ 1 mℓであるが，20 滴≒ 1 mℓの製品もあるため，使用前の確認が必要である。ヒト医療では 20 滴≒ 1mℓが標準化されつつある。投与速度が速い場合や，点滴筒が斜めになっている時には，点滴筒内の空気を巻き込んで，空気を注入するリスクがあるので注意が必要である。その場合には点滴筒内の液量を増やすことで解消できる。

動物用輸液セットを用いて急速輸液をする場合，重力による自由落下で得られる最大輸液速度は表1-6-1 のようになる。牛で推奨されている“急速輸液速度”で 1 時間に輸液できる最大輸液量は成牛 600 kgで 12 ℓ，子牛 50 kgで 2 ℓ であり，実際に動物用輸液セットと 14 G 留置針の組み合わせでは，成牛に対して 20 mℓ /kg / 時の輸液速度を超えることはない。

留置針

輸液は静脈を介して行うのが原則であり，そのため静脈を穿刺し輸液経路を確保する必要がある。輸液のための道（ルート）を確保すること，またその道を「ライン」と呼ぶ。ラインの確保のためには金属製の静脈針またはカテーテルを用いて行う。大動物の輸液療法を行う場合には，頚静脈にラインが確保されるが，静脈針による輸液の場合，動物が動くことにより静脈針が抜けて輸液が中断したり，針先が血管を傷つける危険性が生じる。そのため血管外への逸脱の危険性が少なく，血管刺激性の少ないテフロン製の留置針を用いるのが理想である。テフロン製の留置針には針の外側にカテーテルがある over the needle 型（ON カテ）と，針の中にカテーテルを通す through the needle 型（IN カテ）の 2 種類があるが，前者がいわゆる留置針と言われる。

市販されている留置針は，カテーテルと内針がセットで供給される。カテーテルは血管のなかに留置される「カテーテル部」と輸液セットを接続する「カテーテルハブ」とで構成される。内針は金属針部分の「内針」と注射筒などに接続する「内針ハブ」，血液の逆流や感染を防ぐための「キャップ」からなる。

図1-6-6 の上は動物用の 14 G 留置針であり，内針とキャップ，カテーテルからなる。カテーテル基部には動物への固定用に翼が付いている。人体用に 14 G 留置針も販売されているが，カテーテル長が 64 ㎜と短いため，子牛用に使用可能である。16 G の留置針 2 種類を図1-6-7に示した。これらは人体用に販売されているが，子牛用に使用できる製品であり翼付きカテーテルが使いやすい。

留置針は，注射針と同様に針の大きさをゲージ数で表現する。ゲージ数は注射針の外径を示すもので，ゲージ数が大きくなるほど細くなる。工業規格では表1-6-2 の示す値となるので参考にしたい。輸液速度は留置針の太さと長さによって決定するため，内径のわずかな差が流量に大きく影響する。輸液速度は留置針の内径の 4 乗に比例し，その長さに反比例するため，カテーテル長が同じであれば計算上 14 G の流速は 16 G の留置針の 2 倍となる。一般的なカテーテルゲージと長さにおける流量を表1-6-3 に示した。実際には輸液セットを通過する際の

図1-6-6 14 G 留置針（上：動物用，下：人体用）

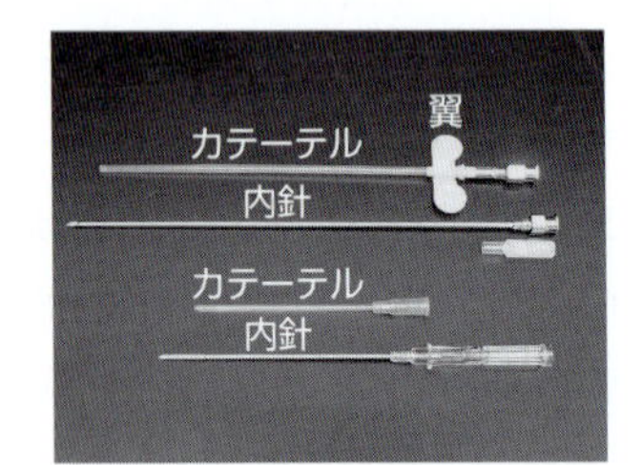

上：全薬動物用留置針。14G，カテーテル外径：2.7 ㎜，カテーテル長：125 ㎜
下：サーフローF&F。14G×21/2，カテーテル外径：2.1 ㎜，カテーテル長：64 ㎜

図1-6-7 16 G 留置針（人体用）

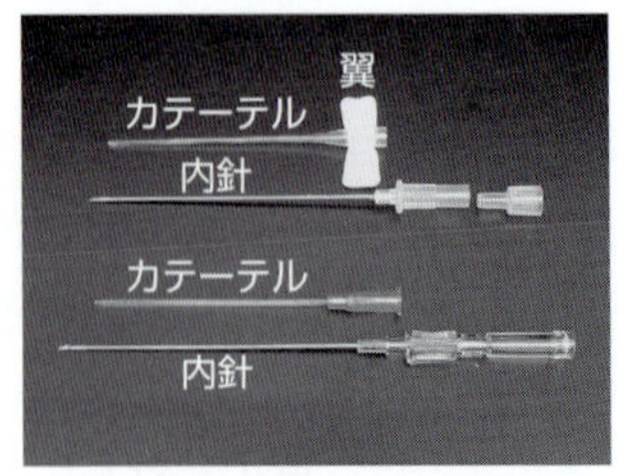

上：ニプロセーフレットカニューラ GA16G，カテーテル外径：1.6 ㎜，全長：81 ㎜
下：ニプロセーフレットキャス。16G×21/2，カテーテル外径：1.7 ㎜，カテーテル長：63 ㎜

表1-6-2 一般的な注射針のサイズ

ゲージ	カラーコード ISO 規格	外径 (mm)	内径 (mm)
14 G	オレンジ	2.11	1.69
16 G	灰色	1.61	1.25
18 G	深緑	1.26	0.90
20 G	ピンク	0.88	0.58
22 G	濃紺	0.71	0.41
24 G	黄色	0.55	0.30

表1-6-3 一般的な注射針の流量

ゲージ	長さ (inch)	長さ (mm)	流量 (mℓ / 分)
14 G	2	52	315
16 G	2	52	201
18 G	1 ～ 1/4	32	110
20 G	1 ～ 1/4	32	65
22 G	1	25	38
24 G	3/4	19	24

図1-6-8 全薬動物用留置針の使用方法①

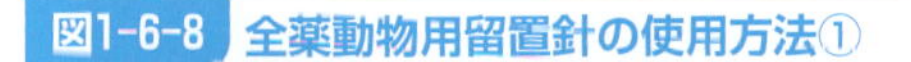

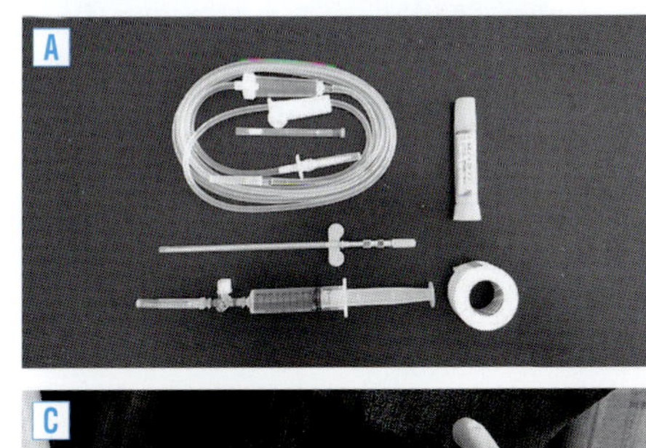

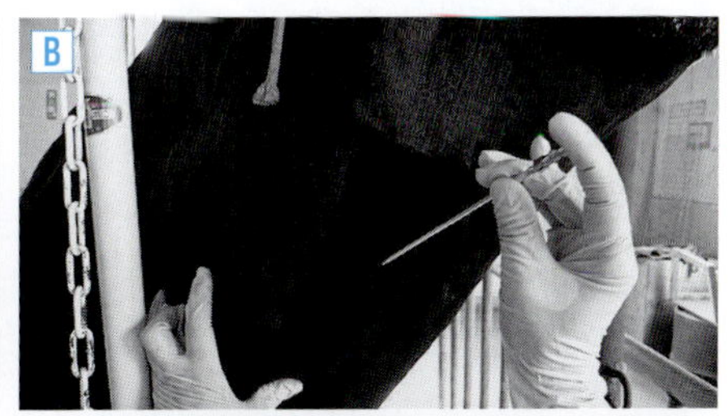

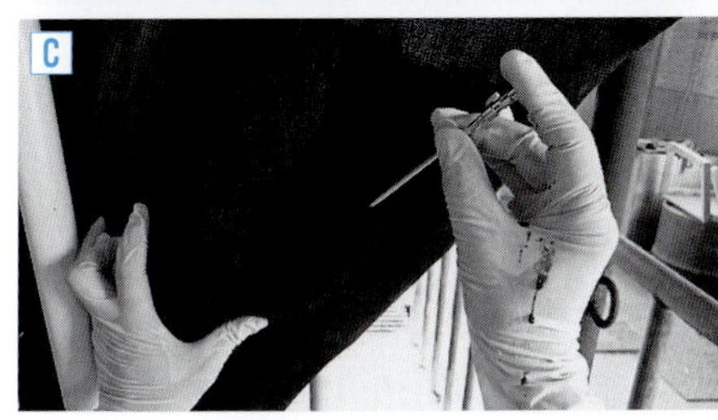

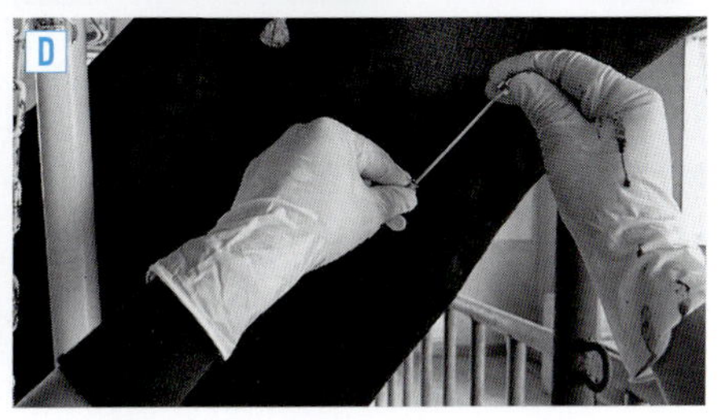

A：準備物（輸液セット，留置針，三方活栓付きシリンジ，アロンアルファ，サージカルテープ）
B：刺入部を消毒後，頚静脈を十分に怒張させて，留置針を頚静脈内に刺入する
C：留置針が頚静脈に刺入できたら，ハブ部からの血液の逆流を確認する
D：内針を右手で固定し，左手でカテーテル基部を持って血管内に進める

摩擦抵抗，輸液ボトルの高さおよび動物の静脈圧の影響もあるため，これらの速度はあくまでも目安となる。

以下がカテーテルを留置する手順である。

①輸液器具を確認する（図1-6-8:A）。
②穿刺部位を消毒する。
③包装を開口部より開き，動物用留置針を取り出す。
④プロテクターをまっすぐ引いて取りはずす。
⑤内針とカテーテルが正しい位置で組み合わされていることを確認する。
⑥血管（頚静脈）を十分に怒張させ，留置針を穿刺する（図1-6-8:B）。
⑦血液の逆流により正しく血管中に挿入されたことを確認する（図1-6-8:C）。

図1-6-9 全薬動物用留置針の使用方法②

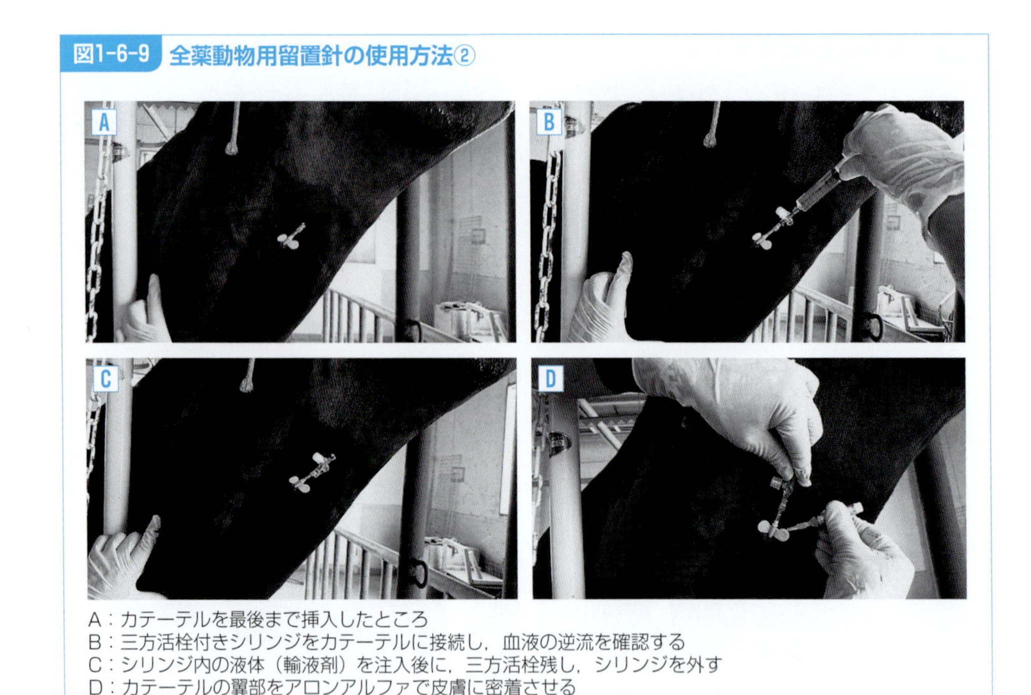

A：カテーテルを最後まで挿入したところ
B：三方活栓付きシリンジをカテーテルに接続し，血液の逆流を確認する
C：シリンジ内の液体（輸液剤）を注入後に，三方活栓残し，シリンジを外す
D：カテーテルの翼部をアロンアルファで皮膚に密着させる

⑧内針を固定したまま，カテーテルを血管内に必要な深さまで押し込む（図1-6-8:D）。

⑨内針を抜き取り，カテーテルからの血液の逆流により正しく血管中に挿入されたことを確認する（図1-6-9:A）。

⑩カテーテルに三方活栓付き輸液剤充填シリンジを接続し，血液の逆流を確認する（図1-6-9:B）

⑪輸液剤を注入して三方活栓をロックし，シリンジを外す（図1-6-9:C）。

⑫カテーテルの翼部と皮膚をアロンアルファで接着する（図1-6-9:D）。

⑬三方活栓とチューブを接続する（図1-6-10:A）。

⑭チューブを頭絡などに固定する（図1-6-10:B）。

必要に応じカテーテルをテープなどで固定し，穿刺部位を滅菌ガーゼなどで被覆する。

カテーテル留置のポイントは，十分に頚静脈を駆血することと，⑤の血管に内針が挿入され，血液の逆流が確認された時点で，しっかりと内針を保持し血管内に留まらせることである。そうすれば，カテーテルは容易に留置することができる。輸液チューブは直接カテーテルに接続するのではなく，事前に輸液剤を満たした5 mℓシリンジの先に三方活栓を接続したものを用意し，内針を抜いた際にカテーテルに三方活栓を装着する（図1-6-9:B）。その際に血液の逆流をシリンジ内に確認できるので，血液を確認したらシリンジ内の輸液剤を押しこみ，三方活栓を回してロックしてシリンジを外し，カテーテルを固定する。その後に輸液剤を満たした輸液チューブを三方活栓の一方に接続し，三方活栓のコックを回してロックを解除すれば，輸液を開始できる。カテーテル，三方活栓，輸液チューブ同士の接続方法には2種類あり，スリップコネクターとロックコネクターがある。前者は接触面での摩擦による接続になるため一

図1-6-10 全薬動物用留置針の使用方法③

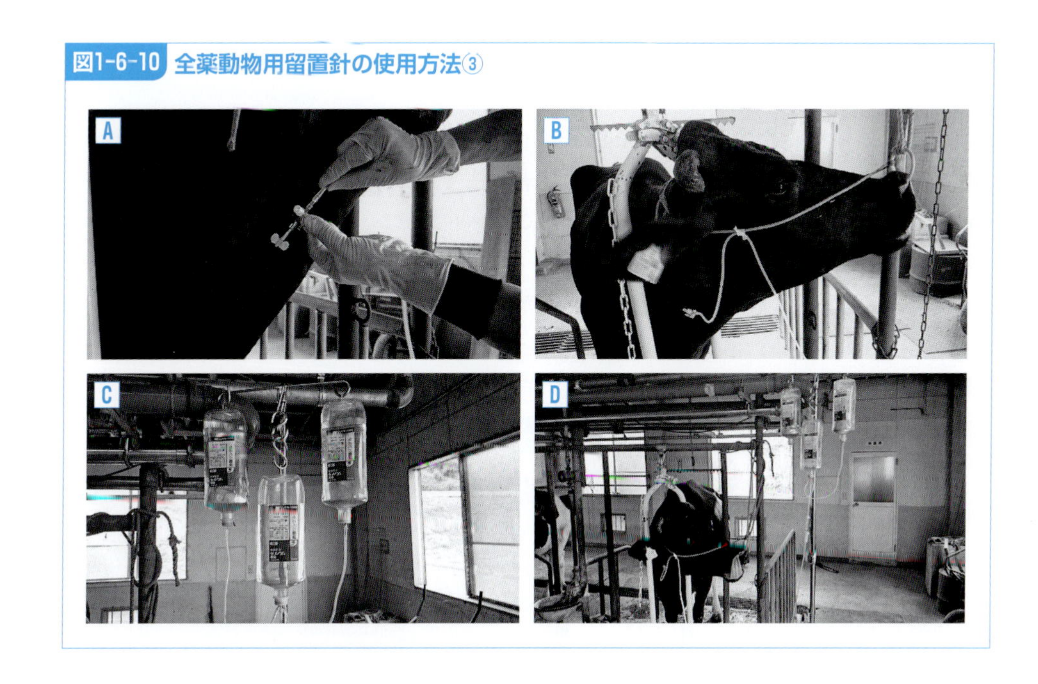

定以上の力がかかると外れてしまうことがあり，出血や輸液剤の流出の危険性があるため注意が必要となる。ロックコネクターはねじ式であり，外れる危険性は低い。以上は成牛に対するカテーテル留置の例であるが，子牛についても基本は同様である。

留置針のトラブルには感染と閉塞がある。感染の原因は留置針設置時の皮膚の消毒不十分が一因であるため，十分な消毒が必要である。また，針の刺入時に皮膚組織や毛を巻き込む可能性もあるため注意が必要である。留置針設置後の感染には，カテーテル挿入部周囲皮膚からカテーテルに沿って微生物が侵入することが主因であるが，予防には挿入部皮膚の消毒や滅菌ガーゼやフィルムによる被覆が必要となる。生産動物の輸液療法の場合，ヒト医療とは異なり長期間にわたる留置は避けるべきであり，単回使用が基本であろう。閉塞の原因は血栓と塩類の沈殿物である。血栓は通常，生理食塩液をカテーテル内に注入（フラッシュ）することで開通することが多いが，血栓が再度形成される可能性が高いため，カテーテルを交換するべきである。ある程度の流量で輸液する場合は閉塞のリスクは小さいが，少ない流量の場合には血栓形成のリスクが高まるため，経時的な確認やフラッシュが必要である。高濃度の電解質輸液剤（例：カルシウム輸液剤）などを使用した後に，塩類，特にカルシウム塩などの沈殿物によりカテーテルが閉塞することがある。予防法は投与後に生理食塩液でフラッシュすることであるが，閉塞した場合はエタノールや水酸化ナトリウムでカテーテル内をロックすると溶解する場合がある。

栄養輸液（高カロリー輸液）は，高張栄養輸液剤を投与するため細い血管では浸透圧の影響を受けて，血管痛の発生や血管の損傷による静脈炎を起こす場合がある。そのため，末梢静脈栄養輸液（PPN：peripheral paretaral nutrition）では輸液剤の濃度や輸液量に制限があるが，中心静脈輸液（TPN：total paretaral nutrition）ではこれらの制限や静脈炎発生の危険性が少ない。成牛では頚静脈の血管が太く，壁も厚いため一般的に栄養輸液も行われているが，子牛の場合には血管が細く，壁も薄いため静脈炎が起こりやすく，中心静脈路を確保した方がよい。

中心静脈を確保するためには through the needle 型（IN カテ）のカテーテルが便利である。IN カテはさらにイントロデューサーの装着方法で，ピールオフ法とセルディンガー法とに区分される。ピールオフ法は留置針のようにイントロデューサーを装着し，そのなかにカテーテルを通すタイプであり，その後にイントロデューサーを引き抜き，分割してカテーテルから離脱する（図1-6-11）。一方，セルディンガー法はイントロデューサーの装着にガイドワイヤーを使う方法である。前者は外径の細いカテーテルの挿管に適しているが，シングルユースであり再挿管はできない。後者は高価で設置手技も複雑であり，シースを通してカテーテル径の太い心機能検査も可能なスワンガンツカテーテルなどの挿管も可能であるが，特殊な使用ケースに当たるため，大動物での応用は限定的である。ヒトの場合，中心静脈路の確保は鎖骨下静脈，内頚静脈，肘静脈，大腿静脈からアプローチするが，感染のリスクが低いカテーテル長の短い鎖骨下静脈や内頚静脈が推奨される。ウシの場合は外頚静脈が一般的である。

図1-6-11 ピールオフ型カテーテル（人体用）

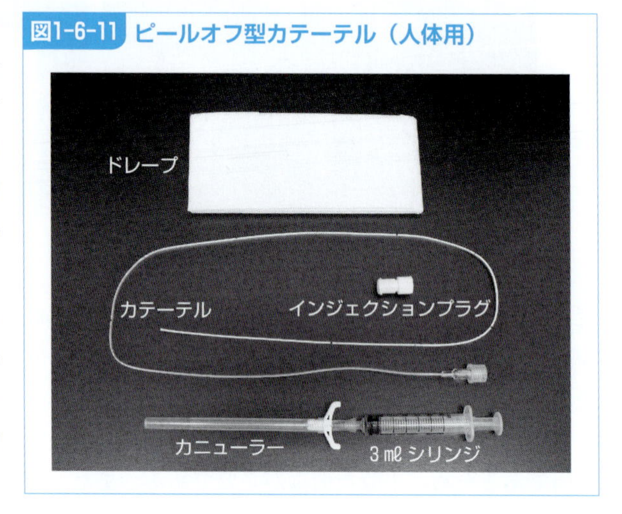

その他の輸液器具

三方活栓

輸液中に複数の薬剤を同時投与する（薬剤同士の接触時間を短くする）または，輸液剤の投与を中断して他の薬剤を静脈内投与する（薬剤同士の接触をしない）場合には，IV Push 法（側管からの急速投与）や Piggyback 法（側管からの点滴投与）を採用する。輸液セットに側管が付いていれば，そのまま利用できるが，側管の付いていない輸液セットの場合には三方活栓が便利である（図1-6-12）。三方活栓とは静脈麻酔や輸液療法，点滴などを行う際に薬液の流路を調整するために使用するコックのことであり，複数接続することも可能である。この三方活栓は留置針に接続するため，動物の身体に近いことが難点であるが，一方，薬剤同士の短時間の接触で体内に投与でき，かつ，コック位置により回路の停止・解放が可能なため，便利に使用できる。また，輸液中にチューブ内に空気が混入してしまった場合にも，ラインを外すことなく空気を排出し，輸液を再開することが可能である。使用に当たっては，三方活栓で繁殖する菌の感染(カテーテル敗血症)などに注意が必要であり，シングルユースが条件である。

図1-6-12 三方活栓（人体用）

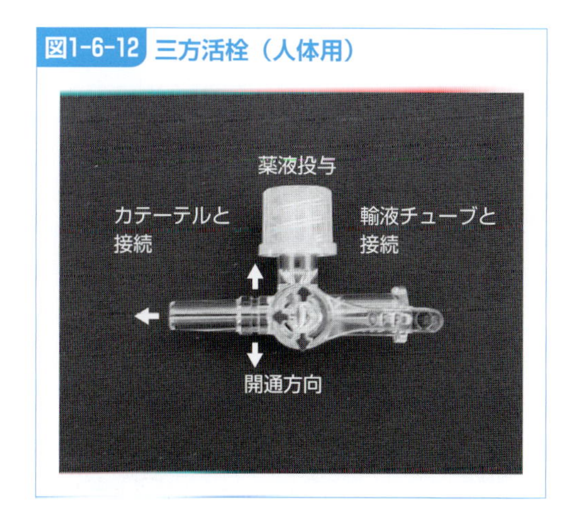

図1-6-13 連結管（人体用）

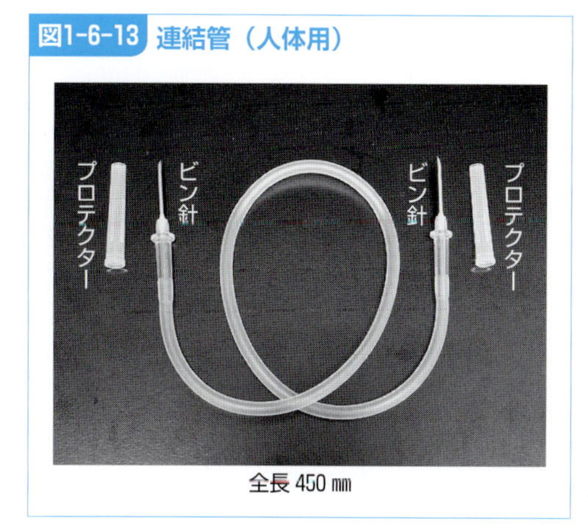

全長 450 mm

連結管

ヒト医療の場合，輸液剤は器具（イルリガードル台）に吊り下げられて使用される。しかし，生産動物の場合は周囲の柱やポール，保定枠などを応用して輸液剤が吊り下げられる。その場合にはS字フックまたはロープが有用であるが，ロープは輸液剤の交換時に面倒であり，臨床獣医師は各自工夫されていることと思う。大量投与の場合，1本ごとに輸液ボトルと輸液セットを抜き差しするのは効率が悪いため，連結管（図1-6-13）を使用する。連結管を使用して複数本を連結して輸液剤を投与する際には，輸液セットをつなげたソフトボトルは陰圧にする必要があるため通気針は使用しない。図1-6-14 に複数の輸液剤の連結パターンにおいて，クレンメを開放して急速投与した際の投与時間（ℓ/分）を示した。

エクステンションチューブ

輸液チューブの長さが不足する場合には，エクステンションチューブを接続して延長する。直線状のチューブが一般的であるが，チューブがらせん状に成型されたスパイラルチューブや回転コネクターがついたチューブも販売されている（図1-6-15）。これらは流路径が狭かったり延長するために流量の確保には適していないものの，動物が動いたり回転する動作に対応した製品であるため，輸液療法中の動物の動きを可能な限り制限しないようアニマルウエルフェアに配慮した製品である。

アリメバック

大量の輸液を長時間投与する場合には，ヒト用の高カロリー輸液バック（アリメバック）が応用できる（図1-6-16）。あらかじめ3ℓの輸液剤をアリメバックに充填し，さらに3本の輸液ボトルをつなげておけば600 kgの成牛で5 mℓ/kg/時（3ℓを1時間の速度）で投与する場合，2時間は輸液剤を交換することなく投与することができる。以降も計算上1時間ごとに3ℓを交換すれば長時間投与が可能となる。その場合，牛の保定は輸液剤や輸液ラインに影響を及ぼさない程度に自由を保っておくことと，重量のある輸液剤を吊り下げておくことのできる頑丈なポールまたは吊り具が必要となる。

図1-6-14 連結管による複数のソフトボトルの連結例

同規格のソフトボトルを 2 本同時に投与する場合

連結するボトルを高く設定し，ボトル間に段差をつける。2 本のボトルを同じ高さに設定すると，連結したボトルに残液が生じる

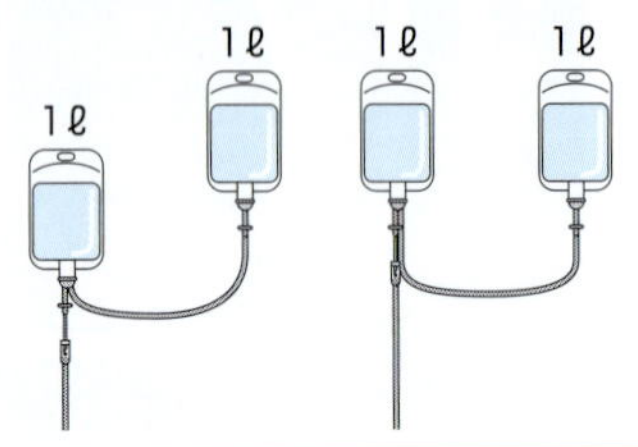

高低差	あり	なし
投与時間（/ℓ）	8 分 30 秒	13 分 29 秒
残液量（mℓ）	なし	425 mℓ
適用	良好	無効

同規格のソフトボトルを 3 本同時に投与する場合

連結するボトルを高く設定する。または同容量のボトルを 2 本以上連結する。これは輸液チューブにつなげたソフトボトルから連結したボトルに輸液剤が流入するのを防ぐためである

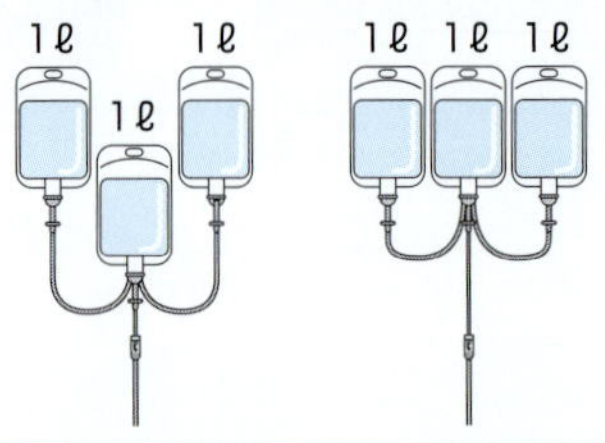

高低差	あり	なし
投与時間（/ℓ）	8 分 12 秒	9 分 37 秒
残液量（mℓ）	なし	なし
適用	良好	やや良好

異なる規格のソフトボトルを連結する場合

同規格のソフトボトルを 3 本同時に投与する場合と同様であるが，すべてのソフトボトルの位置が同じ場合には残量が発生する

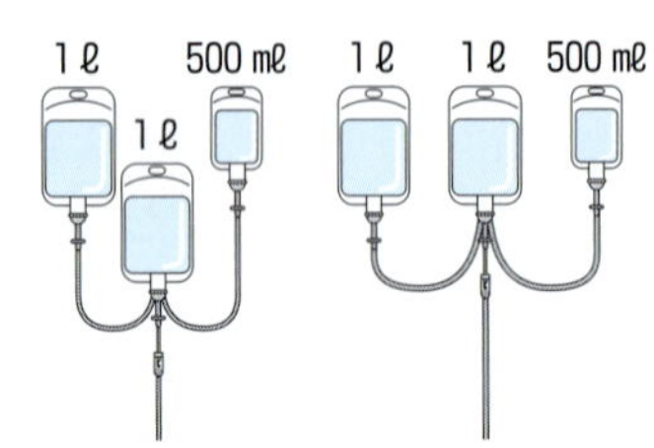

高低差	あり	なし
投与時間（/ℓ）	8 分 18 秒	8 分 38 秒
残液量（mℓ）	なし	154 mℓ
適用	やや良好	無効

アリメバックを使用する場合

輸液チューブにつなげたアリメバックを一段低く設置することにより，1 ℓ当たり約 7 分 20 秒で残量なく投与することができる

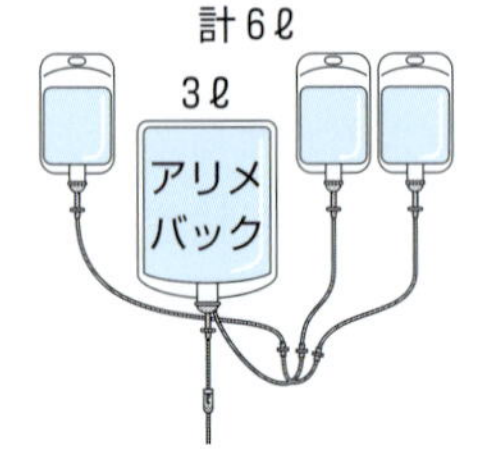

高低差	あり
投与時間（/ℓ）	7 分 21 秒
残液量（mℓ）	なし
適用	良好

図1-6-15 エクステンションチューブ

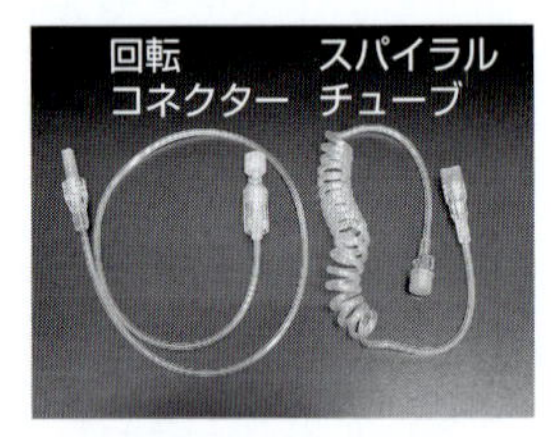

左：延長チューブ付き回転コネクター，ベテナルワンターン 動物用。チューブ長：50 cm，内容量：0.85 mℓ

右：ニプロエクステンションチューブ（スパイラルチューブ）人体用。チューブ長：100 cm，内容量：1.8 mℓ

図1-6-16 ニプロアリメバック（3,000 mℓ人体用）

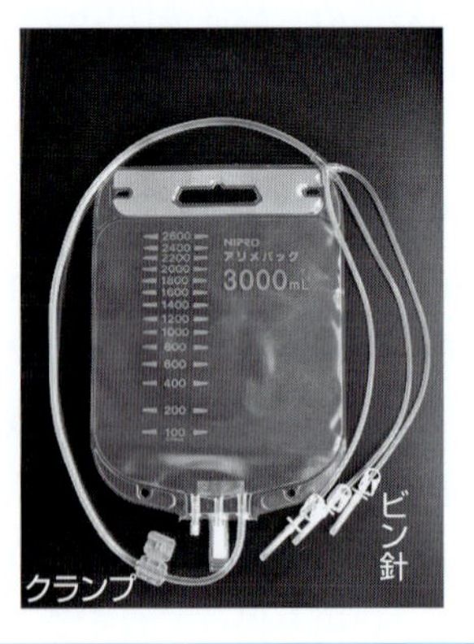

図1-6-17 血液ポンプおよび輸液ポンプ（人体用）

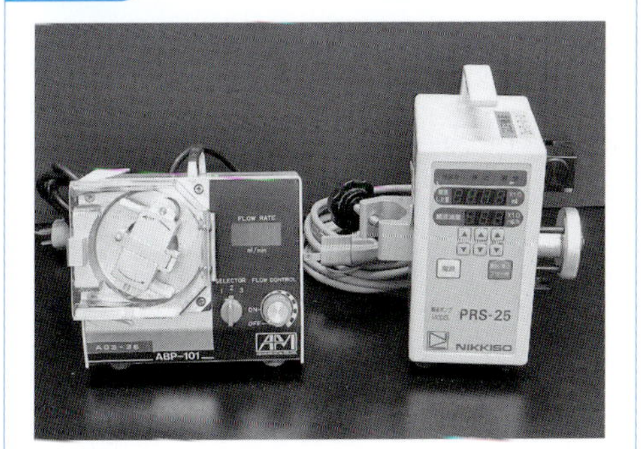

左：血液ポンプ　ABP-101
右：輸液ポンプ　PRS-25

図1-6-18 血液ポンプまたは輸液ポンプを用いた治療試験風景

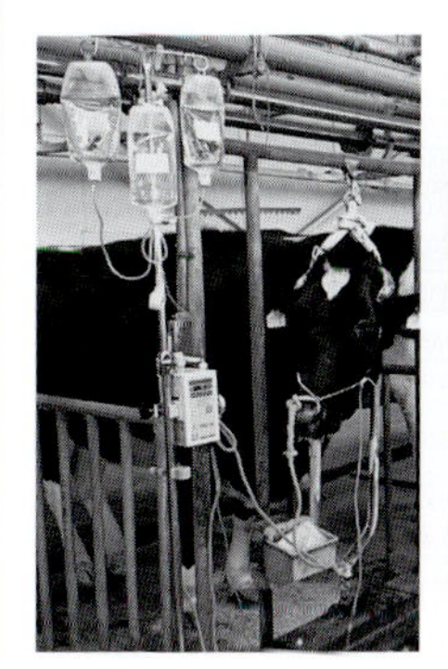
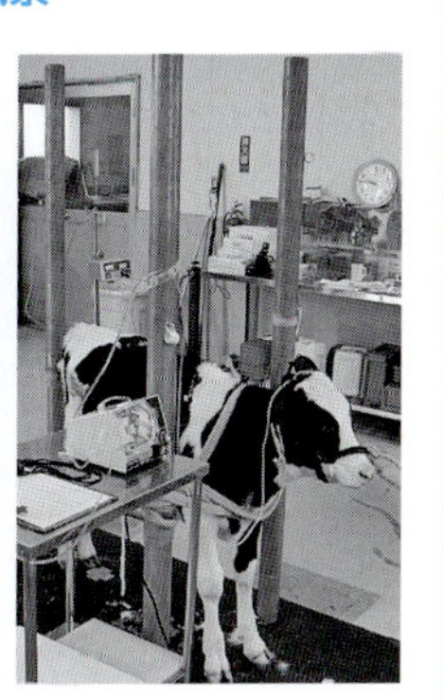

輸液ポンプ

輸液剤を一定速度で投与する場合には，輸液ポンプを使用する（図1-6-17）。機器の側面または正面についたローラーに専用の輸液チューブをセットし，回転させることにより輸液剤を強制的に送液するタイプである。図1-6-17の左の血液ポンプは，外径12㎜，内径8㎜のチューブをセットした場合，回転数の調整により45～350 mℓ / 分（2,700～21,000 mℓ / 時）の流速で輸液剤を投与することができるため，大量，急速投与の用途に適している。図1-6-17の右の輸液ポンプは，0～2,500 mℓ / 時の流量を設定できるため，長時間定速投与の用途に適している。また，流量センサー部で輸液剤の滴下または液量低下を感知して警報を発する。実際の使用には血液ポンプは台上に，輸液ポンプはイルリガードル台に設置して使用する（図1-6-18）。

輸液療法を成功させるにはプライミングを確実に行うことが重要である。プライミングとは準備作業を行うことで，輸液剤や薬剤および輸液器具を準備し，輸液チューブ内に薬液を満たし，血管に確保したカテーテルにすぐに接続できるようすることを言う。輸液を行うに当たり準備する備品には，アルコール綿，カテーテル固定用のテープ（もしくは手術用アロンアルファ），予備の留置針，医療用品用廃棄箱，一般ごみ廃棄袋，針とシリンジ，採血管などがある。また，これらを使いやすく配置して準備するには，移動式作業台が1台あると便利であり，往診先ではひとつのコンテナにまとめておくとよい。

ここで紹介した器具および用語は日本医療器材工業会のガイドラインを参考に記載した。輸液用具は，そのほとんどが管理医療機器（クラスⅡ）に分類される。「高度管理医療機器以外の医療機器であって，副作用または機能の障害が生じた場合において人（動物）の生命および健康に影響を与えるおそれがあることからその適切な管理が必要なものとして，厚生労働大臣が薬事・食品衛生審議会の意見を聞いて指定するものをいう」（薬事法第二条第6項）と規定されている。これらの器具は使用方法を間違えれば動物の生命および健康に影響を与えるおそれがあることから，使用方法や注意事項を再確認していただければ幸いである。

Reference

● 1-1
・青木 宏ほか：治療，81（7），1889～1891（1999）
・粟津 緑：レジデントノート．1（4），23～28（1999）
・DiBartola SP：*Fluid Therapy in Small Animal Practice*, WBS aunders Co., 45-72（2000）
・Greco DS：*Vet Cli North Am*, 28（3）, 473-481（1998）
・原 正一郎：輸液ガイド第 2 版（Medical Practice 編集委員会 編），52～68，文光堂，東京（1995）
・福島亮治，斎藤英昭：臨床外科．55（5），529～534（2000）
・古谷隆一，菱田 明：治療，81（7），1911～1915（1999）
・五十嵐 隆：治療．81（7），1899～1905（1999）
・岩佐正人，小越章平：輸液ガイド第 2 版（Medical Practice 編集委員会 編），2～8，文光堂，東京（1995）
・加藤哲夫：内科，82（4），609～612（1998）
・川西秀徳：診断と治療，88（5），698～702（2000）
・河野克彬：輸液療法入門第 2 版，137～151，金芳堂，京都（1995）
・北岡健樹ほか：内科，50（4），697～703（1982）
・奥田俊洋：内科，82（4），602～603（1996）
・奥田俊洋：診断と治療，88（5），721～726（2000）
・大塚和子，富野 康日己：輸液ガイド第 2 版（Medical Practice 編集委員会 編），14～21，文光堂，東京（1995）
・Pependop B, Verstegen J：*Am J Vet Res*, 60（9）, 1148-1154（1999）
・Pependop B, Verstegen J：*Am J Vet Res*, 62（4）, 490-495（2001）
・Persson B, et al.：*Acta Anesht Scand*, 27（1）, 35-38（1983）
・佐中 孜ほか：治療，81（7），1947～1951（1999）
・Shires T, et al.：*Ann Surg*, 154（5）, 803～810（1961）
・Suzuki K, et al.：*J Vet Med Sci*, 59（8）, 689-694（1997）
・Suzuki K, et al.：*Jpn J Vet Anesth Surg*, 31（1/2）, 25-35（2000）
・鈴木一由：臨床獣医，18（12），56～59（2000）
・高橋淳子：輸液ガイド第 2 版（Medical Practice 編集委員会 編），35～40，文光堂，東京（1995）
・Talbot NB, et al.：*New Eng J Med*, 248, 1100（1953）
・吉田 尚：内科，56（3），459～462（1985）

● 1-2
・福嶋豁行，森 潔：注射剤の配合変化，3～17，エフ・コピント・富士書院㈱（2002）
・河野克彬：輸液療法入門第 2 版，151～174，金芳堂，京都（1989）
・河野克彬：輸液療法入門第 2 版，174～187，金芳堂，京都（1989）
・北岡建樹：内科，72（4），647～650（1993）
・北岡建樹：チャートで学ぶ輸液療法の知識，120～136，南山堂，東京（1995）
・Melvin JS：デュークス生理学 上巻（今道友則 訳），420～421，学窓社（1990）
・仲川義人：注射剤配合変化予測の実際，9～15，㈱医薬ジャーナル社（1997）
・農林水産省：家畜共済における抗生物質の使用指針 経営局 第 1 章 抗生物質の特性，3～36（2009）
・日本ビタミン学会：ビタミンハンドブック② 水溶性ビタミン，㈱化学同人（1992）
・大熊利忠：医学のあゆみ，183（9），552～558（1997）
・太田祥一，行岡哲男：医学のあゆみ，183（9），574～581（1997）
・折田義正ほか：内科，65（4），618～623（1990）
・折田義正：輸液ガイド第 2 版（Medical Practice 編集委員会 編），22～34，文光堂，東京（1995）
・Robert KM, et. al：ハーパー・生化学，原著 25 版（上代淑人 監訳），201～202，369～370，丸善㈱（2001）
・佐藤忠直，菱田 明：内科，65（4），631～637（1990）
・食品安全委員会肥料・飼料等専門調査会：食品健康影響評価 対象外物質評価（案）メチオニン（2012）
・鈴木一由，内田英二：家畜診療，59（3），145～150（2012）
・鈴木一由，内田英二：家畜診療，59（4），217～222（2012）
・鈴木一由，内田英二：家畜診療，59（5），277～282（2012）
・竹田亮祐，東福要平：内科，50（4），611～617（1982）
・富田公夫ほか：内科，72（4），625～631（1993）

● 1-3
・Ajito T, et al.：*J Vet Med Sci*, 61（6）, 637-641（1999）
・Baue AE, et al.：*J Trauma*, 7（5）743-756（1967）
・Brown JM, et al.：*J Trauma*, 30（6）, 646-651（1990）
・Constable PD, et al.：*Am J Vet Res*, 57（1）, 97-104（1996）

・Constable PD：*Vet Clin North Am Food Anim Pract*, 15（3）, 559-585（1999）
・Cori CF：*J Biol Chem*, 70, 577-585（1926）
・DeFelippe J, et al.：*Lancet*, 2（8202）, 1002-1004（1980）
・Dupe R, et al.：*Vet Rec*, 133（24）, 585-590（1993）
・Embden G, et al.,：*Biochem Z*, 45, 1-17（1912）
・Fronticelli C, et al.：*J Biol Chem*, 259（17）, 10841-10844（1984）
・生城山 勝巳，武田光志：わかりやすい輸液製剤（郡 修徳ら 編），71～72，廣川書店，東京（2009）
・Gustin P, et al.：*J Appl Physiol*, 77（1）, 202-208（1994）
・Hellyer PW, Meyer RE：*J Vet Pharmacol Ther*, 17（3）, 211-217（1994）
・上片野 一博，酒見蓉子：獣医輸液会誌，3（1），7～12（2003）
・Levine R, et al.：*Fed Proc*, 6（1-2）, 151-152（1947）
・Messmer K, et al.：*Br J surg*, 56（8）, 626（1969）
・Minkowski O：*Arch Exp Pathol Pharmakol*, 31, 85-189（1893）
・Muir WW, Sally J：*Am J Vet Res*, 50（11）, 1883-1888（1989）
・Neubauer E：*Arch Exp Pathol Pharmakol*, 61, 174-185（1909）
・Oppenheimer S：*Biochem Z*, 45, 30-44（1912）
・Oppenheimer S：*Z Physiol Chem*, 19, 603-628（1894）
・Painfield WG：*Am J Physiol*, 55, 921-927（1919）
・園中 篤：獣医輸液会誌，3（1），1～6（2003）
・鈴木一由ほか：家畜診療，399，23～26（1996）
・鈴木一由ほか：家畜診療，411，43～47（1997）
・Suzuki K, et al.：*Am J Vet Res*, 59（4）, 452-457（1998）
・Suzuki K, et al.：*J Vet Med Sci*, 60（7）, 799-803（1998）
・鈴木一由ほか：日獣会誌，52（2），90～94（1999）
・鈴木一由ほか：獣医麻酔外科，31（3-4），57～61（2000）
・橘 泰光ほか：家畜診療，389，15～21（1995）
・Thoren L：*Acta chir Scand*, 325（Suppl.）, 75-93（1964）
・Traverso LW, et al.：*J Trauma*, 27（1）, 32-39（1987）
・Velasco IT, et al：*Am J Physiol*, 239（5）, H664-673（1980）
・Younes RN, et al.：*Surgery*, 98（5）, 900-906（1985）
・Walker PG, et al.：*J Am Vet Med Assoc*, 213（1）, 113-121（1998）

● 1-4

・Constable PD, et al.：*Vet J*, 162, 129-140（2001）
・Demigne C, et al.：*Am J Vet Res*, 42, 1356-1359（1981）
・Garthwaite BD, et al.：*J Dairy Sci*, 77（3）, 835-843（1994）
・Heath SE, et al.：*Can J Vet Res*, 53, 477-485（1989）
・Marshall TS, et al.：*AJVR*, 69, 824-831（2008）
・Mohammad N, Constable PD：*J Vet Intern Med*, 20, 620-626（2006）
・Nalin DR, et al.：*Gut*, 11（9）, 768-772（1970）
・Naylor JM：ウシの輸液（獣医輸液研究会 訳），51～75，獣医輸液研究会（2003）
・Naylor JM：*JAVMA*, 21, 1026-1029（1992）
・Naylor JM：*Vet Clin North Am*：*Food Anim Pract*, 6（1）, 51-67（1990）
・Naylor JM, et al.：*Can J Vet Res*, 61, 43-48（1997）
・佐野公洋：獣医輸液研究会会誌，10（1），6～7（2010）
・Schultz SG, Zalusky R：*J Gen Physiol*, 47（6）, 1043-1059（1964）
・Sen I, et al：*AJVR*, 67, 1027-1029（2006）
・Smith GW：*Vet Clin Food Anim*, 25（1）, 55-72（2009）
・Smith GW, Berchtold J：*Vet Clin Food Anim*, 30（2）, 409-427（2014）

● 1-5

・Arinzon Z, et al.：*Arch Gerontol Geriatr*, 38（2）, 167-173（2004）
・Barton A, et al.：*Q J Med*, 97（11）, 765-768（2004）
・Berchtold J：*Vet Clin North Am Food Anim Pract*, 25（1）, 73～99（2009）
・Bruera E, et al.：*Support Care Cancer*, 4（2）, 147-150（1996）
・Constans T, et al.：*J Palliat Care*, 7（2）, 10-12（1991）
・Daland J：*Trans Am Climatol Assoc*, 10, 92-104（1895）
・DiBartola S. P.：小動物臨床における輸液療法 第 3 版―体液・電解質・酸 - 塩基の障害―．輸液療法（宮本賢治 監訳），ファームプレス，東京（2013）

・Dolamore MJ：*J Am Med Dir Assoc*, 75, 75-76（2009）
・Donohoe C：*Fruid Therapy for Veterinary Technicians and Nurses*, WILEY-BLACKWELL, West Sussex（2012）
・Gill S, et al.：*Am Fam Physician*, 64（9）, 1516-1520（2001）
・Hecter O, et al.：*J Pediatr*, 30, 645-656（1947）
・井上善文：輸液・静脈栄養の管理の実際とコツ―カテーテル・ポート・輸液 組成から感染対策まで―，フジメディカル出版，大阪（2012）
・Martin CM：*Consult Pharm*, 25（4）, 204-206, 209-212（2010）
・Moore PH：動物病院スタッフのための輸液療法（鈴木一由 監訳），チクサン出版，東京（2011）
・Perahad J：*Appl Health Econ Health Policy*, 8（3）, 203-214（2010）
・Roussel AJ Jr, Constable PD：ウシの輸液（田口 清，鈴木一由 監訳），獣医輸液研究会，北海道（2003）
・Roussel AJ：*Vet Clin North Am Food Anim Pract*, 30（2）, 429～439（2014）
・Schoenbeck SL, McBride K：*J Pract Nurs*, 60（1）, 7-8（2010）
・Slesak G, et al.：*Vet Clin North Am Food Anim Pract*, 25, 55-72（2009）
・Smith GW, Berchtold J：*Vet Clin North Am Food Anim Pract*, 30（2）, 409-427（2014）
・鈴木一由：獣医輸液研究会会誌，11（1），14～16（2011）
・鈴木一由：臨床獣医，18（5），90～93（2000）
・鈴木一由ほか：PROVET，173（1），28～33（2002）
・鈴木一由：子牛の医学（家畜感染症学会 編），96～107，緑書房，東京（2014）
・West WR：*Vet Med*, 46（3）, 98-99（1951）

● 1-6

・Brown MD：*Mod Vet Pract*, 63, 703～706（1982）
・Corke MJ：*Vet Rec*, 122（13）, 305-307（1988）
・中川 巳津英ほか：家畜診療，390，17～21（1995）
・中川 巳津英：臨床獣医，14（9），14～19（1996）
・佐野公洋：家畜診療，59（9），541～548（2012）
・鈴木一由，田口 清：獣医輸液研究会会誌，6（1），1～10（2006）
・鈴木一由：臨床獣医，18（1），61～64（2000）
・鈴木一由：臨床獣医，18（2），76～79（2000）
・鈴木一由：臨床獣医，18（3），86～90（2000）
・鈴木一由：臨床獣医，18（4），90～93（2000）
・鈴木一由：臨床獣医，18（5），90～93（2000）
・Roussel AJ：*Comp Contin Educ Pract Vet*, 5, S332-S339（1983）
・Watt JG, Stenhouse A：*Vet Rec*, 78（19）, 642-647（1966）
・動薬検：動物用医薬品 データベース〈http://www.nval.go.jp/asp/asp_dbDR_idx.asp〉参照 2016-1-28
・日本医療器材工業会 基準委員会 用語統一ワーキンググループ：日本医療器材工業会における規格・基準関連用語のあり方―用語統一のためのガイドライン―（2010）

Chapter

2

電解質異常

2-1　ナトリウム

意識障害を起こす電解質異常には，低ナトリウム血症，高ナトリウム血症および高カルシウム血症がある。このなかで，生産動物臨床獣医師が最も遭遇する機会が多いのが低ナトリウム血症である。特に，重度の電解質喪失を伴う子牛の下痢症では，代謝性アシドーシスよりも低ナトリウム血症によって重度の意識障害を生じていることが多い。さて，この最も多い電解質異常である低ナトリウム血症であるが，見落としやすく，また臨床獣医師にとってかなり手強い相手でもある。

血清ナトリウム濃度は，ヒトおよび牛で 140 mEq/ℓ（=mM）が正常値であり，その範囲は 135 ～ 145 mEq/ℓである。ちなみに，犬および猫における血清ナトリウム濃度の正常値はそれぞれ 145 および 155 mEq/ℓと，ヒトや牛よりも高値である。低ナトリウム血症，高ナトリウム血症とはそれぞれ血清ナトリウム濃度が，135 mEq/ℓおよび 145 mEq/ℓの状態をいう。したがって，一般的には「低ナトリウム血症はナトリウムを喪失しているので，その治療にはナトリウムを多く含む輸液剤を用いてナトリウム補給を行えばよい。高ナトリウム血症はナトリウムが異常に蓄積しているので，ナトリウム濃度の低い輸液剤を用いてナトリウムを希釈すればよい」と考えてしまうが，これは正しくはない。我々はナトリウムの病態生理学に基づいて，ナトリウムバランスの評価や異なる脱水パターンに対してどのようにナトリウム補正を行うべきかを考えなければならない。

ナトリウムの生理学

牛医療のみならず，すべての哺乳類において低ナトリウム血症，高ナトリウム血症などナトリウム異常による意識障害は非常によく遭遇する病態である。しかし，低ナトリウム血症の問題よりもナトリウムの補正方法の誤りが大きな問題となることが多い。例えば，同様な症例にいつもと変わらない輸液をしたにもかかわらず，一方は治癒し，もう一方が昏睡などの意識障害を生じてしまったということなどである。こういった事象は，特に慢性の下痢症子牛に対して適量の低張輸液剤を静脈内投与したときに遭遇することが多く，輸液療法を難しいと感じてしまうケースである。

図2-1-1　低ナトリウム血症と脳容積の変化

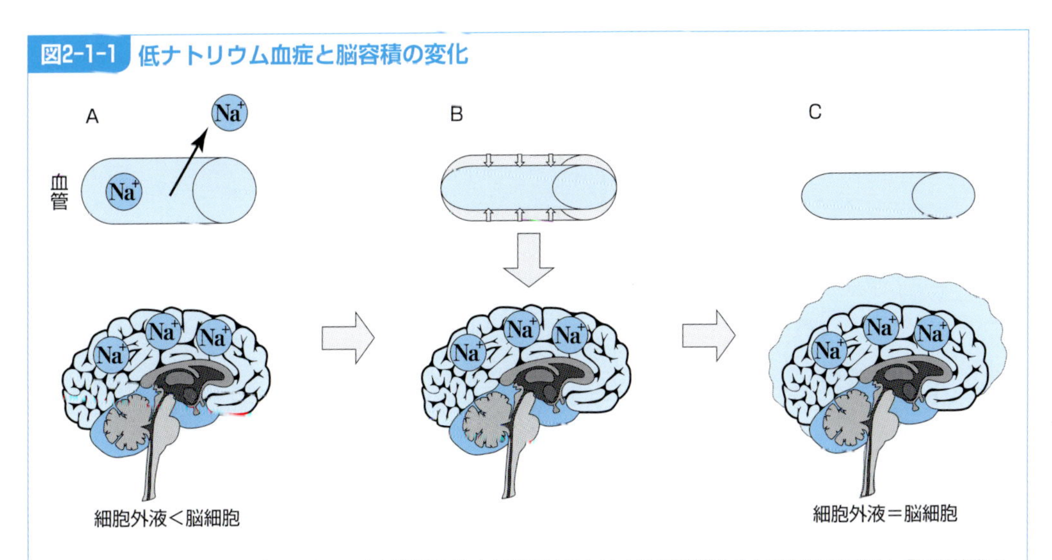

A：血清ナトリウム濃度が低下すると有効浸透圧濃度が低下するため血液脳関門を挟んで浸透圧勾配は「細胞外液＜脳細胞」となる
B：浸透圧勾配に従い細胞外液は脳細胞へ流入する
C：その結果，脳血液循環量は減少し，脳浮腫となる

血清ナトリウム濃度と脳容積の関係

低ナトリウム血症と脳浮腫

ナトリウムは細胞外液の浸透圧を調整する主要因子である。したがって，ナトリウム異常により様々な浸透圧のアンバランスを生じる。特に血液脳関門を挟んで脳細胞と脳血管内の浸透圧に較差が生じることでナトリウム異常の臨床症状である神経症状が出現する。この機序について順を追って概説する（図2-1-1）。体液移動は浸透圧較差によって生じ，その方向は低浸透圧区画から高浸透圧区画に向かう。ナトリウムの喪失，体液過剰など原因のいかんに関わらず低ナトリウム血症が生じればこれによって血漿浸透圧が低下する（図2-1-1:A）。たとえ脳細胞内浸透圧が正常であったとしても，血液脳関門を挟んで「細胞外液＜脳細胞」を示す浸透圧較差が生じ，細胞外液（低浸透圧）の一部が血液脳関門を介して脳細胞内（正常浸透圧）へ移動する（図2-1-1:B）。その結果，①脳血液量の減少および②脳浮腫が生じる（図2-1-1:C）。生体はこの脳容積の拡大を防ぐために2段階の適応反応を行う。

主に細胞外液および細胞内液の浸透圧を調節しているのはそれぞれナトリウムとカリウムである。もちろん，ナトリウムとカリウムは陽イオンなのでこれらに随伴する陰イオンとしてクロールも重要である。すなわち，脳細胞内の電解質（Na^+，K^+，Cl^-）を細胞外へ放出し（図2-1-2:A），低ナトリウム血症によって脳細胞内へ流入した体液を細胞外へ移動させることによって（図2-1-2:B），細胞外液と脳細胞の浸透圧を平衡に保つ（図2-1-2:C）。これが第1段階の適応機序である。この適応機序が対応できないほど急激に低ナトリウム血症が生じたり，または血清ナトリウム濃度の減少が急激であったりすれば，重篤な神経症状を呈し，死に至ることもある。では，この脳内電解質を減少させて低ナトリウム血症に対処する機序はどの程度の

図2-1-2 低ナトリウム血症に対する脳の防御反応（第１段階）

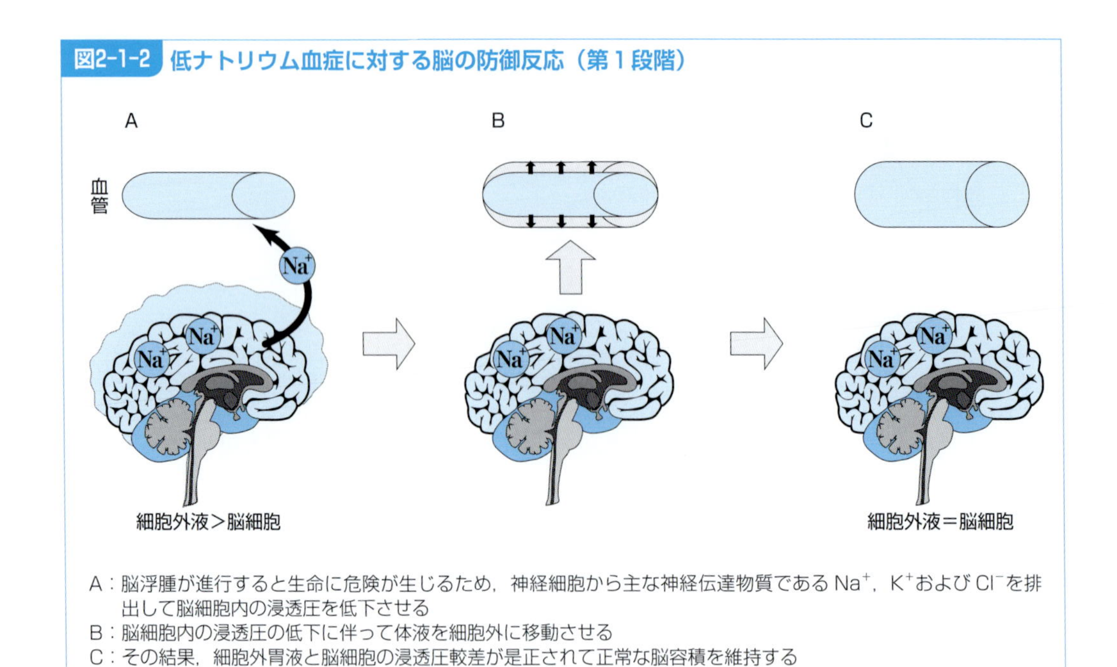

A：脳浮腫が進行すると生命に危険が生じるため，神経細胞から主な神経伝達物質である Na^+，K^+および Cl^-を排出して脳細胞内の浸透圧を低下させる
B：脳細胞内の浸透圧の低下に伴って体液を細胞外に移動させる
C：その結果，細胞外胃液と脳細胞の浸透圧較差が是正されて正常な脳容積を維持する

時間を要するのか。Gullans らのレビューによれば，健常動物では“数時間”単位で浸透圧調節に適応すると記されている。特に細胞内からの電解質喪失は約３時間目に最大値となるので，この機序は数時間単位と考えればよい。ちなみに，急性低ナトリウム血症とは 24 ～ 48 時間で生じるものであり，この状態であれば脳内への体液移動を防除するための適応が生体にとって十分対処可能である。しかし，急速輸液によって血清ナトリウム濃度を急激に希釈してしまえば，当然ながら脳浮腫や不可逆性の神経病理学的変化は避けられない。

慢性または持続性低ナトリウム血症とは，発症後 48 時間以上経過したものである。低ナトリウムに対する脳の適応は前述の神経電解質を喪失させることによって保たれているが，生体はさらなる防御機構として有機性浸透圧物質を細胞内から放出する（図2-1-3）。これが第２段階の適応機序である。一般に慢性または持続性低ナトリウム血症において，脳容積の調節の約 60 ～ 70％は神経電解質喪失によって賄われ，それ以外は細胞内有機性浸透圧物質と呼ばれるアミノ酸，炭水化物，メチルアミンなどを喪失して浸透圧較差を是正している（図2-1-4）。特に慢性の低ナトリウム血症では興奮系の神経伝達物質であるグルタミン酸やタウリンなどが減少するため，臨床症状として虚弱，元気喪失や嗜眠などが生じる。また，多くの症例では無症状であることが多いが，意識障害，目まい，錯乱，発作なども慢性低ナトリウム血症の臨床症状として挙げられている。これらの臨床症状は細胞内有機性浸透圧物質の減少と関連があると考えられている。神経電解質は細胞外液中のナトリウム濃度を補正後 24 時間以内に正常に復すが，有機性浸透圧物質が正常に復すまでには５～７日を要するといわれている。

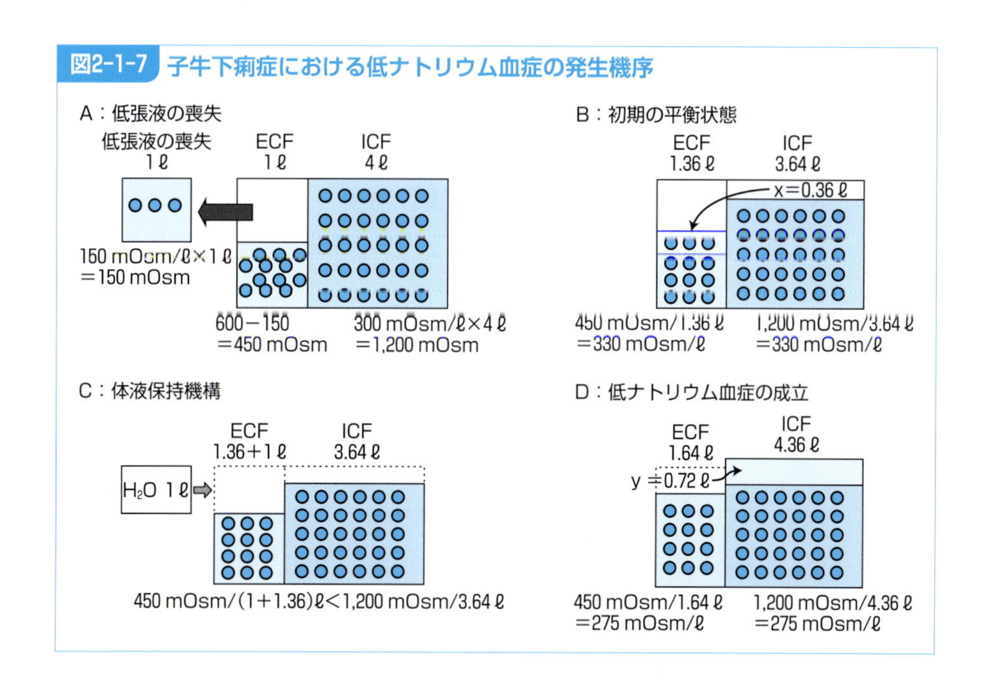

図2-1-7 子牛下痢症における低ナトリウム血症の発生機序

(バソプレシン，ADH) やアルドステロンによって体液を保持する。これらの水貯留を起こす因子が働くことで低ナトリウム血症が生じる。これを DiBartola のコンパートメントモデルを用いて説明する。コンパートメントモデルについては Chapter 1 で詳述したので参考にされたい (⇒ 25 ページ)。子牛の下痢症でよくみられる"低張液"の喪失 (図2-1-7:A) によって体液平衡は図2-1-7:B に移行する。細胞外液 (ECF) の減少により図2-1-6 の水貯留の機構が生じる。仮に 1 ℓ の体液が保持 (飲水による外因的因子，抗利尿ホルモンなどの内因的因子による体液保持) されたとする (図2-1-7:C)。ECF に 1 ℓ の体液が加われば当然，ECF は希釈される。その結果，ECF と細胞内液 (ICF) の浸透圧が平衡になるよう ECF から ICF へ y ℓ の体液が移動すると仮定すると，次のようになる。

	ECF		ICF
溶　質：	450 mOsm	溶　質：	1,200 mOsm
溶　媒：	(2.36−y) ℓ	溶　媒：	(3.64+y) ℓ
浸透圧：	$\frac{450}{2.36-y}$	浸透圧：	$\frac{1,200}{3.64+y}$

平衡後の ECF および ICF の浸透圧は等しいため，

$$\frac{450}{2.36-y}=\frac{1,200}{3.64+y}$$

$$y=0.72\ \ell$$

表2-1-2 SIADH（不適切 ADH 分泌症候群）の原因

1. 腫　瘍	：肺小細胞癌，頭頸部の腫瘍，膵癌，悪性リンパ腫
2. 中枢性	：外傷，腫瘍，感染症，水頭症など
3. 肺疾患	：肺炎，呼吸不全，無気肺，気胸
4. 薬　剤	：ST 合剤，非ステロイド，チアジドなどの長期投与
5. その他	：疼痛，術後のストレス

■：SIADH の原因として多いもの
呼吸器疾患で血清ナトリウム濃度が低い場合には，SIADH を生じている可能性が高いので，自由水（5％ブドウ糖液）の投与は避けるべきである。また，これらの疾患ではフロセミドなどの利尿薬を併用して自由水排泄を促しながら輸液を行う

したがって，ECF と ICF はそれぞれ 1.64 ℓ および 4.36 ℓ，平衡後の浸透圧は 275 mOsm/ ℓ と低張になり，ECF の減少した低ナトリウム血症が成立する（図2-1-7:D）。

水過剰性低ナトリウム血症

水過剰による低ナトリウム血症は，抗利尿ホルモンの分泌異常による。水過剰性低ナトリウム血症はこの不適切抗利尿ホルモン分泌症候群（SIADH：syndrome of inappropriate secretion of ADH）によるところが大きい。抗利尿ホルモンは視床下部で生成され，下垂体後葉で分泌され，腎臓の集合管で水を再吸収する。SIADH は視床下部－下垂体系を介して抗利尿ホルモンが過剰に分泌されるパターンと，悪性腫瘍による異所性の抗利尿ホルモン分泌のパターンが報告されている。前者には，視床下部－下垂体系に直接影響を及ぼすような神経性反応を示す脳炎，髄膜炎，脳腫瘍，クモ膜下出血のほかに肺の感染症（ウイルス性，細菌性），手術後の重度体液異常（サードスペースへの体液移動）などが原因である（表2-1-2）。また，異所性抗利尿ホルモン分泌による異常は肺，気管支，十二指腸，膵臓および胸腺の悪性腫瘍や肺結核症によるものが多い。牛医療において明確に SIADH を示唆する報告はほとんどないが，育成牛の肺炎や子牛の慢性下痢症で低ナトリウム血症を生じている原因として抗利尿ホルモンの分泌過剰の可能性は否定できない。

SIADH はレニン－アンギオテンシン－アルドステロン系などのナトリウムバランス調節系には異常がないため，細胞外液量はほぼ正常に維持されている。ただし，この状態に自由水を負荷することによって低ナトリウム血症が増悪されるので注意が必要である。生産動物獣医療において最も重要なのが，肺炎症例であり，おそらく慢性経過の肺炎で血清ナトリウム濃度が低い症例であれば多かれ少なかれ SIADH を生じている可能性が高い。これらの理由により，肺炎症例に 1/2 リンゲル液などの低張液や 5 ％ブドウ糖液など自由水を多く含む輸液剤を適用する際には慎重に行うべきである。

SIADH のカテゴリーのなかに“Sick cell syndrome”がある。これは慢性の消耗性疾患にみられる低ナトリウム血症であり，細胞内浸透圧の低下が原因と考えられている。Sick cell syndrome は，Singhi（2004），Guglielminotti ら（2002）によると，慢性消耗性疾患で長期入院中の患者で多くみられる現象である。細胞内浸透圧の低下または細胞膜の Na^+, K^+-ATPase（＝Na^+,

図2-1-8 高脂血症における偽性低ナトリウム血症

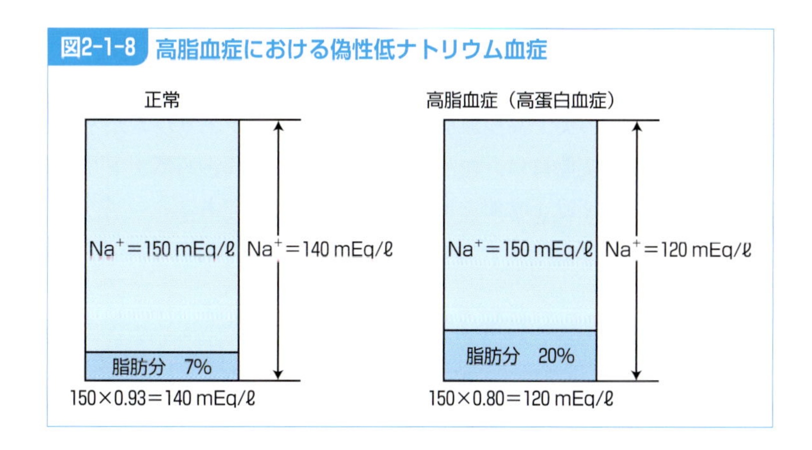

K^+ポンプ）活性の低下により細胞内カリウム量の減少が生じ，これを代替するために細胞外のナトリウムが細胞内へ流入して低ナトリウム血症が生じる。この状態が長期間続くと細胞外液中ナトリウム濃度の不足により細胞外液の低浸透圧状態が持続する。この状態が持続すると視床下部の浸透圧調節中枢の目標浸透圧の設定レベルが低下する。その結果，正常な血清ナトリウム濃度であっても，浸透圧中枢の浸透圧設定レベルが低下しているため，体液を保持する機構が働く。これを“Reset osmostat”という。Reset osmostat は，子牛の慢性的な下痢症，肺炎もさることながら，低張液による輸液療法を漫然と長期にわたって継続した場合にも生じる。

ナトリウム・水過剰性低ナトリウム血症

ナトリウム過剰を上回る水過剰がある場合，結果的に低ナトリウム血症を生じる。しかし，この病態ではナトリウムの絶対的な欠乏はない。この病態の代表的な臨床徴候は浮腫であり，腎不全，うっ血性心不全，肝硬変，ネフローゼ症候群などが挙げられる。分娩後に肝疾患を呈する牛の低カリウム血症は，このカテゴリーに分類される。

偽性低ナトリウム血症

高血糖，高脂血症，高蛋白血症動物では血清ナトリウム濃度が低値を示すことがある。これは必ずしも病的な低ナトリウム血症ではないため，偽性低ナトリウム血症という。グルコースはナトリウムやBUNとともに血清浸透圧を設定する因子である（$Posm = 2 \times [Na^+] + BUN/2.8 + glucose/18$）。それゆえに，グルコースが増加すれば，血清浸透圧を維持するためにBUNもしくはナトリウムを減少させなければならない。ヒトでは，血糖が100 mg/dℓ増加すると血清ナトリウム濃度が1.35～1.60 mEq/ℓ減少することが報告されているが，牛に関する情報はほとんどみられない。

高脂血症，高蛋白血症による偽性低ナトリウム血症は，高血糖の場合とは異なる。実際，狭義の偽性低ナトリウム血症は高脂血症，高蛋白血症の場合を指す。図2-1-8に高脂血症による偽性低ナトリウム血症のモデルを示した。血清は溶媒である“水”のほかに脂肪や蛋白質が大きな割合を占める。正常な血清ではその約7％程度が脂肪を主体とした固形成分（蛋白質などを含む）であり，溶媒となる血清が固形成分を溶解する分だけ水増しされるためにナトリウム濃度が低くなる。この固形成分の構成成分である脂肪や蛋白質が増えれば相対的に血清ナトリウム濃度は低下する。したがって，高脂血症，高蛋白血症ではナトリウムが希釈されるために低ナトリウム血症を呈する。実際には，血清中の固形成分以外に占めるナトリウム濃度は正常範囲内にあるため，血清浸透圧は正常値を示すので鑑別は容易である。

低ナトリウム血症の鑑別

脱水は英語でDehydrationである。Dehydrationでは細胞外液と細胞内液がともに減少しているため細胞内液の補充も必要となる。したがって，これを補正するためには自由水を含む低張複合電解質輸液剤（1/2リンゲル液〈等張リンゲル糖－V注射液〉など）を用いる。一方，Hypovolemia（血液量減少）は血液量が減少しているため（有効循環血液量の減少），細胞外液補充液である等張複合電解質輸液剤（0.9%生理食塩液など）が適応となる。

子牛の下痢では低張液である消化管液を喪失して脱水に至るため，最初は高張性脱水を示す。しかし，口渇を生じるため塩分摂取はできなくとも水は飲む。また，絶対的な血液量の減少によりレニン－アンギオテンシン－アルドステロン系が亢進し，抗利尿ホルモンの影響によって自由水排泄量が低下するため，結果的に低張性脱水に至る。低張性脱水を生じている子牛に漫然と自由水である5％ブドウ糖液や自由水の割合が1/2である等張リンゲル液を投与し続ければどうなるかは容易に想像できる。このような自由水の過剰投与による低ナトリウム血症を医原性低ナトリウム血症という。これは何も獣医療に限ったことではなく，ヒト医療でも長期入院患者に対して開始液および維持液を過剰投与することによって生じる医原性低ナトリウム血症は大きな問題となっている。

血清浸透圧と細胞外液量による鑑別診断

低ナトリウム血症を鑑別診断する第一歩は血清浸透圧による分類である（表2-1-3，図2-1-9）。グルコース，マンニトール，グリセオールなどの浸透圧物質の増加に対して代償的にナトリウムが減少する高張性低ナトリウム血症や，浸透圧に変化を生じない偽性低ナトリウム血症を除外し，低張性低ナトリウム血症であることを確認する。しかし，実際の臨床現場では血清浸透圧を安易に測定することは困難である。ただ，低張性低ナトリウム血症であることを鑑別するには①高血糖，②高脂血症，③高蛋白血症を除外すること，そして④マンニトールやグリセオールなどの浸透圧利尿剤の投与履歴を確認すればよい。いずれにも該当しなければ，低張性低ナトリウム血症と診断する。

低張性低ナトリウム血症であることを確認したら，次に細胞外液量を評価する。細胞外液量を評価するのはナトリウムの喪失によって循環血液量が減少しているのか，またはナトリウムの欠乏よりも体液保持機構が働き溢水状態になっているのかを判断するためである。循環血液量が減少しているのか否かを判断するには，眼球陥没の程度，ツルゴール反応，毛細血管再充満時間（CRT）などを評価する。しかし，これらの検査は特異度が高くても感度が低いため，

表2-1-3 低ナトリウム血症の治療をはじめる前に行うチェック項目

1. 低ナトリウム血症に伴う症状があるか？
   ①症候性：早急な治療
   ②無症候性：すでに脳細胞の防御機構が完成しているので急激な浸透圧変化は禁忌
2. 発症してからの経過日数は？
   ①急性（数時間～２日）：早急な治療
   ②慢性：すでに脳細胞の防御機構が完成しているので急激な浸透圧変化は禁忌
3. 低ナトリウム血症は現在も進行中か？
   ①進行中：尿 $Na^+ + K^+$ ＞血清 $Na^+ + K^+$（自由水排泄障害）
   ②改善中：尿 $Na^+ + K^+$ ＜血清 $Na^+ + K^+$（自由水排泄あり）
4. 低ナトリウム血症による脳浮腫のリスクファクターがあるか？
   ①低酸素血症
   ②新生子
   ③低栄養
   ④低カリウム血症

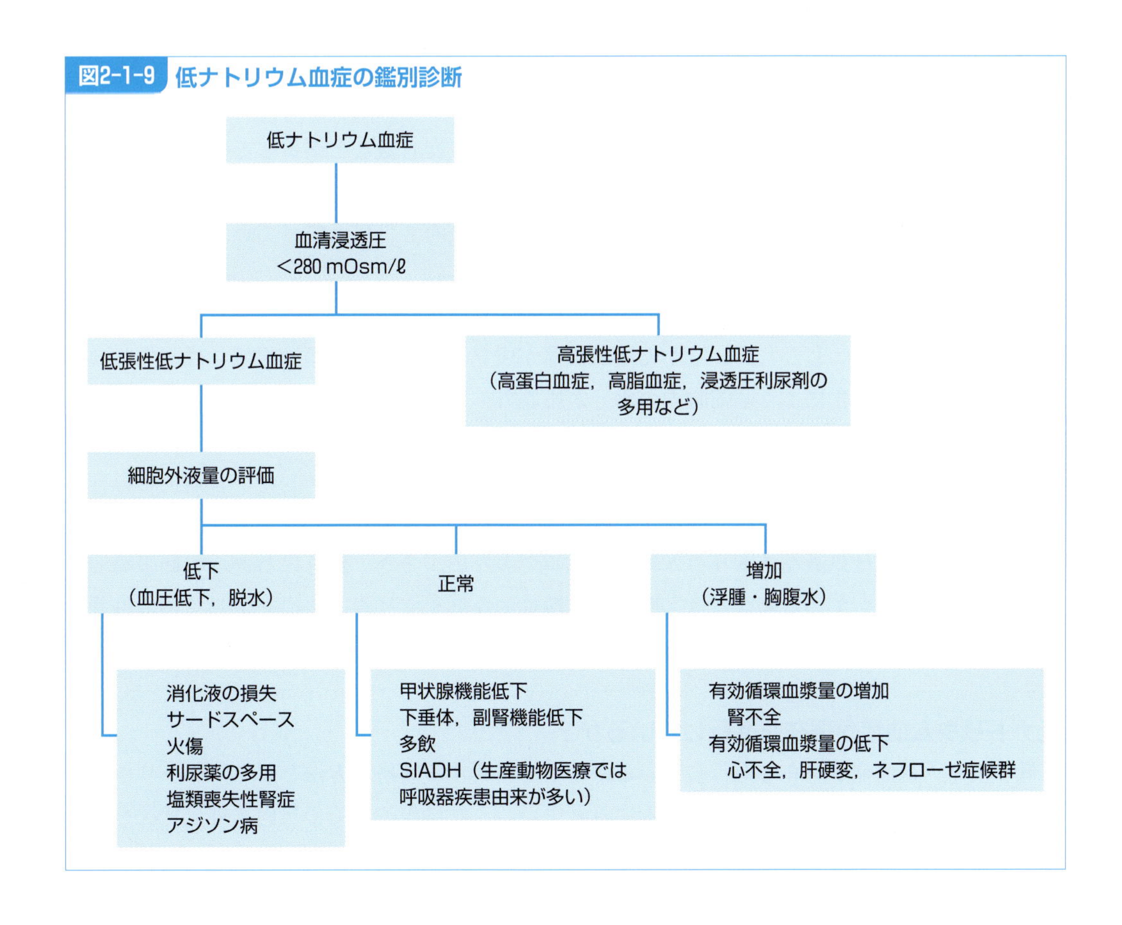

単独の検査では信頼性に欠けるので複数の検査を組み合わせることが肝要である。血圧低下，起立性低血圧，頻脈，皮膚所見などは信頼に足る検査項目であり，ウシへの応用も可能である。循環血液量が減少した低張性低ナトリウム血症は飢餓や低栄養によるナトリウム摂取不足と消化管からのナトリウム喪失（嘔吐，下痢，火傷）が挙げられる。一方，腹水や胸水，皮下浮腫が存在する場合，細胞外液の増加と診断する。その原因の多くは心不全，肝硬変，ネフローゼ症候群および腎不全である。基本的に循環血液量が減少している低張性低ナトリウム血症にはナトリウムを補給し，浮腫，胸腹水が存在する体液量増加型の低張性低ナトリウム血症は利尿薬を用いて自由水を排泄させる。

症候性か無症候性か？

低ナトリウム血症における症候性の“症候”とは意識障害である。昏睡や反射が低下しているものはそれが急性であろうと慢性であろうと脳への障害を示唆するものであり，早急な治療が必要である。しかし，問題となるのは無症候性である。慢性の低ナトリウム血症ではすでに脳細胞の防御機構が働いているため，急激な血清浸透圧の変化を伴う治療は禁忌となる（詳細は108ページをご覧いただきたい）。

経過日数は？

低ナトリウム血症は数日以内の急性か，それともそれよりも長期である慢性かに分類して治療計画を立てる。発症時，治療経過日数，特に輸液を施した日数などが重要な情報となる。低張輸液剤を長期間にわたり静脈内輸液し続けると，低張性低ナトリウム血症を増悪する危険性が高い。したがって，低張輸液剤を主体とした静脈内輸液を3日以上続けている症例で，血清ナトリウム濃度が改善しない場合には注意が必要となる。

急性の低ナトリウム血症では脳細胞の浸透圧に対する防御機構が十分に成立していないので早急な治療ができる。しかし，いったん防御機構が成立してしまった慢性症例では脳内部の有効浸透圧の急激な変化により脳細胞内の水分が細胞外へ移動し，致命的な細胞萎縮を招く危険性が高い（浸透圧性脱髄症候群または橋中央ミエリン溶解症候群）。したがって，下痢を発症してまだ日が浅ければ生理食塩液，3％高張食塩液を用いて積極的なナトリウム補正を行うべきである。しかし，肝疾患，慢性的なケトーシス，長期の下痢症などで低ナトリウム血症を生じているのであれば急激なナトリウム補給は推奨できない。また，数日にわたって低張輸液剤を主体に輸液を施している場合には，医原的に慢性的な低ナトリウム血症を生じている可能性が高いので，輸液計画を慎重に立てることが肝要である。

低ナトリウム血症が現在も進行しているか？

低ナトリウム血症が現在も進行しているか否かを判断する簡易な方法として，ナトリウムとカリウムの血清中濃度と尿中濃度を比較するとよい。これは現時点での自由水排泄状況をみるものである。

①尿中 $Na^+ + K^+$ ＞血清 $Na^+ + K^+$　自由水排泄障害（進行中）

②尿中 $Na^+ + K^+ <$ 血清 $Na^+ + K^+$　自由水排泄あり（改善中）

尿中電解質濃度が血清中電解質濃度よりも高い場合（①），ナトリウムを含む体液を排泄しているため，ナトリウムがフリーである自由水の排泄が十分にできているとはいえない。したがって，低ナトリウム血症は進行していると考え，ナトリウムの補正が必要である。一方，尿中電解質濃度が血清中電解質濃度よりも低い場合（②），電解質を体内に温存して自由水を排泄していることを示す。したがって，ナトリウムの再吸収ができているので積極的な治療をしなくても軽快する可能性が高い。②では輸液療法をあくまでも補助的範囲にとどめるべきである。なお，前述の式を厳密に評価する必要はないので，尿中電解質濃度が血清電解質濃度よりも著しく「低い（改善中）」，または著しく「高い（進行中）」のいずれかで評価する。

低ナトリウム血症の輸液

理想的な低ナトリウム血症の輸液療法－ヒトおよび小動物医療において

ヒトおよび小動物医療で行われている理想的な低ナトリウム血症の補正方法を紹介する。これをもとに生産動物医療現場でも無理なく応用できる方法を考えればよい。

低ナトリウム血症の治療目的は，①原疾患の治療および②血清ナトリウム濃度と血漿浸透圧の補正である。原疾患の治療により低ナトリウム血症が改善されることもあるので原疾患の治療を優先し，血清ナトリウム濃度および血漿浸透圧の補正は必要に応じて行うべきである。しかし，急性経過または重度の低ナトリウム血症に対しては，不可逆性の神経障害を起こすだけでなく死に至ることもあるので，その場合には 3 %高張食塩液による迅速な血清ナトリウム濃度補正を行う。慢性の低ナトリウム血症を補正する場合には血清ナトリウム濃度の補正速度を 1 日当たり 10～12 mEq/ℓ（1 時間当たり 0.5 mEq/ℓ 未満）に設定し，緩速に補正すべきである。

浮腫を伴う動物に対しては，食餌中のナトリウム制限と利尿薬を併用した輸液療法が適用となる。溢水状態の動物に対しては低ナトリウム血症の補正を目的に生理食塩液を用いてナトリウムを補給するが，過剰な体液量を補正するためにはフロセミドなどのループ利尿薬を併用するとよい。特に心不全動物に対してはフロセミドとアンギオテンシン変換酵素阻害薬の併用により，前負荷と後負荷を軽減させて 1 回拍出量の改善を図り，過剰な体液を排泄させることで低ナトリウム血症も改善する。しかし，うっ血性心不全の動物において低ナトリウム血症が生じるのは末期であり，これらの治療に対する反応は乏しい。

低ナトリウム血症を補正するための高張食塩液

不適切抗利尿ホルモン分泌症候群（SIADH）を生じている肺炎症例に生理食塩液（0.9%）を投与しても血清ナトリウム濃度は増加しない。肺炎症例では抗利尿ホルモンの分泌異常によって尿中に多量のナトリウムとカリウムが排泄される。SIADH では尿中（Na^+，K^+）濃度が生理食塩液のナトリウム濃度である 154 mEq/ℓ よりも高値であることが多い。このような症例では尿量と同量（≒維持量）の生理食塩液を投与してもナトリウムの排泄量が優るために一向にナトリウムが補充できないので，高張食塩液を用いる。ただし，高張食塩液といっても低ナトリウム血症を補正するための高張食塩液は，7.2％ではなく３％程度にした方が急激なナトリウム濃度の変化による浸透圧性脱髄症候群を合併するリスクが低い。ちなみに，３％高張食塩液の製剤ナトリウム濃度は約 510 mEq/ℓ である（7.2％高張食塩液は約 1,200 mEq/ℓ）。

３％高張食塩液の調整

〈方法 1〉

500 mℓの生理食塩液バックから 100 mℓ抜きとり，10% NaCl 補正液*を６アンプル加える。
　補正液は 1 アンプル 20 mℓであるから，総量は 520 mℓとなる。

〈方法 2〉

7.2%高張食塩液を 200 mℓ，５％ブドウ糖または注射用蒸留水 300 mℓを配合すると 2.9%高張食塩液となる。

※ 10% NaCl 補正液　1 管(20 mℓ)中に塩化ナトリウム(NaCl)1.169 g(1 mol/ℓ)を含有。
　〈電解質組成〉 Na^+：20 mEq/20 mℓ，Cl^-：20 mEq/20 mℓ
　〈製　品　名〉 補正用塩化ナトリウム液
　　　　　　　　補正用 1 モル塩化ナトリウム液－メディジェクト Na1 モル

各種食塩液による低ナトリウム血症改善予測

生理食塩液，３％または7.2％高張食塩液を用いてナトリウム補正をする場合，それぞれの輸液剤を１ℓ投与した後で，どれだけ血清ナトリウム濃度が上昇するかを予測することができる。このときの血清ナトリウム濃度の増加量をΔ［Na^+］mEq/ℓとする。次式の体内水分率とは，体重に対する体内水分割合である。標準的な値として小児は 0.7，成人は 0.6 を用いるが，牛について正確な値を求めた論文はほとんどないのでこれらを外挿する。

$$\Delta[Na^+](mEq/\ell) = \frac{輸液剤([Na^+]+[K^+]) - 血清中[Na^+]}{体重\times体内水分率+1} \cdots\cdots\cdots (1)$$

例えば，50 kgの子牛の血清ナトリウム濃度を 120 mEq/ℓ と仮定して，それぞれ生理食塩液，３％または7.2％高張食塩液を１ℓ投与したときの予測ナトリウム上昇値を算出する。なお，体内水分率は 0.7 として算出する。

① 0.9%生理食塩液：$[Na^+]$ ＝154 mEq/ℓ
　　　　　　　　　$[K^+]$ ＝0 mEq/ℓ

$$\Delta[Na^+](mEq/\ell) = \frac{(154+0)-120}{50\times0.7+1} = 0.9(mEq/\ell)$$

② 3％高張食塩液：$[Na^+]$ ＝510 mEq/ℓ
　　　　　　　　$[K^+]$ ＝0 mEq/ℓ

$$\Delta[Na^+](mEq/\ell) = \frac{(510+0)-120}{50\times0.7+1} = 10.8(mEq/\ell)$$

表2-1-4 子牛に各種食塩液を1ℓ投与した時の血清ナトリウム濃度の予測増加量（mEq/ℓ）

血清ナトリウム濃度(mEq/ℓ)	110	120	125	130	135
生理食塩液	1.2	0.9	0.8	0.7	0.5
３%高張食塩液	11.1	10.8	10.7	10.6	10.4
7.2%高張食塩液	30.3	30.0	29.9	29.7	29.6

子牛の体重を 50 kgとし，体内水分率を 0.7 とした場合

表2-1-5 成牛に各種食塩液を1ℓ投与した時の血清ナトリウム濃度の予測増加量（mEq/ℓ）

血清ナトリウム濃度(mEq/ℓ)	110	120	125	130	135
生理食塩液	0.12	0.09	0.08	0.07	0.05
３%高張食塩液	1.11	1.08	1.07	1.05	1.04
7.2%高張食塩液	3.02	2.99	2.98	2.96	2.95

成牛の体重を 600 kgとし，体内水分率を 0.6 とした場合

③ 7.2%高張食塩液：$[Na^+]$ ＝1,200 mEq/ℓ

$[K^+]$ ＝0 mEq/ℓ

$$\Delta[Na^+](mEq/\ell) = \frac{(1{,}200+0)-120}{50\times0.7+1} = 30.0(mEq/\ell)$$

表2-1-4および表2-1-5に，上記の（1)式から求めた各種食塩液を投与したときの子牛および成牛における血清ナトリウム濃度の予測改善量を示した。ここで注意しなければいけないことは，この式ではナトリウムの尿排泄および経口摂取を一切考慮していないことである。実際の症例では血清および尿中電解質をモニタリングしながら適宜修正することが理想である。

表2-1-4および表2-1-5を参考に，仮に血清ナトリウム濃度が 120 mEq/ℓの低ナトリウム血症の子牛および成牛に，1日の改善許容量である 10 mEq/ℓのナトリウム補正を行うとする。生理食塩液だけを用いて補正するならば，それぞれ 11.1 および 111.1 ℓの輸液量となり現実的な投与量ではない。つまり，低ナトリウム血症の子牛や成牛に生理食塩液を投与しても，十分な血清ナトリウム濃度の改善は期待できない。

一方，子牛では1ℓの３%高張食塩液を投与すれば約 10 mEq/ℓの血清ナトリウム濃度の増加が期待できる。同様に，1ℓで約 30 mEq/ℓの補正が期待できる 7.2%高張食塩液では 1/3 量にあたる 333 mℓ投与すればよい。したがって，子牛では低ナトリウム血症の改善に３%高張食塩液を1ℓ投与するのが実際的かもしれない。

低ナトリウム血症の成牛に対して血清ナトリウム濃度を 10 mEq/ℓ増加させるためには，３%または 7.2%の高張食塩液をそれぞれ 10 または３ℓ投与すればよい。特に，600 kgの成牛に 7.2%高張食塩液を３ℓ，すなわち５mℓ/kgを投与することは用法用量の範疇である。後述する投与速度も考慮しなければならないが，これらは現実的な投与量であろう。

3％高張食塩液の理想的な投与速度

3％高張食塩液の推奨投与速度は，ヒトにおいて0.5～2 mℓ/kg/時である。これは，再三繰り返すが急激なナトリウム変化を予防するための限界速度と考えてよい。特にナトリウムだけでなくカリウムも同時に欠乏している症例（子牛の重度脱水を伴う下痢症など）では，浸透圧性脱髄症候群を発症しやすいので可能な限り緩速投与するべきである。

先ほどから例に挙げている症例について考えてみる。50 kgの子牛の血清ナトリウム濃度を10 mEq/ℓ増加させるために3％高張食塩液を1ℓ投与しなければならない。また，前述の3％高張食塩液の推奨投与速度で最も早い2 mℓ/kg/時を採用したとしても，1時間に投与できる量は100 mℓ（2 mℓ/kg/時×50 kg）である。1ℓの3％高張食塩液を投与するには10時間かけなければならないが，入院患畜でもない限りその実施は難しい。Large Animal Internal Medicine, 3rd Ed（Bradford PS, Mosby）でも，ヒトからの外挿として牛や馬でも低ナトリウム血症の補正は1時間当たり1 mEq/ℓを上限としている（すなわち，ナトリウム濃度を10 mEq/ℓ増加させるためには10時間かける）。

では，実際どの程度で輸液を行えばよいのか。ヒトの輸液療法に関する特集記事を探してみると，500 mℓの3％高張食塩液を3時間程度で投与するのが最も急速な投与方法であった。しかし，これはヒト医療においても科学的根拠に基づいた投与速度ではなく，ほとんどが経験則によるものである。今後，牛での適正投与速度について明らかにする必要はあるが“ゆっくり投与する”ということだけは認識していただきたい。症候性であれば緊急的補正が必須なので，その場合は1時間を目安にすればよい。しかし，エビデンスは残念ながら見当たらない。

フロセミドによる利尿戦略

高張食塩液による補正ではかなりの時間を要するので，別の戦略として生理食塩液とフロセミドの併用法を紹介する。ループ利尿薬であるフロセミドはラシックスという製品名で販売されている。ループ利尿薬は最大効果時において糸球体でろ過されたナトリウムの25％を尿中に排泄する。その効果は利尿薬中最も強力であるためループ利尿薬は高天井利尿薬とも呼ばれている。図2-1-10にループ利尿薬の作用部位とその薬理学的作用を示した。ヘンレ係蹄上行脚の太い部分の管腔側膜に存在するNa^+, K^+-$2Cl^-$共輸送担体は，糸球体でろ過されたNa^+，K^+，Cl^-を最も再吸収するポンプであり，ループ利尿薬はこれを抑制する。その結果，多量のNa^+，K^+，Cl^-が再吸収されないため利尿効果が発現する。では，なぜ尿中へのナトリウム排泄量が多くなるループ利尿薬を低ナトリウム血症動物の輸液療法に応用するのか。それはフロセミドによる典型的な尿が1/2生理食塩液程度の張力しかないことによる。

仮に尿量に見合う生理食塩液をループ利尿薬と併用して投与したとする（図2-1-11）。フロセミドの利尿効果によって排泄される尿は低張液（1/2生理食塩液）であるため，投与した半分のナトリウムが体内に蓄積する。したがって，生理食塩液を投与する際にループ利尿薬を併用すると効率的に血清ナトリウム濃度を補正することが可能となる。特に溢水となっている体液過剰型低ナトリウム血症ではその原因である自由水を排泄させるため効果的である。フロセミドの推奨投与量は牛で0.4～1.0 mg/kgである。馬では1.0 mg/kgのフロセミドを静脈内投与し効果が十分に発現すれば，1時間で約8ℓの排尿が見込める。

図2-1-10 ループ利尿薬（フロセミド）の薬理作用

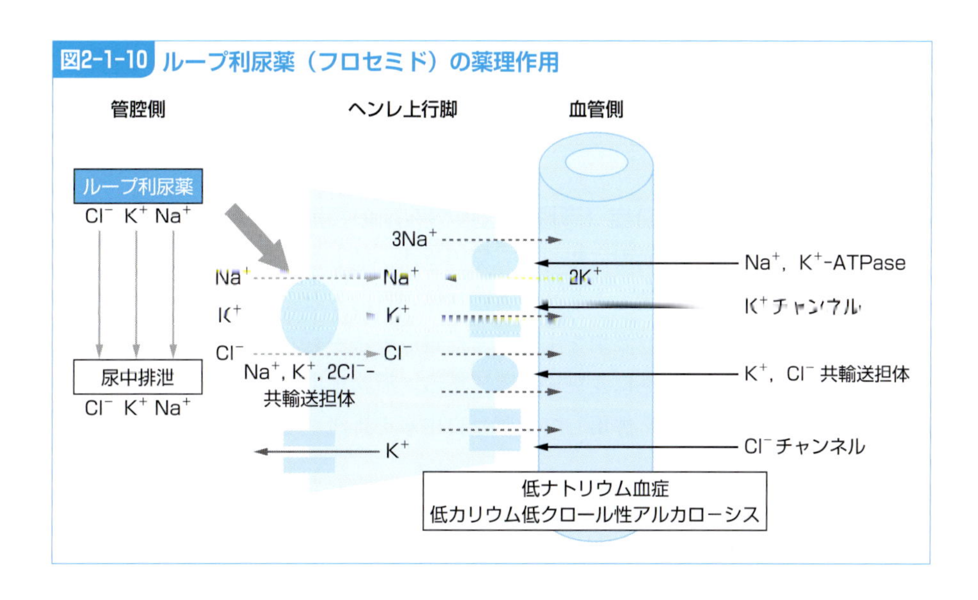

図2-1-11 生理食塩液およびフロセミド併用療法

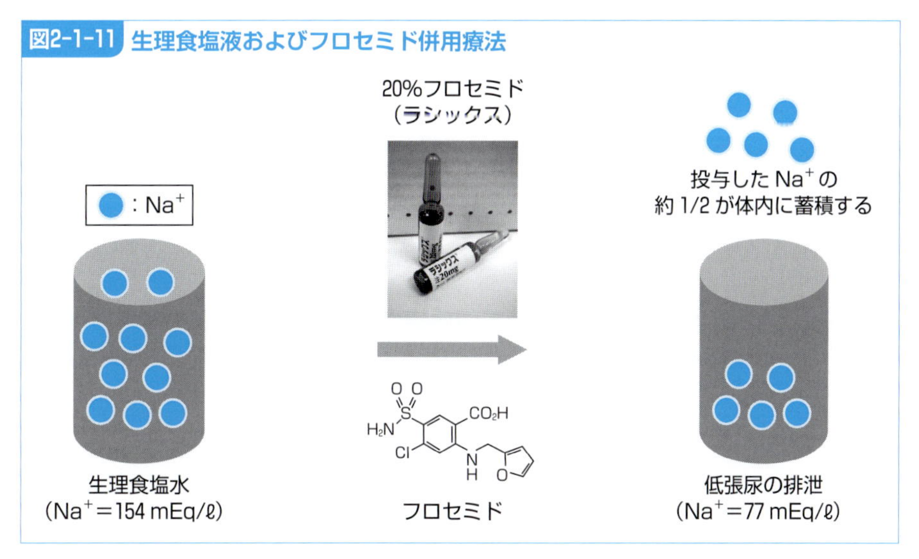

型別低ナトリウム血症の輸液プラン

細胞外液量減少型低ナトリウム血症（子牛の下痢症など）

細胞外液量が減少している原因は，腸管や腎臓からの体液喪失によるものである。したがって，細胞外液の補充が優先されるので生理食塩液または３％高張食塩液を主体とした輸液療法を行う必要がある。ただ，低ナトリウム血症の原因のひとつとしてカリウムの絶対欠乏も考えなければならない。「カリウム」の節で詳述するが，大量のカリウムを下痢便中へ排泄した子牛では，細胞内のカリウムが枯渇する。その結果，減少した細胞内カリウムを補うために細胞外液中のナトリウムが細胞内へ流入して，血清ナトリウム濃度の低下が生じる。つまり，このような病態ではカリウム欠乏が根本的な問題なので，適宜カリウムを添加しなければならない。実際には，生理食塩液や高張食塩液でナトリウムを補給したあと，1/2 リンゲル液に 40 mM の KCl を調合して緩速投与すればよい。症候性であれば 3 %高張食塩液，無症候性であれば生理食塩液とフロセミドを併用する。

細胞外液増加型低ナトリウム血症（浮腫や低張輸液剤の長期投与など）

これはいわゆる浮腫性疾患の治療に基づく。原因療法が最も効果的であるが，輸液療法では過剰に蓄積している自由水の排泄とナトリウムの補給が目的となる。最も簡単な方法は飲水制限である。原疾患の治療に低張輸液剤を主体とした輸液療法が行われていればそれを中止し，細胞外液補充剤を主体とした治療に変更すべきである。原疾患の治療として継続的に輸液療法が必要な場合には，フロセミドを併用して過剰な自由水を排泄させるとよい。

細胞外液量正常型低ナトリウム血症（肺炎など）

不適切抗利尿ホルモン分泌症候群（SIADH）における低ナトリウム血症は，多飲か低張輸液剤の長期投与が原因である。したがって，治療の原則は飲水制限と低張輸液剤を投与しないことである。前述したように，SIADH では生理食塩液を投与しても血清ナトリウム濃度の改善が得られないことが多い。ナトリウムの排泄量が多いので，塩分の摂取量を増やすことが重要である。ヒトではリチウム，デメクロサイクリンまたは抗利尿ホルモンの V_2 受容体拮抗薬が使われている。3 %高張食塩液または生理食塩液とフロセミドの併用療法が主体となるが，鉱塩を与えるなどして塩分摂取量を増やすことも重要である。

高ナトリウム血症

高ナトリウム血症の原因

血清ナトリウム濃度が 150 mEq/ℓ 以上である場合，高ナトリウム血症と診断する。高ナトリウム血症の病態は，高浸透圧血症によって体液が細胞内から細胞外区画へ移動し，細胞内液量が減少することによって生じる。これは水分とナトリウムのバランスにより①細胞外液減少型（有効循環血液量減少型），②細胞外液正常型（有効循環血液量正常型），および③細胞外液増加型（有効循環血液量増加型）の 3 種類に区分することができる（表2-1-6）。

問題となる高ナトリウム血症は血清ナトリウム濃度が 160 mEq/ℓ 以上のものである。高ナトリウム血症の臨床症状は血清ナトリウム濃度のレベルと高張状態に至ってからの経過時間の両者に依存しており，一般に慢性経過のものよりも急性経過の動物で劇的な症状を示す。急激な血清ナトリウム濃度の上昇によって脳細胞の脱水が急速に進行し，脳容積の減少に伴って脳血管が物理的に障害を受けるために出血や静脈栓塞をきたす。高ナトリウム血症の初期症状は倦怠感，脱力，嗜眠があるが，進行に伴って痙攣，振戦，運動失調，昏睡を呈する。

細胞外液減少型高ナトリウム血症

ナトリウム喪失よりも水分喪失が多い場合に生じる高ナトリウム血症を，細胞外液減少型高

表2-1-6 高ナトリウム血症の原因

細胞外液減少型	細胞外液正常型	細胞外液増加型
嘔吐（単胃動物） 下痢 浸透圧性利尿	尿崩症 　中枢神経性 　腎性	ナトリウム負荷 　高張食塩液 　高張重炭酸ナトリウム液 　食塩の過剰摂取
腎不全 糖尿病 利尿剤	熱射病 　発熱，熱傷	高アルドステロン血症* 副腎皮質機能亢進症*
サードスペースへの喪失 腸閉塞，膵炎，腹膜炎	不十分な水分接種 　飲水ができない 　口渇低下 　衰弱	

*：非常に稀

ナトリウム血症という。臨床症状として，頚静脈の虚脱，皮膚の弾力性低下および粘膜の乾燥が認められる。細胞外液減少型高ナトリウム血症は腎性あるいは腎外性の体液喪失が原因であり，臨床的には高張性脱水を呈する。腎性の原因としてマンニトールなどの利尿剤の投与，糖尿病による高血糖，腎不全などが考えられ，これらの疾患では等張尿を示す。一方，腎外性での体液喪失の原因は，嘔吐，下痢のほかに腸閉塞，膵炎，腹膜炎による体液のサードスペースへの移動が考えられ，この場合には高張尿となる。嘔吐と下痢は小動物臨床分野において細胞外液減少型高ナトリウム血症の最も一般的な原因である。これらの動物が脳障害によって著しく活動性が低下した場合には飲水が困難となるため，高ナトリウム血症による神経症状が増悪するために注意が必要である。

細胞外液正常型高ナトリウム血症

細胞外液正常型高ナトリウム血症は，ナトリウムの喪失を伴わない純粋な水分欠乏によって発症するが，大量の水分喪失が伴わないのであれば循環血液量の低下をきたすことはない。

細胞外液正常型高ナトリウム血症の病態は，中枢神経性尿崩症（CDI：central diabetes insipidus），腎性尿崩症（NDI：nephrogenic diabetes insipidus），不感蒸泄量の増加，熱射病および飲水量が不十分である場合などで生じる。CDI は抗利尿ホルモンの欠乏症であり，この疾患は下垂体神経葉が障害を受けることにより発症する。抗利尿ホルモンの産生や分泌が欠如することにより，血清浸透圧が高値であっても腎臓での水分の再吸収が低下することで高ナトリウム血症を生じる。NDI は下垂体から抗利尿ホルモンが分泌されているにもかかわらず，腎尿細管にある抗利尿ホルモン受容体の反応が十分に得られない病態である。

細胞外液正常型高ナトリウム血症動物では臨床症状を呈するほどの有効循環血液量の減少や脱水は稀である。しかし，臨床徴候が顕著となった場合には脳細胞内脱水により著しく障害を受けており，最終的には頭蓋内出血，血腫，血栓あるいは梗塞に至るため重篤な経過をたどる。

細胞外液増加型高ナトリウム血症

水分の増加よりも相対的にナトリウムが増加した場合に見られる高ナトリウム血症を細胞外液増加型と区分する。細胞外液増加型高ナトリウム血症は主に外因的な原因によって生じる。特に高張のナトリウム液（高張食塩液，高張重炭酸ナトリウム液）の投与や食塩の過剰摂取が原因となる。また，動物に乏尿性腎不全あるいは心不全などの疾患が併発している場合，体液増加を抑制する能力が著しく低下しているため肺水腫に至る可能性が非常に高いので注意が必要である。

高ナトリウム血症の治療

高ナトリウム血症の治療は，①喪失した水分および電解質の補充，②必要であればナトリウム排泄の促進，および③原疾患の治療である。特に③原疾患の治療により電解質異常が改善されることが多いため，積極的に電解質異常を補正するのではなく基礎疾患の治療が優先される。しかし，重度または急性経過の高ナトリウム血症の動物に対しては中枢神経症状を呈するため，可能な限り早急にナトリウムバランスの補正を目的とした治療を開始しなければならない。また，ナトリウムバランスの補正については高ナトリウム血症の型によって異なるので注意が必要である。

細胞外液減少型高ナトリウム血症

細胞外液減少型高ナトリウム血症では，生理食塩液（Na^{+}：154 mEq/ℓ）を用いてECFの正常化を図る。身体一般検査を参考にECFが正常化したと判断されたのであれば，血清ナトリウム濃度および浸透圧を補正するために低張食塩液または5％ブドウ糖液に切り替える。治療の初期段階から低張食塩液を投与すると，細胞内にまで水分が補充されるためECFの増加が期待できないばかりか脳浮腫を招くので，ECFが確保されてから低張食塩液を用いる。有効循環血液量の減少に伴って血液pHが7.15未満の重度なアシドーシスを呈している動物に対してはアシドーシスの治療を行うべきであるが，そのほかの場合では積極的なアシドーシス治療を行わずに体液量の補正を優先させるべきである。

細胞外液正常型高ナトリウム血症

細胞外液正常型高ナトリウム血症では，水分の不足分を5％ブドウ糖液で補う。ウシにおける水分不足量を算出する計算式は次のとおりである。

$$\text{水分不足量}(\ell) = \frac{\text{体重}(\text{kg}) \times 0.6 \times (\text{血清ナトリウム濃度} - 140)}{\text{血清ナトリウム濃度}}$$

実際には，この水分不足量の1/2に維持量を加えた量が輸液量となり，これを24時間かけて補う。残りの1/2は，動物の状態に応じてさらに24～48時間かけて補正することが推奨されている。輸液時間は高ナトリウム血症の臨床症状が発現するまでに要した時間によって決定するべきである。その理由として特発性オスモルと呼ばれる神経内浸透圧活性物質の産生が挙げられる。脳は高ナトリウム血症状態が続くと中枢神経系細胞内から細胞外への水分の移動を防止するために内因性の溶質である特発生オスモルを産生し，脳細胞内の浸透圧を増加させる。この状態において高ナトリウム血症を急激に補正すると細胞外区画の浸透圧が低下するため，浸透圧勾配によって脳細胞内に大量の水分が移動する。その結果として脳浮腫，不可逆的な神経組織学的変化が生じるため，これを避けるためにも慢性経過の高ナトリウム血症では48～72時間以上かけて緩速にナトリウムバランスの補正を行うべきである。輸液中に神経症状が増悪した場合には脳浮腫を疑い，マンニトールやフロセミドなどの利尿剤を併用するとよい。

細胞外液増加型高ナトリウム血症

細胞外液増加型高ナトリウム血症では，フロセミドにより過剰のナトリウムを尿中に排泄させ，ナトリウム排泄に伴って喪失した水分を5％ブドウ糖で補うとよい。しかし，この型の高ナトリウム血症は医原性，すなわちナトリウムの過剰投与によって生じている場合もあるため，治療というよりも予防に努めるべきである。

2-2　カリウム

低カリウム血症は，低ナトリウム血症と同様に下痢や経口摂取が制限された動物で比較的容易に生じる電解質異常である。たとえ高カリウム血症に比して致死的な不整脈が生じないとしても，低カリウム血症は中枢神経症状，不整脈，麻痺性イレウス，横紋筋融解の原因になるため，その補正は重要である。しかし，生体内カリウムのほとんどが細胞内に存在するため，カリウムの補正は細胞外の状態を示す血液データだけで対処できるものではない。したがって，臨床獣医師は血液データよりも身体一般状態からカリウムバランスの不均衡やその欠乏状態を推察し，それに見合う補正を心掛けなければならない。そのためにはカリウムの生理学的，または病態生理学的な理解が不可欠である。

反芻動物の飼料中に含まれるカリウム含有量は一般的に高いため，飼料由来の欠乏症は考えにくい。しかし，成牛における低カリウム血症は食欲不振，第四胃変位などの上部消化器疾患に伴って頻繁にみられる病態である。また，子牛の下痢症では，消化液中に含まれるカリウムが直接的に排泄されることにより低カリウム血症を生じることがしばしばみられる。しかしカリウムは細胞外液よりも細胞内液に多く含まれるイオンであるため，血液検査値だけでは絶対的な欠乏評価が難しく，血液検査のみでの判断は病態を見誤る危険性が高い。生体のカリウム動態を考えるうえで重要なのは細胞膜上にある Na^+, K^+-ATPase（=Na^+, K^+ポンプ）であり，これは酸塩基平衡およびインスリンによって制御されている。したがって，カリウムと酸塩基平衡および糖との関係を理解し，低カリウム血症の病態に適したカリウム輸液剤の適用が重要である。

カリウムの生理学

牛が絶対的カリウム欠乏を生じやすい理由

カリウム・バランスは外因性および内因性調節によって決定する。外因性とはカリウムの摂取（In）と排泄（Out）である。カリウムは主に尿中排泄される。カリウムを含む尿細管管腔液の流量とカリウムの分泌量との間には相関がある（**図2-2-1**）。管腔内のカリウム濃度は低く維持されるため，不必要なカリウムはいわゆる“wash out”される。当然，カリウム摂取量が少ない動物ではカリウムを保持するため，カリウム分泌量に対する尿細管液流量の比例定数は小さくなる（**図2-2-1：低カリウム食**）。一方，カリウム摂取量が多い動物では“wash out”するカリウム量を増やし（カリウム分泌量の増加），管腔内カリウム濃度を低値に保つ（**図2-2-1：高カリウム食**）。牛などの草食動物はカリウム摂取量が多いので，ヒトや犬に比べて尿細管液流量に対するカリウム分泌量が多い。しかし，この腎臓でのカリウム排泄調節系にはタ

図2-2-1 カリウム摂取量とカリウム分泌量の関係

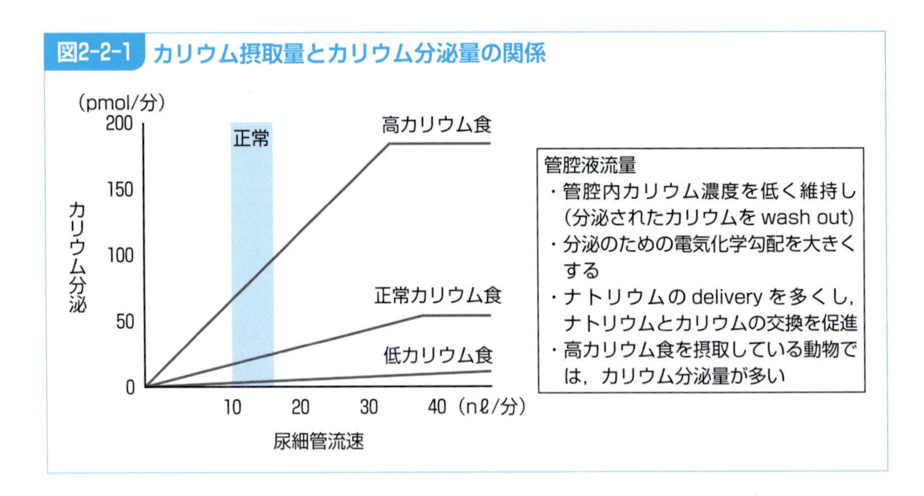

イムラグがあるため，たとえ牛が食欲不振になってカリウム摂取量が激減したとしても，wash out されるカリウム量がすぐに減少することはない。このため，草食獣が食欲不振（カリウムの Input ↓）となってもカリウムの尿中排泄が高く維持されたままなので（カリウムの Output →），外因性カリウム・バランスを崩し，絶対的カリウム欠乏を生じる。このように，牛はヒトや犬と比べて絶対的なカリウム欠乏を生じやすい動物であることを忘れてはならない。

カリウムと静止膜電位との関係

一般的にヒトや牛の血清カリウム濃度は 3.5 ～ 5.0 mEq/ℓ，細胞内のカリウム濃度は約 140 ～ 150 mEq/ℓである。また，生体のカリウム量はヒトで約 50 ～ 55 mEq/kgである。その結果，体内総カリウムの約 98％が細胞内に分布している。

カリウムは細胞内液の主要カチオン（陽イオン）として働く。ただ，カリウム量は筋肉量に比例するので，体内総カリウム量は相対的に子牛で少ない。このことは子牛の方が成牛よりも絶対的なカリウム欠乏を生じやすいということを意味している。

低カリウム血症によって中枢神経症状，不整脈，麻痺性イレウス，横紋筋融解などが生じるが，それは細胞内外のカリウム・バランスの不均衡が静止膜電位に影響を及ぼすためである。静止膜電位（Em）は次式より算出する。ICF は細胞内，ECF は細胞外のイオン濃度を示す。

$$Em = -61 \times \log \frac{1.5[K^+]_{ICF} + 0.01[Na^+]_{ICF}}{1.5[K^+]_{ECF} + 0.01[Na^+]_{ECF}}$$

この式ではカリウムの係数が 1.5 に対しナトリウムの係数は 0.01 と著しく小さいため，［Na^+］の値は無視することができる。したがって，上式は次のとおりとなる。

$$Em = -61 \times \log \frac{[K^+]_{ICF}}{[K^+]_{ECF}}$$

図2-2-2 細胞内外のカリウム較差と静止膜電位の関係

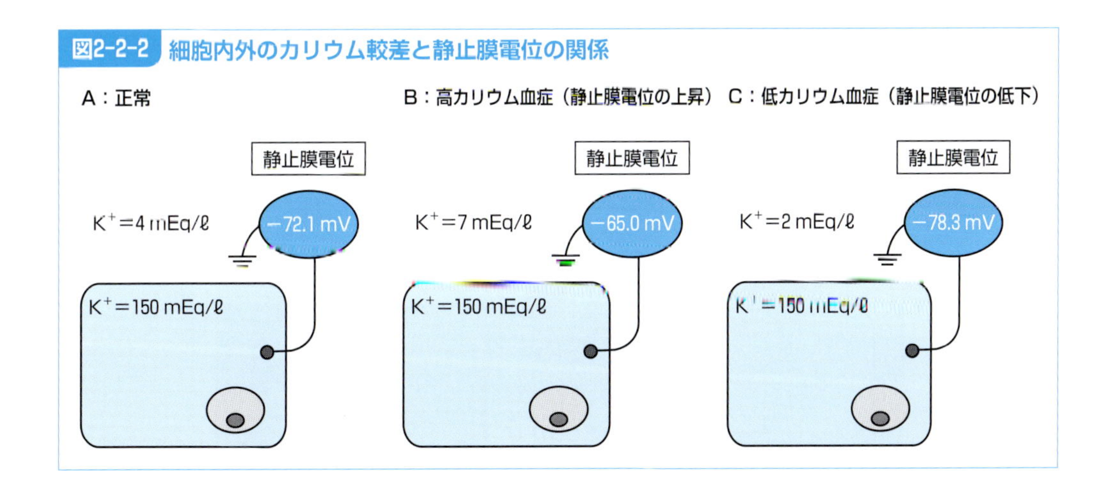

この式から，細胞内外のカリウム濃度較差が細胞膜電位を決定していることが分かる。また，この式から分かることは，細胞内－細胞外カリウム濃度比が大きくなると

$$\log \frac{[K^+]_{ICF}}{[K^+]_{ECF}}$$

の値が大きくなり，これに－61 倍した Em の値は低下することである。つまり，細胞内－細胞外カリウム濃度の較差が大きくなれば静止膜電位が低くなり，較差が小さくなれば静止膜電位は上昇する。これを，静止膜電位を細胞内外のイオン較差によって算出したモデル図で説明する。図2-2-2：A は正常な細胞内外のイオン較差によって生じた静止膜電位を示している。例えば，細胞外液のカリウム濃度を 4 mEq/ℓ，細胞内液のカリウム濃度を 150 mEq/ℓ とすれば静止膜電位は－72.1 mV と陰性荷電（negative charge）を維持している。

図2-2-3 カリウムと活動電位：閾値との関係

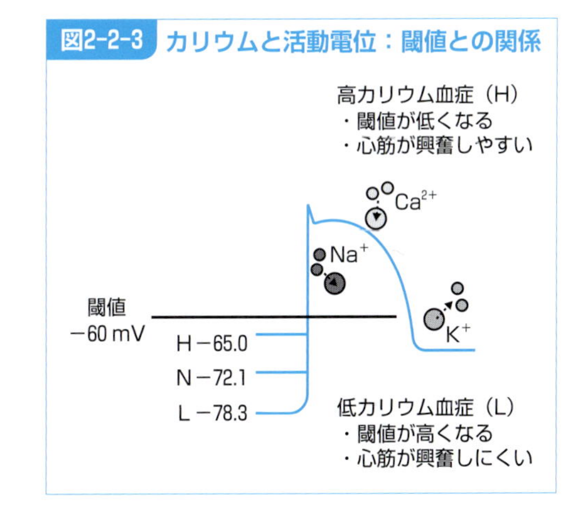

次に，図2-2-2：B では高カリウム血症について考えてみる。細胞外液のカリウム濃度が正常値の 4 mEq/ℓ から 7 mEq/ℓ に上昇すると，細胞内－細胞外カリウム比（150/7）は減少するため細胞内の陰性荷電が維持されず，静止膜電位が－72.1 mV から－65.0 mV に上昇する。一方，細胞外液のカリウム濃度が 4 mEq/ℓ から 2 mEq/ℓ になると細胞内－細胞外カリウム比（150/2）が増加するため，結果的に静止膜電位は－72.1 mV から－78.3 mV まで低下する（図2-2-2：C）。

では，静止膜電位の上昇または低下が生体にどのような影響を及ぼすのかを考える。図2-2-3 に心筋の活動電位を示した。正常な静止膜電位（N：－72.1 mV）と閾値（－60 mV）との差は 12.1 mV である。高カリウム血症になると静止膜電位（H：－65.0 mV）と閾値との差が 5 mV と低くなる（閾値が小さくなる）。一方，低カリウム血症（L：－78.3 mV）では閾値

図2-2-4 内因性カリウム・バランス（Na^+，K^+-ATPase）

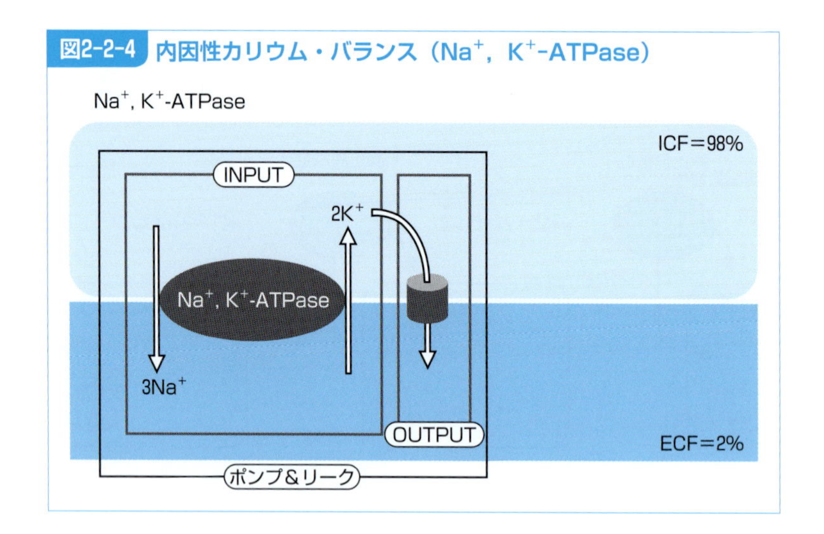

が大きくなる（18.3 mV）。すなわち，高カリウム血症では閾値が低いため心筋が興奮しやすくなり，心房細動など重篤な不整脈を生じやすい。一方，低カリウム血症では閾値が高くなるため心筋は興奮しにくい。これは骨格筋でも同様であり，低カリウム血症では筋肉の興奮性の低下，すなわち筋麻痺が生じやすくなる。

活動電位とカリウム

図2-2-4に細胞内外のカリウム・バランスを示した。細胞内外のカリウム濃度較差（濃度勾配）は細胞にとって非常に大切なものであるが，この較差を形成するのが細胞膜上にある Na^+, K^+-ATPaseである。Na^+, K^+-ATPaseはエネルギー依存性で，細胞内に2個のカリウムを取り込み，代わりに3個のナトリウムを細胞外へ放出する。細胞外液のカリウム濃度が高いと Na^+, K^+-ATPaseは積極的にカリウムを取り込み，そしてナトリウムを細胞外へ放出する。一方，低カリウム血症では細胞外液のカリウム濃度を低下させないために，Na^+, K^+-ATPaseによるカリウムの細胞内取り込みは積極的に行われない。まとめると次のようになる。

高カリウム血症

カリウムを積極的に細胞内へ取り込む
ナトリウムを細胞外へ放出する（ナトリウムは細胞内に流入しにくい）

低カリウム血症

カリウムを積極的に細胞内へ取り込まない
ナトリウムを積極的に放出しない（ナトリウムは細胞内へ流入しやすい）

これらの条件を図2-2-5の心筋の活動電位に当てはめて考えてみる。脱分極では急速にナトリウムが細胞内へ流入し，細胞内は陽性荷電（positive charge）する。その後，カルシウムの

図2-2-5 心筋活動電位とイオンの関係

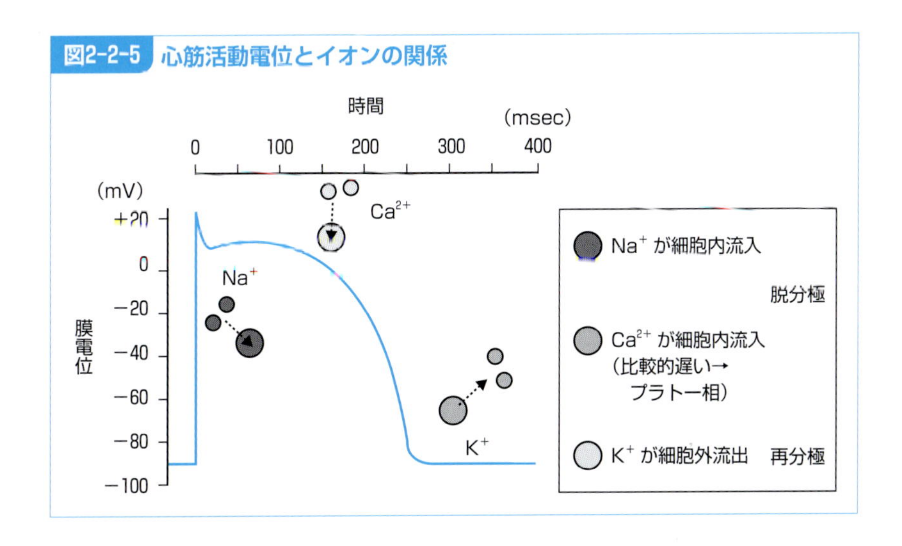

プラトー相を経てカリウムの細胞外流出が起こり，細胞内は再び陰性荷電（negative charge）する。高カリウム血症ではナトリウムが細胞内に流入しにくい。すなわち，脱分極でナトリウムチャネルが不活化するため，細胞は興奮しにくい。一方，低カリウム血症では再分極時に細胞内からのカリウム流出が容易となるため，ナトリウムチャネルの透過性が亢進する。その結果，低カリウム血症では易興奮性となる。

カリウム・バランスの不均衡と病態

高カリウム血症では静止膜電位が上昇して閾値が小さくなるため細胞の興奮性が増すが，脱分極では細胞のナトリウムチャネルが不活化するので細胞は逆に興奮性が低下する。この相反する事象は，それぞれ臨床徴候にも特徴的に表れる。すなわち，閾値が小さくなるため興奮頻度が高くなることで心房細動が生じやすい。心房細動は致死的な不整脈なので注意が必要である。一方，ナトリウムチャネルの不活化により興奮性が低下すると心伝導障害を招くため，臨床徴候としては徐脈が最もよくみられる。

低カリウム血症では静止膜電位が低下して閾値が大きくなるため細胞の興奮性が低下するが，ナトリウムチャネルの透過性亢進により細胞の興奮性は増す。これも相反する事象となっている。閾値が大きくなることによって低カリウム血症では弛緩性麻痺が臨床症状として現れる。低カリウム血症による弛緩性麻痺では筋肉が重度に脆弱化するため牛は横臥し，起立不能に至ることも少なくない。特に頚部の筋肉が影響を受けるため自分の頭を支えることができず，頭を横たえてしまう。一方，再分極でのナトリウムチャネルの亢進によりヒトではリエントリーによる不整脈，すなわち心室性期外収縮が生じる。しかし，牛では弛緩性麻痺が最もよくみられる低カリウム血症の臨床徴候であることにはかわりはない。低カリウム血症による脱力は血清カリウム濃度が 2.5 mEq/ℓ 以下で出現する。

カリウム補正療法のための輸液計画

前述したように，高カリウム血症では細胞膜静止電位の陰性度が減少するため，細胞膜は脱分極に傾き，細胞の興奮性が上昇する。反対に低カリウム血症では過分極状態となり，細胞の興奮性が低下する。高カリウム血症に伴う細胞膜における興奮性の増大は，心臓が最も影響を受けやすい。しかし，心電図変化は必ずしも血清カリウム濃度に相関せず，カリウム濃度上昇の経過（緩速）によるところが大きい（急激な経過ほど異常が発現しやすい）。つまり，心臓における細胞膜の異常興奮を避けるために，ヒトではカリウム輸液剤の輸液限界速度（0.5 mEq/kg / 時）が設けられている。ヒトでは 0.9 mEq/kg / 時でも安全性に問題はなく日常的に応用できる速度であると主張する論文もあるが，安全域を考慮して，一般的に 0.5 mEq/kg / 時をカリウムの最大投与速度として取り扱っている。しかし，牛のデータはないため，ウシ臨床でもヒトのカリウム最大投与速度である 0.5 mEq/kg / 時を外挿している。

輸液剤にカリウムを添加して用いる場合，血管痛および動脈硬化を生じる危険性があるため，カリウムの添加量は 60 mEq/ ℓ を超えるべきではない。血清カリウム濃度が 2 mEq/ ℓ よりも低値である場合には，緊急措置として 80 mEq/ ℓ のカリウムを配合した輸液剤を緩序に投与することもあるが，あくまでも稀なケースである。ヒトで推奨されている静脈内投与によるカリウム剤投与の添加量と投与速度のガイドラインを表2-2-1 に示す。これもウシでのデータがないため，ヒトのデータを外挿している。犬では皮下投与ルートであれば，35 mEq/ ℓ までが安全であることが確認されている。

カリウム動態と酸塩基平衡

急激な血液 pH の変化によってカリウムは細胞内外を移動することが知られている。一般にアシデミア（酸性化）によってカリウムは細胞内から細胞外へ移動する。反対にアルカレミア（アルカリ化）によって細胞外から細胞内へカリウムは移動する。ECF 中に H^+ が多くなった代謝性アシドーシスでは，細胞膜上にある H^+, K^+-ATPase を介して細胞内へ H^+ を取り込み，カリウムを細胞外へくみ出す。その結果，アシドーシスでは高カリウム血症を呈し，反対にアルカローシスでは低カリウム血症を呈することとなる。重度のアシドーシスでは静止膜電位の低下により Na^+, K^+-ATPase が不活化するため，細胞内外のナトリウムとカリウムの濃度勾配に従い，ナトリウムは細胞内へ，カリウムは細胞外へ漏出する。1950 年代の研究報告によると，ヒトでは血液 pH が 0.1 単位低下（アシデミア）すると血清カリウム濃度が 0.6 mEq/ ℓ 上昇することが報告されている。

これらの機構を臨床症例に当てはめると次のようになる。アシドーシス症例であるにもかかわらず血清カリウム濃度が低値である場合，絶対的なカリウム欠乏である。反対に，代謝性アルカローシス症例の血清カリウム濃度が低値であっても絶対的なカリウム欠乏であるかは不明である。つまり，カリウムを補正する場合には症例の酸塩基平衡を把握し，用いるカリウム塩や溶媒となる輸液剤の酸塩基平衡に及ぼす影響を考慮すべきである。

表2-2-1　カリウム添加量と投与速度のガイドライン

血清カリウム濃度(mM)	1 ℓの輸液剤に添加するKClの量(mEq/ℓ)	最大輸液速度*(mℓ/kg/時)
＜2	80	6
2.1～2.5	60	8
2.6～3.5	40	12
3.6～5.0	20	25

*：カリウムの最大投与速度を0.5 mEq/kg/時とする

内因性カリウム調節

カリウムは飼料中に多く含まれるイオンであり，牛のみならず哺乳類では食事により大量のカリウムを消化管から吸収する。生体が食物を摂取した場合，一時的に多量のカリウムが腸管より吸収されるが，高カリウム血症を生じることはない。これは，インスリンと交感神経系の関与によって急激な血清カリウム濃度の上昇を防ぐためである。食餌によって上昇した血糖値はインスリンを大量に分泌させ，インスリンが Na^+, K^+-ATPaseを活性化し，カリウムが細胞内へ流入する。よって，高カリウム血症の場合にはブドウ糖を静脈内投与してインスリン分泌を促し，細胞外液中の過剰なカリウムを細胞内へ流入させる治療方法もある。カリウム添加輸液剤を投与する際に，高張ブドウ糖液を前投与することは理にかなっている。

カリウム補充剤

カリウムを細胞内へ取り込むには2種類の方法がある。1番目としてカリウムはアルカレミアの状態下で細胞内流入するため，重曹を投与してアルカリ化すればよい。つまり，カリウム補充剤を適応する前に等張（1.35％）もしくは高張（7％）の重炭酸ナトリウム液（重曹注）を静脈内投与する。2番目としてインスリン分泌を促して Na^+, K^+-ATPaseを活性化させる方法がある。具体的には，ブドウ糖を静脈内投与してインスリン分泌を促進させる。子牛の重度下痢症に伴う代謝性アシドーシス－低カリウム血症において，25 mℓの50％ブドウ糖液をボーラス投与し（インスリンの分泌促進によるカリウムの細胞内流入），等張重曹注で酸塩基平衡を是正してから体液ならびにカリウム補充を行う方法が推奨されている。

次に用いるべきカリウム塩を考える。人体用ではカリウム輸液剤として1 Mアスパラギン酸カリウム液（1アンプル10 mℓ，10 mEq/アンプル），1 M（＝7.46％）KCl（1アンプル20 mℓ，20 mEq/アンプル）および2 M（＝15％）KCl（1アンプル20 mℓ，40 mEq/アンプル）が市販されている。米国ではカリウム濃度が4.36 mEq/ℓのリン酸カリウム液（K_2HPO_4 および KH_2PO_4）も入手できる。KClは代謝性アルカローシスを伴う低カリウム血症の是正に用い，アスパラギン酸カリウム液およびリン酸カリウム液は代謝性アシドーシスを伴う低カリウム血症の是正に用いる。しかし，入手の容易さや経済的見地からKClが最も汎用されており，代謝性アシドーシス疾患であっても，糖液の投与やアルカリ化剤による酸塩基平衡の是正を行えば，KClでカリウム補充をしても臨床上の問題は生じない。KClを添加するに当たり調整されたカリウム輸液剤だけでなく，KClの粉末を滅菌して輸液剤に添加して自家性カリウム補充液を調剤することもある。1 gのKClが13 mEqであるので，20 mEq/ℓに調整するのならば1 ℓの生理食塩液に1.54 gのKClを添加すればよい。

One Point Memo 血液サンプルの取り扱い

臨床獣医師がカリウムに関する情報を見誤る原因のひとつに“サンプルの処理の失敗”がある。往診先で採血した血液を診療所に持ち帰って測定すると，カリウム濃度が高値を示すことがある。これは溶血により赤血球内のカリウムが漏出したとも考えられるが，特にサンプルを採取後直ちにクーラーボックスに入れる几帳面な性格の臨床獣医師ではエラーを生じやすい。

血液中のナトリウムとカリウム濃度は，それぞれ血漿（=ECF）と血球（=ICF）との間で大きな勾配がある。冷蔵処置により赤血球膜状にある Na^+，K^+-ATPase 活性が低下するため，濃度勾配に従って細胞外のナトリウムは赤血球内へ，赤血球内のカリウムは細胞外へ放出される。つまり，冷蔵保存した血液サンプルではナトリウムの低下とカリウムの上昇をもたらすことになる。ナトリウムについては，もともと血清中濃度が 130 ～ 140 mEq/ℓと高値であるため，臨床的に大きな問題となるほどの変化を生じにくい。しかし，3 ～ 5 mEq/ℓ程度の血清中濃度であるカリウムについてはこの変動は大きい。実際，冷蔵保存した血清のカリウム値は採材後直ちに分離した血清カリウム値よりも 0.5 mEq/ℓほど高値を示す。よって，カリウムを測定するために採材した血液サンプルについては，採材後できるだけ速やかに遠心分離し，血球を除去すべきである。また，機器の都合ですぐに遠心分離ができない場合には，血液サンプルを氷中や冷蔵庫でなく室温にて保存するべきである。なお，室温保存であっても 2 時間以内に遠心分離するのが理想であるが，採材後 6 時間以内に遠心分離しても血清カリウム濃度の変動は許容範囲である。なお，使用すべき抗凝固剤は，ヘパリンリチウムまたはヘパリンナトリウムとする。

2-3 カルシウム

カルシウムの生物学的重要性が認められるまでには，困難な道のりがあった。江橋節郎博士（東京大学名誉教授）の「トロポニンによる筋収縮にカルシウムが関与している」という当時の仮説は，多くの科学者から無視をされた。確かに石灰や大理石などの主成分としてどこにでも存在する単純な無機イオンが，複雑な生命現象の鍵になるとはにわかに信じがたいものがある。

昔から言われることだが，カルシウムは“毒”である。筋収縮，神経伝達，細胞内シグナル伝達という生体に必須の機能を担うために，生体は非常に精密な方法でカルシウム濃度を調節している。まず，カルシウムがシグナル伝達物質として成り立つためには，細胞内にシグナルが入力していない時に細胞内カルシウム濃度が限りなく低く保たれていることが重要である。つまり，バックグランドになるカルシウムのシグナルノイズが限界まで低く抑えられており，生理的に意味があるシグナルの受容と伝達の感度を高める仕組みが存在する。細胞内カルシウム濃度は生物学的に必要な時にのみ上昇し，それ以外の時には100 nM以下の低濃度に維持されている。これは細胞外液のカルシウムイオン濃度が1.2 mM程度だとすると1万倍以上の濃度差であり，細胞内外でこのような大きな濃度差を持った無機イオンはほかに存在しない。骨格による生体の物理的維持も非常に重要であるが，カルシウムの重要性はなんといってもその機能にあり，まさに“キングオブメッセンジャー”なのである。

ここでは，生体内でカルシウムの恒常性がいかに維持されているのか，代表的なホルモンの骨や消化管，腎での作用に加えて，近年知られるようになったいくつかの調節因子を紹介する。さらに，泌乳期において大量のカルシウムを牛乳として生産する乳腺と，乳腺上皮細胞で産生される生理活性物質についても説明したい。

カルシウムの生理学

カルシウムの体内分布

図2-3-1は体内におけるカルシウムの分布と存在様式，またその割合を示している。体内のほとんどのカルシウムは骨にリン酸カルシウム（ハイドロキシアパタイト）として蓄えられており，残りの１％のうち0.9％程度が小胞体などの細胞内小器官に蓄えられ，神経伝達や筋収縮などに利用される。また，牛の泌乳期乳腺組織においてはゴルジ装置にも大量に取り込まれ，カゼインなどの各種蛋白質へのカルシウムの添加修飾が行われている。細胞内液にはカルシウムはきわめて少なく，多くは細胞外液（間質液と血液）に存在する。細胞外液中のカルシウムの約半分（42～48％）が生体における生理活性をもつイオン化カルシウムで，残りの約

図2-3-1 体内でのカルシウムの分布

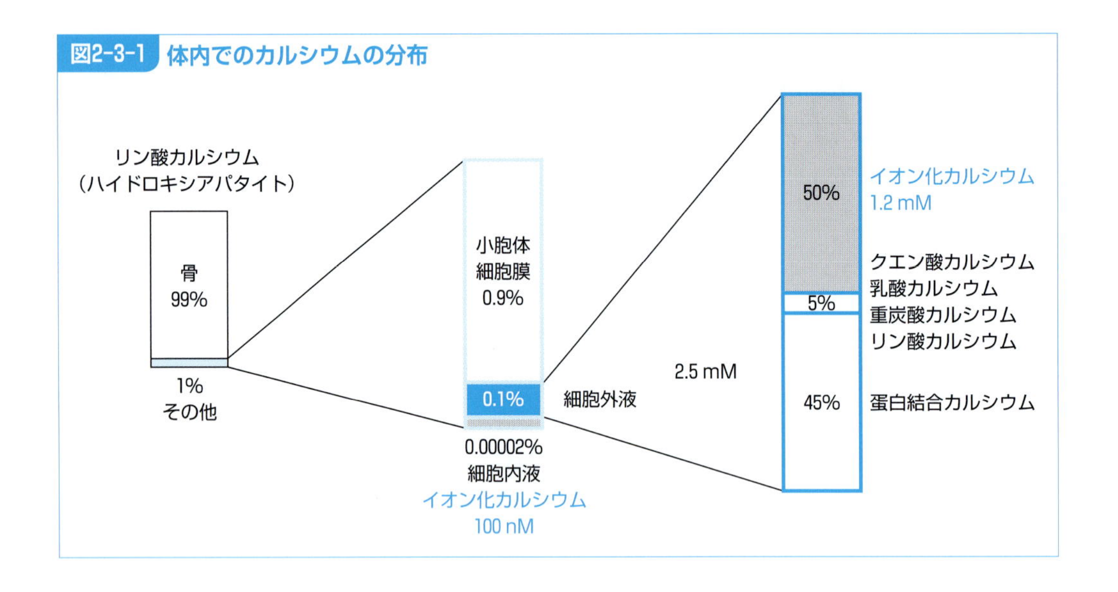

図2-3-2 pHの血清イオン化カルシウム濃度に対する影響

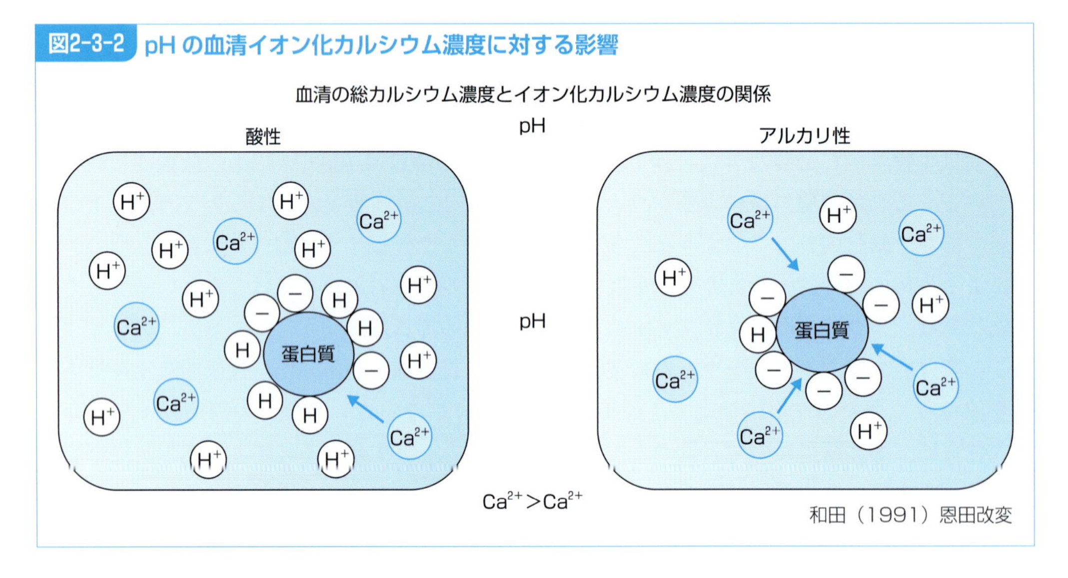

和田(1991)恩田改変

半分はアルブミンを主体とする蛋白質と結合している(蛋白結合カルシウム)。また，細胞外液中のカルシウムの数%は可溶性の陰イオン，クエン酸イオンやリン酸イオン，重炭酸イオン(HCO_3^-)などに結合している。イオン化カルシウムの割合は血液のpHに影響を受け，酸性の場合は48%，アルカリ性の場合は42%まで低下すると言われている。図2-3-2は血清のpHによるイオン化カルシウムの割合の変化を表している。左の図のようにpHが低くH^+が多い場合には，陰性に荷電している蛋白質に結合するH^+も多く，見かけ上フリーのカルシウムが多くなる。それに対して，同じ蛋白質濃度でも，右図のようにアルカリ性でH^+が少ない場合には，イオン型のカルシウムも蛋白質に結合する割合が増え，生理活性を持つイオン化カルシウム濃度が減少することになる。さらに，選択的蛋白質の喪失によって低アルブミン血症になると，血清総カルシウム濃度は減少する。このように，血清中の総カルシウム濃度とイオン化

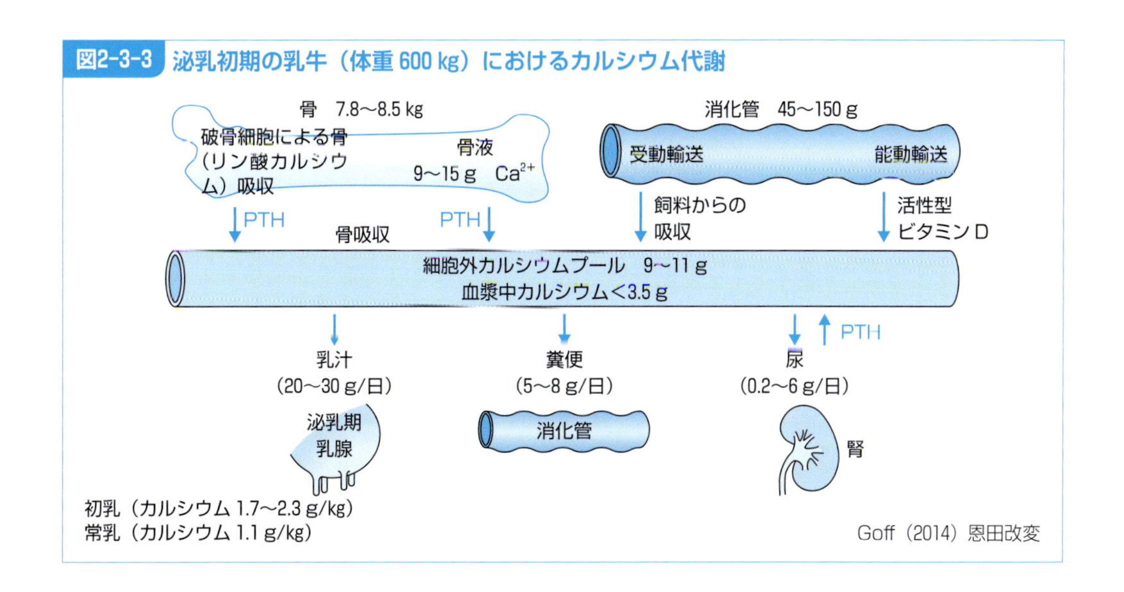

図2-3-3 泌乳初期の乳牛（体重 600 kg）におけるカルシウム代謝

Goff（2014）恩田改変

カルシウム濃度は，血液の pH と蛋白質濃度に大きく影響を受ける。

600 kgの乳牛においては，カルシウムは血漿中に 3.0 〜 3.5 g，その他の細胞外液中に約 9 〜 11 g 存在しており，骨には 7.8 〜 8.5 kgと大量のカルシウムが含まれている（図2-3-3）。それに対して，細胞内に存在するカルシウムは，すべて合わせても 1 g 以下と圧倒的に少ない。乳牛は分娩後泌乳を開始すると，初乳（カルシウム濃度 1.7 〜 2.3 g/kg）と常乳（カルシウム濃度 1.1 g/kg）として 1 日に約 20 〜 30 g のカルシウムを排出する。多くの牛でカルシウムの要求量は分娩前から劇的に上昇しており，カルシウムは血液中から動員され，初乳生成のために乳腺組織に隔離されることになる。もし泌乳開始時に牛が低カルシウム血症にならなかったとしても，その牛は乳汁合成のためにカルシウムを喪失しているため，その分は結局いつかは体内に取り戻さなければならない。

カルシウム恒常性の維持

通常健康な牛の血清カルシウム濃度は，8.5 〜 10 mg /dℓ（2.1 〜 2.5 mM）のきわめて狭い範囲に維持されている。「カルシウム恒常性の維持」とは細胞外カルシウム濃度を一定にすることであり，これは細胞内液と大きな濃度差をつくることとも表裏一体の意味をなす。カルシウムの恒常性は時間の推移からみると以下の 3 つのステージから調整を受けている（図2-3-4）。

①細胞外カルシウム濃度の低下に対する副甲状腺からの PTH 分泌 ……………………「秒—分」の反応
②分泌された PTH に対する骨吸収や遠位尿細管でのカルシウム再吸収，ビタミン D の合成促進 ……………………「分—時間」の反応
③ビタミン D による腸管からのカルシウム吸収，腎臓からのカルシウム再吸収 ……………………「数時間—1 日」の反応

図2-3-4 カルシウムの恒常性維持機構

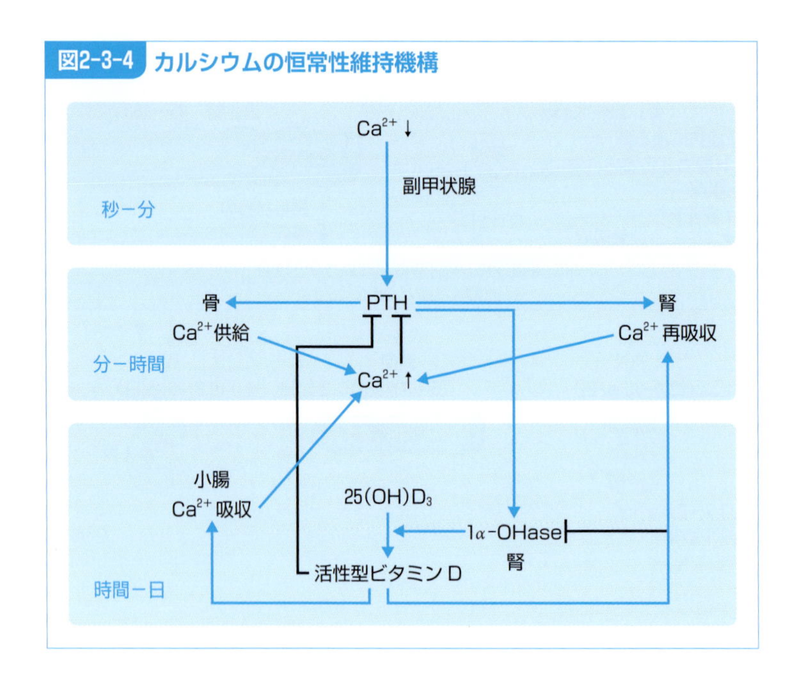

図2-3-5 通常の血清カルシウム濃度の低下に対する反応

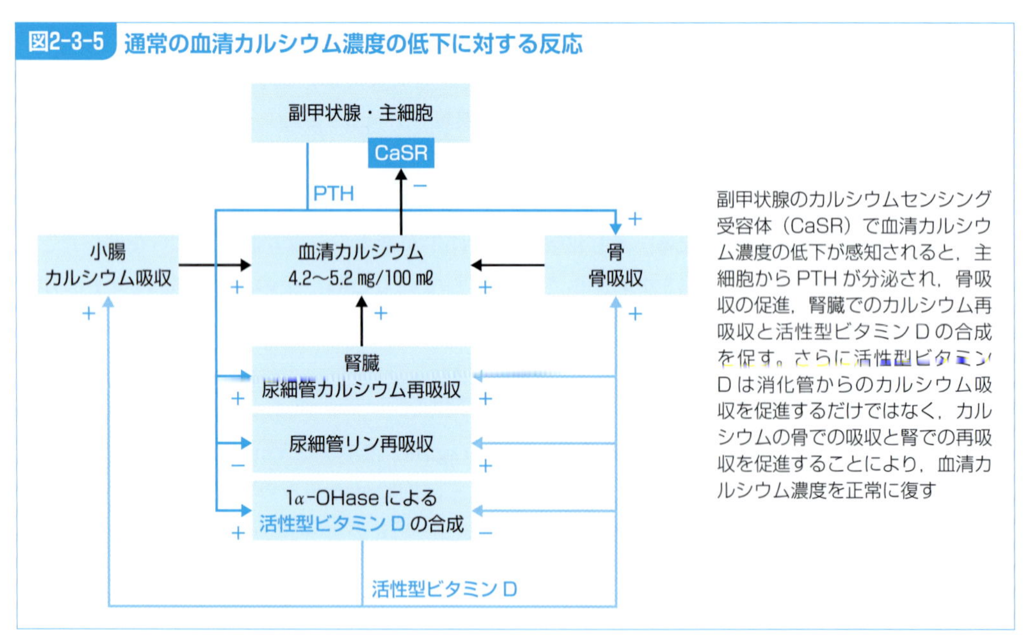

副甲状腺のカルシウムセンシング受容体（CaSR）で血清カルシウム濃度の低下が感知されると，主細胞からPTHが分泌され，骨吸収の促進，腎臓でのカルシウム再吸収と活性型ビタミンDの合成を促す。さらに活性型ビタミンDは消化管からのカルシウム吸収を促進するだけではなく，カルシウムの骨での吸収と腎での再吸収を促進することにより，血清カルシウム濃度を正常に復す

このシステムの維持の重要な点は，①カルシウムセンシング受容体（CaSR：calcium sensing receptor）による血清カルシウム濃度低下の感知，②副甲状腺ホルモン（パラトルモン，PTH）による骨吸収機構，③活性型ビタミンDによる消化管からのカルシウム吸収機構，そして④腎臓からのカルシウムの再吸収機構に分けて考えることができる（図2-3-5）。

図2-3-6 骨吸収と骨形成（カルシウムの動員と沈着）に関与する様々な因子

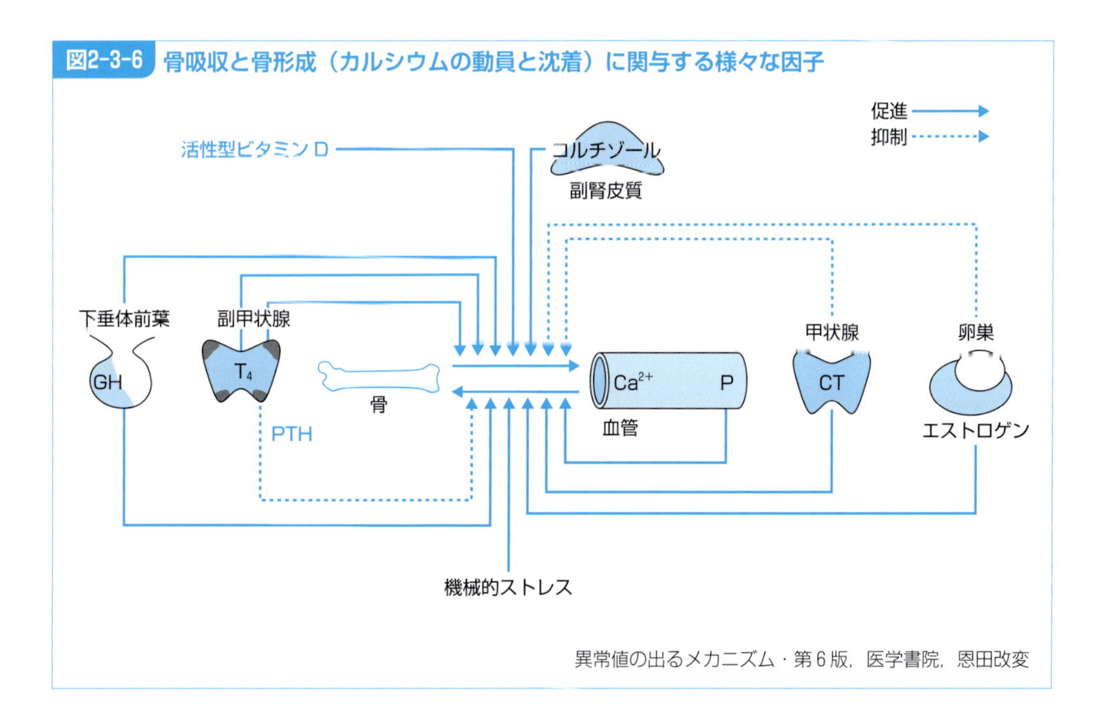

異常値の出るメカニズム・第6版，医学書院，恩田改変

カルシウムセンシング受容体

カルシウムセンシング受容体は，生体のカルシウム代謝全体に関与する重要な分子として注目されている。存在は以前から予想されていたが，1993年にウシの副甲状腺からクローニングされた比較的新しい受容体である。副甲状腺（上皮小体）に存在するカルシウムセンシング受容体は，細胞外液のカルシウム濃度の低下を感知すると，PTHの分泌を刺激し，PTHの作用により血清カルシウム濃度を本来の濃度まで回復させる。また，カルシウムセンシング受容体は，副甲状腺のみならず全身のいたるところにその発現が認められ，その機能の多くが重要な役割を果たしている。

PTHによる骨吸収機構

PTHは副甲状腺から分泌される。骨では骨芽細胞と骨細胞を刺激して骨吸収を促進することで，血清カルシウム濃度の上昇に働く（破骨細胞には受容体は存在しない）。

骨は常に分解（骨吸収）と再形成（骨形成）を繰り返しており，生体は血清カルシウム濃度を維持するために様々な因子でこれを調節している（図2-3-6）。PTHは骨吸収を促進し，骨塩としてのカルシウム沈着を抑制することで，血中のカルシウム濃度を上昇させる。PTHがその機能を発現するためには，受容体，Gタンパク質，アデニル酸シクラーゼの3つが必要となる（図2-3-7）。PTHは骨（骨芽細胞や骨細胞）や腎臓（近位・遠位尿細管上皮細胞や糸球体）などの標的部位に到達したら，PTH/PTHrP受容体またはPTH1Rと言われる特異的受容体に結合する（図2-3-7：A）。リガンドが結合した受容体は立体構造が変化し，α，β，γの3つのサブユニットからなるGタンパク質と相互作用を持つようになり，αサブユニットはそれまで持っていたGDPを放出してGTPを結合する（図2-3-7：B）。そして，GTP結合型Gα

図2-3-7 PTH のシグナル伝達

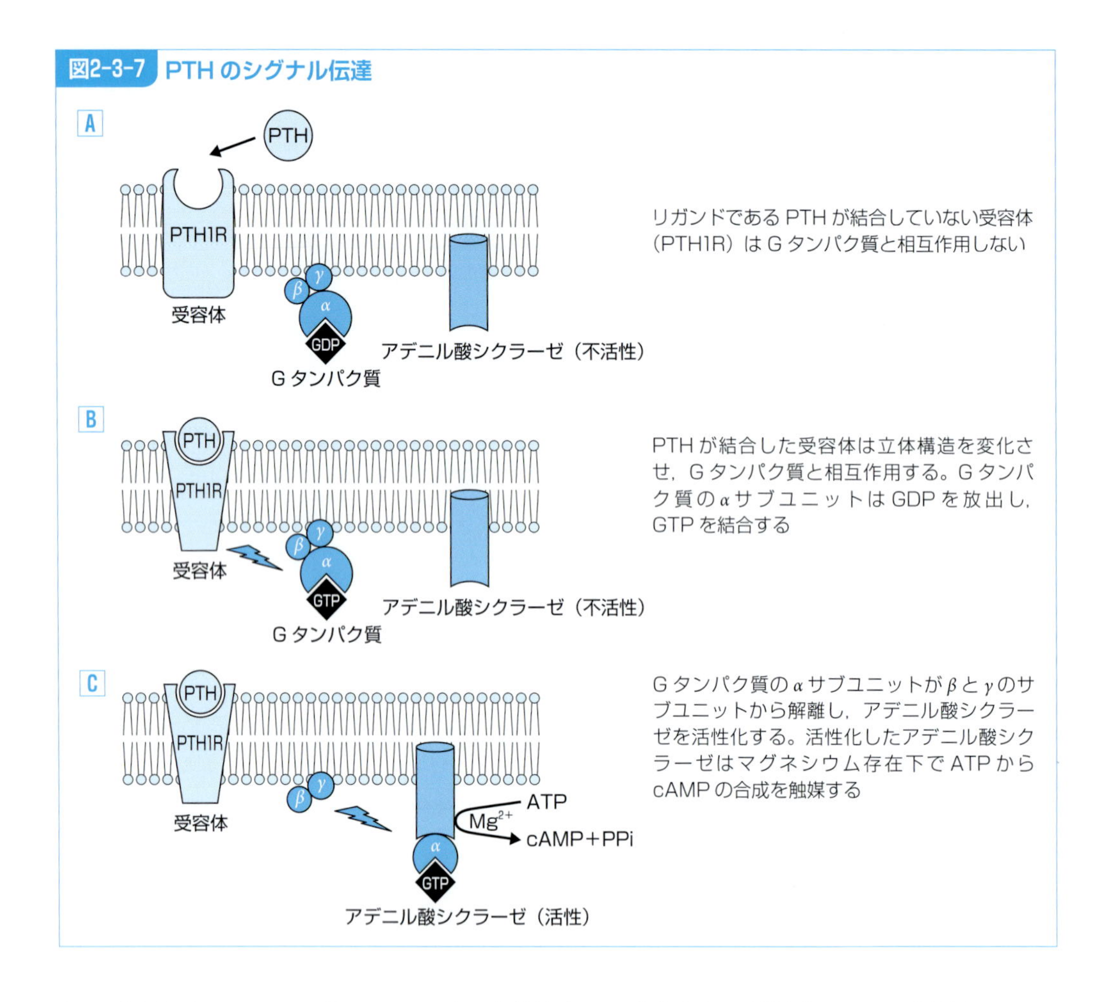

タンパク質は，アデニル酸シクラーゼに移動結合し，酵素として活性化させる。活性化したアデニル酸シクラーゼは，マグネシウムの存在下でATPからセカンドメッセンジャーとしてのcAMPの合成を触媒する（図2-3-7：C）。低カルシウム血症という細胞外液の異常に対して分泌されたPTHが最初のメッセンジャーだとすると，cAMPは骨吸収や尿細管でのカルシウム再吸収促進などによってカルシウム濃度を上昇させるという生体への最終的な効果を介在することから，セカンドメッセンジャーと呼ばれる。

破骨細胞による骨吸収

骨に存在するカルシウムは，そのほとんどがコラーゲンマトリクスと結合したリン酸カルシウムとして存在しており，破骨細胞が酵素や酸を分泌することでコラーゲンマトリクスが消化され，カルシウムやリンが血液中に動員される。破骨細胞は骨吸収を刺激するが，PTH/PTHrP受容体を持たず，骨芽細胞に存在するPTH/PTHrP受容体がPTH刺激に反応して骨芽細胞から様々なサイトカインを分泌することにより，間接的に破骨細胞を活性化させて骨吸収を促進している。*in vitro*の研究においても，PTHが破骨細胞を活性化して骨吸収を起こさせるためには，骨芽細胞の存在が必須であることが証明されている。pHについては，アシドーシスそのものが直接的に破骨細胞の骨吸収を刺激し，血清カルシウム濃度を上昇させることも知られている。

osteocytic osteolysis

osteocytic osteolysisは「骨細胞による骨溶解」とでもいうのか，骨細胞からのカルシウム動員として知られている。骨細胞周囲の隙間には細胞外液と同じくらいのカルシウムイオン濃度の骨液が存在し，牛ではアルカリ傾向で9 g，酸性傾向で約15 gのカルシウムを含む。量的には決して多くはなく，一時的ではあるがPTHの刺激に対して数分で反応するため，破骨細胞による骨吸収よりも早くカルシウムイオンを骨から動員することができる。骨細胞は骨芽細胞が分泌して形成された骨基質に埋没した骨芽細胞の終末細胞で，その数は骨のなかで最も多く，約90%を占める。近年，骨細胞は骨芽細胞や破骨細胞とクロストークし骨代謝に対して中心的な役割を果たしていることが分かってきた。またカルシウムとリン代謝の面からは，腎臓でのリンの調節に重要なFGF23（⇒149ページ）を分泌する細胞として，骨細胞は重要である。

One Point Memo　種の進化とカルシウム調節系

生命は原始の海で生まれた。海水には多くのミネラルが存在し，生物は長い年月をかけて，環境中に豊富に含まれるカルシウムを生命維持システムの要として利用するに至った。海生魚類では鰓を介した環境水からのカルシウム摂取に対して，過剰なカルシウムの蓄積を防ぐために腎臓からの排出能を備えている。そのため，体内のカルシウム濃度を低下させるためのホルモンであるカルシトニンを鰓後体の傍濾胞細胞（C細胞）で合成分泌する。しかし，進化の過程で生物が陸上に上がるとのこの状況は一変する。生物が海中から陸上に行動範囲を広げるにおいて最大の障害は，6倍にもなる重力の増大に対してどう身体を維持するか，さらに，すでにつくりあげたカルシウムの恒常性を維持するためにどのようにして体内に「海」を構築することだったのではないだろうか。この2つの問題を解決するために骨組織として大量にリン酸カルシウム塩（ハイドロキシアパタイト）を蓄積することが選ばれ，これによって丈夫な骨格と大量のカルシウムの貯蔵が可能となった。この強固で無機的，活動的な印象が少ない骨であるが，骨形成を担う骨芽細胞と骨吸収を担う破骨細胞，さらに骨細胞の影響を受けダイナミックにリモデリングという骨組織の改変ができるようになった。カルシウム代謝という面からはこれによって，カルシウムを骨から出し入れできる仕組みができあがったことになる。カルシウムの維持で最も大切といえる副甲状腺ホルモンを分泌する副甲状腺は，魚類と両生類（水中生活）にはない。また陸上では鰓ではなく消化管からのカルシウムの吸収が必要になり，強い紫外線に当たる機会も増えた。もうひとつの大事なカルシウム調整ホルモンであるビタミンDは魚類にも存在するものの，その調節系や生理作用は陸生動物とは異なっている。そのなかで，腎臓は以前はカルシウムやリンの排泄が主体だった魚類時代と異なり，再吸収能を持つ器官として姿を変え，骨と消化管と並ぶカルシウム調整の主役となった。このように陸生になった脊椎動物では進化の過程でカルシウム代謝にかかわる様々な調節系が発達し，それぞれが複雑にクロストークしながら今日に至ったのである。

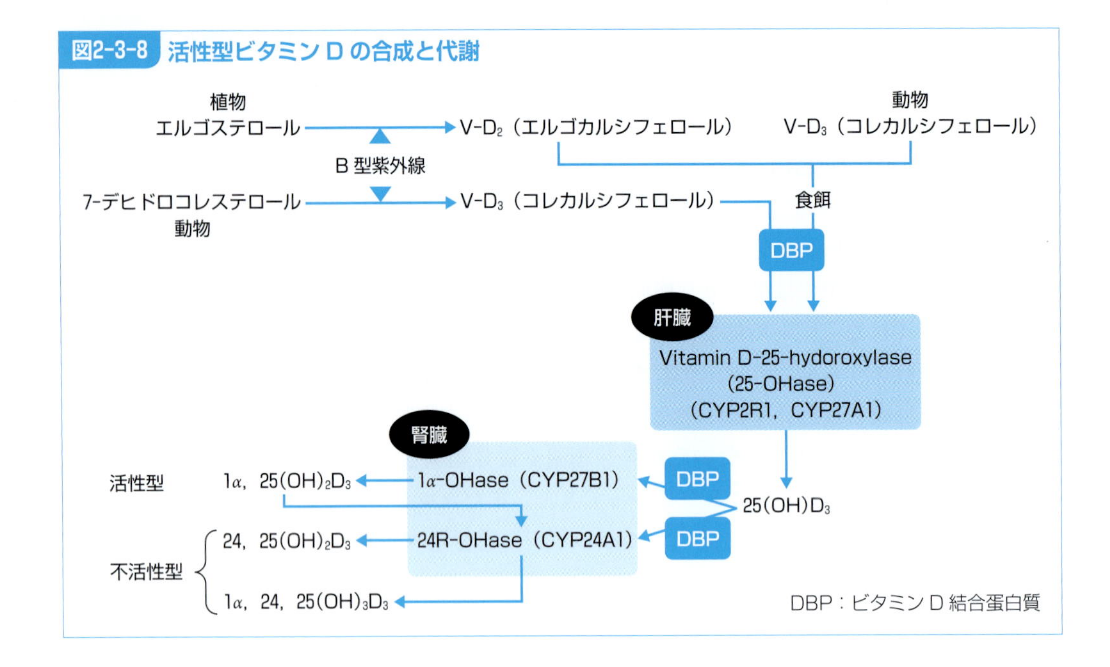

図2-3-8 活性型ビタミン D の合成と代謝

ビタミン D による消化管からのカルシウム吸収機構

ビタミン D は PTH と協調して遠位尿細管でのカルシウムの再吸収を促進するが，ビタミン D 作用がない状態においても，カルシウムとリンを多量に摂取させることにより，これらの血中濃度は維持され，骨にも大きな影響がないことが動物実験で明らかになっている。このため，ビタミン D の作用として最も重要なのは，消化管からのカルシウムとリンの吸収促進であると考えられる。

ビタミン D には，植物由来のビタミン D_2 と動物が持つビタミン D_3 が存在する。どちらもビタミン結合蛋白質（DBP）に結合して肝臓に運ばれ，水酸化酵素（25-OHase）によって，25（OH）D_3 に生成される（図2-3-8）。ビタミン D を結合輸送する蛋白質としては，アルブミン，α-フェトプロテイン，アファミンも知られているが，DBP が最も主要な役割を果たす。25（OH）D_3 は再び DBP と結合し，血中から腎臓に到達し近位尿細管に高発現する DBP の受容体であるメガリンに結合し，エンドサイトーシスによって細胞内に取り込まれる。DBP と共に取り込まれた 25（OH）D_3 は，1α-OH ase（CYP27B1）によって活性型ビタミン D（= 1α, 25(OH)$_2$D$_3$）になる。活性型ビタミン D は血液に乗って骨，小腸，腎臓などビタミン D 受容体（VDR）が存在する組織に到達し作用を発揮する。活性型ビタミン D を作る酵素である 1α-OH ase の発現は，活性型ビタミン D によって抑制され，一方活性型ビタミン D を不活化する酵素である 1α-OH ase（CYP24A1）の発現は，活性型ビタミン D によって誘導される。このことから，活性型ビタミン D の血液中の濃度はほぼ一定に保たれており，特別にホルモンとして扱われている。

消化管からカルシウムを吸収するには，まずは消化管運動によってカルシウム自体が吸収部位である十二指腸上部に到達する必要がある。粗飼料に含まれるカルシウムはシュウ酸やリグニンなどの有機物に結合しており，吸収される可溶性のカルシウムは本来のカルシウム含有量

図2-3-9 消化管からのカルシウムイオンの吸収

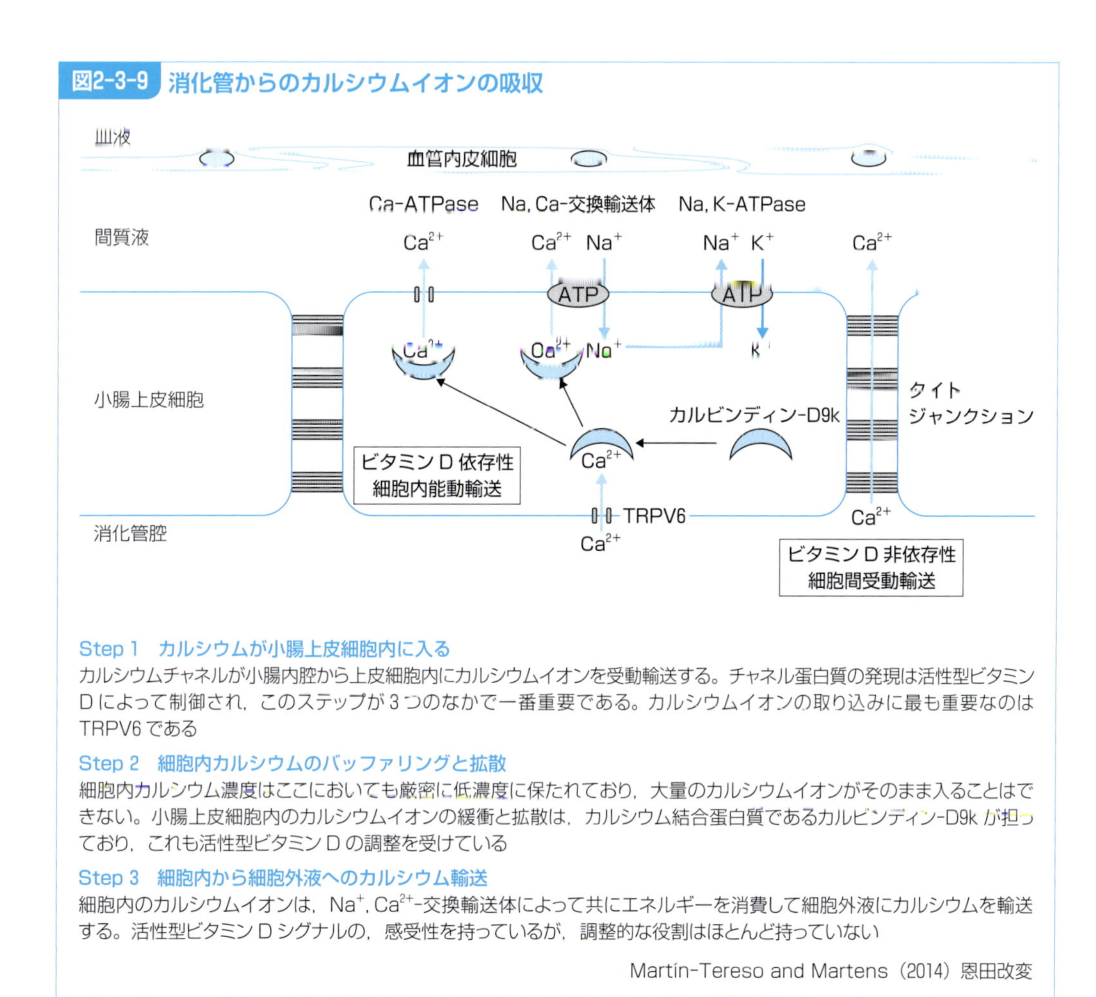

Step 1 カルシウムが小腸上皮細胞内に入る
カルシウムチャネルが小腸内腔から上皮細胞内にカルシウムイオンを受動輸送する。チャネル蛋白質の発現は活性型ビタミンDによって制御され，このステップが3つのなかで一番重要である。カルシウムイオンの取り込みに最も重要なのはTRPV6である

Step 2 細胞内カルシウムのバッファリングと拡散
細胞内カルシウム濃度はここにおいても厳密に低濃度に保たれており，大量のカルシウムイオンがそのまま入ることはできない。小腸上皮細胞内のカルシウムイオンの緩衝と拡散は，カルシウム結合蛋白質であるカルビンディン-D9kが担っており，これも活性型ビタミンDの調整を受けている

Step 3 細胞内から細胞外液へのカルシウム輸送
細胞内のカルシウムイオンは，Na^{+}, Ca^{2+}-交換輸送体によって共にエネルギーを消費して細胞外液にカルシウムを輸送する。活性型ビタミンDシグナルの，感受性を持っているが，調整的な役割はほとんど持っていない

Martín-Tereso and Martens（2014）恩田改変

に比較すると少ない。第四胃の酸性はこの可溶性イオン型のカルシウムの吸収をよくするのに貢献している。カルシウムの消化管での吸収には大きく，①ビタミンD依存性の細胞内能動輸送と，②ビタミンD非依存性の細胞間受動輸送という2つの経路がある（図2-3-9）。

ビタミンD依存性細胞内能動輸送

カルシウムの消化管での能動輸送は，ビタミンDを中心としたホルモンによる厳密な支配を受けている。消化管腔から小腸上皮細胞へのカルシウムイオンの移動は，細胞内濃度が非常に低いことから受動輸送によって行われる。しかし細胞内から間質液への移動にはこの濃度差に逆らって行われるため，エネルギーの消費が必要である。

ビタミンD非依存性細胞間受動輸送

細胞間の受動輸送・拡散は内分泌的調節を受けず，カルシウムが小腸上皮細胞に入ることなく，濃度勾配と滞留時間に依存して細胞間の隙間（タイトジャンクション）をカルシウムが通過する。純粋に濃度勾配に従うので，細胞外液のカルシウム濃度である1.25 mMよりも小腸

内の濃度が高くなれば受動輸送にて間質液，血液にカルシウムが移動する。不溶性のオリゴ糖が小腸上皮細胞の細胞間隙間のタイトジャンクションに作用し，濃度勾配に従った細胞間カルシウムの受動輸送を促進することが報告され，牛においてもジフルクトース無水物Ⅲ（Difructose anhydride Ⅲ）が臨床応用されている。

単胃動物では30～60％が細胞間隙から濃度勾配によって受動輸送され，飼料中のカルシウム含量が少なければ30％に近く，多ければこれが60％に近くなる。牛においては細胞内輸送と細胞間輸送のどちらがどの程度カルシウムの吸収に貢献しているのかは不明である。しかし，飼料中のカルシウムが不足している時には，ビタミンD依存性の細胞内能動輸送に大きく依存していることは間違いなく，飼料中のカルシウム含量が多い場合には，より細胞間受動輸送に依存するものと思われる。細胞間輸送が主体になるのは，飼料の乾物中カルシウム含量が1％を近くになったあたりではないかといった推測もある。これは通常の泌乳牛の飼料に含まれている量であるが，これらの点は明らかにされる必要がある。

第一胃からのカルシウム吸収

羊や山羊を用いた研究では，*in vitro* だけではなく生体を用いた研究でも第一胃からカルシウムが能動輸送によって吸収されることが分かっている。またその吸収はプロピオン酸や酪酸などの短鎖脂肪酸の存在下で促進され，第一胃においてはこれまでに知られている活性型ビタミンDによって制御されるカルビンディンなどの輸送担体を介したものとは異なるカルシウムの能動輸送経路があることが報告されている。このメカニズムが牛においても存在することは今のところ明らかにはなっていないが，非常に重要である。反芻動物の生理学的特徴と，低カルシウム血症の予防や治療においても，第一胃のカルシウム吸収における役割を解明しなくてはならない。

腎臓からのカルシウム再吸収機構

PTHは腎臓の遠位尿細管上皮細胞からカルシウムの再吸収を促進することで，血清カルシウム濃度を上昇させる。また，PTHの近位尿細管における大切な働きとして，1α-OHase（CYP27B1）を活性化させ，活性型ビタミンDの産生を間接的に促し，主に腸管からの能動的なカルシウム吸収を促進する。活性型ビタミンDは，PTHほどではないが骨吸収や腎臓からのカルシウム再吸収も刺激する。ただしPTHと異なり，活性型ビタミンDは腎臓においてはリンの再吸収を促進する。

腎臓における細胞内カルシウム輸送はいくつかの輸送に関わる分子とホルモンによる調節が異なるが，基本的には腸管と非常に類似したものである。腎臓においてもカルシウムの濃度勾配に逆らって再吸収をするためにエネルギーを必要とする。カルシウムの細胞内への取り込みは，小腸のTRPV6と同じスーパーファミリーのTRPV5というチャネルが行っている（図2-3-10）。細胞内での緩衝と拡散という移動を担うのは，消化管とは異なるカルシウム結合蛋白質であるカルビンディン-D28Kである。この2つの分子がカルシウムの能動輸送に重要で，PTHの調節を受けている。細胞内から細胞外へのカルシウムの取り出しは多くの細胞と同様

図2-3-10 遠位尿細管からのカルシウムイオンの吸収

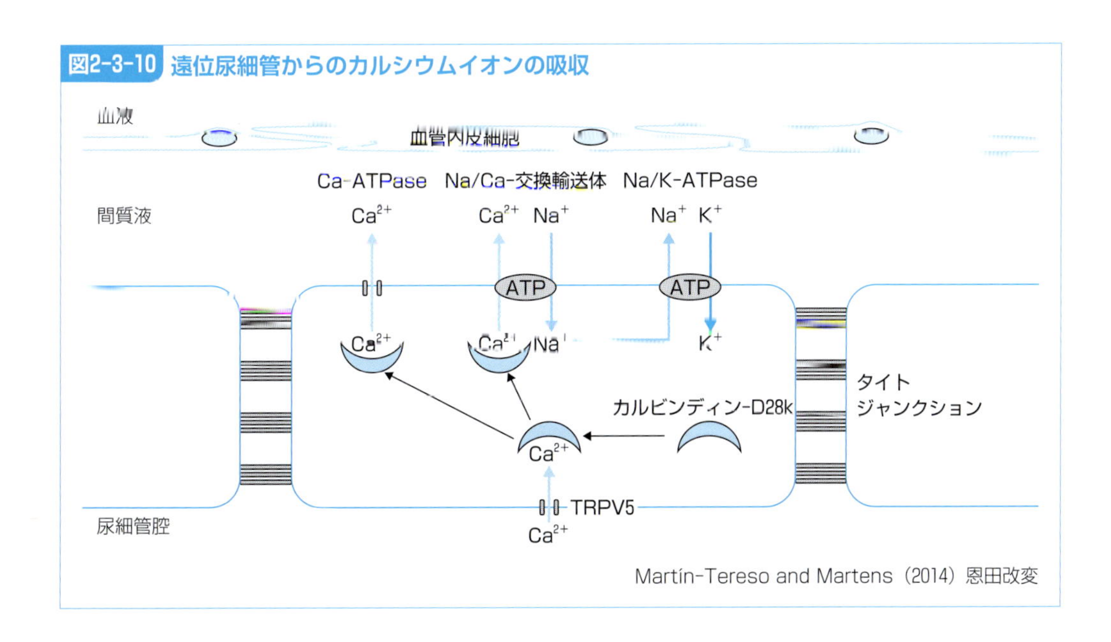

にエネルギー依存性の Ca-ATPase 蛋白質と Na^+, Ca^{2+}-交換輸送体である。

PTH の主要な働きのうち，最も速くカルシウムの上昇に対応するのは，量的な貢献が少ない 2 つ，すなわち骨液からのカルシウム吸収と腎臓遠位尿細管からのカルシウム再吸収である。通常の飼料給与で飼料中陽陰イオン較差（DCAD）が高めの牛では，尿からのカルシウム排泄は 1 日 0.5 g 以下である。分娩直後の乳牛では初乳など乳汁の産生分泌のために 20 ～ 30 g のカルシウムを失う。このことによって低カルシウム血症になれば，尿からのカルシウム喪失を減らそうとするが，それだけではなく骨や飼料からのカルシウム吸収を増やすことによってカルシウムの恒常性を維持しようとする。

α-klotho と FGF23

図2-3-11 における水色の矢印は，先に説明した低カルシウム血症に対する主要な恒常性維持機構である。近年，カルシウムとリンの代謝に関与する重要な因子が立て続けに発見され，その機能が明らかとなってきた。α-Klotho はヒトの早期老化に類似した症状を示すマウスから発見された原因遺伝子である。老化に伴う動脈硬化，骨密度の低下，軟部組織の石灰化などの症状を示し，血清リン酸濃度の著しい増加に加え，カルシウムやビタミン D の増加も観察されている。また，FGF23 は代謝制御を担うといわれる FGF19 ファミリーに属し，そのノックアウトマウスも著しい高リン血症と高ビタミン D 血症を示す。偶然とはいえ，FGF23 と α-Klotho のノックアウトマウスは同様な変異表現型を示し，研究がすすめられ，これらの異常は 1α-OHase の発現亢進によるビタミン D 活性の亢進によるものであることが分かった。

α-Klotho は Na^+, K^+-ATPase を細胞膜表面に動員し，ナトリウム濃度勾配を作り出し，その刺激によって腎臓や脈絡膜では Na^+, Ca^{2+}-交換輸送体（NCX-I）のカルシウム輸送を制御する（図2-3-12）。また，細胞膜電位の変化により副甲状腺からの PTH の分泌を制御している。さらに，α-Klotho は FGF23 と結合し FGF の受容体に結合すると近位尿細管の Na^+, iP^+-共

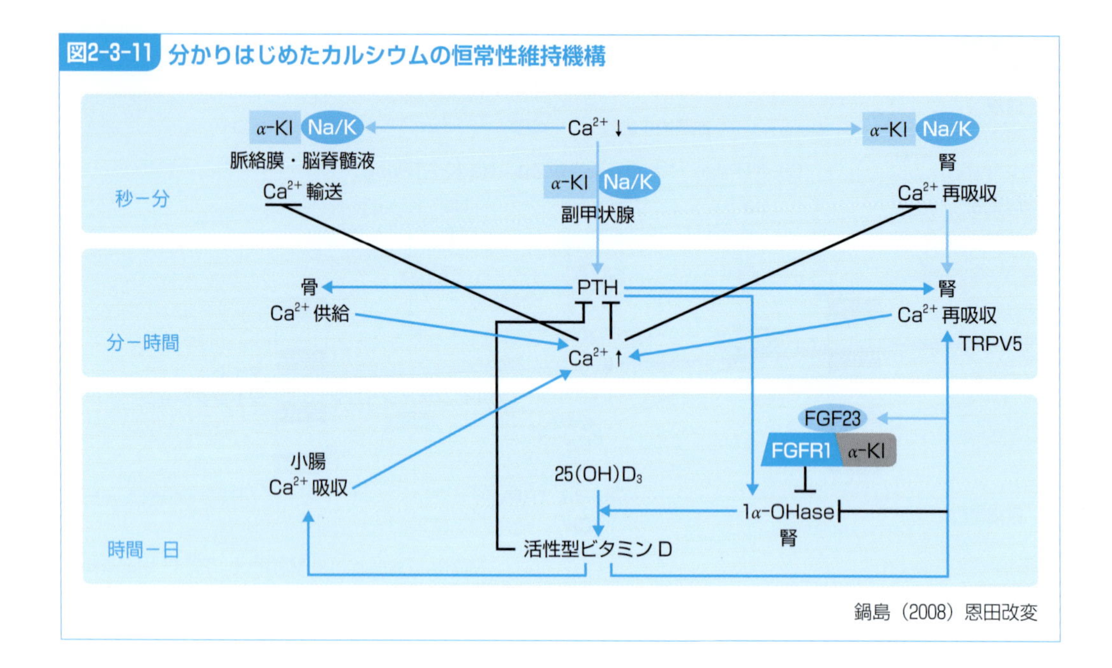

図2-3-11 分かりはじめたカルシウムの恒常性維持機構

鍋島（2008）恩田改変

図2-3-12 *α-Klotho* による Na^+/K^+-ATPase の細胞膜表面への移動とつくり出されたナトリウム濃度勾配による反応

①NCX-I（Na^+, Ca^{2+}-交換輸送体）と連動して Ca^{2+} の輸送を制御（腎・脈絡膜）
②細胞膜電位の変化により PTH の分泌を制御（副甲状腺）

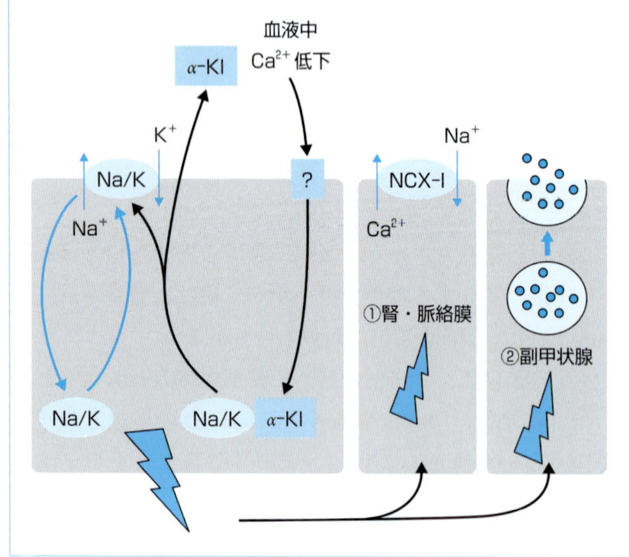

→：通常の経路
→：α-Klotho 発現細胞に特異的な経路。α-Klotho は腎遠位尿細管，副甲状腺，脈絡膜で発現し，その一部は Na^+, K^+-ATPase と結合し複合体をつくっている

Na^+, K^+-ATPase の細胞表面への移動は大きく2つの経路に分けられる。ひとつ目はすべての細胞にある経路で，これによって通常 Na^+, K^+-ATPase のリサイクルが行われている。もうひとつは α-Klotho 発現細胞に特異的な経路であり，細胞外カルシウム濃度の低下を細胞表面のセンサー分子が感知し（CaSR ではないかもしれない），そのシグナルが α-Klotho・Na^+, K^+-ATPase 複合体に伝わることにより Na^+, K^+-ATPase の細胞表面への移動と α-Klotho の分泌が起こると考えられている

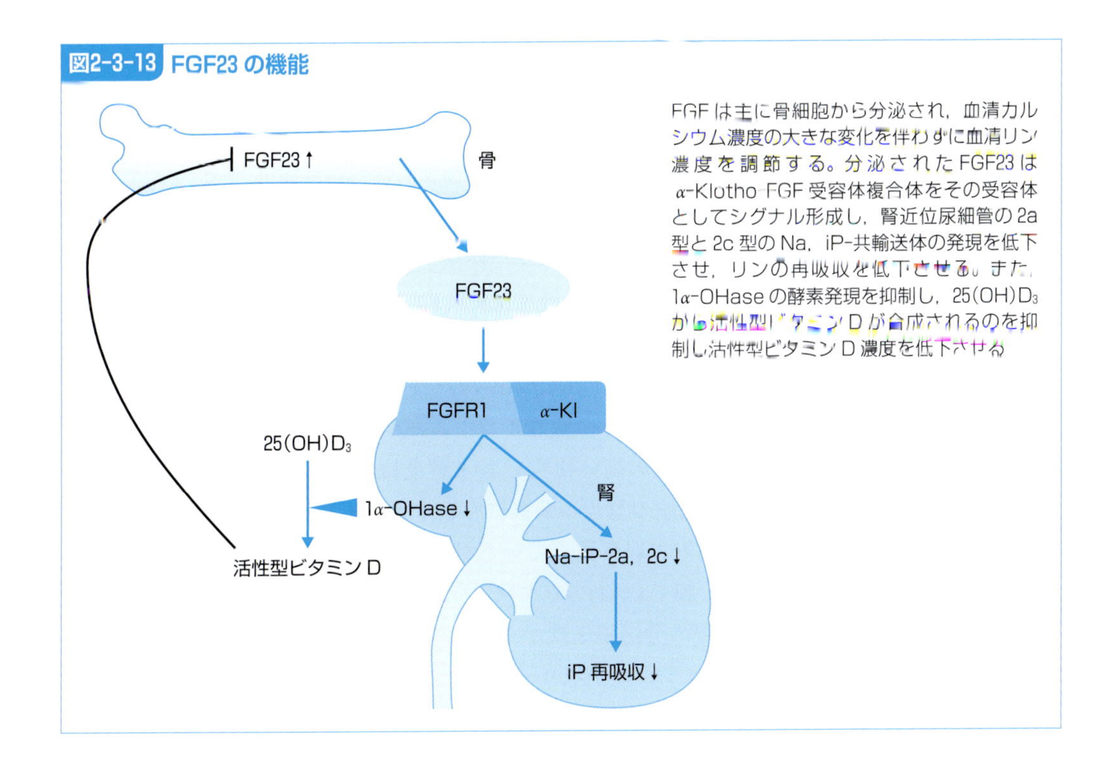

図2-3-13 FGF23の機能

FGFは主に骨細胞から分泌され，血清カルシウム濃度の大きな変化を伴わずに血清リン濃度を調節する。分泌されたFGF23はα-Klotho-FGF受容体複合体をその受容体としてシグナル形成し，腎近位尿細管の2a型と2c型のNa，iP-共輸送体の発現を低下させ，リンの再吸収を低下させる。また，1α-OHaseの酵素発現を抑制し，25(OH)D_3から活性型ビタミンDが合成されるのを抑制し活性型ビタミンD濃度を低下させる

輸送の細胞内へ移送し分解することにより，腎でのリン再吸収を負に制御している。加えて，α-KlothoとFGF23の受容体の複合体は，腎臓での1α-OH ase（CYP27B1）の活性を抑制し，活性型ビタミンDの合成を阻害する（図2-3-13）。

α-KlothoとFGF23はカルシウムとリンの代謝に大きく関与するが，カルシウムの調節因子（PTHやビタミンDなど）とも，カルシウムを移動させる因子（TRPV5などのCa^{2+}チャネル，PMCAなどのNa^{+}, Ca^{2+}-交換輸送体，あるいはカルビンディンなど）とも異なり，カルシウム代謝全体を統合する役割を担うものと考えられている。牛に関する知見もみられはじめており，今後の研究の進展が期待される。

泌乳期乳腺組織のカルシウム代謝への重要性

酪農とは泌乳によって成り立つものであり，分娩は避けて通ることができない。泌乳というOutputに対して，Inputを増やすことだけでは血清カルシウム濃度を維持できるわけではない。近年，不明な点が多かった泌乳そのものにも新しい研究成果が加わり，泌乳とカルシウム代謝の非常に巧妙な調節機構が分かりはじめている。

乳牛におけるカルシウム代謝と乳汁への分泌

牛の血液中，常乳中，初乳中の総カルシウム濃度は，それぞれ2.5 mM（約10 mg /100 mℓ），25～30 mM（約100～120 mg /100 mℓ），62～75 mM（約250～300 mg /100 mℓ）であり，血液

と比較すると常乳で10倍，初乳では30倍の高濃度でカルシウムを含んでいる。乳腺組織はこの血液と乳中の濃度勾配をつくるために，カルシウムを血液から取り込み濃縮する必要がある。牛乳の総カルシウム濃度が29.4 mMの時には，イオン型が2 mM，クエン酸塩型が6.9 mM，リン酸塩型が0.6 mM，カゼイン結合型が19.4 mM，α-ラクトアルブミン型が0.5 mMの割合で存在するとされるが，そのすべてが血液中のカルシウムに由来し，大部分は乳腺上皮細胞のゴルジ装置に一度取り込まれ，様々な修飾を受けると考えられている。乳腺上皮細胞も他の細胞と同様に細胞質のカルシウム濃度は低濃度に保たれており，泌乳のためにはゴルジ装置へカルシウムを取り込む必要がある。これについてはCa-ATPaseのひとつである分泌型Ca-ATPaseタイプ1（SPCA 1：secretory pathway Ca-ATPase type 1）が関与するとされる。分娩前，すなわち初回搾乳前にすでに低カルシウム血症で起立不能になっている牛でも，常乳よりも3倍もカルシウム濃度の高い初乳を10 ℓ程度は乳腺組織で合成している。そして，このような牛では乳腺上皮細胞のゴルジ装置に存在するSPCA1の発現が通常よりも増加し，カルシウムを多くゴルジ装置に取り込んでいる可能性が指摘されている。また，同じCa-ATPaseの一種である細胞膜Ca-ATPaseタイプ2（PMCA2：plasma membrane Ca-ATPase type 2）が，乳腺上皮細胞の分泌膜先端から乳汁へのカルシウム分泌に関与するとの報告もある。しかし，血液からカルシウムが取り込まれ，乳汁中に様々な形で分泌される過程には不明な点がいまだに多い。また，もうひとつ大事なことは，一度乳汁として乳腺上皮細胞から分泌されたカルシウムは，乳腺組織に再吸収，あるいは細胞間などを逆流して血液中に戻ることはない。すなわち，カルシウムの移動は乳腺組織から乳汁への一方通行であるという点である。

泌乳期乳腺組織におけるカルシウム感知機構

Van Houtenらは，一連の研究から，カルシウムセンシング受容体が泌乳期乳腺組織での副甲状腺ホルモン関連蛋白（PTHrP）の発現，カルシウムの輸送，および水の輸送に関与するとしている。泌乳期における乳腺組織と骨のクロストークには，カルシウムセンシング受容体とPTHrPだけでなく，性腺刺激ホルモン放出ホルモンやエストロジェンなどの多くのホルモンも関与する。泌乳期乳腺は，副甲状腺と同様にカルシウムセンシング受容体を発現することにより細胞外液のカルシウム濃度の低下を感知し，PTHの代わりにPTHrPを乳腺上皮細胞から母体の全身循環へ分泌することによって，新生子のために乳汁へのカルシウム供給を維持し，母体が急激に低カルシウム血症に陥らないようにしている（図2-3-14）。すなわち，泌乳期の母体は，副甲状腺とともに乳腺組織というもうひとつのカルシウム調節の中枢を持つ。今後は実際の牛における重要性を検討する必要がある。

PTHrPとセロトニン

セロトニン（5-hydroxytryptamine，5-HT）は，睡眠や食欲，記憶や性行動などに関与する神経伝達物質としてよく知られている。実際には，身体中の上皮細胞いたるところで発現しており，その95%は消化管に存在する。セロトニンの機能発現に重要な因子はTPH1（tryptophan hydroxylase）とAADC（aromatic amino acid devcarboxylase）の2つの合成酵素，セ

図2-3-14 泌乳期における血清カルシウム濃度の低下に対する反応

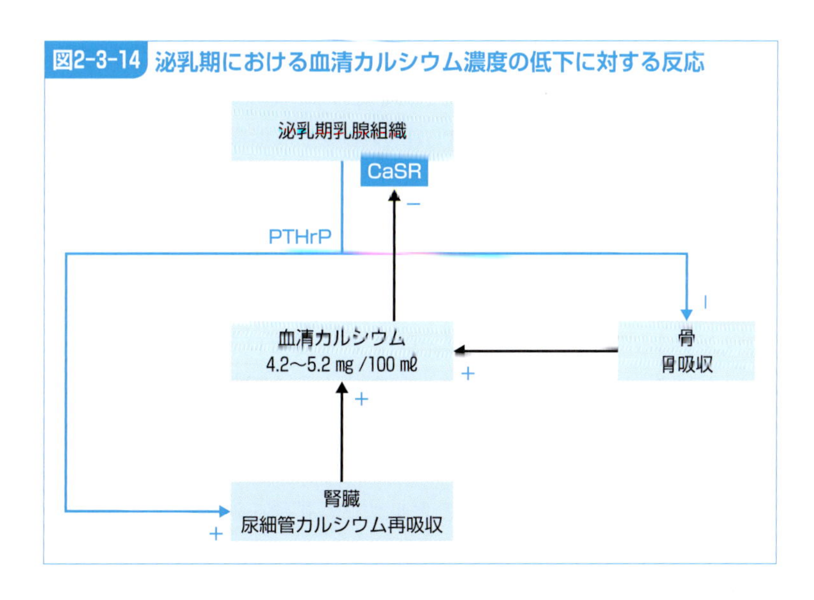

図2-3-15 乳腺組織で発現するセロトニンに予想される作用

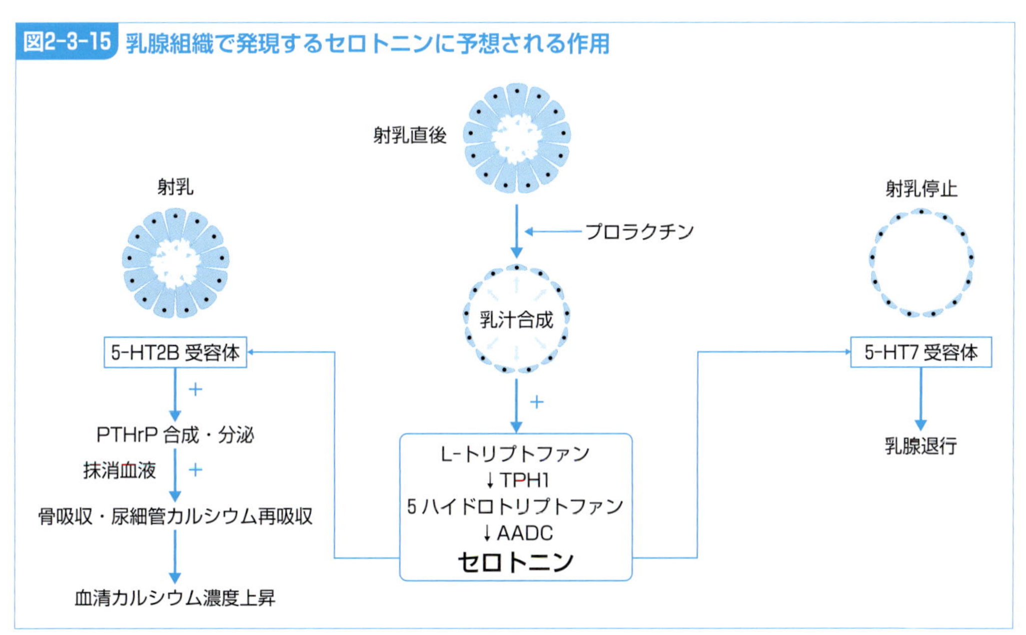

ロトニンの受容体および輸送体であるとされており，特定の組織で発現している受容体の種類がその機能を規定する。乳腺組織においては乳汁合成を抑制あるいは促進という 2 つのまったく逆の作用が，異なる受容体を介して行われている。

セロトニンは泌乳と乳腺上皮細胞の恒常性に非常に複雑に関わっている（図2-3-15）。乳汁を管腔側の乳槽に分泌すると，腺上皮細胞が乳汁により圧迫され，その形が立方体から扁平に変化する。この刺激により TPH1 と AADC が，L-トリプトファンからセロトニンの合成を促進する。マウスでは，このセロトニンが，射乳するかしないかによって，まったく異なる作用を発現すると考えられている。射乳しなかった場合，セロトニンは Gs 蛋白質結合型の 5-HT7

型受容体に結合し，タイトジャンクションの破壊や上皮細胞の退行と再生を引き起こし，乳汁の合成を抑えようとする。それに対して射乳した場合は，Gq/11 蛋白質結合型の 5-HT2 型受容体に結合し，泌乳期乳腺組織における PTHrP の発現と末梢血へ分泌を促進し，骨吸収や腎尿細管での再吸収を刺激して，カルシウムの恒常性を維持する。

TPH1 遺伝子のノックアウトマウスでは循環血液中のセロトニンが欠乏する。セロトニンの欠乏は泌乳期乳腺に存在するカルシウムチャネルや輸送体，カルシウムセンシング受容体などの発現を減少させ，正常な局在を妨げることが報告されている。また，セロトニン受容体の発現とその下流のシグナル伝達も障害を受けるが，これらはセロトニンの投与でほぼ完全に補完されることから，セロトニンやその合成酵素が泌乳に大きく関与していることは間違いない。

乳牛においてはセロトニンの前駆物質を投与すると乳汁合成を抑制するが，5-HT 受容体の拮抗剤の投与は乳汁合成を促進すると報告されている。また，セロトニン前駆物質を乳牛に投与すると，エネルギー代謝を改善し，尿へのカルシウム排泄を減少させ乳汁中へのカルシウム分泌を促進するとされている。

乳熱の治療法としてかつて乳房送風法があったが，セロトニンの研究成果はその効果を論理的に証明したといえる。抗うつ病薬である選択的セロトニン再取り込阻害薬を乳熱の治療に利用できないかという検討も，すでにされている。骨，消化管，腎臓だけでなく，泌乳期乳腺組織も再び乳熱の治療や予防の対象になる可能性があり，今後の研究が注目される。

One Point Memo　女性ホルモンとカルシウムの関係

PTH と女性ホルモンは基本的にほぼ反対の作用を示す。女性ホルモンについては，ヒト骨粗鬆症の研究などからエストロジェンの骨吸収抑制作用が知られている。ウシにおいても多くの研究が行われているが，骨吸収に関与すると予想する報告もあれば関与しないという実験結果もあり，結論は出ていない。

ヒトでは女性の閉経直前，エストロジェン濃度が低下していないにもかかわらず，骨量が減少することから，閉経によって濃度が低下するエストロジェンよりも上位のホルモン，卵胞刺激ホルモン（FSH）の骨代謝への影響が注目されている。マウスを用いた研究では，FSH が直接破骨細胞形成を促進し，骨吸収を刺激することで骨量を減少させると報告される一方で，FSH 強制発現マウスでは卵巣の機能に依存した骨量が増加したと報告するものもあり，意見の一致はみていない。エストロジェンや FSH だけではなく性ホルモンのカルシウム代謝への関与は今後も検討されなくてはいけない。

低カルシウム血症

ヒトでも長期的な哺乳は骨のカルシウム量を下げることが知られているが，他の哺乳類で分娩前後に乳牛のような大きな問題を生じることは少ない。乳牛にとって分娩とは，カルシウムの利用の面からみてもチャレンジであり，程度に差はあっても，ほぼすべての乳牛が低カルシウム血症になることが知られている。特に乳熱は泌乳開始による体内からのカルシウムの排出に対して，分娩後1週間程度は骨吸収が十分に反応しないため，消化管からのカルシウム吸収のみで補わなければならないことが，低カルシウム血症の病態の基礎になっている。

非臨床型の低カルシウム血症の血清カルシウム濃度は7.6～8.0 mg/dℓ（1.4～2.0 mM）となっているが（表2-3-1），この濃度が必ずしも起立不能や体温の低下などという臨床症状を伴うかの指標にはならない。6.0 mg/dℓで臨床症状を伴わない牛もいれば，7.0 mg/dℓで起立不能に陥る牛もいる。また，初産牛での乳熱発生率は低いものの，分娩時には血清総カルシウム濃度の低下は認められ（図2-3-16），起立不能になるものも少なからず存在する。

表2-3-1 乳牛の低カルシウム血症の分類

	血清 総カルシウム濃度	
分類	mM	mg/dℓ
臨床上健康	2.0<	8.0<
非臨床型低カルシウム血症	1.4～2.0	7.6～8.0
臨床型低カルシウム血症	<1.4	<7.6

Martin-Tereso and Martens (2014)

低カルシウム血症は牛においても乳熱だけではなく，様々な原因で引き起こされる病態である。表2-3-2はヒトの低カルシウム血症の原因の一覧である。ここでは牛であまり重要と思われない項目についても簡単な説明をするが，これはヒトだけではなく牛の臨床においても類症鑑別の項目となりうる。難治性と言われる低カルシウム血症の原因も含まれているかもしれないので，頭の隅に入れておくとよいであろう。

見かけの低カルシウム血症

アルカローシス

草食動物である牛は本来アルカリ体質であり，尿pHは弱アルカリを示す。多くの疾患で嫌気代謝の進行によるアシドーシスが問題であるのに対して，分娩後の乳牛は周産期疾患として代表的な第四胃変位に罹患すると，基本的病態として代謝性アルカローシスを呈する。第四胃変位などで代謝性アルカローシスに陥った場合には，総カルシウム濃度が軽度の低下であってもイオン化カルシウム濃度はより減少していることが考えられ，活力・食欲の低下，低体温や起立不能などの低カルシウム血症の臨床症状を現しやすくなる（図2-3-2）。こうした場合にはカ

図2-3-16 周産期の乳牛における血中カルシウム濃度の変化

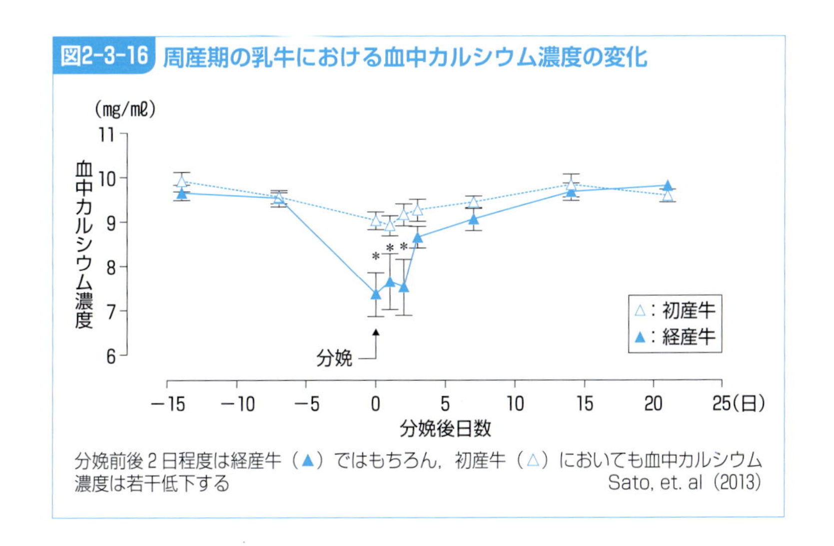

分娩前後2日程度は経産牛（▲）ではもちろん，初産牛（△）においても血中カルシウム濃度は若干低下する

Sato, et. al (2013)

表2-3-2 ヒトにおける低カルシウム血症の原因

1. 見かけの低カルシウム血症
①アルカローシス ②低蛋白質血症
2. 絶対的な低カルシウム血症
①PTH の作用低下 PTH 合成分泌不全：特発性甲状腺機能低下症，続発性甲状腺機能低下症，低マグネシウム血症 PTH 耐性：偽性副甲状腺機能低下症，低マグネシウム血症
②カルシウム吸収障害 ビタミン D 欠乏症：紫外線 ビタミン D 依存性 I 型，II 型 慢性腎不全
③その他 乳熱 エンドトキシンショック 急性膵炎 クエン酸処理保存血の大量輸血 薬剤：リン酸塩，ループ利尿薬 高リン血症

ルシウム製剤の投与よりも原疾患の治療が優先であり，手術に加え，酸塩基平衡の補正を第一に行うべきである。

また，アルカローシスは PTH/PTHrP 受容体の立体構造にも影響し，リガンドである PTH の受容体への結合を阻害することによって，低カルシウム血症の原因となることが推測されている（図2-3-17）。

図2-3-17 アルカローシスが PTH の分泌に及ぼす影響

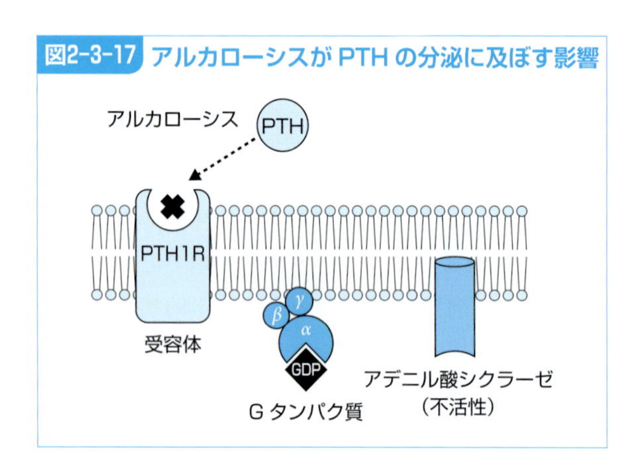

低蛋白血症

血中のイオン化カルシウムの約半分はアルブミンなどの蛋白質と結合している。そのため，牛のアミロイドーシス（アミロイドネフローゼ）などで腎から選択的にアルブミンが排泄され，著しい低蛋白血症になると，蛋白質結合型のカルシウムが減少し低カルシウム血症が引き起こされる。しかし血清総蛋白質濃度と血清カルシウム濃度との間には図2-3-18のような関係があることを覚えておくべきである。前述のとおり蛋白質は陰性に荷電しており，金属陽イオンを引き付けやすい傾向がある。そのため同じ総カルシウム濃度でも，血清総蛋白質濃度によりカルシウムのイオン化率は大きく異なる。例えば血清総カルシウム濃度が 9 mg/dℓであっても，血清総蛋白質濃度が 6 g/dℓであればイオン化カルシウム濃度は 4.5 mg/dℓ程度で正常域である。しかし血清総蛋白質濃度が 9 g/dℓでは生理活性を有するイオン化カルシウム濃度が 3.3 mg/dℓ程度の低下する。要するに，低蛋白血症になってもイオン化カルシウム濃度は比較的維持されることになる。また，慢性炎症に伴う免疫グロブリンの増加によって高蛋白血症が起こっても（高アルブミン血症ではない），血清イオン化カルシウム濃度の減少は通常ごくわず

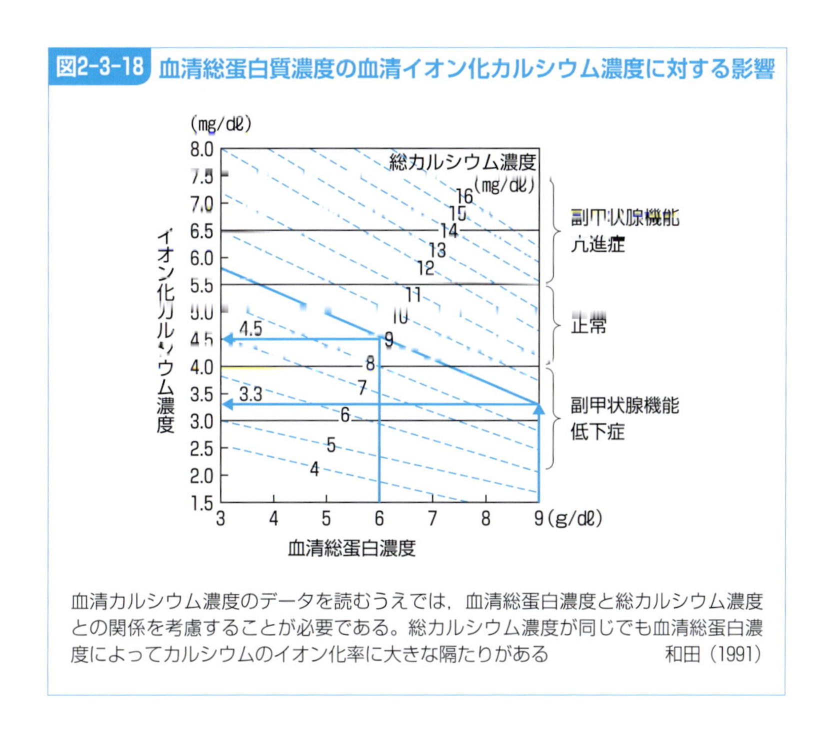

図2-3-18 血清総蛋白質濃度の血清イオン化カルシウム濃度に対する影響

血清カルシウム濃度のデータを読むうえでは，血清総蛋白濃度と総カルシウム濃度との関係を考慮することが必要である。総カルシウム濃度が同じでも血清総蛋白濃度によってカルシウムのイオン化率に大きな隔たりがある　　和田（1991）

かである。したがって，血清蛋白質濃度に大きな変化が認められる際には血清イオン化カルシウム濃度のモニターを心掛けることが望ましい。

絶対的な低カルシウム血症

PTH の作用低下

主に PTH の分泌低下によるものと，PTH の分泌には異常のない受容体以降のシグナル伝達障害（PTH 耐性）に大別される。いずれの場合も，PTH の作用低下によって尿細管におけるリンの再吸収の亢進とビタミン D の活性障害がもたらされ，結果として低リン血症を伴わない，あるいは高リン血症を伴う低カルシウム血症を呈する。ヒトでは甲状腺癌などに対する外科的手術による切除や放射線照射に続発して生じることがあり，また稀に特発性に生じることもある。また，自己免疫性と考えられるもの，カルシウムセンシング受容体の活性型変位による PTH 分泌不全などが報告されている。しかし牛では甲状腺の手術自体が稀なことなど，こういった原因の低カルシウム血症はほとんど報告されていない。また PTH の作用低下が原因で 1α-OHase による活性型ビタミン D の合成が減少すれば，消化管からのカルシウム吸収不足が起こる。

カルシウム吸収障害

ビタミン D の欠乏ないし低下はカルシウムの吸収障害の原因となるが，牛では通常の飼養管理ではビタミン D 欠乏症は起こりづらい。

長期にわたるビタミン D 欠乏症は，慢性低リン血症を引き起こし，くる病や骨軟症がもたらされる。日光の照射不足や，飼料やミルクからの摂取不足なども原因となる。診断では血中

25（OH）D_3濃度の低下が診断の目安になるが，ヒトと異なり血清カルシウム濃度が低下することは牛では多くない。また，腎臓での活性型ビタミンDの産生障害や，活性型ビタミンD受容体の遺伝子変位によるビタミンD不応症も原因となる。

進行した腎不全では，活性型ビタミンDの産生低下に加えて，腎臓でのリン排泄低下による高リン血症，骨のPTHに対する反応性低下による低カルシウム血症の進行，それに伴う続発性副甲状腺機能亢進症の病態が加わることもある。

乳熱

乳牛の周産期疾患として代表的である乳熱は，産褥麻痺，分娩性低カルシウム血症，または急性低カルシウム血症など様々な名前で呼ばれているが，その実態は分娩による泌乳開始と骨吸収の遅れが原因となる低カルシウム血症である。これは決して栄養学的にカルシウムが不足しているということではない。また，採食によるカルシウム摂取量よりも泌乳量の増加によるカルシウム喪失が上回ったから発症するものでもない。この病気はカルシウムの喪失に対して生体の恒常性維持機構による対応の遅れが原因で生じる周産期乳牛に特有の疾患である。

低マグネシウム血症

低マグネシウム血症（マグネシウム欠乏）が低カルシウム血症の原因となる機序がいくつか考えられている。症例によってはこれらの原因が単独で，あるいは複合して低カルシウム血症を引き起こすものと考えられる。

①PTHの分泌不全

ヒト医療において，一部の低マグネシウム性低カルシウム血症の患者にマグネシウムの補充をすると，PTHレベルは直ちに上昇し，数日で血清カルシウム濃度が正常に復すことが知られている。PTHの合成には1時間程度はかかることから，こういった患者はPTHの合成よりも分泌機構に何らかの可逆的障害が起こっていると考えられている。

②PTH耐性・不応性

上記のとおり，低マグネシウム性低カルシウム血症患者において，マグネシウムの補充によりPTHの上昇が認められるものの血清カルシウムイオン濃度の上昇には数日を要することから，骨にはPTHに対する抵抗性が存在することが予想されている。マグネシウム不足はPTH分泌不全とは別に，骨や腎に対するPTH反応性を低下させることにより低カルシウム血症の一因になる。原因として細胞内マグネシウムの不足による，cAMP合成の低下が考えられている（図2-3-19）。

③ビタミンDの代謝異常

低マグネシウム性低カルシウム血症の患者の一部は血中25（OH）D_3の低下と活性型ビタミンD濃度の低下，あるいは基準値範囲でも低いことが知られている。こういった患者にビタミンDを投与しても，ビタミンD濃度は上昇するが低カルシウム血症を是正できない。そこでマグネシウムを投与すると，ほとんどの患者では血清PTH濃度やカルシウム濃度が上昇するものの，活性型ビタミンD濃度は投与後1週間変化を認めない。こうしたことから，マグネシウムが，25-OHase（肝）や1α-OHase（腎）の作用など，ビタミンDの合成に関与し

図2-3-19 低マグネシウム状態がPTHの分泌に及ぼす影響

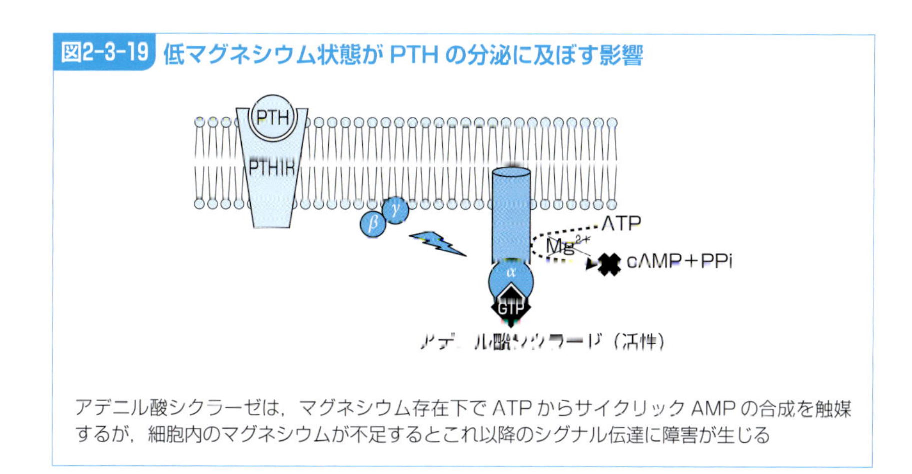

アデニル酸シクラーゼは，マグネシウム存在下でATPからサイクリックAMPの合成を触媒するが，細胞内のマグネシウムが不足するとこれ以降のシグナル伝達に障害が生じる

ていると考えられている。

エンドトキシンショック

急性大腸菌性乳房炎をはじめとするグラム陰性菌感染症においては，菌体の細胞壁の構成成分であるエンドトキシン（LPS：Lipopolysaccharide）の放出によって，エンドトキシンショックが引き起こされる。その際には往々にして低カルシウム血症が観察され，その病態を複雑にしている。最もよく知られるのは播種性血管内凝固（DIC）によって，血液凝固のためにカルシウムが消費されることが挙げられる。そのほかには高サイトカイン血症による副甲状腺の機能低下，カルシウムイオンの細胞外から細胞内へのコンパートメントシフト，下痢などの消化器症状に伴う体外への喪失などの可能性がある。エンドトキシン血症によって引き起こされる低カルシウム血症に対してのカルシウムの投与には，血行動態や致死率を改善しなかったという報告や，臓器不全と死亡率を悪化させたという報告がある。また，急性大腸菌性乳房炎に対して適切な治療を行い，全身状態が改善するに従ってカルシウム濃度も正常に戻ることも報告されており，これらはカルシウムの投与を積極的に推奨するものではない。一方で激しい下痢など体外へのカルシウムの喪失が著しい症例に対して，胃運動の改善と消化管からのカルシウム吸収を改善するためにカルシウムを投与するという意見も少なくない。このように意見が分かれる原因は，エンドトキシン血症の際に生じる低カルシウム血症は，DICだけではなく様々な要因が関係し合った結果として生じたものであり，一般化しにくい点が挙げられる。

あくまで基本を述べるならば，エンドトキシンショックによって著しい血管拡張が起こり血液の分布異常が生じ，さらには血管透過性の亢進が起こって循環血液量の減少が生じている状態でカルシウム製剤を投与することは，心原性のショック要因を加えることになる。この際，高張食塩水の投与が行われていれば，静止電位を作り出すナトリウムを過剰に投与することになり，心機能への悪影響は非常に大きい。また，ヘパリンのみでは十分なDIC防止にはならないことも指摘されており，グラム陰性菌による重度感染症などでエンドトキシンショックに陥っている牛に対してのカルシウム剤の投与は原則避けるべきである。まずはショック状態を脱するのが，最も重要と思われる。

その他

牛では珍しいが，急性膵炎では壊死した膵臓組織が急速に血中のカルシウムを取り込み沈着するため，低カルシウム血症になることが知られている。クエン酸処理血液の大量輸血やループ利尿薬などの薬物投与が低カルシウム血症の原因になることもある。血清イオン型カルシウム濃度は ［Ca^{2+}］×［iP］＝K（一定）の関係を満たすよう，PTH が内分泌的なフィードバックをかけることから，高リン血症は血清イオン化カルシウム濃度の低下をもたらす。

One Point Memo　冬眠中のシマリスではカルシウムチャネルが閉じられている

冬眠したシマリスなどの小型のげっ歯類では，心筋のカルシウムチャネルを開かなくして細胞外からのカルシウムイオンの流入をなくし，筋小胞体からカルシウムイオンを遊離して心筋の収縮を行う。そして細胞質に遊離したカルシウムは，筋小胞体の膜上にある Ca-ATPase の活性を通常よりも何倍も高くすることにより，直ちに再回収し筋小胞体の中に戻す。こうすることによって，冬眠中は大量のカルシウムによる細胞毒性を回避し，圧倒的に高濃度である細胞外にカルシウムをくみ出すためにエネルギーを浪費することを防いでいる。なぜ夏と冬でカルシウムチャネルの使い分けができるのか，現在のところその詳細は不明である。

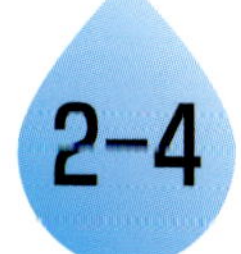

マグネシウムとリン

マグネシウム

生産動物医療において，乳熱をはじめとする低カルシウム血症の治療では，主にボログルコン酸カルシウム注射剤の静脈内，または皮下投与が行われている。しかし，ボログルコン酸カルシウム注射剤の治療に対して十分な治療効果が得られない難治性の乳熱症例に対しては，グリセロリン酸カルシウムおよび塩化マグネシウムの配合剤を適用することがある。これは，カルシウムホメオスタシスにおいてマグネシウムが必要であること，またリン酸代謝がカルシウムホメオスタシスにおいて大きく影響を受けることによる。しかし，低カルシウム血症だからといってマグネシウムを静脈内投与すると，心血管系イベントによる重篤な有害反応を呈することがある。一方で，マグネシウムを補充しなければPTH/PTHrP受容体が機能せず，難治性の低カルシウム血症に至ることもある。すなわち，同じ低カルシウム血症であったとしても，マグネシウム補給が禁忌である場合と補充しなければ改善できない難治性の場合とがある。

マグネシウム代謝の生理

カルマデックス注およびニューグロンプラスなど，リン酸とマグネシウムを配合したボログルコン酸カルシウム剤を乳熱，低カルシウム血症，産前・産後起立不能症の牛に投与して劇的に症状が改善する場合と，反対に増悪する場合がある。その鍵となるのはマグネシウムのカルシウム代謝に及ぼす影響である。生体マグネシウムのおよそ半分が骨に，45％が軟部組織に存在し，細胞外液中に存在する量は１％程度にすぎない。この細胞外液中のマグネシウムのうちイオン化マグネシウムが生理活性を示す（表2-4-1）。マグネシウムは腸管吸収によって体内に取り込まれる。成牛では第一胃および第二胃でも吸収されるが，子牛では小腸のみで吸収される。カルシウムが十二指腸，小腸で吸収されるのに対して，子牛ではマグネシウム吸収が小腸のみであるため，小腸の炎症を呈する下痢では，初期には低マグネシウム血症のみを示すが，その後は重度の低マグネシウム血症に伴う二次的な低カルシウム血症を示すことがある。

生体内マグネシウムは腎臓から主に排泄される。ほとんどのマグネシウムは糸球体でいったんろ過され，糸球体を通過したマグネシウムの65～75％がヘンレループの上行脚で再吸収され，わずかに15～20％が近位尿細管，5～10％が遠位尿細管で再吸収される。ヘンレループの上行脚でのマグネシウムの再吸収は，尿細管上皮細胞間（細胞間輸送→傍細胞輸送という意味でpara-cellular）の経路から行われる。このとき，NaClの再吸収に伴う管腔内電位差による能動的なマグネシウムの移動がparacellin-1というチャンネルを介して行われる。この傍細胞での再吸収を調節する因子としては，パラトルモン（PTH），抗利尿ホルモン（パソプレ

表2-4-1 イオン化マグネシウムの生理活性

主要な細胞内陽イオン
酵素活性に必要な Co-factor
正常値　牛：1.8〜2.4 mg /dℓ［0.75-1.0 mEq/ℓ］ 500 kgの牛で ・血液 0.7 g，細胞外液 2.5 g，細胞内 70 g，骨 170 g
吸収　骨は主な供給源とならない→食餌性！ 子牛：小腸 成牛：第一胃，第二胃，小腸
低マグネシウム血症：食欲不振，第一胃機能低下，下痢

シン)，アルドステロン，代謝性アルカローシスが亢進をさせ，高カルシウム血症，細胞外液量増多，カリウム欠乏，リン欠乏がこれを抑制する。遠位尿細管では傍細胞間輸送ではなくTRPM6というチャンネルを介した細胞内輸送（trans-cellular）が行われている。

クローディン16欠乏症で知られる黒毛和種の尿細管形成不全症はparacellin-1遺伝子の欠損によるものである。つまり，paracellin-1の欠損によりヘンレループ上行脚におけるマグネシウムの再吸収ができないため，電解質異常として低マグネシウム血症を呈する。

血清マグネシウム濃度の調節と他の電解質への影響

血清マグネシウム濃度は1.8〜2.4 mg /dℓの狭い範囲で調節されているものの，多くの電解質（例えばNa^+，K^+，Ca^{2+}）や体液量の調節とは異なり，ホルモンによる調節機構を持たない。言い換えれば，マグネシウムは摂取過剰で高マグネシウム血症，吸収不全があれば低マグネシウム血症を簡単に生じてしまう。また，マグネシウムは細胞内外の移動も調節を受けていない。前述のとおりマグネシウムの排泄は腎臓に依存しているため，腎性喪失では重度の低マグネシウム血症を生じる。一方，腎不全ではマグネシウムの排泄が障害されるため容易に高マグネシウム血症を呈する。このように，マグネシウムは生体内で能動的な調節を受けていない電解質であるが，その他の電解質に及ぼす影響は大きい。

マグネシウムとカルシウムの関係は複雑である。血清カルシウム濃度は，マグネシウムが高値でも低値でも低下する。高マグネシウム血症（>4.8 mg /dℓ）では神経筋症状，心血管症状，低カルシウム血症の3症状が著明となる。神経興奮伝搬の抑制により，ヒトでは神経症状が特にアキレス腱反射の低下として見られる。心血管症状は，マグネシウムがカルシウムの拮抗薬として作用することに起因する。すなわち，カルシウム拮抗により徐脈や低血圧を呈し，最終的には房室ブロックや心停止に至ることがある。たとえば急速に血清マグネシウム濃度が上昇すると重度のカルシウム拮抗が生じて死に至るため，牛の安楽殺方法として硫酸マグネシウムの静脈内投与が用いられていた。

一方，マグネシウムがカルシウムセンシング受容体のアゴニストとして作用するため，低カルシウム血症はPTHの分泌抑制によって生じる（図2-4-1）。すなわち，乳熱，低カルシウム血症牛にマグネシウムを投与すると，これらの作用により重篤な心血管系イベントを生じることとなる。

図2-4-1　カルシウムセンシング受容体におけるマグネシウムのアゴニスト作用

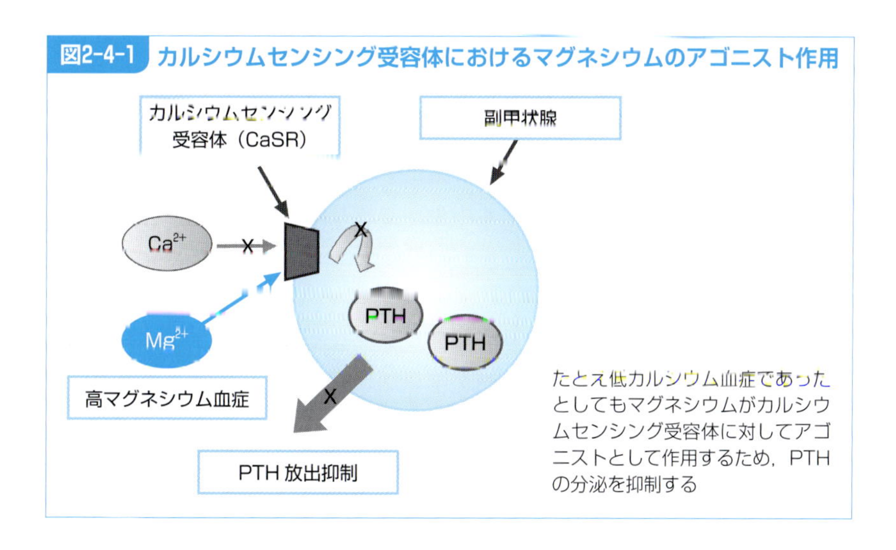

図2-4-2　低マグネシウムにおけるアデニール酸シクラーゼ複合体の抑制

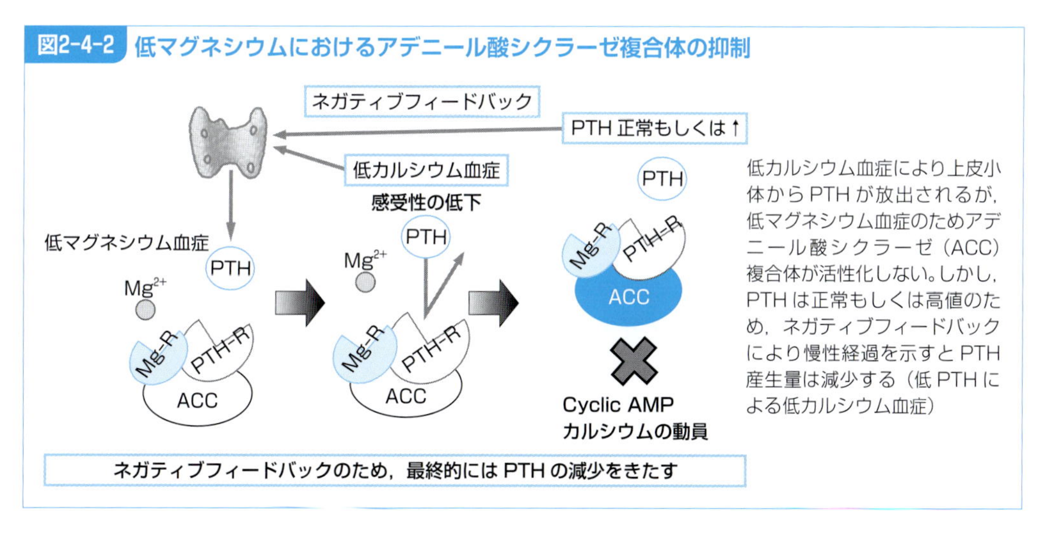

低カルシウム血症牛にボログルコン酸カルシウム注射剤を投与してもカルシウム濃度の補正が困難な難治性疾患に対して，マグネシウムを補充すると症状が著明に改善することがある。これは，次の PTH 分泌低下・抵抗性による機序である（図2-4-2）。重度の低マグネシウム血症（<1.2 mg /dℓ）では，PTH の分泌抑制とその抵抗性による重度の低カルシウム血症が生じる。さらに，PTH の分泌抑制および抵抗性のためビタミン D も低値を示す。アデニール酸シクラーゼ（ACC）上にある PTH/PTHrP 受容体が活性化するためには，マグネシウム受容体がマグネシウムイオンと結合して活性化しなければならない。低マグネシウム血症では，たとえ PTH が高値であったとしても PTH/PTHrP 受容体が PTH に反応しない。このため，ACC 活性が期待できず，骨格筋は収縮できず（低マグネシウム血症によるテタニー），また，腸管でのビタミン D 由来のカルシウム吸収が生じない（低カルシウム血症）。最初は PTH 分泌が正常であるため血中 PTH 濃度は正常または高値であるが，ネガティブフィードバックにより，たとえ低カルシウム血症であったとしても PTH 分泌量が低下する。したがって，低マグ

ネシウム血症では，「PTH 分泌低下・抵抗性，低ビタミン D 状態」が生じ，低カルシウム血症となる。これはマグネシウム補充以外の治療に対して抵抗性である。

低マグネシウム血症は摂取不足（低栄養状態），小腸での吸収不良（下痢）および腎臓での排泄を亢進する薬剤の使用（アミノグリコシド系抗生物質，ループ利尿薬など）によって生じる。ヒトではアルコールの多飲（アルコール中毒）で最も多く見られる電解質異常である。

特殊なマグネシウム注射

ボログルコン酸カルシウムにグリセロリン酸カルシウムと塩化マグネシウムを配合した輸液剤として，前述のカルマデックス注とニューグロンプラスがある。これらの製剤は他のボログルコン酸カルシウム製剤と同様に 25％製剤（22.5％グルコン酸カルシウム＋2.5％ホウ酸）である。これに 2％グリセロリン酸カルシウムと 2％塩化マグネシウムを配合している。本剤は動物の出荷制限を 3 日間としているが，ピロカルピンなどの生体に本来存在しない物質を投与しているわけではないので，その根拠については情報が乏しく不明である。

用法用量としては，他のボログルコン酸カルシウム剤と同様に「1 回当たり 200 ～ 500 mℓを静脈内投与」であるが，ピロカルピン配合ボログルコン酸カルシウム注射剤と同様に皮下注射の承認は得ていない。

適応症例は，他のボログルコン酸カルシウム製剤と同様に低カルシウム血症，乳熱，産前・産後起立不能症であり，これに加えて低マグネシウム血症も該当する。

カルマデックス注には，いくつかの副作用の報告がされている。動物医薬品検査所における副作用情報データベースによると，その多くの症状を報告どおりに記すと「横臥，呼吸困難，口角泡沫」であり，抗菌剤の投与と経過観察により症状は消失したという。この副作用について，抗菌剤の投与が適当であったかは不明であるが，少なくとも急激な血清カルシウム濃度の上昇，またはマグネシウム濃度の上昇に起因する循環器症状と思われる。2003 年 5 月に報告された事例によれば「急性心不全」を呈し，心臓マッサージを行ったが死の転帰であった。これについても前述と同様に急激な血清カルシウムまたはマグネシウム濃度の上昇による循環器症状であろう。

実際にはカルマデックス注やニューグロンプラスを単独で使用するのではなく，ボログルコン酸カルシウム剤を先に静脈内投与し，症状の改善が見られない症例に対して補充するとよい。また，人体薬としてマグネゾールおよび硫酸 Mg 補正液 1 mEg/mL などの硫酸マグネシウム製剤が市販されているので，これを電解質輸液剤に調合してできるだけ緩徐に投与する方法もある（カルシウム剤を投与するときよりも緩徐）。

低カリウム血症を合併しているか否かもマグネシウム剤の選択を判断するうえで有用な情報となる。低マグネシウム血症動物の多くは低カリウム血症を生じている可能性が高い。その理由として尿細管ではカリウムチャンネルがアデノシン 3 リン酸（ATP）依存性に閉鎖しているが，マグネシウム欠乏により ATP が枯渇するとこのチャンネルが開放されたままとなり，カリウム利尿が生じるためである。したがって，生理的なマグネシウムが欠乏しているか否かはカリウムを評価することによって，ある程度は判断することが可能である。

リン

リンの吸収・排泄

生体内のリンのほとんどがリン酸カルシウム（ハイドロキシアパタイト）として骨に蓄積し，残りはATPなどの主要代謝産物として細胞内に存在するため，細胞外液中に存在するリンはきわめて少ない。つまり高リン血症および低リン血症というのは細胞外液中のリン濃度によって規定されるため，必ずしも生体中リン量の絶対的過剰または絶対的欠乏を示すものではない。したがって，リンの代謝をよく理解し，今生じている低リン血症が絶対的リン欠乏によるものなのか，それとも相対的リン欠乏によるものなのかを判断して治療を行うべきである。

リンの吸収は腸管，主に小腸から濃度勾配に従って受動的に再吸収するものと，Na, P-共輸送体（Npt2：Na-Pi cotransporter gene）によって能動的に行うものとがある（図2-4-3）。このうち，Na, P-共輸送体はビタミンDによって亢進する（リンの吸収が増加）。

次にリンの排泄機構について記す。血液中のほとんどのリンが糸球体でろ過される。このうち，70%が近位尿細管で再吸収される。近位尿細管の基底膜にあるNa^+, K^+-ATPaseによって細胞内と細胞外のナトリウム勾配が生じ，これに伴ってNa, P-共輸送体による能動的な再吸収が行われる（図2-4-4）。この能動的な再吸収は，低リン状態および成長ホルモンによって促進される。つまり，子牛が成牛よりも血清リン濃度がやや高いのは，成長ホルモンによる腎臓での再吸収促進によるものである。一方，高リン血症，ステロイドや細胞外液量の増加により再吸収は抑制される。また，PTHおよびビタミンDによっても抑制される。

血清リン濃度の調節

リンの吸収・排泄に大きく依存するのがPTHとビタミンDである。血清リン濃度の調節

図2-4-3 腸管におけるリン吸収機構

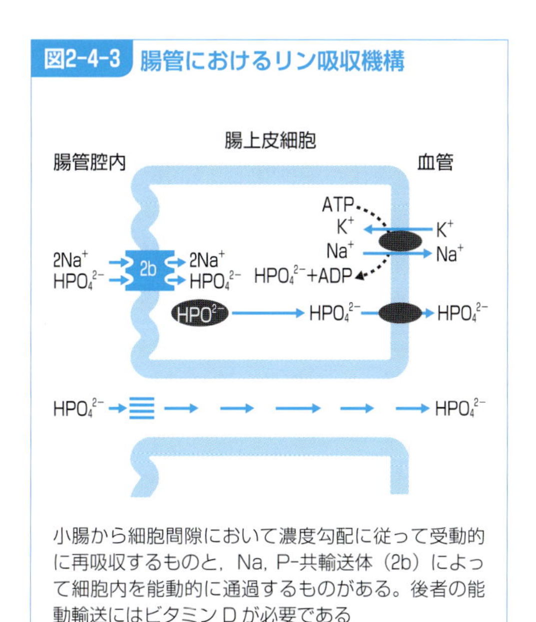

小腸から細胞間隙において濃度勾配に従って受動的に再吸収するものと，Na, P-共輸送体（2b）によって細胞内を能動的に通過するものがある。後者の能動輸送にはビタミンDが必要である

図2-4-4 腎臓でのリン再吸収機構

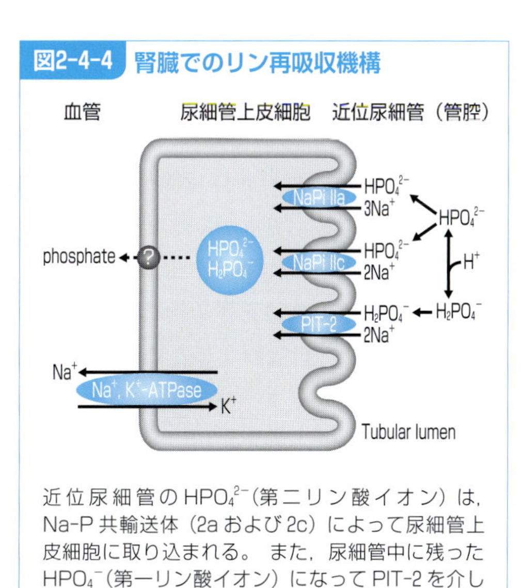

近位尿細管のHPO_4^{2-}（第二リン酸イオン）は，Na-P共輸送体（2aおよび2c）によって尿細管上皮細胞に取り込まれる。また，尿細管中に残ったHPO_4^-（第一リン酸イオン）になってPIT-2を介して細胞内に取り込まれる。ビタミンDは腎臓におけるNa, P-共輸送体を抑制する

図2-4-5 生体内でのリン代謝機構

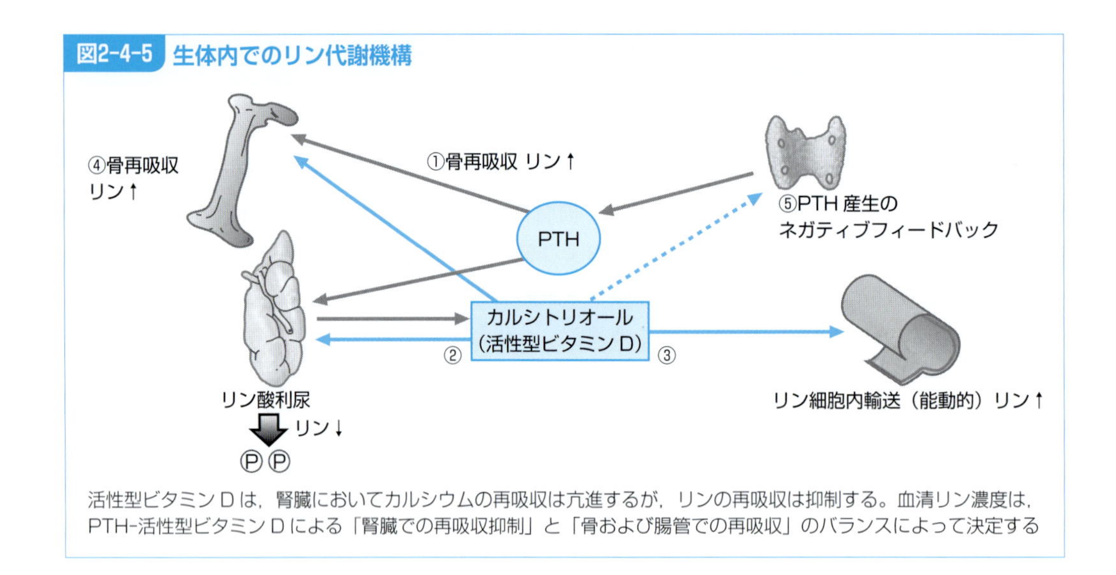

活性型ビタミン D は，腎臓においてカルシウムの再吸収は亢進するが，リンの再吸収は抑制する。血清リン濃度は，PTH-活性型ビタミン D による「腎臓での再吸収抑制」と「骨および腸管での再吸収」のバランスによって決定する

表2-4-2 パラトルモンと活性型ビタミン D のリン代謝調節

項目	イベント
PTH	①骨でのリン再吸収↑ ②腎臓で活性型ビタミンD産生
活性型ビタミンD	①腸管でのリン吸収↑ ②骨でのリン再吸収↑ ③腎臓でのリン再吸収↓

血中リン濃度は，「腎臓での再吸収↓」と「骨，腸管からの吸収↑」のバランスによって決定する

は，カルシウム濃度の調節と同様に PTH とビタミン D の作用がきわめて重要である。図2-4-5 にリン代謝調節機構を示した。PTH は骨に直接作用して，リンを細胞外へ動員する。また，PTH は腎臓においてビタミン $D_{1\alpha}$ 水酸化酵素を活性化し，活性型ビタミン D に代謝する。この活性型ビタミン D は腸管に作用して，Na, P-共輸送体を活性化し，腸管でのリンの吸収を促進させる。明らかではないが，活性型ビタミン D も PTH と同様に骨に作用してリンを細胞外へ動員する作用があると考えられている。一方，活性型ビタミン D は腎臓の近位尿細管にある Na, P-共輸送体を抑制するため，リンの再吸収が抑制される。

腎臓でのリンの再吸収をまとめると，PTH-活性型ビタミン D は，①腸管でのリン吸収↑，②骨でのリン再吸収↑，および③腎臓でのリン再吸収↓を促す。血中リン濃度は，「腎臓での再吸収↓」と「骨，腸管からの吸収↑」のバランスによって決定する（表2-4-2）。血清リン濃度の調節はカルシウム濃度と同様に PTH およびビタミン D によって規定されるが，その調節機構はカルシウム濃度の調節ほど厳密ではない。言葉を換えれば，カルシウム・ホメオスタシスが優先される。例えば，低リン状態であったとしても動物が低カルシウム血症を呈していれば PTH の分泌が促され，その結果として腎臓でのリンの再吸収が抑制され，さらにリン濃度が減少する。

図2-4-6　分娩直後におけるリン動態

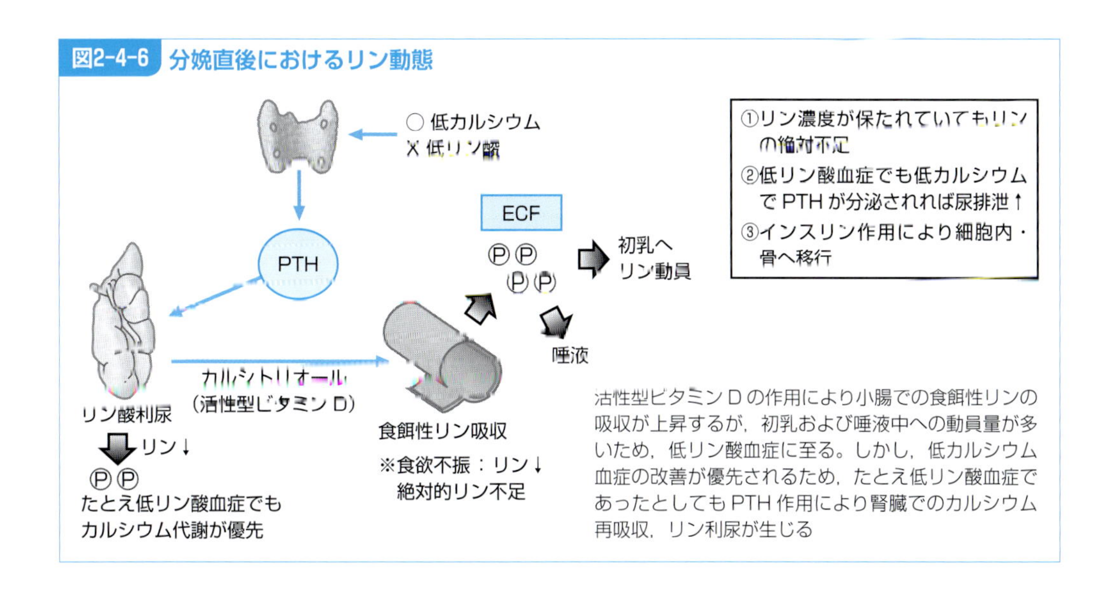

高リン血症の発現機序

血清リン濃度が 5 mg /dℓ以上を「高リン血症」という。高リン血症には偽性高リン血症があり，まずはこの偽性高リン血症を鑑別診断しなければならない。偽性高リン血症は高 γ グロブリン血症，高ビリルビン血症，高脂血症で生じる。

生体内にリンが蓄積する原因は，次の 4 つに分類できる。すなわち，①腸管での吸収増加（高リン食の摂取），②尿細管での再吸収増加（PTH 作用低下），③腎臓での排泄低下（＝腎不全），および④細胞外シフトである。

牛で問題になるのは乳熱，起立不能症，低カルシウム血症，食欲不振症例での高リン血症である。おおむね食欲不振であれば①腸管でのリン吸収増加はありえない。② PTH の作用低下もしくは分泌抑制については副甲状腺ホルモン関連蛋白（PTHrP）の増加（胎盤停滞による胎盤由来，腫瘍由来 PTHrP など）が原因のひとつとしてある。PTH と PTHrP の大きな違いは，前者は活性型ビタミン D を亢進させ，後者は不変もしくは低下させることである。したがって，活性型ビタミン D レベルがよい指標となる。産後起立不能症でカルシウム注射剤に反応しない症例では，PTHrP が PTH の作用を低下させている可能性が高い（図2-4-6）。

③腎臓でのリン酸排泄低下は，腎不全や重度の脱水により生じる。このような場合には，等張複合電解質輸液剤（細胞外液補充剤：乳酸リンゲル液など）を十分量投与し，利尿により血清リン濃度が低下するか否かを確認する。

最後の④細胞外シフトについては種々の原因が考えられる。リンは細胞内に多いため，溶血や横紋筋融解症によって損傷した細胞から大量のリンが細胞外へシフトする。牛では起立不能による筋肉損傷によるところが大きい。筋肉損傷に由来する高リン血症の場合，尿および生化学パラメータの変動が見られる。例えば，筋肉損傷後 48 時間以内に筋肉由来の蛋白およびミオグロビンが尿所見に現れる。また，ミオグロビン尿は尿細管細胞障害により急性腎不全を生じるため，さらにリン排泄が障害され，高リン血症が持続する。また血液生化学所見では，骨格筋由来クレアチニンキナーゼ（CK-MM）が 12 ～ 36 時間をピークに筋肉から逸脱し，アス

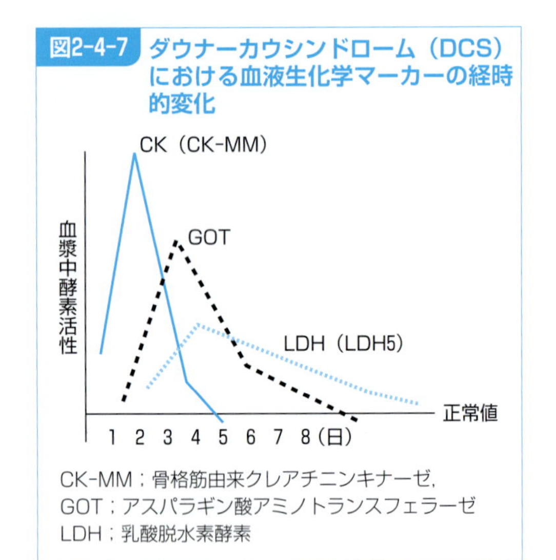

図2-4-7 ダウナーカウシンドローム（DCS）における血液生化学マーカーの経時的変化

CK-MM；骨格筋由来クレアチニンキナーゼ，
GOT；アスパラギン酸アミノトランスフェラーゼ
LDH；乳酸脱水素酵素

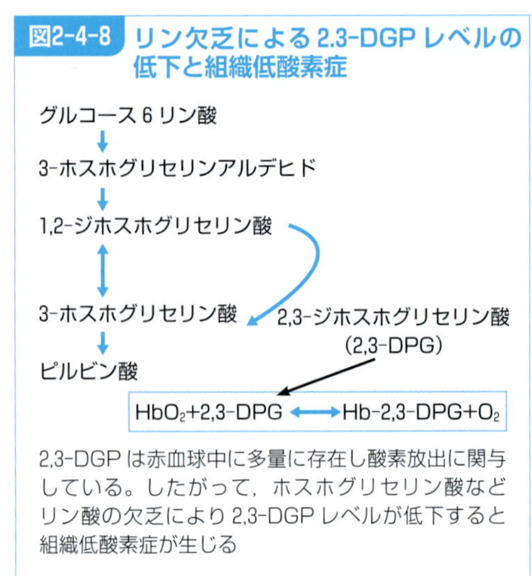

図2-4-8 リン欠乏による2.3-DGPレベルの低下と組織低酸素症

2,3-DGPは赤血球中に多量に存在し酸素放出に関与している。したがって，ホスホグリセリン酸などリン酸の欠乏により2,3-DGPレベルが低下すると組織低酸素症が生じる

パラギン酸アミノトランスフェラーゼ（GOT）が4～5日後にピークを示す（図2-4-7）。これらの生化学所見と細胞内に多く存在するマグネシウム，カリウムとともにリンが高値であれば，細胞外シフトによるものと考えられる。

急性の高リン血症は高度の低カルシウム血症を惹起することが問題である。高リン酸イオン状態では，リン酸イオンが血管内でカルシウムと結合してリン酸カルシウムを形成し，組織沈着（組織の石灰化）を生じ，これにより間接的にテタニーなどの症状を生じる。基本的には，大量の等張複合電解質輸液剤の静脈内投与により利尿によるリン排泄亢進および血清中リン濃度の希釈を行う。低カルシウム血症のリスクはリン濃度を5.5 ㎎ /dℓ以下に抑えることによって有意に減少するため，この値を目標として，尿のモニタリングとともに静脈内輸液療法を行う。緊急の場合には高張ブドウ糖の静脈内投与も有効な手段である。

急性リン血症の病態生理と輸液療法

血液中無機リン濃度が1.5 ㎎ /dℓ未満を「重度の低リン血症」という。重度の低リン血症で問題となるのが赤血球の2-3ジホスホグリセリン酸（2，3-DPG）レベルの低下であり，これによって赤血球からの酸素放出低下および細胞内での ATP レベルの低下が生じ，結果的に組織の低酸素症が惹起される（図2-4-8）。重度の組織低酸素症により，代謝性脳症による意識障害，近位の筋肉の萎縮（脱力），消化管イレウス，横紋筋融解症，溶血が生じる。免疫機能に対しても大きな影響を及ぼす。例えば，白血球における貪食能および遊走能の低下は顕著である。また溶血と血小板機能低下に伴う出血傾向を呈する（表2-4-3）。

Menard と Thompson は，低リン血症が乳熱に対するカルシウム注射剤による治療効果に影響を及ぼすことを報告している。彼らは，477 頭の乳熱牛に1ℓのカルシウム注射剤を静脈内投与し，治療反応に応じて治癒群および非治癒群に分類して治療成績に及ぼす因子解析を行った。その結果，①血清カルシウム濃度が1.7 mM（＝6.8 ㎎ /dℓ）以上であれば治癒率は17倍，②血清リン濃度が0.7 mM（＝2.2 ㎎ /dℓ）以上であれば5.7 倍治癒率が高かった。すなわ

表2-4-3 低リン酸血症による弊害

- 2,3-DPG レベルの低下
  組織低酸素症に起因する臓器障害
- 代謝性脳症（意識障害）
- 近位筋萎縮（脱力）
- イレウス，嚥下困難
- 横紋筋融解症
- 溶血
- 白血球機能低下（貪食能，遊走能↓）
- 血小板機能低下（出血傾向）

ち，乳熱治療において，低リン血症の時はカルシウム注射剤の投与だけでは治癒させるのが困難であることを示している。

低リン血症が生じる原因として，①腸管での吸収低下，②腎臓での再吸収低下，③細胞内および骨へのシフトがある。腸管でのリンの吸収低下は活性型ビタミンDレベルの低下，もしくは欠乏によるもの，および食欲不振によるものが考えられる。いずれにしてもビタミンDの給与は有効な対処方法である。前述したように腎臓での再吸収低下は腫瘍などの関係が大きい。また，ステロイドの投与も腎臓でのリン再吸収を低下させる。インスリンはグルコースとともにリンを細胞内シフトさせるため，低リン血症を生じやすい。よって，高張ブドウ糖液の急速投与やステロイドの長期使用による低リン血症は偽性なので注意が必要である。これらは細胞内解糖系によるところが大きい。ホスホフルクトキナーゼが活性化されると細胞内での解糖系が進み，細胞内でブドウ糖をリン酸化させるため，リンが消費される（リンの細胞内シフト）。ホスホフルクトキナーゼは呼吸性アルカローシスでも活性化される。すなわち，呼吸性アルカローシスを誘発する敗血症（特にグラム陰性桿菌によるエンドトキシンショック），熱中症，ケトアシドーシス，疼痛，不安でも細胞内シフトによる低リン血症が生じる。リン製剤を投与するか否かを判断するうえで，細胞内シフトの要因を除外することが重要である。高張ブドウ糖，ステロイドの投与履歴，敗血症に伴う呼吸性アルカローシスは細胞内シフトの要因による低リン血症であるため，リン酸製剤を投与する必要はない（除外対象）。

グルコースによるリンの細胞内シフトに触れたので，ブドウ糖加ボログルコン酸カルシウム注射剤（ボロカール）についても言及する。25%ブドウ糖加ボログルコン酸製剤は低カルシウム－低リン血症の牛に禁忌であるが，低カルシウム－高リン血症の牛には最も適したカルシウム注射剤である。血清リン濃度が2 mg/dℓ以上であれば低リン血症による重篤な症状は発現しにくいので，そのほかの原疾患の治療を行うべきである。しかし，1.5 mg/dℓ未満では第二リン酸カリウムによる点滴を臨床症状が改善するまで行う。第二リン酸カリウム液は人体用製剤としてリン酸Na補正液0.5 mmol/mL，リン酸二カリウム注20 mEqなど1 mEq/mℓ製剤が市販されているので，これを等張輸液剤に調剤して適用するとよい。

Reference

● 2-1

・Abbott R, et al.：*BMJ*, 331 (7520), 829-830 (2005)
・DiBartila SP：*Fluid therapy in small animal practice 2 nd ed*, WB Saunders Co. (2000)
・Guglielminotti J, et al.：*Crit Care Med*, 30 (5), 1051-1055 (2002)
・Gullans SR, Verbalis JG：*Annu Rev Med*, 44, 289-301 (1993)
・Hagiwara K, et al.：*Intern Med*, 47 (5) , 431-435 (2008)
・Marks SL, Taboada J：*Vet Clin North Am Small Anim Pract*, 28 (3), 533-544 (1998)
・宮川秀一ほか：臨床外科，55（5），576～577（2000）
・Robertson GL：*Am J Med*, 119, S36-S42 (2006)
・Rohana AG, et al.：*Med J Malaysia*, 61 (5), 638-640 (2006)
・斉藤寿一：内科，72（4），610～613（1993）
・Singhi S：*Indian J Pediatr*, 71 (9), 803-807 (2001)
・須藤 博：内科，82（4），613～617（1998）
・鈴木一由ほか：家畜診療，55（2），83～88（2008）

● 2-2

・安藤明利，清水倉一：輸液ガイド第 2 版（Medical Practice 編集委員会 編），211～216，文光堂，東京（1995）
・DiBartola SP, Morais HA：*Fluid Therapy in Small Animal Practice 2 nd Ed*, 83-107, WB Sanders Co., USA (2000)
・Garcia JP：*Vet Clin North Am Small Anim Pract*, 15 (3), 533-543 (1999)
・Goff JP：*Vet Clin North Am Small Anim Pract*, 15 (3), 619-639 (1999)
・鈴木一由：臨床獣医，19（3），60～64（2001）
・Sweeney RW：*Vet Clin North Am Food Anim Pract*, 15 (3), 609-618 (1999)
・Sweeney RW：ウシの輸液（田口 清，鈴木一由 監訳），191～201，獣医輸液研究会，北海道（2003）

● 2-3

・Arnett TR：*J Nutr*, 138 (2), 415S-418S (2008)
・Goff JP：*Vet Clin North Am Food Anim Pract*, 30 (2), 359-381 (2014)
・河合 忠：異常値の出るメカニズム 第 6 版，224～228，医学書院，東京（2013）
・Laporta J, et al.：*PLoS One*, 9 (10), e110190 (2014)
・Leonhard-Marek S, et al.：*J Dairy Sci*, 90 (3), 1516-1526 (2007)
・鍋島陽一：*Clinical Calcium*, 18 (7), 39-50 (2008)
・Neville MC：*J Mammary Gland Biol Neoplasia*, 10 (2), 119-128 (2005)
・Martín-Tereso J, Martens H：*Vet Clin North Am Food Anim Pract*, 30 (3), 643-670 (2014)
・Prapong S, et al.：*J Dairy Sci*, 88 (5), 1741-1744 (2005)
・Ramberg CF Jr, et al.：*Am J Physiol*, 246 (5 Pt 2), R698-704 (1984)
・Sasser RG, et al.：*J Dairy Sci*, 62 (4), 551-556 (1979)
・佐藤 忠ほか：日本畜産学会報，78（1），37～43（2007）
・Sato R, et al.：*Vet J*, 197 (2) , 358-362 (2013)
・田原英樹ほか：*Clinical Calcium*，17（8），44～48（2007）
・Van Houten JN：*J Mammary Gland Biol Neoplasia*, 10 (2), 129-139 (2005)
・和田孝雄：臨床家のための水と電解質 第 1 版第 5 刷，117～127，医学書院，東京（1991）

● 2-4

・Yamamoto Y, et al.：*J Vet Med Sci*, 68 (8), 891-893 (2006)
・Menard L, Thompson A：*Can Vet J*, 48 (5), 487-491 (2007)

Chapter

3

酸塩基平衡異常

3-1 酸塩基平衡の生理

輸液療法において，酸塩基平衡異常の病態を解析し，複雑な酸塩基平衡異常を補正すべきか否か，補正するのであればどの程度補正するのかを正しく評価することは重要である。従来は，重炭酸バッファーシステム（BBS：bicarbonate buffer system）における質量保存の法則に由来したHenderson-Hasselbalchの古典的酸塩基平衡異常解析法に基づいて代謝生産塩基平衡異常が評価されていた。古典的な解析法では，過剰塩基（BE：Base Excess）濃度とアニオンギャップ（AG：anion gap）を指標に酸塩基平衡異常を評価し，不足している重炭酸イオン（HCO_3^-）を重曹注や等張重曹注などの重炭酸ナトリウム液で補正すればよいという考え方であった。しかし，1981年にPeter Stewartによって上述の古典的アプローチの欠点を補う酸塩基平衡異常に対する解析法が考案され，酸塩基平衡異常の原因を正しく評価することが可能となった。

Henderson-Hasselbalchの式から診断できるアシドーシスは，呼吸性アシドーシスと代謝性アシドーシスの2種類である。しかし，Henderson-Hasselbalchの式による代謝性アシドーシスは漠然とHCO_3^-の減少を示しているものであり，その原因を明らかにしていない。揮発性緩衝物質であるHCO_3^-がなぜ減少しているかを明らかにした酸塩基平衡の評価方法として強イオンモデルがある。強イオンモデルの考え方からアシドーシスを分類すると**表3-1-1**になる。すなわち，「二酸化炭素分圧（PCO_2）の上昇による呼吸性アシドーシス」と「その他のアシドーシス（＝非呼吸性アシドーシス）」であり，強イオンモデルでは「代謝性アシドーシス」というカテゴリーは存在しない。

血液ガス分析によって酸塩基平衡異常を評価する際には，pH，HCO_3^-およびBEの値だけに注意を払うのではなく，体温，総蛋白質，ナトリウム，カリウムおよびクロール濃度を評価することが重要である。

基本法則

用語の定義

酸塩基平衡異常について記述する前に，用語の定義をおさらいしておく必要がある。例えば，「pH=7.280はアシドーシスでしょうか？」と質問されたとき，「pH<7.350なのでアシデミアだがアシドーシスについては分からない」と答えると，ほとんどの質問者は混乱する。これは，用語の定義が曖昧であるためだろう。アシデミアとアシドーシスは同義語ではない。アシデミアは状態，アシドーシスは病態を示す用語である。生体内では常にアシドーシスとアル

表3-1-1 評価法の違いによるアシドーシスの分類

Henderson-Hasselbalch の式		強イオンモデル		
呼吸性アシドーシス	PCO_2 ↑	呼吸性アシドーシス	PCO_2 ↑	
代謝性アシドーシス	HCO_3^- ↓	非呼吸性アシドーシス	高体温性	
			高蛋白質性	
			強イオン性	Cl^- ↑
				AG ↑
				Na^+ ↓

カローシスが同時に存在しており，両者のバランスの結果がアシデミアまたはアルカレミアである。以下に各用語の定義を記す。

アシデミア（酸血症：acidemia）

血液が酸性になっている“状態”。つまり，血液 pH が 7.350 未満の状態をアシデミアという。

アルカレミア（アルカリ血症：alkalemia）

血液がアルカリ性になっている“状態”。つまり，血液 pH が 7.450 よりも高値の状態をアルカレミアという。

アシドーシス（acidosis）

生体内に pH を低下させる異常なプロセスが存在する“病態”。pH を低下させる“病態”とは HCO_3^- を下げる（代謝性），PCO_2 を上げる（呼吸性）何らかのプロセスである。アシドーシスが単独で存在すればアシデミアになるが，結果的にはアシドーシスとアルカローシスのバランスによってアシデミアまたはアルカレミアになる（アシデミアとアルカレミアは“結果”である）。

アルカローシス（alkalosis）

生体内に pH を上昇させる異常なプロセスが存在する“病態”。pH を上昇させる“病態”とは HCO_3^- を上げる（代謝性），PCO_2 を下げる（呼吸性）何らかのプロセスである。アシデミアであってもアルカレミアであってもアルカローシスの病態は存在し得る。

血液ガス分析の結果，血液 pH の値が 7.350 未満であればアシデミア，7.450 よりも高値であればアルカレミアである。これは原因のいかんにかかわらず機械的に判定することができる。次に，血液 pH の値が，アシデミア，正常，アルカレミアを示している原因を考える。もう一度繰り返すが，血液 pH はあくまでも“結果”である。血液 pH の値がアシデミア，正常，アルカレミアいずれを示していても，生体内では種々のアシドーシスとアルカローシスが存在している。つまり，アシドーシスとアルカローシスの両者のバランスの結果が血液 pH に反映しているだけである。

図3-1-1 ギャンブルグラムの完成型

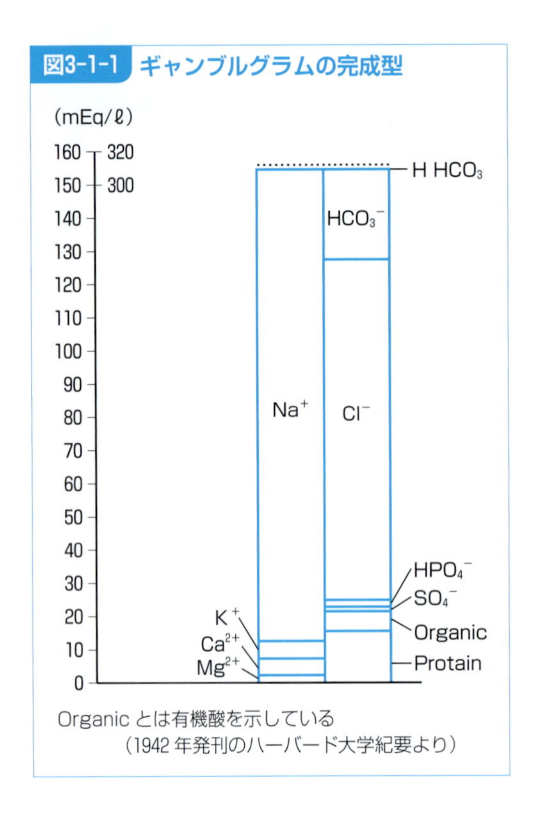

Organic とは有機酸を示している
（1942 年発刊のハーバード大学紀要より）

ギャンブルグラム

アシドーシスを理解するうえでとても重要な法則が2つある。それは「電荷的中性の法則」と「揮発性および非揮発性物質の性格」によるものである。以下にこの2つの法則を説明するが，先にギャンブルグラムを紹介しておく。ギャンブルグラムとは，1923年にJames Lawder Gambleによって提唱された，抽象的でとらえにくい酸塩基平衡（または体液平衡）の概念を，血漿内の酸塩基組成を積み上げグラフで視覚的に表したものである（図3-1-1）。左に陽イオン（cation，カチオン），右に陰イオン（anion，アニオン）を並列し，血漿中の電解質－酸塩基平衡状態を視覚的にとらえることで，難解な体液生理（または病態生理）を理解することが可能となった。以下，このギャンブルグラムを使って酸塩基平衡の病態生理を考える。

電荷的中性の法則

細胞外液中には多種の溶質が含まれており，これらは電気的にプラスまたはマイナスに帯電している。つまり，多くの溶質が正または負の電荷を帯びているということである。厳密にいえば，電荷は必ずしもニュートラルになっているわけではないが，おおむね電荷がニュートラルになっていると考えて間違いはない。原則論として，陽イオンの総モル数と陰イオンの総モル数は等しくなる。これを電荷的中性の法則という（図3-1-2）。

電荷的中性の法則　陽イオンの総量＝陰イオンの総量………（1）

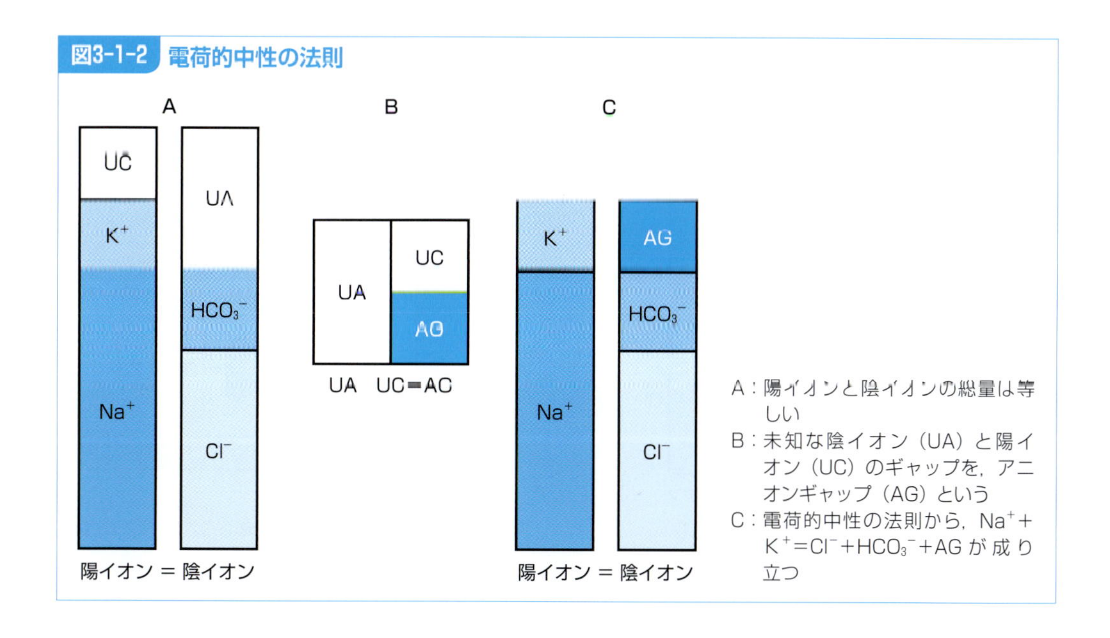

図3-1-2 電荷的中性の法則

A：陽イオンと陰イオンの総量は等しい
B：未知な陰イオン（UA）と陽イオン（UC）のギャップを，アニオンギャップ（AG）という
C：電荷的中性の法則から，Na^+＋K^+＝Cl^-＋HCO_3^-＋AG が成り立つ

アニオンギャップ

代謝性アシドーシスを鑑別するために重要なのが，アニオンギャップ（AG：anion gap）である。体液状態は常に電気的中性であるため，陽イオンと陰イオンのそれぞれの総量が等しくなければならない。しかし，生体内イオンをすべて測定して酸塩基平衡異常の評価を行うことは現実的ではない。したがって，メジャーなイオンとそれ以外のイオンとに分け，それ以外のイオンを総括的かつ概念的な変数として取り扱うものが必要となった。これが AG である。しかし，AG は種々雑多なイオンの相対値であるから，多くの因子の影響を受ける。典型的なものがアルブミン（負電荷蛋白）である。このように，酸塩基平衡異常，特に代謝性アシドーシス（および代謝性アルカローシス）の病態評価に AG は不可欠であるが，その運用には AG についての十分な知識とその評価方法を熟知しなければならない。

日常的に測定できる陽イオンはナトリウムとカリウム，陰イオンはクロールと HCO_3^- である。しかし，体液中にはこれだけではなく，当然イオン化したカルシウムやマグネシウムが陽イオンとして，乳酸やリン酸イオンも陰イオンとして存在する。これらの“日常的に測定するイオン”と“日常的に測定しないイオン”があるため，少し強引であるが（1）式は次式のようになる。

日常的に測定する陽イオン＋日常的に測定しない陽イオン
＝日常的に測定する陰イオン＋日常的に測定しない陰イオン……（2）

ヒト医療において“日常的に測定する”と規定できるのが，ナトリウム，クロールおよび HCO_3^- の 3 種類である。カリウムも「日常的に測定できるのでは？」という疑問もあるが，ヒト医療では AG にカリウムは取り扱わず，カリウムを“日常的に測定しないイオン”としている成書が多い。しかし，厄介なことに牛関連の論文ではカリウムを“日常的に測定する

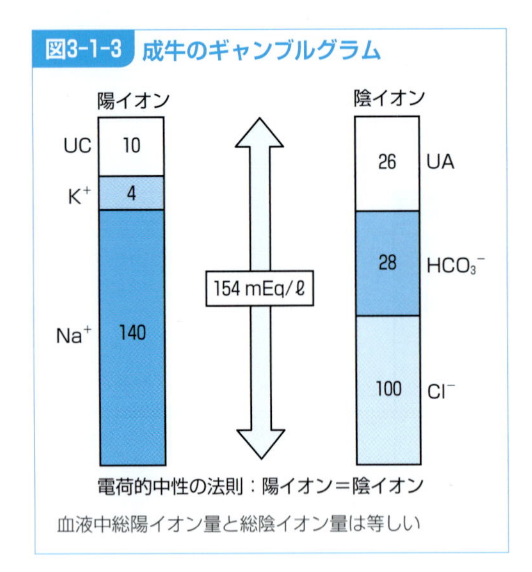

図3-1-3 成牛のギャンブルグラム

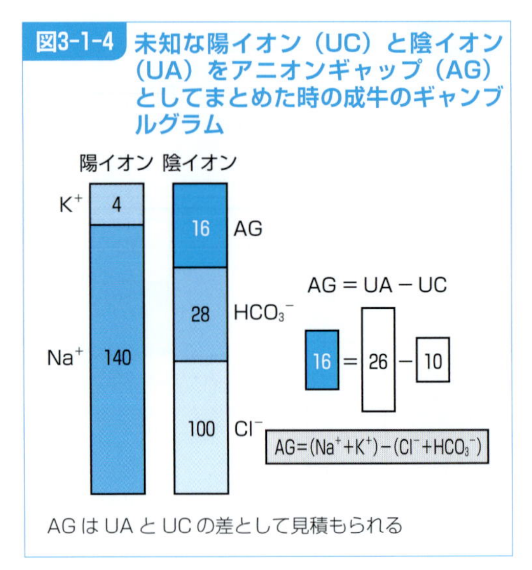

図3-1-4 未知な陽イオン（UC）と陰イオン（UA）をアニオンギャップ（AG）としてまとめた時の成牛のギャンブルグラム

陽イオン”として取り扱っているものが多い。したがって，AGを評価する際にはカリウムの取り扱いに注意する必要がある（ヒト医療関係の成書を活用する場合には，AGの算出にカリウムを用いないことを忘れずに！）。本書ではウシ医療の慣例にならってカリウムを“日常的に測定する”陽イオンとして取り扱う。

次に，“日常的に測定しない”ので“未知（unknown）”な陽イオン（cation）をUC，“未知”な陰イオン（anion）をUAとして置き換えると，(2) 式は次のとおりとなる。

$$Na^{+}+K^{+}+UC=Cl^{-}+HCO_3^{-}+UA \quad \cdots\cdots (3)$$

(3) 式をギャンブルグラムで表すと図3-1-3になる。少々脱線するが，UCとUAとはどんなイオンがあるのか考えてみる。UCはカルシウム，マグネシウム，H^{+}などがある（ヒト医療ではカリウムもUCに含まれる）。血清生化学検査で測定するカルシウムとマグネシウムは蛋白結合型や複合型を含めた総濃度であり，ここでいうカルシウムとマグネシウムはあくまでもイオン化カルシウムとイオン化マグネシウムである。UAは血漿蛋白（陰性荷電），リン酸イオン（$HPO_4^{2-}/H_2PO_4^{-}$），硫酸イオン（SO_4^{2-}），そして乳酸イオンなどの有機酸イオンがある。(3) 式を左辺に未知のイオン，右辺に測定したイオンをまとめると次式になる。

$$UA-UC=(Na^{+}+K^{+})-(Cl^{-}+HCO_3^{-}) \quad \cdots\cdots (4)$$

AGとは，このUAとUCの差をいう。すなわち，

$$AG=UA-UC=(Na^{+}+K^{+})-(Cl^{-}+HCO_3^{-}) \quad \cdots\cdots (5)$$

(5) 式をギャンブルグラムで表すと図3-1-4になる。AGの正常値については，カリウムを

表3-1-2 AG の正常値

福島 NOSAI

黒毛和種子牛（n＝50）	平均±標準偏差
日齢（日）	11.3±8.3
Na^+（mEq/ℓ）	136.2±1.6
K^+（mEq/ℓ）	4.75±0.38
Cl^-（mEq/ℓ）	99.4±2.1
HCO_3^-（mEq/ℓ）	32.1±2.0
AG（mEq/ℓ）	9.35±2.65

カリフォルニア大学デイビス校

成牛（n＝110）	平均値	範囲
Na^+（mEq/ℓ）	142	138～146
K^+（mEq/ℓ）	4.3	3.0～5.0
Cl^-（mEq/ℓ）	102	97～109
HCO_3^-（mEq/ℓ）	28	23～32
AG（mEq/ℓ）	16	13～20

酪農学園大学

子牛*（n＝29）	平均±標準偏差
Na^+（mEq/ℓ）	138.6±3.0
K^+（mEq/ℓ）	5.33±0.50
Cl^-（mEq/ℓ）	99.9±2.7
HCO_3^-（mEq/ℓ）	33.1±2.6
AG（mEq/ℓ）	12.1±2.6

*：交雑種およびホルスタイン種

算定に含めるか否かで大きくなること，牛の正常値が確立されていないことから，一定の値を示すことは難しい。ヒト医療では，カリウムを測定に用いない場合の正常値として12±2 mEq/ℓが公認の値として取り扱われている。すなわち，カリウムを測定に用いた場合のAGの正常値は約16 mEq/ℓである（K^+＝4 mEq/ℓとする）。福島NOSAIが実施した50頭の黒毛和種子牛の調査によると，黒毛和種子牛のAGの正常値は9.35±2.65 mEq/ℓであった。一方，未公開データであるが，酪農学園大学で調査した29頭の交雑種およびホルスタイン種子牛の成績では，子牛のAGは12.1±2.6 mEq/ℓであった。すなわち我が国の子牛のAGの正常値としては，約10～12 mEq/ℓであると考えていいだろう。成牛に関するデータは子牛のそれよりも少ないので確定的なことはいえないが，カリフォルニア大学デイビス校で公開しているものがあるのでこれを参照すると，AGの中心値は16 mEq/ℓ（範囲13～20 mEq/ℓ）であった。これはヒトのAG値に近い。

まとめると，子牛，成牛およびヒトのカリウムを考慮したAGの正常値は，約10，16および16 mEq/ℓである。福島NOSAI，酪農学園大学およびカリフォルニア大学デイビス校で実施した牛の血清電解質，AGの要約を表3-1-2に示したので参照されたい。

揮発性物質と非揮発性物質

体液中の緩衝系

生体外から強酸または強アルカリの作用を受けても，血液pHはごく狭い範囲で保たれている。このホメオスタシスは身体の緩衝系による緩衝作用（buffering）によってかなり精巧に保たれている。Henderson-Hasselbalchの式による緩衝系の一般式は，次のとおりである。

表3-1-3 体液中の緩衝系

揮発／非揮発	反応終了までの時間	緩衝系	反応式	体水区分
揮発性緩衝系	迅速	炭酸－重炭酸緩衝系	$H_2CO_3 \rightarrow H^+ + HCO_3^-$	血液，間質液
非揮発性緩衝系	数時間～数日	リン酸緩衝系	$H_2PO_4^- \rightarrow H^+ + HPO_4^{2-}$	細胞内液
		蛋白質緩衝系	$R\text{-}NH_3^+ \rightarrow R\text{-}NH_2 + H^+$ $R\text{-}COOH \rightarrow R\text{-}COO^- + H^+$	血液，細胞内液
		ヘモグロビン緩衝系		血液

図3-1-5 ヘモグロビン中のイミダゾール残基による緩衝作用

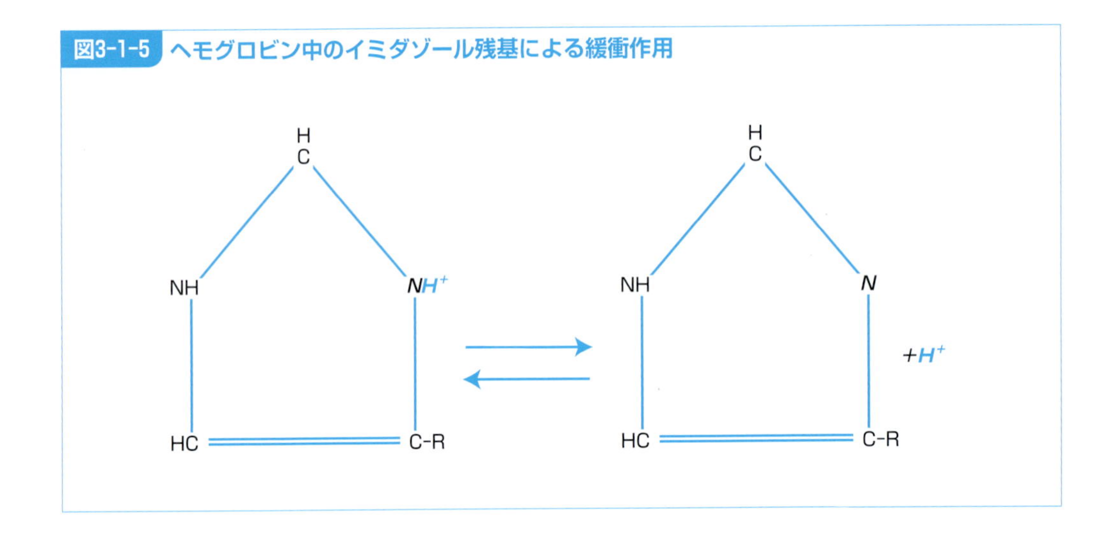

$$HA \leftrightarrows H^+ + A^-$$

H^+は水素イオン，A^-は陰イオン，HA は解離していない酸を示す。この反応系に強酸を付加すると，平衡を保つために反応は左方へ移動する。これと似たような反応系が血液中に存在する。この反応の代表例が炭酸－重炭酸緩衝系とリン酸緩衝系である（**表3-1-3**）。また，血液中では蛋白質，特に血漿蛋白質がとても有力な緩衝系として働く。その理由として蛋白質分子の構造によるところが大きい。蛋白質のいわゆる N 末端にはアミノ基が，C 末端にはカルボキシル基があり，それぞれ**表3-1-3** の式のように解離する。血液中ではさらにヘモグロビンが重要な緩衝作用を示す。これは，ヘモグロビンに含まれるヒスチジン残基中のイミダゾール残基の解離である（**図3-1-5**）。

ここまでの話を整理すると，生体では大雑把に，①炭酸－重炭酸緩衝系，②リン酸緩衝系，③蛋白質緩衝系，④ヘモグロビン緩衝系の 4 種類の緩衝系が作用していることになる（**表3-1-3**）。血漿中のリン酸塩濃度は著しく低いため，②リン酸緩衝系は重要ではない。間質液は蛋白質に乏しいため，緩衝系は①炭酸－重炭酸緩衝系に限られる。一方，細胞内は③蛋白質緩衝系と②リン酸緩衝系が重要である。

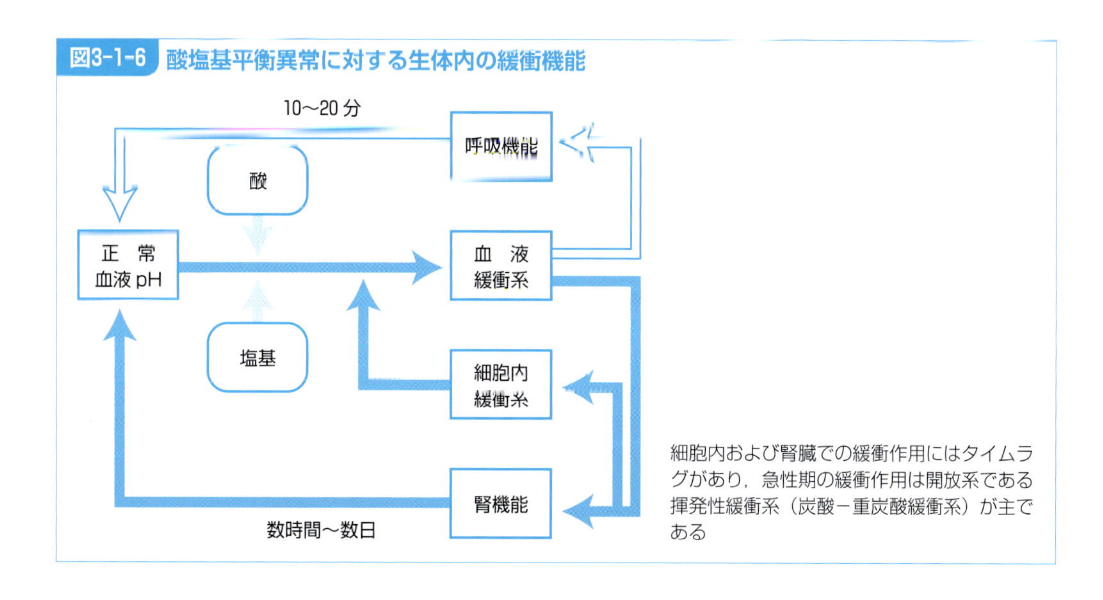

図3-1-6 酸塩基平衡異常に対する生体内の緩衝機能

揮発性緩衝系と非揮発性緩衝系

4種類の緩衝系のうち，炭酸－重炭酸緩衝系では，さらに二酸化炭素（CO_2）と水に分解するまで反応が進行する。

$$H_2CO_3 \leftrightarrows H^+ + HCO_3^- \rightarrow H_2O + CO_2$$

この式は，炭酸－重炭酸緩衝系が最終的に CO_2 という気体になって“揮発”してしまうことを示している。炭酸－重炭酸緩衝系を「揮発性緩衝系」といい，HCO_3^- を「揮発性物質」という。一方，他の3種類の緩衝系はいずれも“揮発しない”ため，これらはすべて「非揮発性緩衝系」となる。生体は強酸または強アルカリの作用を受けても血液 pH を一定に保つため，これらの緩衝系を作用させる（図3-1-6）。いずれの緩衝系も血液 pH を一定に保つために作用するが，揮発性緩衝系では最終生成物である CO_2 を，呼吸という手段で体外への排泄量を調整することができるため，緩衝作用は速やかである（開放系；呼吸を通して生体内外で調節する）。一方，ほかの3系では反応後も生成物質を調整することができないため，反応が終了するために数時間から数日間を要する（閉鎖系；生体内だけで調節する）。

ここで重要なことが2点ある。生体が強酸の曝露を受けたとき，①酸塩基平衡異常に敏感に反応するのは炭酸－重炭酸緩衝系の揮発性緩衝系であり，②非揮発性緩衝系はゆっくりと緩衝作用を示すということである。代謝性アシドーシスの際に塩基不足を完全に補正するのではなく，その半量を補正することが推奨されている理由は，②の非揮発性緩衝系の作用を見越したうえでのことであり，アルカリ化剤の過剰投与によるオーバーショット・アルカローシスを予防するためである。そして，酸塩基平衡が乱れたときに，理由のいかんによらず急性期には炭酸－重炭酸緩衝系で調整すること，そして酸塩基平衡異常による HCO_3^- の増減は，原因ではなく“結果”である。

酸の産生と排泄

酸と塩基

酸とはH^+を供与するものである。また，塩基とはH^+を受け取るものであり，生体の各種反応において必要不可欠である。生体のpHは当然ながらH^+によって規定されている。蛋白酵素が活性化し，適切な生体内代謝が維持されるためのpH環境は中性でなければならない。当然ながら，生体内環境が酸性やアルカリ性であれば蛋白変性をきたす。これは牛乳にレモン汁を加えると凝固することを考えれば容易に想像がつくであろう（pHの変化は蛋白質の三次元構造を変えてしまう）。したがって，生体内pHは中性，すなわちpH＝7.000でなくてはならない。

しかし，実際に血液ガスを測定して血液pHが7.000を示したのであれば，重度のアシドーシスと診断し，何をおいても重炭酸ナトリウム液の静脈内投与を行うであろう。我々の動脈血および静脈血の血液pHの正常値は7.420および7.400であり，中性というよりはややアルカリ性に傾いている。これは細胞内外のpHギャップによる。前述のとおり適切な生体内代謝が行われるためには，生体内pH，すなわち細胞内pHは中性（＝7.000）でなければならない。細胞内で適切に生体内代謝が行われると老廃物が生じ，そのほとんどは酸性物質である。この酸性物質を細胞内にとどめておけば生体内pH環境は酸性に傾く。したがって，代謝によって生じたH^+を効率よく細胞外へ排泄しなければならないため，細胞外液pHは細胞内液pHよりもアルカリ性である必要がある。図3-1-7に細胞内外でのH^+濃度ギャップについて示した。このpHのギャップによってH^+が受動的に細胞内から細胞外へ移動する。細胞外液pHが酸性化すると細胞内pHとのpHギャップが小さくなるため，細胞内から細胞外へのH^+の排出効率が落ち，細胞内環境が酸性化することで生体内代謝に影響が生じる。

プロトン濃度，プロトン量，プロトン産生量

プロトン（H^+）は，細胞外液中で陰性荷電している種々の蛋白残基に結合している。細胞外液のpHは7.4であることが生体反応において都合がよいことは前述した。pHとH^+の関係式（$pH = -\log[H^+]$）より，細胞外液中のH^+濃度は次のとおりである。

$$[H^+] = 10^{-7.4} = 40\ \text{nmol}/\ell$$

したがって，細胞外液中のH^+濃度は40 nmol/ℓである。例えば，細胞外液中のナトリウム濃度は140 mMなので，nmol/ℓに換算すると1.4億nmol/ℓである。つまり，H^+は同じ陽イオンであるナトリウムと比較すると，きわめて細胞外液中濃度が低い。したがって，酸塩基平衡のイオン濃度比較では“無視できる陽イオン”として取り扱われている。

次に，細胞内液中のH^+を考える。細胞内のpHは生体内代謝に至適な7.000でなければならない。したがって，pHとH^+の関係式（$pH = -\log[H^+]$）にpH＝7.000を代入すると，細胞内液中のH^+濃度は次のとおりである。

図3-1-7 細胞内外での pH および H^+ギャップ

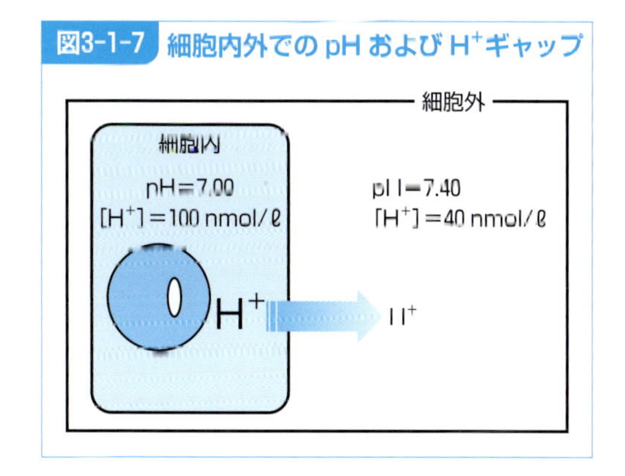

表3-1-4 細胞外液 pH による H^+濃度ギャップ

細胞外液 pH	細胞外液[H^+] (nmol/ℓ)	[H^+]濃度ギャップ* (nmol/ℓ)
7.4	40	60
7.3	50	50
7.2	63	37
7.1	80	20

*：細胞内－外液中［H^+］濃度較差
細胞内［H^+］濃度＝100 nmol/ℓとする

図3-1-8 60 kgの子牛のプロトン維持量

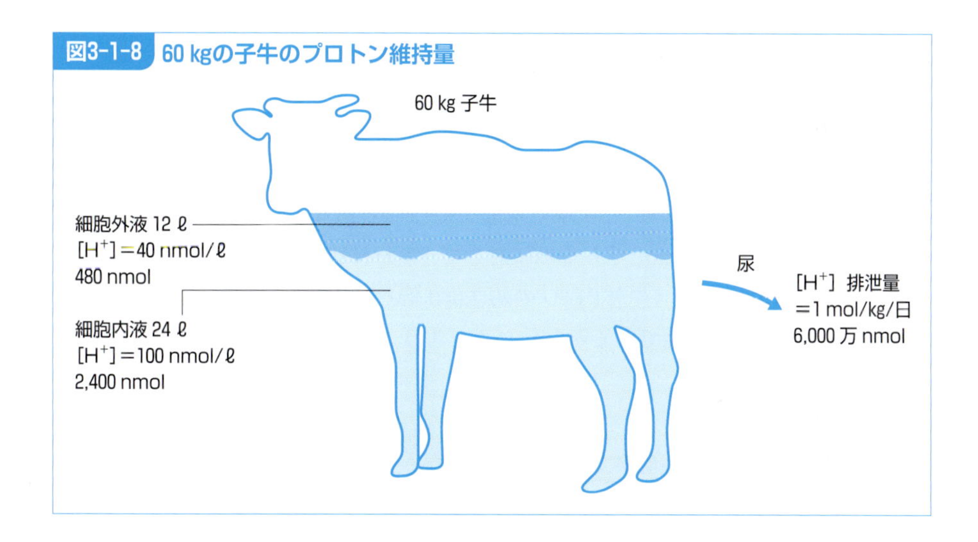

$$[H^+] = 10^{-7.0} = 100\ \text{nmol/ℓ}$$

したがって，細胞内と細胞外液中のH^+濃度ギャップは 60 nmol/ℓであり，このギャップによって細胞内から細胞外へのH^+の移動を生じる（図3-1-7）。例えば，代謝性アシドーシス（もしくは呼吸性アシドーシス）を生じ，細胞外液 pH が 7.3，7.2 および 7.1 まで低下したとする（表3-1-4）。pH が 7.200 になると［H^+］濃度較差は正常時（pH＝7.400）の約 2/3 まで減少し，細胞内のH^+排泄効率が著しく障害を受ける。これによって細胞内環境が酸性化するため生体内代謝が著しく低下し，生命に危険が及ぶため，緊急措置として強制的な細胞外液のアルカリ化（重炭酸ナトリウム液の緊急輸液）が必要となる。

次に生体内で維持されているH^+量を算出してみる。ここでは 60 kgの子牛（細胞外液および細胞内液量をそれぞれ体重の 1/5 および 2/5 とする）を例に示す（図3-1-8）。60 kgの子牛の標準的な細胞外液および細胞内液量は 12 および 24 ℓとなる。細胞外および細胞内のH^+濃度はそれぞれ 40 および 100 nmol/ℓであるから，それぞれのH^+量は 480 および 2,400 nmol となる。一方，腎臓でのH^+排泄量は 1 mmol/kg / 日であるから，60 kgの子牛では 1 日に

図3-1-9 生体内代謝および体外から摂取した酸の処理と排泄

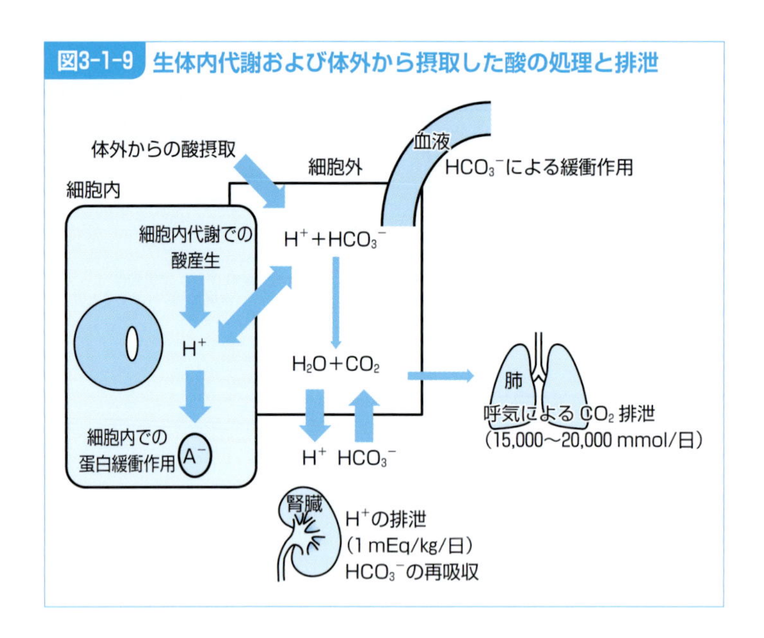

60 mmol（＝6,000万nmol）のH^+を尿中排泄していることになる。細胞外および細胞内の総H^+量が2,880，およそ3,000 nmolであるのに対して，1日に排泄しなければならないH^+量は6,000万nmolと圧倒的に多く（生体内H^+の約2,000倍），いかにこの膨大な量を迅速かつ持続的に排泄する生体機構が重要であるかが分かるだろう。

酸の処理および排泄

酸の処理および排泄がいかに重要であるか理解したうえで，生体内においてどのように酸が産生されるのかを考える。図3-1-9に体外からの酸の摂取および生体内での酸の産生と排泄の概要を示した。生体は体外から酸を経口摂取するとともに，細胞内代謝で酸を産生している。これらの酸を急激な生体内pHの変化を生じないように迅速かつ持続的に，炭酸－重炭酸緩衝系，蛋白質緩衝系，呼気からのCO_2排泄および腎臓での非揮発性酸排泄を受ける。

酸はすべての栄養素，すなわち炭水化物，脂肪および蛋白質の代謝によって産生される（図3-1-9）。炭水化物および脂肪は代謝によって1日当たり1万5,000 mmolのCO_2と水が産生される。これらのCO_2は基本的に呼気中に排泄されるため，体内に蓄積することはない（揮発性酸）。しかし，換気機能が低下している症例ではCO_2が体外に十分に排泄されないため，次の反応を示す。

$$CO_2+H_2O \leftrightarrows H^++HCO_3^-$$

換気機能が低下している症例では，この式からも明らかなようにH^+が蓄積するために細胞外液中pHが低下する（呼吸性アシドーシス）。図3-1-10に示したとおり，炭水化物の代謝過程でL乳酸，脂肪の代謝過程でケト酸が産生される。しかし，健常な動物，すなわち末梢組織の低酸素症をきたしていなければ，L乳酸の生成速度は遅く，その代謝分解速度を上回るこ

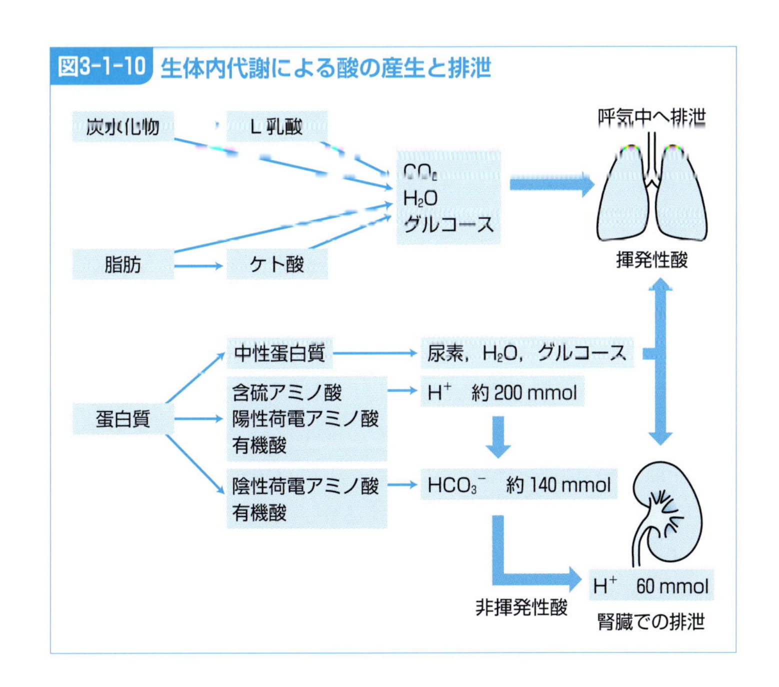

図3-1-10 生体内代謝による酸の産生と排泄

とがないために酸の蓄積はない。同様に，インスリン欠乏状態でなければ，ケト酸がたとえ産生されても代謝分解速度に比べて生成速度がきわめて遅く，迅速にCO_2まで代謝されて呼気中に排泄されるため，酸の蓄積は生じない。

蛋白質代謝は炭水化物，脂肪とは異なる。蛋白質の構成成分であるアミノ酸のほとんどは中性であり，その代謝産物は尿素，CO_2，水，グルコースである。したがって，中性蛋白質では，換気がよければ呼気中にCO_2が排泄されて体内での酸の蓄積はない。しかし，アミノ酸のうちメチオニン，システイン，シスチンなどの含硫アミノ酸およびリジン，アルギニン，ヒスチジンなどの陽性荷電アミノ酸は，最終代謝産物として非揮発性酸を生じる。また，一部の有機リン酸などの有機酸も腎排泄が必要な不揮発性酸を産生する。非揮発性酸とはCO_2として呼気中排泄ができず，腎臓排泄が必要となるH^+を示す。

含硫アミノ酸，陽性荷電アミノ酸，一部のリン酸の代謝によって非揮発性酸が産生されているが，グルタミン酸やアスパラギン酸などの陰性荷電アミノ酸やクエン酸などの一部の有機酸では最終的にHCO_3^-を産生している。前述の非揮発性酸の一部は，陰性荷電アミノ酸やクエン酸によって産生されたHCO_3^-によって中和されるため，腎臓で排泄すべき最終的な非揮発酸の産生量は1 mmol/kg/日となる（図3-1-10）。すなわち60 kgの子牛では，1日当たり60 mmolの非揮発性酸を腎臓で排泄していることになる。このうち約半分はリン酸塩として，残りはNH_4^+として尿中排泄される。

酸の産生量は健常動物でも食事やその活動によって常に変化するが，その際には生体でNH_3の産生量を調節し，尿中でのNH_4^+排泄量を最大10倍まで増やして酸排泄量を調節することが可能である。

緩衝系

緩衝液または緩衝剤（Buffer）とは

成人男性で1日に産生される非揮発性酸（H^+＋有機酸イオン）は60～70 mEqである。尿中にこれらの酸を排泄するためには種々の機構が存在するが，いずれにしても腎臓での酸排泄時間は数時間から日単位を要する。つまり，尿中に酸が排泄されるのをただ待っているだけであれば1日以内に生体内pHが3以下の強酸性に至り，生体機能は維持できない。しかし，実際にはこのようなことが生じるわけではなく，血中にある「緩衝作用」を持つ物質（緩衝物質）によってH^+が一時的に消費され，血中のH^+濃度が一定に保たれる。図3-1-6（⇒179ページ）の酸塩基平衡の調節機序を示した図中で，酸または塩基の曝露を受けた直後のpH調節を血液緩衝系が担う。例えば図3-1-11のように，中性（pH＝7.00）の純水1ℓに対して1規定の塩酸を1 mℓ滴下するとpHが4.00まで低下するが，ややアルカリ性（pH＝7.400）である1ℓの血液に対して1規定の塩酸を1 mℓ滴下しても，pHは7.37を維持される。これは血液が「緩衝液＝Buffer」であるためである。Bufferは，弱酸とその共役塩基との混合物塩であり，酸またはアルカリが加えられた際に起こるpH変化を最小限にとどめる機能を有する。

では，この緩衝系について酢酸（CH_3COOH）を例に紹介する。酢酸は弱酸である。弱酸は完全に電離しないので体液中では次の反応式が成立している。

$$CH_3COOH \leftrightarrows CH_3COO^- + H^+$$

体液中ではこの状態で平衡に達しているため，質量作用の法則により右向きの反応速度も左向きの反応速度も等しくなっている。また，酢酸の共役塩基はCH_3COO^-である。したがって，平衡定数をKaとすれば，次の式が成立する。

$$Ka = \frac{[H^+][CH_3COO^-]}{[CH_3COOH]}$$

そして，pHは次のとおり規定される。

$$pH = pKa + \log_{10} = \frac{[CH_3COO^-]}{[CH_3COOH]}$$

すなわち，pHは弱酸（CH_3COOH）と共役塩基（CH_3COO^-）のそれぞれの“量”でpHが決定するのではなく，弱酸と共役塩基の“バランス”（弱酸に対する共役塩基の比）によって決定する。

繰り返すが，酢酸は弱酸のためにほとんど共役塩基であるCH_3COO^-に電離していない。したがって，共役塩基であるCH_3COO^-を供給する反応が必要となる。しかし，CH_3COO^-はあくまでも溶液中でイオン化しているため，我々が取り扱う場合には酢酸ナトリウム（CH_3COO-

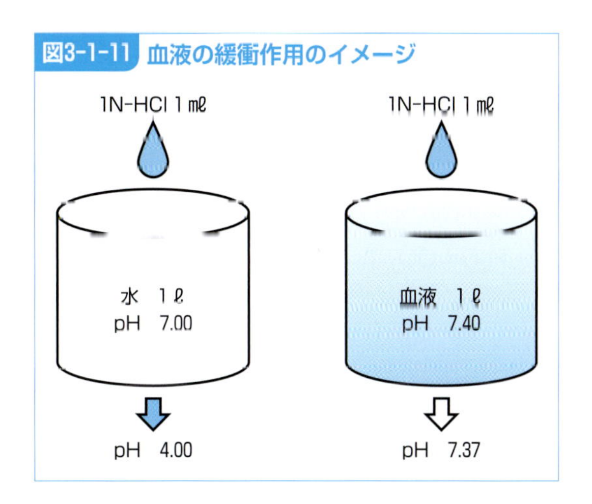

Na）などの塩として用いる。塩は溶液中で完全電離するため次の反応式が成立する。

$$CH_3COONa \rightarrow CH_3COO^- + Na^+$$

上式と緩衝作用の式との関係は次のとおりである。

$$CH_3COOH \leftrightarrows CH_3COO^- + H^+$$
$$\uparrow\downarrow$$
$$CH_3COONa \rightarrow CH_3COO^- + Na^+$$

この式から分かるように，代謝性アシドーシスの動物に酢酸ナトリウム，乳酸ナトリウム，クエン酸ナトリウムを配合した輸液剤を投与する際，これらは共役塩基である酢酸イオン，乳酸イオン，クエン酸イオンを供給し，H^+を消費させる方向に酸塩基平衡式を反応させるため，アルカリ化が期待できる。

仮に，H^+が負荷されたとき（アシドーシス）の反応式は次のとおりである。結果的には，弱酸も共役塩基のいずれも増加するけれども，その比率は一定に保たれるためにpHの変化はほとんど生じない。

$$CH_3COOH \leftarrow CH_3COO^- + H^+$$

血液の緩衝系は，H^+の負荷に対して迅速にpHを補正する機構であるが，生体内に蓄積した酸の排泄という根本的な解決には至っていない。酸の排泄については，呼吸器（開放系）と腎臓での排泄（閉鎖系）がある。

血液緩衝系

血液中の緩衝系として最も重要なのは炭酸－重炭酸緩衝系である。炭酸－重炭酸緩衝系は弱酸である炭酸（H_2CO_3）と共役塩基であるHCO_3^-による緩衝系である。いかに炭酸－重炭酸緩衝系が重要かということは，成人男性で1日に産生される非揮発性酸が60～70 mEqであるのに対して，揮発性酸であるH_2CO_3は1万5,000～2万Eqと桁が異なることからも理解できる。炭酸－重炭酸緩衝系の反応式およびHenderson-Hasselbalchの式は次のとおりである。

$$H^+ + HCO_3^- \leftrightarrows H_2CO_3 \rightarrow H_2O + CO_2 \uparrow \text{（呼気中）}$$

$$pH = 6.1 + \log \frac{[HCO_3^-]}{[H_2CO_3]}$$

ここでCO_2の動脈ガス分圧を$PaCO_2$とすると，体液中のH_2CO_3はCO_2と比例関係（$H_2CO_3 = 0.03 \times PaCO_2$）にあるため，Henderson-Hasselbalchの式は以下となる。

$$pH = 6.1 + \frac{\log [HCO_3^-]}{0.03 \times PaCO_2}$$

上式より，酸が負荷されて緩衝作用により血液中HCO_3^-濃度が減少すれば，［HCO_3^-］/$PaCO_2$の値を一定に保つために$PaCO_2$を減少させる機構が働く。これを呼吸性代償という。これはH^+の変化を延髄の呼吸中枢と頚動脈および大動脈に存在する化学受容器によって感知し，換気強度を変化させる反応である。この反応は，血液緩衝系の作用に遅れて発現するものの，10～20分で調節が行われるため，きわめて速やかに（CO_2として）酸を排泄する。ただし，呼吸機能による代償変化は負荷された酸を100%排泄するものではなく，50～75%程度のため，完全なpH補正には至らない。

酸が負荷された直後より血液緩衝系が働き，それに遅れて細胞内緩衝系が働く。血液緩衝系の主なものは炭酸－重炭酸緩衝系であるが，一部のリン酸緩衝系も関与する。ヘモグロビン緩衝系，ヒスチジンによる蛋白質緩衝系，有機および無機リン酸緩衝系などが細胞内緩衝系として存在する。したがって，食餌や生体内の代謝異常によって産生された莫大な酸を，容量の大きい血液および細胞内緩衝系によって，実際の体液の酸性度を低く抑えることが可能となる。

炭酸－重炭酸緩衝系は大変優れた緩衝系である一方，生体内でかなりのHCO_3^-が消費されている。しかし，細胞外液中のHCO_3^-は常に24 mEq/ℓ（成牛では28 mEq/ℓ）に維持されていなければ，生命活動によって産生され続けるH^+を消費することはできない。したがって，酸塩基平衡を維持するために，生体では腎臓でのHCO_3^-の回収，産生機構，肝臓での量調節機構を発達させている。また，非揮発性酸の処理はこれらを体外に排泄しなければゴールに至らない。

腎臓による調節

体内で非揮発性酸が生じても，それを腎臓から尿として排泄するまでには数時間から日単位の時間がかかるため，それまでのpHの低下を防ぐ機構が必要である。この機構は，細胞外液では主に炭酸－重炭酸緩衝系，細胞内液ではリン酸緩衝系，ヘモグロビン緩衝系，ヒスチジンなどの蛋白質緩衝系がそれぞれ緩衝作用を担っている。これらの作用により，遊離している H^+（free-H^+）はいったん除去され，それによって細胞外液 pH は正常範囲に保たれる。ここで A^- を共役塩基，HA を弱酸とする。生体内で HA が増えると次の反応式が生じる。

$$HA+HCO_3^- \rightarrow A^-+H_2CO_3 \rightarrow A^-+H_2O+CO_2$$

非揮発性酸が生じると HCO_3^- が大量に消費される。したがって，腎臓では非揮発性酸の排泄はもとより，消費した HCO_3^- を回収，再生して補充しなければならない。腎臓での HCO_3^- 調節機構は，近位尿細管（HCO_3^- の再吸収）と皮質集合管（HCO_3^- の産生と H^+ の排泄）の2カ所でそれぞれ異なった機序で行われている。問題は HCO_3^- の調節が腎臓だけで行われていないということである。例えば，肝臓では尿素［$(NH_2)_2CO$］を産生するために大量の HCO_3^- を消費している。

$$2NH_4^+ +2HCO_3^- \rightarrow (NH_2)_2CO+CO_2+3H_2O$$

酸塩基平衡に直接関与はしないが，肝臓は重炭酸の主たる消費臓器である。つまり，アシドーシスでは肝臓での HCO_3^- 消費を抑えるために尿素産生量を減少させている可能性が考えられる。

近位尿細管における HCO_3^- の回収

細胞外液中の HCO_3^- は糸球体でろ過される。成人男性では1日に3,600 mEq の HCO_3^- がろ過されるが，これは細胞外液中の HCO_3^- 量（約 300 mEq；24 mEq/ℓ×平均細胞外液量 12 ℓ）の12倍量に相当する。このまま，HCO_3^- がすべて尿中排泄したままであれば，Buffer（図3-1-6［179 ページ］：①血液緩衝系）が失われて生体内 pH を維持することができない。したがって，腎臓では糸球体でろ過された HCO_3^- の 80～90％を近位尿細管で，残りをヘンレ上行脚や遠位尿細管で再吸収する。

近位尿細管では，ろ過された HCO_3^- は近位尿細管の Na^+, H^+-交換輸送体（NHE-3；Na^+, H^+-Exchange）と炭酸脱水素酵素（CA-IV）の働きによって再吸収される（図3-1-12）。NHE-3 は原尿中のナトリウムを再吸収し，その交換として H^+ を排泄させる。NHE-3 によって原尿中に H^+ が排泄されると，原尿中の HCO_3^- と反応し，H_2CO_3 を形成する。H_2CO_3 は尿細管腔側（刷子縁膜側）に存在する炭酸脱水素酵素により H_2O と CO_2 に分解し，生成した CO_2 は拡散により尿細管上皮細胞へ移行する。

尿細管上皮細胞に取り込まれた CO_2 は H_2O と化合して H_2CO_3 を生成し，さらに H^+ と HCO_3^- に分解される。ここで生成した H^+ は NHE-3 により管腔側へ排泄される。したがって，H^+ が循環しているので，実質的には「酸排泄」は行われていない。一方の HCO_3^- は，基底膜側に存在する Na^+, HCO_3^--共輸送体によりナトリウムとともに血管内へ再吸収される。

この過程では，ろ過された HCO_3^- が近位尿細管腔にある NHE-3，炭酸脱水素酵素，

図3-1-12 近位尿細管における重炭酸イオンの回収機構

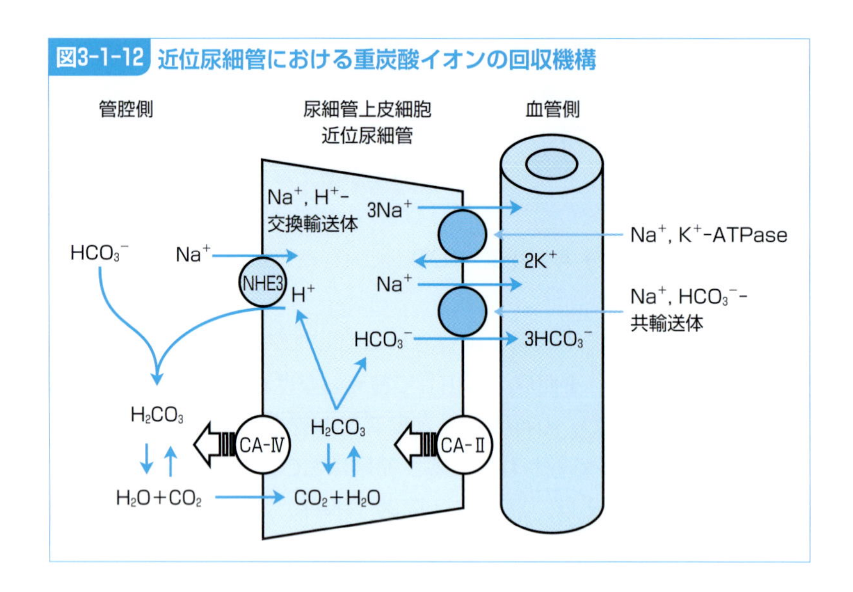

Na^+, HCO_3^--共輸送体により血管内に回収されるだけで，酸の排泄には寄与していないし，また血液中の HCO_3^- 濃度を上昇させるものではない。また，糸球体でろ過された HCO_3^- と血中に出現する HCO_3^- は“同じもの”ではない。

近位尿細管での HCO_3^- 回収機構の異常が近位尿細管アシドーシス（proximal-RTA；Renal Tubular Acidosis）であり，これは尿細管性アシドーシスの2型に分類される。近位尿細管アシドーシスでは HCO_3^- 再吸収閾値が低下し，正常な血清 HCO_3^- 濃度よりも低い濃度で近位尿細管での HCO_3^- 再吸収が止まる病態である。血清 HCO_3^- 濃度がリセット値まで低下すると正常に HCO_3^- の再吸収が行われ，それ以上の濃度低下は生じないため，進行性ではない。ただ，重炭酸ナトリウム液を補充しても近位尿細管での HCO_3^- 再吸収が阻害されているため，尿中に漏出するだけである（アルカリ補充療法に反応しない）。

皮質集合管における HCO_3^- の産生と酸排泄（図3-1-13）

近位尿細管とは異なり，皮質集合管に到達するまでに HCO_3^- はすべて再吸収されている。したがって，皮質集合管では実質的な酸の排泄，および陰イオン交換体（AE1；anion exchanger 1）を介した HCO_3^- の血中への分泌（回収ではなく新生）が行われる。酸の排泄はType A 介在細胞によって規定され，H^+ を排泄する。ただし，非揮発性酸のすべてが H^+ のまま皮質集合管で分泌されれば尿 pH は強酸性となり，尿細管や尿管を損傷してしまうのでこれを緩和する機序が存在する。すなわち，リン酸およびアンモニア緩衝系である。

分泌された H^+ は管腔膜側にあるタイトジャンクションによって尿細管細胞内に拡散することなく尿細管中にとどまる。その結果，尿細管腔内の pH が低下する（尿細管腔内の H^+ が増加）。これを緩和するために H^+ は HPO_4^{2-} および NH_3 に結合し，滴定酸（$H_2PO_4^-$）および NH_4^+ となって排泄される（尿細管腔内の H^+ を減少させる）。すなわち，酸は遊離型の H^+ ではなく，緩衝物質と結合した形で尿中排泄される。

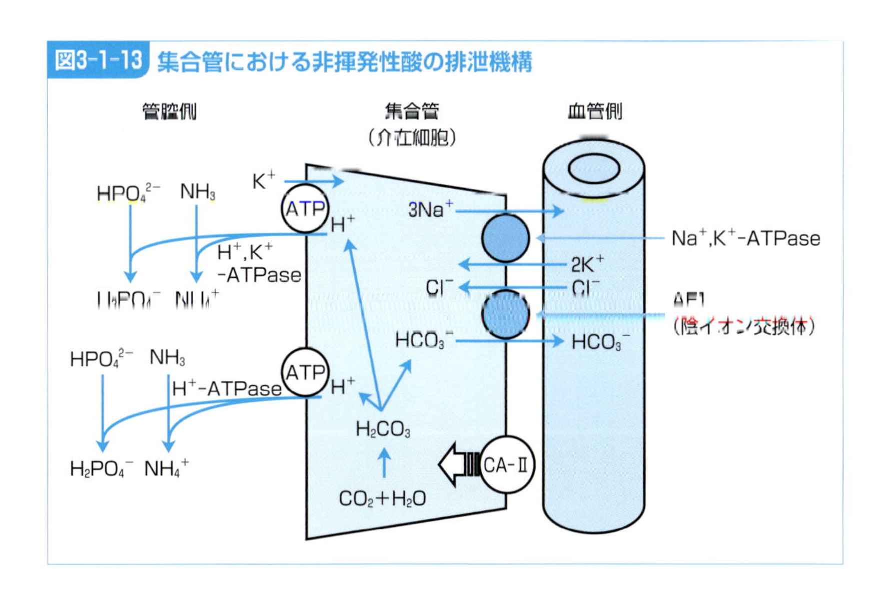

図3-1-13 集合管における非揮発性酸の排泄機構

皮質集合管における滴定酸（リン酸）の排泄機構

滴定酸とはなにか。滴定酸とは「強アルカリ（NaOH）で中和される酸性物質」であり，滴定酸の量は「尿 pH を 7.4 にするために必要な NaOH」に等しい。生体での滴定酸のほとんどは弱酸性のリン酸水素二ナトリウム（リン酸二ナトリウム：HPO_4^{2-}）であるが，NH_4^+は滴定酸ではない。また，リン酸は健常動物で排泄される非揮発性酸の約 50％を占める。ただし，リン酸塩の総量は基質であるリン酸の量によって固定されているため，アシドーシス動物などは酸の負荷による非揮発性酸の増加に対してリン酸を増加させることはできない。リン酸緩衝系の反応式は次のとおりである。

$$HPO_4^{2-} + H^+ \leftrightarrows H_2PO_4^-$$

この式で，HPO_4^{2-}は尿細管腔内に残り，$H_2PO_4^-$は排泄される。すなわち，この反応式が右方向に反応すれば非揮発性酸を大量に尿中排泄できる。したがって，尿細管腔内にH^+が増える，つまり尿 pH が下がると非揮発性酸の排泄が増加する。大切なことは，尿 pH が十分に低くならないと十分な非揮発性酸の排泄ができないということである。具体例を挙げれば，尿 pH が 6.8 のときリン酸量の約半分しかH^+を受け取ることができないが，尿 pH が 5.8 になるとそのほとんど（理論値として 90.9％）がH^+を受け取り，$H_2PO_4^-$となって排泄される。

皮質集合管におけるアンモニウムイオンの排泄機構（図3-1-14）

アンモニア緩衝系の解離定数（Pk）は 9.0 である。これは尿 pH の変動範囲である 4.5 ～ 8.5 において遊離アンモニア（NH_3）のほとんどがNH_4^+として存在できる。すなわちH^+を受け取って尿中排泄することができるということであり，アンモニア緩衝系が尿 pH に影響を受けることなく非揮発性酸を排泄できることを示している。

NH_4^+は近位尿細管においてアミノ酸の一種であるグルタミンから次の反応で合成される。

図3-1-14 アンモニウムイオンによる酸排泄機構

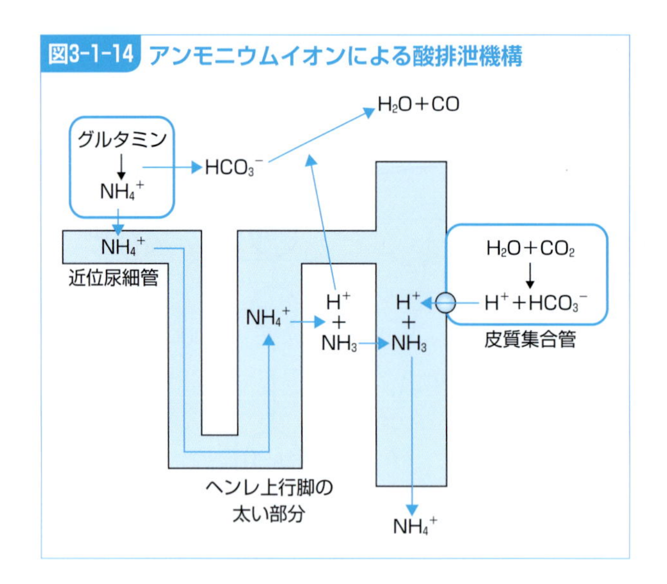

グルタミン→ $2HCO_3^- + 2NH_4^+$ + ATP

その後，NH_4^+は近位尿細管で Na^+, H^+-交換輸送体によって近位尿細管腔内に分泌される。ヘンレループの上行脚において，NH_4^+は Na^+, K^+, 2Cl-共輸送体によって再吸収を受け，遊離アンモニア（NH_3）として集合管髄質に蓄積する。このとき，NH_4^+から H^+が遊離するが，前述のグルタミン酸から生成された HCO_3^-によって相殺されるため，新たな非揮発性酸の生成には至らない。集合管の尿細管腔内 pH が低いと髄質に蓄積した NH_3 が尿細管腔内に分泌して H^+を受け取り，NH_4^+として尿中排泄する。酸負荷状態（アシドーシス）では，グルタミン分解酵素であるグルタミナーゼ（glutaminase）およびホスホエノールピルベートカルボキシラーゼ（phosphoenolpyruvate carbocylase）の活性が亢進し，アンモニア産生量が最大で約 10 倍にも増加する。したがって，リン酸緩衝系ではリン酸の基質量によってリン酸緩衝量が決まっているが，アンモニア緩衝系では酸負荷の状況によってその産生量を増やすことが可能となる。

生理的代償性反応

生体は恒常性のために血液 pH を一定に維持しようとする。つまり，生体はアシドーシスあるいはアルカローシスの病態において，それを代償する生理的反応を起こす。つまり，代謝性アシドーシスに対しては，換気を増やしてアルカローシス（呼吸性代償）を誘導したり，呼吸性アシドーシスに対しては腎臓での酸排泄量を増やしてアルカローシス（腎性代償）を誘導したりする（**表3-1-5**）。

表3-1-5 原発性酸塩基平衡異常とその代償性反応の考え方

病態	代償性反応
代謝性アシドーシス	換気を増やす（呼吸性代償；過呼吸）
代謝性アルカローシス	換気を減らす（呼吸性代償；呼吸抑制）
呼吸性アシドーシス	腎の酸排泄を増やす（腎性代償；アンモニア産生量増加）
呼吸性アルカローシス	腎の酸排泄を減らす（腎性代償；アンモニア産生量減少）

図3-1-15 呼吸性酸塩基平衡異常に対する代償性反応

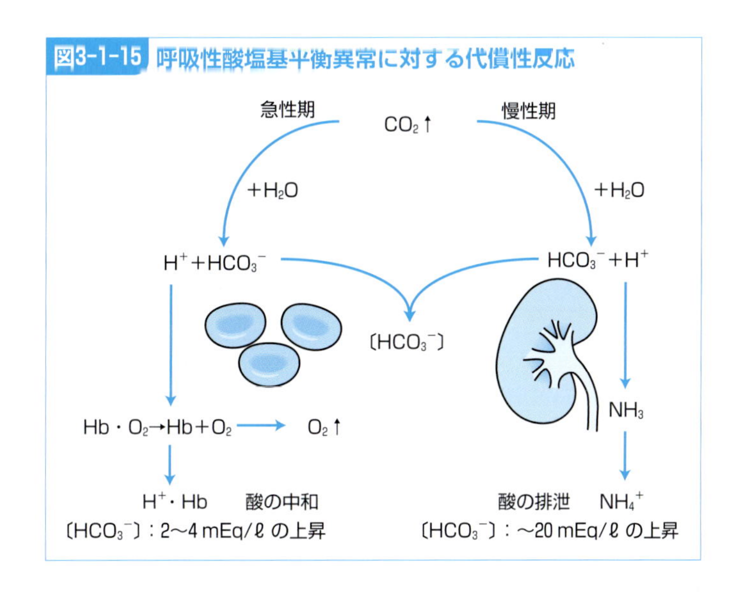

酸塩基平衡異常における代償性反応

生体は恒常性のため，血液 pH（正確には細胞外液 pH）を一定に維持しようとする。生体での酸塩基平衡異常のほとんどが炭酸 - 重炭酸緩衝系で処理されていることから，平衡式（Henderson-Hasselbalch）が成り立つ。Henderson-Hasselbalch の平衡式から，血液 pH を一定に保つためには HCO_3^- と PCO_2 の比（HCO_3^-/PCO_2）を一定に保たなければならないことが分かる。つまり，HCO_3^- が減少すれば PCO_2 を減少させ，PCO_2 が増加すれば HCO_3^- も増加させる（HCO_3^- と PCO_2 は同じ方向に動く）。HCO_3^- の変化に対応して PCO_2 が同じ方向に変化する。これは主に換気調節によるため呼吸性代償という。PCO_2 の変化に対応して HCO_3^- が同じ方向に変化する。これは主に腎臓でのアンモニア排泄能（H^+ は腎臓で NH_3 とともに排泄）によって調節されるために腎性代償という。呼吸性代償は呼吸中枢の化学受容体が，「細胞内」の H^+ 濃度のきわめてわずかな変化を捉えて換気量（1 回換気量と換気数の積によって規定される）を調節する。すなわち，その反応は速やか（分の単位）に起こる。

前述のとおり，呼吸性代償は比較的速やかであるが，腎性代償は時間〜日の単位の反応である。また，急性期（分〜時間の単位）と慢性期（日の単位）では代償反応そのものが大きく異なるため，その代償度合いも大きく異なる。血中 PCO_2 が上昇した際の代償反応について図 3-1-15 にまとめた。急性期は炭酸 - 重炭酸緩衝系以外の非揮発性緩衝系である細胞内蛋白，リン酸などの緩衝剤が代償反応を担う。急性期では増加した CO_2 が赤血球内に取り込まれ，

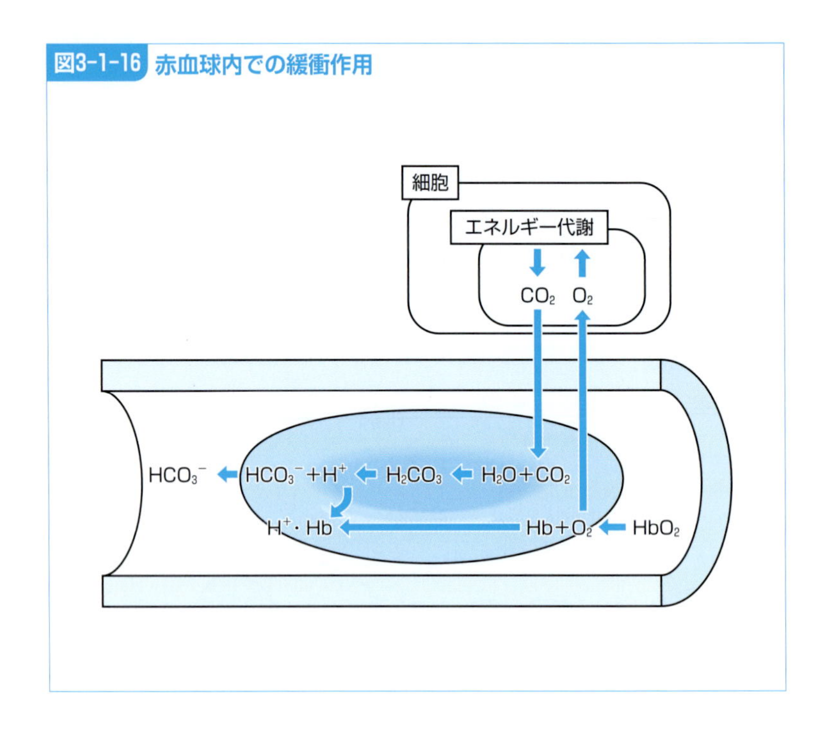

図3-1-16 赤血球内での緩衝作用

脱炭酸酵素（または炭酸脱水素酵素，CA：carbonic anhydrase）によって H^+ と HCO_3^- に分解される。H^+ は赤血球内の蛋白バッファーによって緩衝作用を受け，HCO_3^- は赤血球外（細胞外）へ移動し，細胞外液の HCO_3^- 濃度が上昇する。図3-1-16に赤血球内で行われている緩衝作用を模式化した。O_2 を結合したヘモグロビンが末梢毛細血管へ到達すると，ヘモグロビンは O_2 を放出する。代謝で生じた CO_2 が赤血球内に拡散すると，CA の作用により H^+ と HCO_3^- に分解され，生成した HCO_3^- は赤血球外，すなわち循環血液中に放出されてアルカリ化する。一方，H^+ は酸素を放出したヘモグロビン（還元ヘモグロビン）によって緩衝され，$H^+ \cdot Hb$（カルバミノヘモグロビン）となる。しかし，この赤血球内での緩衝作用は H^+ 排泄という根本的な反応ではなく，そのアルカリ化作用も限られている（細胞外液 HCO_3^- 濃度の上昇は 2 ～ 4 mEq/ℓ である）。

表3-1-6 酸塩基平衡異常に対する生理的代償性変化（ヒト）

一次性病態	一次性変化	代償性変化	代償性変化の範囲	代償限界値
代謝性 アシドーシス	$[HCO_3^-]$ ↓	PCO_2 ↓	$\Delta PCO_2 = 1.2 \times \Delta\ [HCO_3^-]\ \pm 5$	PCO_2 15 mm Hg
代謝性 アルカローシス	$[HCO_3^-]$ ↑	PCO_2 ↑	$\Delta PCO_2 = 0.7 \times \Delta\ [HCO_3^-]\ \pm 5$	PCO_2 60 mm Hg
呼吸性 アシドーシス	PCO_2 ↑	$[HCO_3^-]$ ↑	急：$\Delta[H^+] = 0.75 \times \Delta PCO_2$ 慢：$\Delta[HCO_3^-] = 0.35 \times \Delta PCO_2 \pm 3$	$[HCO_3^-]$ 30 mEq/ℓ $[HCO_3^-]$ 42 mEq/ℓ
呼吸性 アルカローシス	PCO_2 ↓	$[HCO_3^-]$ ↓	急：$\Delta[H^+] = 0.75 \times \Delta PCO_2$ 慢：$\Delta[HCO_3^-] = 0.40 \times \Delta PCO_2 \pm 3$	$[HCO_3^-]$ 18 mEq/ℓ $[HCO_3^-]$ 12 mEq/ℓ

HCO_3^-とPCO_2の変化は同一方向である。牛の代償性変化に関するデータはないが，おおむね哺乳類は同様である
Δは正常値よりの変動を示す
$[H^+]$（nEq/ℓ）$= 24 \times PCO_2 / [HCO_3^-]$

慢性期（日の単位）では，腎尿細管におけるNH_3産生の増加（$H^+ + NH_3$として酸を尿中排泄）によってH^+排泄量を増加させる。この代償反応が完全に行われるまでにヒトでは3～5日を要する。急性期の代償反応が酸の中和であるのに対し，慢性期の腎性代償はH^+の排泄というきわめて根本的な代償性反応である。急性期でのHCO_3^-産生量は2～4 mEq/ℓ程度であるのに対して，慢性期では腎臓からのH^+排泄が生じることにより，20 mEq/ℓまでHCO_3^-濃度の上昇が期待できる。

代償性反応の度合いはその原因のいかんに関わらずほぼ一定であるため，予測が可能である（表3-1-6）。この予測範囲と代償性反応が異なる場合には，代償性反応を起こすべき臓器（肺もしくは腎臓）に問題があることを示している。例えば，酸塩基平衡の一次的病態が「代謝性アシドーシス」であったとすれば，本来は「呼吸性アルカローシス」による代償性反応が生じるべきである。しかし，呼吸性代償が十分に機能しない，もしくは呼吸性要因も代謝性要因と同時に「呼吸性アシドーシス」を生じていることもある。これを混合性（または複合性）アシドーシスという。

3-2　酸塩基平衡異常の鑑別

血液pHの異常は“状態”を示すものである。アシドーシスとアルカローシスはそれぞれ“病態”であり，アシドーシスとアルカローシスは混在するものである。つまり，酸血症（アシデミア）でもアルカローシスが存在するし，アルカリ血症（アルカレミア）でもアシドーシスは存在する。我々が目にする血液ガス分析値は，アシドーシスとアルカローシスのバランスの結果を反映しているもので，直接的な原因を示すものではない。

代償性反応が十分に行われていれば，血液pHは7.2～7.6の範囲で維持することができる。すなわち，血液pHが<7.2を示す場合は代謝性アシドーシスと呼吸性アシドーシスが同時に存在していることを示しており，生体の代償性反応を期待することはできない。したがって，人為的なアルカリ化をしなければアシドーシスが進行するため，重炭酸ナトリウム液の投与が必須となる。一方，血液pHが>7.6を示す場合は，代謝性アルカローシスと呼吸性アルカローシスが同時に存在することになる。

代償性反応では血液pHを正常化（7.35～7.45）することはできないので，何らかの酸塩基平衡異常が疑われる症例で血液pHが正常な場合には，高度なアシドーシスと高度なアルカローシスが同時に存在していることを意味している。子牛の下痢症では低ナトリウム血症（強イオン性アシドーシス）と低クロール血症（強イオン性アルカローシス）の合併症がよく見られる。また，成牛の第四胃変位では一次性病態である低クロール血症（強イオン性アルカローシス）に対して，変位に伴う末梢循環不全による低酸素血症（高AG性アシドーシス〈L乳酸↑〉）とナトリウムとカリウムの喪失による強イオン性アシドーシス，アルカローシスに対する代償性反応（呼吸性アルカローシス）が合併して血液pHが正常値をとることがある。

酸塩基平衡異常の原因を理解するためには電解質およびアニオンギャップ（AG：anion gap）の分析，さらには呼吸因子，体温，蛋白質（主にアルブミン）のデータが必要となる。代謝性アシドーシスの鑑別診断にはAGの測定が重要であり，たとえ血液ガス分析を日常行っていないとしても，治療を奏功させるためにはその概念をしっかりと理解しておく必要がある。

アニオンギャップと補正重炭酸イオン濃度

AGが上昇するためには，UA（未知な陰イオン：unknown anion）が増加するか，UC（未知な陽イオン：unknown cation）が減少しなければならない。同様に，AGが低下するためには，UAの減少またはUCの増加が条件となる。UAおよびUCの増減に基づいたAGの上

表3-2-1 AGの上昇および低下の主な原因

	原因	病態
AGの上昇	UCの減少	低γグロブリン血症 低カリウム*，低カルシウム，低マグネシウム血症
	UAの増加	乳酸アシドーシス ケトアシドーシス 尿毒症（リン酸・硫酸塩の増加） 高リン血症 ペニシリン系抗生物質の投与 トルエン・サリチル酸の投与または摂取
AGの低下	UCの増加	高γグロブリン血症（膠原病，多発性骨髄腫） 高カリウム*，高カルシウム，高マグネシウム血症
	UAの減少	低アルブミン血症

*：カリウムをAGの算出に用いない場合

昇および減少の原因について表3-2-1にまとめた。

AGが上昇する因子としては，UAの増加が最も一般的であろう。尿毒症では，腎排泄能の低下に伴いリン酸と硫酸塩が生体内で増加するためにAGが上昇する。これは尿毒症に限らず排尿障害，血液量減少に伴う乏尿でも同様である。ケトアシドーシスや乳酸アシドーシスでは，それぞれイオン化したβヒドロキシ酪酸や乳酸が増加するため，AGが上昇する。この際にAGとほぼ同量の重炭酸イオン（HCO_3^-）が消費され，減少している。

AGを評価するうえで最も重要なのが，アルブミンの取り扱いである。ヒトではアルブミン1 g/dℓの低下に対してAGは2.5 mEq/ℓの低下をきたすことが知られている。牛のデータは少ないが，おおむね1 g/dℓのアルブミン低下に対してAGの低下は2.2～2.5 mEq/ℓ程度である。

補正重炭酸イオン濃度

血液中のHCO_3^-はAGの増加に対して“代償的に”減少するので，実際に測定したHCO_3^-（実測HCO_3^-：measured HCO_3^-）は必ずしも本来のHCO_3^-濃度を示しているものではない。すなわち，AGが正常であったときのHCO_3^-濃度を求めなければアシドーシスなのかアルカローシスなのかは判断できない。要約すると次のとおりになる。

> AGが正常範囲内→測定したHCO_3^-は本来の病態を反映している
> AGが正常範囲外→測定したHCO_3^-は本来の病態とAGに対する代償反応が混在する

AGが正常範囲外の場合，正味のHCO_3^-がアルカローシスの領域であったとしても，AGが増加した分だけHCO_3^-は代償的に減少して，実測HCO_3^-は正常またはアシドーシスを示すことがある。すなわち，AGが正常の場合には測定したHCO_3^-値は病態を反映しているのでそのままの値を採用してもよい。しかし，AGが異常値を示す場合にはAGの代償分を補正したHCO_3^-値を求めなければならない。これを補正重炭酸イオン濃度（standard HCO_3^-）という。

では，どのように補正をすればよいのか。AGが1 mEq/ℓ上昇するとその代償として

図3-2-1 アニオンギャップ（AG）と補正 HCO_3^- との関係

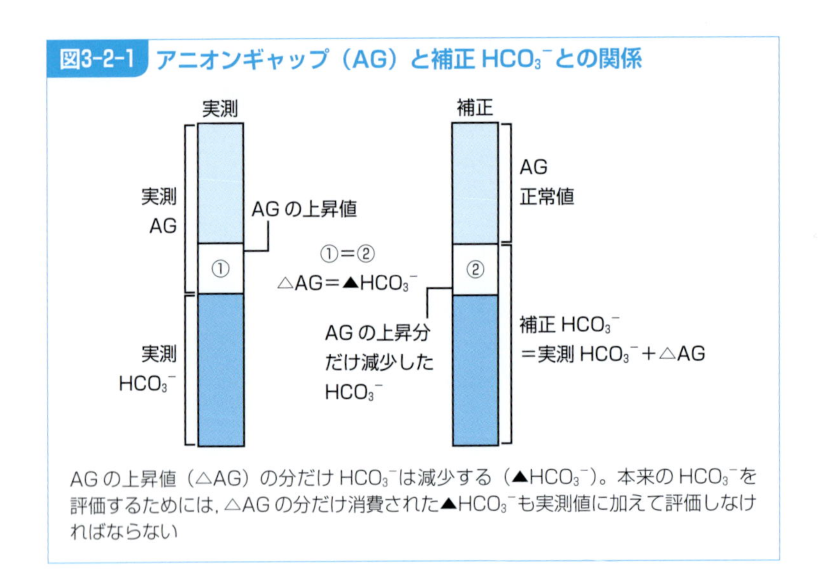

AGの上昇値（△AG）の分だけ HCO_3^- は減少する（▲HCO_3^-）。本来の HCO_3^- を評価するためには，△AGの分だけ消費された▲HCO_3^- も実測値に加えて評価しなければならない

HCO_3^- が1 mEq/ℓ減少する。この原則は必ずしも当てはまるわけではないが，おおむねこの考え方でよい。すなわち，測定した HCO_3^- の値とAGの増加量の和が補正値になる（図3-2-1）。式で表すと次のとおりである。この式で△AGはAGの上昇分を示す。

補正 HCO_3^-＝実測 HCO_3^-＋ΔAG

△AGは正常値に対するAGの増加量であるから，

△AG＝実測AG－AGの正常値

したがって，

補正 HCO_3^-＝実測 HCO_3^-＋（実測AG－AGの正常値）
＝実測 HCO_3^-＋実測AG－AGの正常値

実測AGは（Na^+＋K^+）－（Cl^-＋HCO_3^-）より求められるから，上式は次のとおりである。

補正 HCO_3^-
＝実測 HCO_3^-＋｛(Na^+＋K^+）－（Cl^-＋実測 HCO_3^-）｝－AGの正常値
＝Na^+＋K^+－Cl^-－AGの正常値

表3-2-2 主要血清電解質の中心値（mEq/ℓ）

	Na^+	K^+	Cl^-
子牛	138	4	100
成牛	140	4	100
ヒト	140	4	103

これに子牛，成牛およびヒトのAGの正常値（⇒177ページ）を入れると，以下のようになる。

子牛　補正 $HCO_3^- = Na^+ + K^+ - Cl^- - 10$

成牛　補正 $HCO_3^- = Na^+ + K^+ - Cl^- - 16$

ヒト　補正 $HCO_3^- = Na^+ + K^+ - Cl^- - 16$

表3-2-2にヒトと牛の血清電解質濃度の正常値（中心値）を示した。これを上式に入れると，補正 HCO_3^- の大まかな正常値が得られる。

子牛　補正 $HCO_3^- = 32$ mEq/ℓ（30～34）

成牛　補正 $HCO_3^- = 28$ mEq/ℓ（26～30）

ヒト　補正 $HCO_3^- = 25$ mEq/ℓ（24～26）

子牛，成牛ともにヒトよりも補正 HCO_3^- 濃度が高値であり，健常でもアルカリ側にシフトしていることが分かる。

牛の HCO_3^- 濃度の正常値は報告によって違いがあるが，おおむね20～30 mEq/ℓとされている。中心値が25 mEq/ℓと考えれば，ヒトのガイドラインが当てはまるので参照にされたい。

補正 $HCO_3^- < 24$ mEq/ℓ；正AG性代謝性アシドーシスの合併

補正 $HCO_3^- > 26$ mEq/ℓ；代謝性アルカローシスの合併

強イオン較差（SID）

前述したように代謝性アシドーシスを鑑別するために重要なのがAGであるが，このAGを評価するうえで血液ガス分析が必要となる。その代謝性アシドーシスが主に正AG性アシドーシスによるものなのか，高AG性アシドーシスによるものなのかを“血液電解質濃度”だけで評価する「強イオン較差（SID：strong ion different）」について考える。

マジックナンバーとしての「Na-Clギャップ」

AGの増加がすべて代謝性アシドーシスを示すとは限らない。ここで，簡易にAGが酸塩基平衡異常に関与しているか否かを評価する方法を示す。この方法はナトリウムとクロールの差，すなわち「Na-Cl ギャップ」を用いる。まずは，電気的中性の法則から，「Na-Cl ギャップ」の式を導く。

$$Na^+ + K^+ = Cl^- + HCO_3^- + AG$$

$$Na^+ - Cl^- = HCO_3^- + AG - K^+ \quad \cdots\cdots (1)$$

はじめにヒトの「Na-Cl ギャップ」の考え方を示し，そのあとで当該動物である子牛と成牛について議論するが，ヒトの HCO_3^-，AG，カリウムの正常値（中心値）はそれぞれ 24，16 および 4 mEq/ℓ である（ここで用いる AG はカリウムを考慮したものである）。この正常値を（1）式に代入すると，

$$\begin{aligned} Na^+ - Cl^- &= 24 + 16 - 4 \\ &= 36 \quad \cdots\cdots (2) \end{aligned}$$

すなわち，HCO_3^- や AG が正常値をとるとき，「Na-Cl ギャップ」は 36 となる。次にこのマジックナンバー“36”とはどういう意味を持つのかを考える。ちなみに，ヒトのナトリウムおよびクロールの正常値（中心値）は 140 および 103 mEq/ℓ であるから，「Na-Cl ギャップ」は 37 であり，ほぼこの値に等しい。

「Na-Cl ギャップ」＞36

「Na-Cl ギャップ」が 36 よりも大きくなるためには，HCO_3^- か AG のいずれか，または両者が増加していなければならない（ヒトではカリウムの評価は行わない）。HCO_3^- の増加は，①代謝性アルカローシス，または②呼吸性アシドーシスの代償反応が存在することを示す。ここで，「Na-Cl ギャップ」の増加が AG の上昇によるものと仮定する。代謝性アシドーシスを起こす AG の上昇があった場合，上昇した AG 量を「△ AG」，AG の上昇分に対して消費された HCO_3^- 量を「▲ HCO_3^-」とすると「△ AG＝▲ HCO_3^-」の関係が成り立つ。すなわち，（1）式は次のとおりになる。

$$\begin{aligned} Na^+ - Cl^- &= \text{実測 } HCO_3^- + \text{実測 } AG - K^+ \\ &= (HCO_3^- \text{の正常値} - \triangle AG) + (AG \text{の正常値} + \triangle AG) - K^+ \\ &= HCO_3^- \text{の正常値} + AG \text{の正常値} - K^+ \\ &= 36 \end{aligned}$$

この式から言えるのは，代謝性アシドーシスを起こすような AG の増加がある場合，「Na-Cl ギャップ」は HCO_3^- の消費によって増加した AG 分を相殺するため，結果的に変化しないということである。

では，HCO_3^- の消費を伴わない，すなわち代謝性アシドーシスを起こさない AG の増加と

いう状態はあるのだろうか？　代謝性アシドーシスを起こさないAGの因子として強イオンではない測定不能な陰イオン，すなわちアルブミンなど陰性荷電を持つが強イオンではない物質の上昇が考えられる。

例えば，強イオンではない陰性荷電した化学物質を人為的に生体内に投与した場合，一過性にAGが増加する。強イオンではないために HCO_3^- との相殺的な反応は生じない。ヒト医療でこれに該当する「強イオンではない陰性荷電した化学物質」には，ある種の抗菌薬がある。特に過剰なペニシリンの全身投与によって一過性にこの現象がみられるが，非常に稀なケースである。いずれにしても「Na-Cl ギャップ」がマジックナンバー“36”よりも高値であれば，HCO_3^- の増加を示唆している。

「Na-Cl ギャップ」<36

「Na-Cl ギャップ」が36よりも小さくなるためには，HCO_3^- かAGのいずれか，または両者が減少していなければならない。HCO_3^- の減少は，① AGの上昇を伴わない代謝性アシドーシス，または②呼吸性アルカローシスの代償反応が存在することを示す。

「AGの上昇を伴わない代謝性アシドーシス」とは，正AG性アシドーシス（または高クロール性代謝性アシドーシス）を指す。このカテゴリーには，①腎臓での H^+ 排泄障害（遠位尿細管性アシドーシスなど），②腎臓での HCO_3^- の喪失（近位尿細管性アシドーシスなど），③消化管での HCO_3^- の喪失（下痢など），および④クロールの過剰負荷（大量の生理食塩液投与など）が含まれる。

一方，AGの減少は，① UAの減少または② UCの増加を意味する。ここで重要なのは強イオンではない陰性荷電しているアルブミン，そして陽性荷電しているγグロブリンである。つまり，「Na-Cl ギャップ」がマジックナンバー“36”よりも低値を示す際には，低アルブミン血症または高γグロブリン血症の存在が考えられるので，少なくとも血漿総蛋白質濃度の評価は行うべきである。

まとめると，「Na-Cl ギャップ」が36よりも低値であれば①正AG性代謝性アシドーシス，②低アルブミン血症（アルブミンを測定すること！），③高γグロブリン血症の存在が示唆される。

牛医療における「Na-Cl ギャップ」の応用

牛はカリウムの変動が大きいため，カリウムを測定できる陽イオンとして取り扱うことが多い。したがって，ヒトの「Na-Cl ギャップ」を牛に応用するには問題がある。「Na-Cl ギャップ」にカリウムを含めて考えると（1）式は次のとおりになる。

$$Na^+ - Cl^- = HCO_3^- + AG - K^+$$
$$Na^+ + K^+ - Cl^- = HCO_3^- + AG \quad \cdots\cdots \ (3)$$

この「$Na^+ + K^+ - Cl^-$」を強イオン較差（SID）という。表3-2-2より牛の「SID」は次のとおりである。

子牛：SID＝42±4（mEq/ℓ）
成牛：SID＝44±4（mEq/ℓ）

子牛および成牛の「SID」のマジックナンバーはそれぞれ42（38～46）および44（40～48）となる。Constableの疫学調査でも牛のSIDの参照値を38～46 mEq/ℓと算出しており，この参照値は裏付けられている。これらのマジックナンバーを使って子牛を例に酸塩基平衡異常の状態を次のように推察する。

子牛：SID>46

ペニシリンの大量および長期投与は代謝性アシドーシスを伴わないAGの増加をきたすため，ペニシリンの投与歴を確認することが必要である。呼吸性アシドーシス子牛でSIDが46よりも高値を示すのであれば，腎性代償が正常に行われていることを示唆する。呼吸性アシドーシスではない子牛に対しては，代謝性アルカローシスが示唆される。この場合の代謝性アルカローシスとは，細胞外液量の欠乏（ナトリウムとクロールの欠乏），脱水によるコントラクションアルカローシス（体液濃縮性アルカローシス，⇒228ページ），カリウム欠乏が考えられる。細胞外液量の欠乏およびコントラクションアルカローシスの治療方針はいずれも循環血液量の是正が最優先である。すなわち生理食塩液やリンゲル液などナトリウムとクロールの含有量が多い輸液剤を，排尿が確認されるまで輸液する。繰り返しになるが，子牛においてSIDが46よりも高値であれば，脱水およびまたは循環血液量の減少による代謝性アルカローシスの存在を示唆している。

子牛：SID>46

肺炎：呼吸性アシドーシスに対する腎性代償が行われている
下痢：脱水によるコントラクションアルカローシスの存在が疑われる

子牛：SID<38

SIDが38よりも低値を示すのであれば，まずは血漿総蛋白質およびアルブミン濃度，可能であればγグロブリン濃度を測定する。血漿総蛋白質およびアルブミン濃度の低下，またはγグロブリン濃度の上昇によりSIDは38未満の値を示す。したがって，低アルブミン血症と高γグロブリン血症が除外できれば次のステップに進む。

SIDが低値を示すのは正AG性アシドーシスまたは呼吸性アルカローシスのいずれかのときである。正AG性アシドーシスでは腎不全，尿細管性アシドーシスも考えられるが，子牛では消化管におけるHCO_3^-の喪失と輸液によるクロールの過剰負荷の2種類が主である。後者は生理食塩液，リンゲル液，アミノ酸製剤の治療歴から除外することができる。

次に子牛で最も遭遇すると思われる「消化管におけるHCO_3^-の喪失」について考えてみる。これはHCO_3^-を多く含む腸液の喪失が原因である。腎臓機能が正常であれば，近位尿細

表3-2-3 子牛下痢症における高AG性アシドーシス

	病態	蓄積する酸
L乳酸アシドーシス	血液量減少，組織低酸素，ショック	L乳酸
D乳酸アシドーシス	腸管内細菌の異常増殖	D乳酸
ケトアシドーシス	低栄養，飢餓	βヒドロキシ酪酸
尿毒症	腎不全，血液量減少による乏尿	硫酸，リン酸

管でのアンモニア産生を介して HCO_3^- を産生することが可能であるため（⇒190ページ），下痢単独による正AG性アシドーシスは一過性かつ軽度であることが多い。つまり，SIDが38未満であるにもかかわらず重度かつ持続的なアシドーシスを呈しているのであれば，腎不全または腎臓機能の低下が疑われるので，排尿状況，血液尿素態窒素（BUN）およびクレアチニンなどの腎臓パネルの検討が必要である。腎不全の可能性が否定されるのであれば，腎機能の低下が腎血流量の低下による可能性が高いので輸液療法を試みる。

いずれにしても，高度なアシデミアがない限り，体液および電解質補正を目的とした輸液療法を優先する。アシドーシス自体の治療は通常必要ではない。

子牛：SID<38

- 低アルブミン血症または高γグロブリン血症
- 正AG性アシドーシス
- 腎不全，腎機能の低下（主に血液量減少による腎血流量の減少）
- 下痢：単純な HCO_3^- を多く含む腸液の喪失，軽度かつ一過性（重度かつ持続的であれば腎臓機能の低下を疑う）

子牛：SID＝42±4

さて，SIDが正常範囲内（38～46）である状態とはどういうことか考える。もちろんAGと HCO_3^- が正常である場合も想定できるが，重度な下痢症でAGの増加に見合う HCO_3^- の消費が生じている場合（△AG＝▲ HCO_3^-），すなわち高AG性アシドーシスが考えられる。

子牛下痢症で想定される高AG性アシドーシスを表3-2-3に示した。子牛の下痢症では，初期に「脱水によるコントラクションアルカローシス」，「単純な HCO_3^- を多く含む腸液の喪失」を呈する。その後，脱水が進行すれば血液量減少に伴い「高AG性アシドーシス」へ移行する。したがって，このカテゴリーは単なる体液・電解質補正のための“補液”ではなく，血液量の改善とアシドーシスの補正を目的とした“輸液”が必要となる。

高AG性アシドーシスでは，たとえ脱水によるコントラクションアルカローシスを合併していたとしても乳酸アシドーシスが勝っているため，重炭酸ナトリウム液を投与してもオーバーショット・アルカローシスを生じる危険性は低い。したがって，重炭酸ナトリウム液の使用も視野に入れた輸液計画を検討するべきである。

血液ガスデータの読み方

血液ガスがルーチンな測定値として活用されにくい理由として，動脈採血が必要であることが大きい。確かに呼吸器系（特に酸素分圧や酸素飽和度）の評価には動脈血液が必須である。しかし，酸塩基平衡異常の評価では必ずしも動脈採血を必要としていない。欧米では，酸塩基平衡異常の評価において静脈血液の総二酸化炭素濃度（tCO_2）を測定し，HCO_3^-濃度の指標にしている。また，動脈血液中HCO_3^-濃度と静脈血液中のそれとの差は1.5 mEq/ℓ（95% CI：1.3～1.7）程度である。特に代謝性アシドーシスの治療中の効果判定では，“絶対値”よりもその“相対値”が重要なので，酸塩基平衡異常の評価には静脈血液による血液ガスで十分に役割を果たすことができる。

検体処理方法

動脈血液ガス分析用に開発された専用の動脈血液の採材キットとして，国内ではプレザパックⅡおよびSが市販されている。これらのキットには凍結乾燥したヘパリンリチウムが封入されているため，少ない採血量であっても液体の抗凝固剤で懸念されるような血液希釈を生じることがない。また，ヘパリンがナトリウム塩ではなくリチウム塩であるため，この血液サンプルを用いて血液ガス分析だけでなく電解質濃度を測定しても，ナトリウム値に影響を及ぼす心配がない。しかし，この専用キットは日常の診療で頻繁に使用するにはやや高価であるため，経済性を考慮して成牛の静脈血液なら18 G，子牛の耳から動脈血液を採取するならば22 Gなどの皮下注射針とヘパリン処理したツベルクリンシリンジの組み合わせで代用することも可能である。

ヘパリン処理方法は，まずシリンジ内にヘパリンを満たし，そして内筒を最後まで押し込んでシリンジ内のすべてのヘパリンを排出させる。このときヘパリンは注射針に残っている程度とし，決してシリンジ内に残さない。その理由として，電解質，特にイオン化カルシウムはヘパリンと結合しやすいため，ヘパリン処理血液を用いた場合には血液中電解質濃度が低く測定されることがある。また，ヘパリンが多いとpHおよびPCO_2値が低く測定される可能性があるため，処理するヘパリン量は最小限に留めるべきである。使用するヘパリンは血液凝固阻止剤として市販されている日本薬局方の「ヘパリンナトリウム注射液」を用いればよい（日本薬局方ヘパリンナトリウム注は，10 mℓ中に豚粘膜由来のヘパリンナトリウムが10,000単位含まれている）。

採血したシリンジのなかに気泡が入り，気泡をそのまま放置しておくと気泡と血液との間でガス交換が行われるため，正確な血液ガス分圧値が得られなくなる。また，血液中の細胞，特に赤血球の代謝によりガス交換が生じる。さらにごく微量ではあるがO_2またはCO_2が大気中よりシリンジ壁を透過して，血液サンプル中に拡散する。したがって，動脈血液を採血したならばシリンジ内の気泡を可能な限り早く除去し，直ちに測定することが望ましい。何らかの理由ですぐに測定することができない場合には，ゴムキャップでシリンジの先端を密栓し，シリンジ全体を調理用のラップで包んで外気と遮断したあとに氷中または冷蔵保存すればよい。ラップで包んで機密性を確保したあとに氷中保存すれば，採取後2～3時間は正確な値が測定できる。血液はシリンジ壁を介して水から CO_2 を吸収するため，間違ってもシリンジに直接水滴が付着しないように注意する。

Step 式診断法

Step 1：アシデミアまたはアルカレミアの判定

図3-2-2 に Step 式診断法のフローチャートを示した。これに従って解説を進めていく。血液 pH 値より，動物がアシデミアであるのかアルカレミアであるのかを判断する。測定した血液 pH が正常値未満であればアシデミア，正常値よりも高値であればアルカレミアである。牛における血液 pH の正常値とアシデミアおよびアルカレミアの基準は以下のとおりである。

血液 pH の正常値	子牛：$7.32 \leqq pH \leqq 7.40$
	成牛：$7.35 \leqq pH \leqq 7.45$
アシデミア	子牛：$pH < 7.32$
	成牛：$pH < 7.35$
アルカレミア	子牛：$pH > 7.40$
	成牛：$pH > 7.45$

次に，アシデミアまたはアルカレミアの原因について検討を行う。ただし，血液 pH 値からアシデミアと診断してもその原因が必ずしも“アシドーシス”だけではなく，代償的に“アルカローシス”も同時に発症している可能性があるので診断には注意が必要である。

Step 2：一次性酸塩基平衡異常の評価

測定した PCO_2 および HCO_3^- 値より，Step 1 で判定したアシデミアまたはアルカレミアの原因が“呼吸性（PCO_2）”または“代謝性（HCO_3^-）”のいずれであるかを判断する。牛における PCO_2 の正常値および呼吸性アシドーシスおよび呼吸性アルカローシスの基準は以下のとおりである。

PCO_2 の正常値	子牛：$45 \leqq PCO_2 \leqq 55$ mmHg
	成牛：$35 \leqq PCO_2 \leqq 45$ mmHg
呼吸性アシドーシス	子牛：$PCO_2 > 55$ mmHg
	成牛：$PCO_2 > 45$ mmHg
呼吸性アルカローシス	子牛：$PCO_2 < 45$ mmHg
	成牛：$PCO_2 < 35$ mmHg

呼吸性要因の評価が終わったならば，次に代謝性要因について評価を行う。代謝性要因をルーチンで評価する際には，HCO_3^-と過剰塩基（BE：base excess）を指標とする。牛におけるBEの正常値ならびに代謝性アシドーシスおよびアルカローシスの基準は以下のとおりである。

BEの正常値	0≦BE≦6 mEq/ℓ
代謝性アシドーシス	BE<0 mEq/ℓ
代謝性アルカローシス	BE>6 mEq/ℓ

Step 2の評価が終了したならば，図3-2-2のフローチャートに従って動物の酸塩基平衡異常の病態を確認する。ここで，一次性の酸塩基平衡異常に対して，部分的または完全な代償性反応が生じているか否かを確認する。代償性反応が十分に機能しているのであれば，緊急な酸塩基平衡の補正は必要ない。一次性および代償性反応として代謝性アシドーシスの存在が否定できない場合にはStep 3へ進み，代謝性アシドーシスの鑑別診断を行う。

Step 3：アニオンギャップ（AG）による代謝性アシドーシスの評価

次に代謝性アシドーシスの種類を鑑別するためにアニオンギャップ（AG）を計算する。AGの計算方法および牛における正常値は以下のとおりである。

計算式　$AG\ (mEq/\ell) = (Na^{+}+K^{+}) - (Cl^{-}+HCO_3^{-})$

子牛：21≦AG≦34 mEq/ℓ

成牛：14≦AG≦20 mEq/ℓ

代謝性アシドーシスのうち，AGが正常範囲内であるものを高クロール性代謝性アシドーシス，AGが正常値よりも高値であるものを高AG性代謝性アシドーシスという。獣医学領域においてAGが正常値よりも低値を示す代謝性アシドーシスの病態は存在しない。

高クロール性代謝性アシドーシスの原因としてはHCO_3^-の喪失，そして酸またはCl^-の負荷が考えられる。前者は，下痢などによる消化管でのHCO_3^-喪失，HCO_3^-およびその前駆物質（乳酸，酢酸，クエン酸，グルコン酸などのナトリウム塩）を配合しない輸液剤を急速輸液した際に生じる希釈性アシドーシスなどが考えられる。酸またはクロールの負荷の原因としては，塩化アンモニウム製剤やアミノ酸製剤の投与が挙げられる。また，スピロノラクトン，β-ブロッカー，アスピリンなどの薬剤でも高クロール性代謝性アシドーシスを生じることが知られている。高AG性代謝性アシドーシスをさらに鑑別するために，tCO_2を指標とする。tCO_2は血液ガスを測定した際に演算項目として算出されるので，データシートにプリントアウトされた数値で読み取ればよい。tCO_2は，血液サンプルを酸性化させて遊離させた血液中または血漿中の総CO_2量（mEq/ℓ）である。tCO_2は，HCO_3^-，H_2CO_3，CO_2から構成される。tCO_2の方がHCO_3^-よりも代謝性要因を評価する指標として優れているため，欧米では

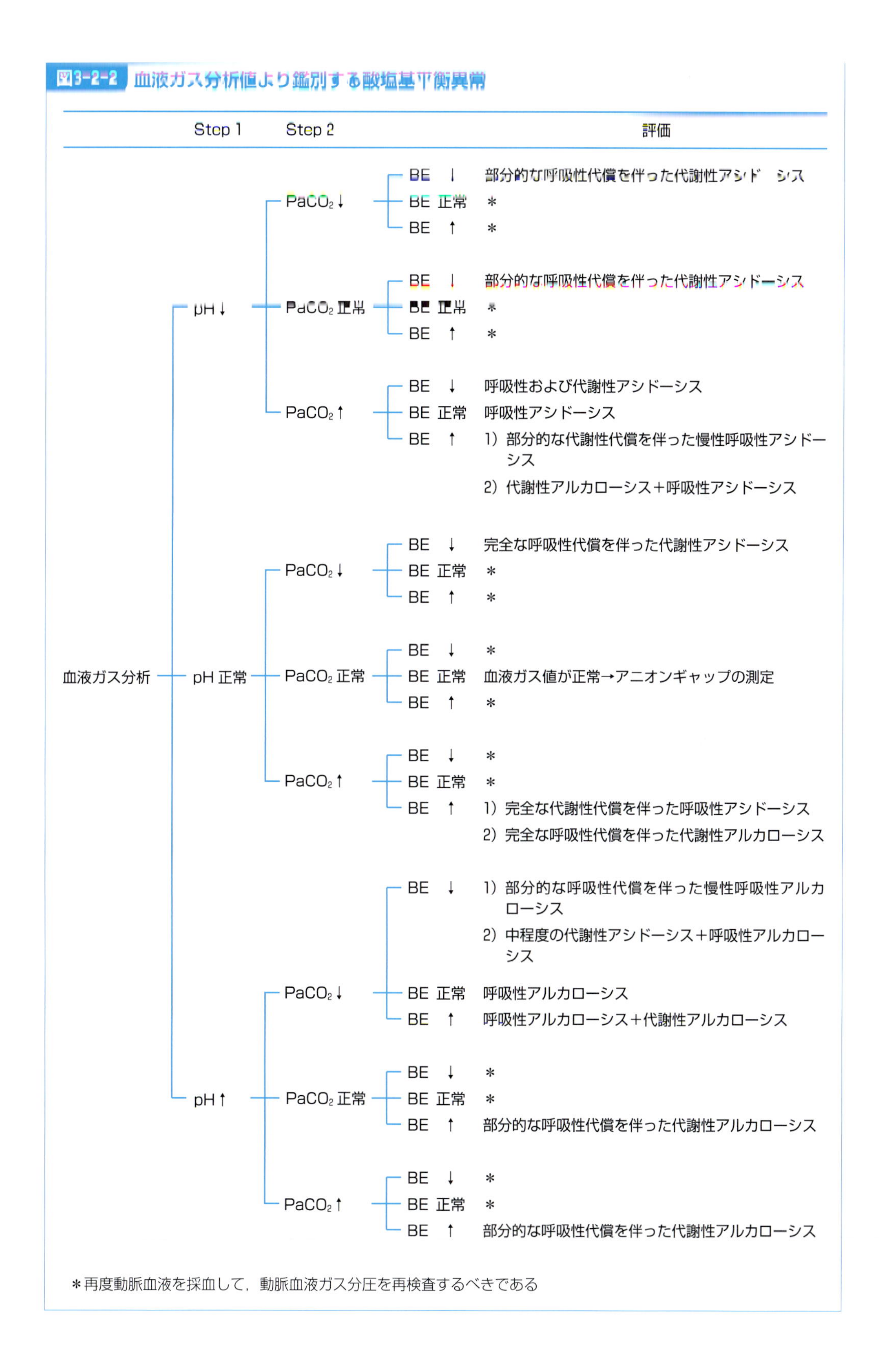

図3-2-2 血液ガス分析値より鑑別する酸塩基平衡異常

*再度動脈血液を採血して，動脈血液ガス分圧を再検査するべきである

BEよりもtCO_2を代謝性要因の指標に用いている。
牛におけるtCO_2の正常値は以下のとおりである。

牛の正常値　$24 \leqq tCO_2 \leqq 30$ mEq/ℓ

高AG性代謝性アシドーシスでtCO_2が減少している病態は，乳酸またはアセト酢酸などの有機酸が生体内で大量に貯留した状態，すなわち乳酸アシドーシス，ケトアシドーシスおよび糖尿病などが考えられる。これらの病態または疾患では乳酸の貯留が懸念されるため，乳酸を配合した輸液剤の使用が禁忌となる。一方，tCO_2が正常または増加している病態ではAGの増加以外にも別に代謝性アシドーシスを助長する病態が存在することを示している。これらの酸塩基平衡異常を「混合性酸塩基平衡異常」という。

アシデミア，正常血液pHおよびアルカレミア症例の酸塩基平衡異常

症例1：アシデミア（子牛下痢症）

図3-2-3に典型的なアシデミア症例を示した。血液pH値やBEは一般臨床症状よりも軽度であることに注意すべきである。図3-2-3の電解質およびAGのデータによると，血液電解質パネルではナトリウムとクロールの濃度が顕著に低いことが分かる。つまり，低ナトリウム血症による強イオン性アシドーシスと，低塩素血症による強イオン性アルカローシスが共存している。AGを算出すると正常範囲内であった。そのほかに本症例では脱水が想定されるため，コントラクションアルカローシスを伴っている可能性が高い。また，L乳酸濃度が1.40 mMであることから，L乳酸が嫌気性代謝によって産生されていることを示唆している。すなわち，有効循環血液量の減少を伴っていることが明らかである。
本症例では少なくとも次の酸塩基平衡異常が生じていると考えられる（図3-2-4）。

①アシドーシス
・HCO_3^-の消化管からの喪失による正AG性アシドーシス
・低ナトリウム血症による強イオン性アシドーシス（低ナトリウム性アシドーシス）
・有効循環血液量減少に伴うL乳酸アシドーシス

②アルカローシス
・低クロール血症による強イオン性アルカローシス（低クロール性アルカローシス）
・脱水によるコントラクションアルカローシス
・呼吸代償による代償性アルカローシス

血液ガス分析値の検査結果は，アシドーシスとアルカローシスの強さの差によるものである。症例1ではそれぞれ3種類のアシドーシスと3種類のアルカローシスが混在している。アシドーシスとアルカローシスの強さのバランスを比較するとアシドーシスが勝るため，血液ガ

図3-2-3　症例1の外観と血液ガス分析所見，電解質およびAG所見

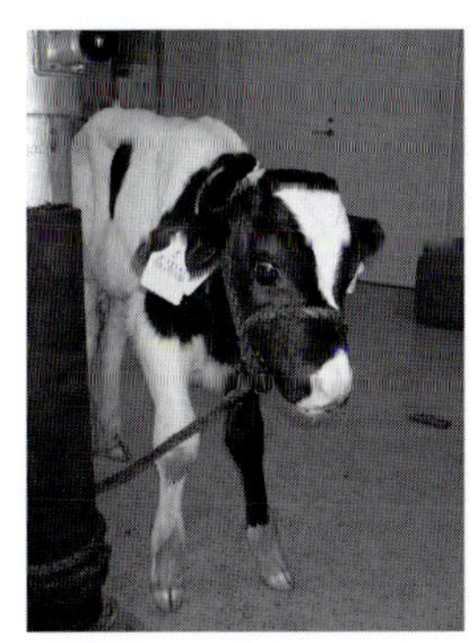

pH	7.291
PCO_2	42.6 mmHg
PO_2	31 mmHg
HCO_3^-	19.9 mM
BE	−6 mM

- TP　5.4 g/dL
- Na^+　124 mM［140］
- K^+　5.2 mM［4.5］
- Cl^-　91 mM［100］

アシドーシス ←　　アルカローシス →

- $AG = (Na^+ + K^+) - (Cl^- + HCO_3^-)$
  $= (124 + 5.2) - (91 + 19.9)$
  $= 18.3$ mM［14〜20 mM］

- L乳酸　1.40 mM［<1.0］

アシドーシス ←

結果：アシドーシス

［　］内は正常値

図3-2-4　症例1のアシドーシス-アルカローシス・ギャップ

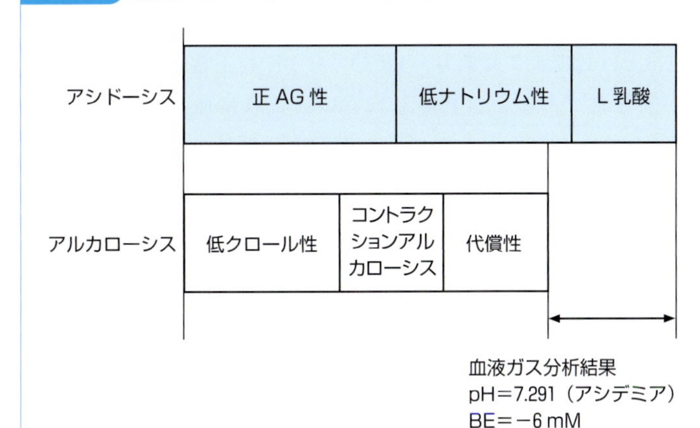

生体内ではアシドーシスとアルカローシスの両者が存在するが，アシドーシス>アルカローシスであるため，血液ガス分析結果はアシデミアを示す。BEは−10 mMよりも高値であるため，血液ガス分析結果からは中程度のアシドーシスの存在を示唆するが，実際には低ナトリウム血症による重度のアシドーシスを代償性のアルカローシスで補正しているにすぎない。本症例ではたとえ中程度のアシドーシスであってもナトリウムの補正を目的とした輸液療法が必要となる

ス分析値はアシデミア（pH＝7.291）と軽度の代謝性アシドーシス（BE＝−6 mM）を示す（あくまでも結果）。本症例では酸塩基平衡異常の原因である正AG性アシドーシス（下痢による消化管からのHCO_3^-の喪失）に対して，コントラクションアルカローシスと低クロール性アルカローシスによるHCO_3^-再吸収促進によって酸塩基平衡の恒常性を維持していたのであるが，これに低ナトリウム血症が加わってアシデミアに至ったものと考えられる。

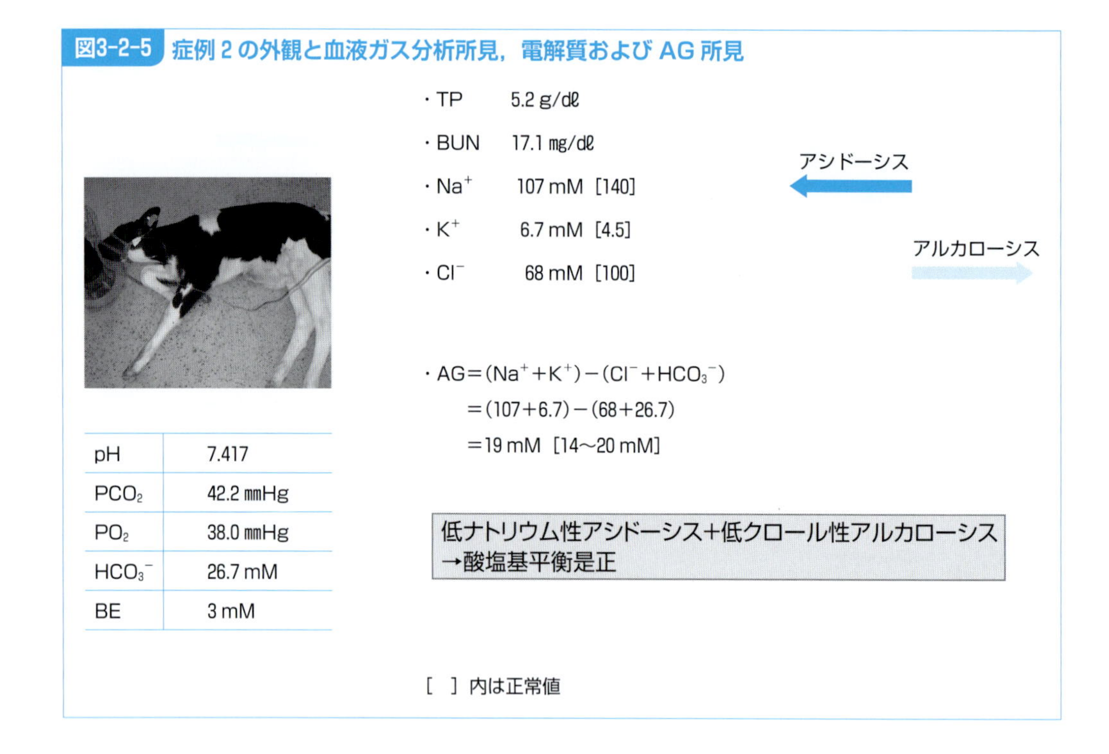

図3-2-5 症例 2 の外観と血液ガス分析所見，電解質および AG 所見

症例 2：正常血液 pH（子牛下痢症）

図3-2-5 に重度アシドーシスを呈した子牛の血液ガス分析結果を示す。この子牛は重度の水様性下痢で昏睡状態にあるが，血液 pH は 7.417 であり，HCO_3^- も BE も正常範囲内である。血液ガス分析値だけでは酸塩基平衡異常であるとは判断しにくい。これに血清電解質および AG のデータを加える。明らかなことはナトリウムとクロールが顕著に低値を示していることである。本症例では低ナトリウム血症による重度の強イオン性アシドーシス，および低クロール血症による重度の強イオン性アルカローシスが共存している。つまり，たまたま強イオン性アシドーシスと強イオン性アルカローシスが相殺して血液 pH が正常範囲を示したことになる。本症例の治療について，基本的には生理食塩液に KCl を添加して循環血液量の改善と電解質の補正を行う。注意すべきなのは，血液 pH や BE が正常範囲内であるからといってアシドーシス（またはアルカローシス）が存在しないとはいえないということである。よって，必ず電解質と AG の検査結果と併せて診断すべきである。

症例 3：アルカレミア（成牛　第四胃左方変位）

牛でアルカレミアを示す典型例として第四胃左方変位がある。症例 3 は第四胃左方変位であり，整復手術前の血液ガス所見，電解質および AG を図3-2-6 に示す。血液 pH は 7.557 で BE は 24 mM と重度のアルカレミア，代謝性アルカローシスである。電解質所見として重度の低クロール血症による強イオン性アルカローシスが主たる原因である。アシドーシスについては，低ナトリウム血症による強イオン性アシドーシス，L 乳酸の増加（＝血液量減少に伴う低酸素血症由来）による乳酸アシドーシスが混在している。また，ナトリウムとクロールだけで

図3-2-6　症例3の外観と血液ガス分析所見，電解質およびAG所見

・Na^+　128 mM［140］
アシドーシス
・K^+　2.4 mM［4.5］
アシドーシス
・Cl^-　76 mM［100］
アルカローシス
・$AG = (Na^+ + K^+) - (Cl^- + HCO_3^-)$
$= (128 + 2.4) - (76 + 46.5)$
$= 7.9$ mM［14〜20 mM］
アルカローシス
・L 乳酸　3.22 mM［<1.0］
アシドーシス
結果：アルカローシス
［ ］内は正常値

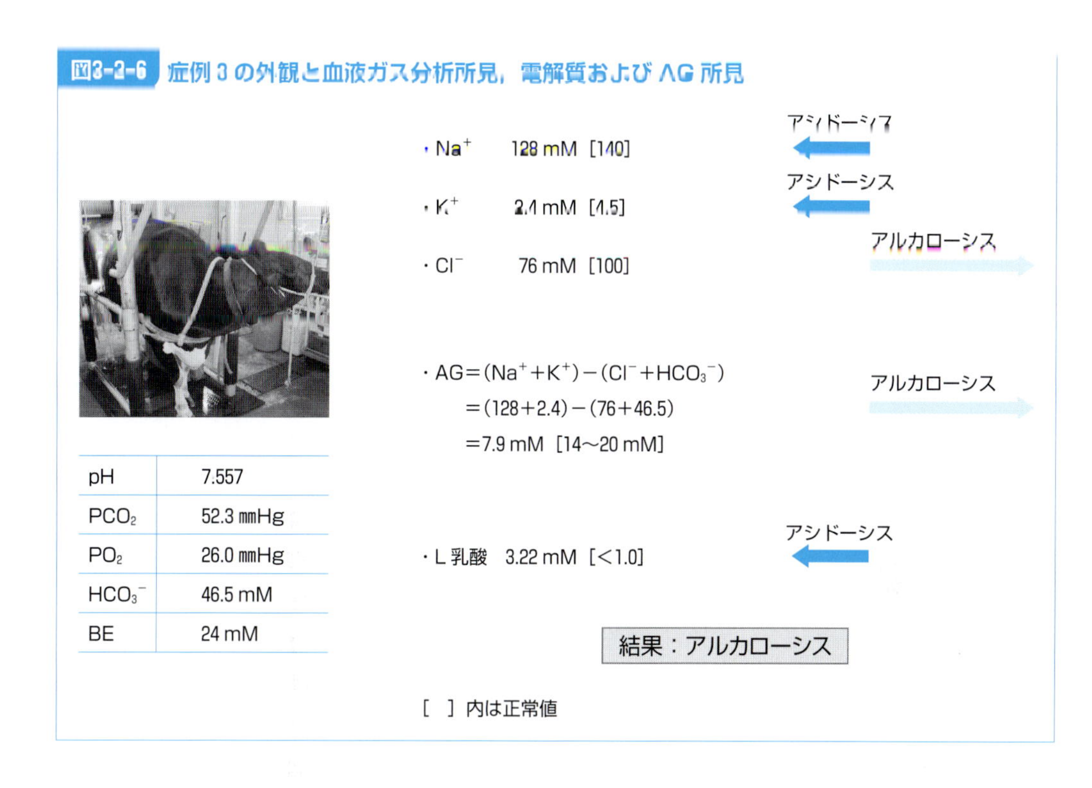

pH	7.557
PCO_2	52.3 mmHg
PO_2	26.0 mmHg
HCO_3^-	46.5 mM
BE	24 mM

なくカリウムの低下があるため，本症例では生理食塩液（または高張食塩液）にKClを添加して電解質補正をするとともに，循環血液量を確保するための相当量の輸液が必要となる（循環血液量の改善には生理食塩液，リンゲル液を用いる。等張リンゲル液など1/2リンゲル液や1/2乳酸リンゲル液は不適）。論理的な輸液戦略として，術前輸液として生理食塩液を急速投与して循環血液量を確保する。その後で第四胃整復術を行う。術中輸液は生理食塩液，リンゲル液，酢酸リンゲル液など細胞外液補充剤を用いる。術中輸液の後半から術後輸液では，生理食塩液にKClを添加してカリウムの補給を行う。クロールの補正と循環血液量の確保により，近位尿細管でのHCO_3^-排泄が促されるため，その結果として酸塩基平衡異常が補正される。論理的には第四胃整復術でも周術期輸液を行うべきである（⇒309ページ）。

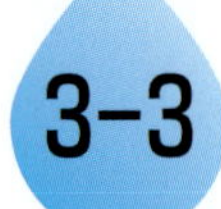

3-3 酸塩基平衡異常の治療

代謝性アシドーシスの治療

代謝性アシドーシスは多くの疾患に合併し，基礎疾患を増悪させる要因となる。代謝性アシドーシスの治療は，基礎疾患の治療を優先する。しかし，高度および/または進行性のアシドーシスは動物の予後を左右しかねないため，その程度によっては積極的なアルカリ化剤の投与による治療も考慮しなければならない。代謝性アシドーシスの治療指針をまとめると以下のようになる。

代謝性アシドーシスの治療指針

・代謝性アシドーシスの治療は基礎疾患に対する治療を優先させる。
・高度または進行性代謝性アシドーシスでは，積極的なアルカリ化剤が必要になることもあるが，あくまでも補助療法である。

たとえ高度または進行性の代謝性アシドーシスであったとしても，酸塩基平衡異常を完全に補正するわけではない。この場合でも，高度の代謝性アシドーシスの病態を軽減させる，または進行性に喪失する重炭酸イオン（HCO_3^-）を持続的に補う，というようにアルカリ化はあくまでも基礎疾患の治療を“補助”することであって，決して主役ではない。高度または進行性代謝性アシドーシスの治療指針をまとめると以下のようになる。

高度または進行性代謝性アシドーシスの治療指針

・高度の代謝性アシドーシスでは，HCO_3^-濃度を“安全なレベル”まで上げることが目的である。
・進行性の代謝性アシドーシスでは，現在も進行しているHCO_3^-の喪失を持続的に補う。
・高度または進行性代謝性アシドーシスを生じる基礎疾患の治療に並行して，酸塩基平衡の補正を行う。

生産動物医療において高度な，あるいは進行性の代謝性アシドーシスは正AG性代謝性アシドーシスだけでは生じにくい。正AG性代謝性アシドーシスにL乳酸アシドーシスなどの高AG性代謝性アシドーシスが合併するか，D乳酸アシドーシスや腎不全による進行性の代謝性アシドーシスが存在している。

表3-3-1 代謝性アシドーシスによる心血管系の反応

反応			pH≧7.2	pH<7.2
心臓に対する作用	陽性変力作用	エピネフリン放出促進	＋＋	＋
	陰性変力作用	細胞内カルシウム取り込み阻害	＋＋	＋＋＋
血管系に対する作用	静脈系	血管収縮作用		＋＋＋
	動脈系	小動脈拡張作用		＋＋＋

なぜ代謝性アシドーシスを治療しなければならないのか

高度または進行性代謝性アシドーシスは何が問題なのかを考えなければならない。一例を挙げれば，高度の代謝性アシドーシスにより解糖系酵素であるホスホフルクトキナーゼ（糖代謝酵素）の活性が阻害される。これはH^+が酵素や受容体の必須蛋白と結合することにより，生体酵素や受容体の物理化学的性質を容易に変性させてしまうことに起因する。ホスホフルクトキナーゼも例外ではなく，代謝性アシドーシス動物では過剰なH^+が結合することによって阻害され，その結果としてATP産生が著しく減じる。ATP産生量が著しく減じれば様々な生体活動に支障をきたす。一方で，重度の下痢，ショックでの血液量減少症により末梢組織が低酸素状態に陥った動物では，“低酸素”によりすでにATPの基礎産生量が低下している。したがって，低酸素状態と高度の代謝性アシドーシスが合併（重度の下痢＋高度の代謝性アシドーシス，ショック＋高度の代謝性アシドーシス）すれば，ATP産生がほとんどできないために生命活動が維持できず致死的状態に至る。これらの理由から重度の代謝性アシドーシスでは“安全レベル”までHCO_3^-量を引き上げるための緊急処置が必要となる。

次に持続的な代謝性アシドーシスを治療しなければならない理由を考えてみたい。持続的な代謝性アシドーシスでもH^+量が増加しているため，前述のH^+と蛋白結合による種々の酵素や受容体の機能障害が当然ある。これらに加え，持続的な代謝性アシドーシスの臨床上の問題は蛋白異化亢進と骨吸収促進である。慢性の子牛下痢症，子牛の肺炎など，軽度でも代謝性アシドーシスが持続すれば蛋白異化亢進により筋萎縮が生じる。生体が酸性化するとカルシウムのイオン化率（イオン化カルシウム/総カルシウム）が増すため骨吸収が促進し，その結果として骨減少症，尿路結石の危険性が高くなる。特に幼獣の慢性的な代謝性アシドーシスでは筋萎縮と骨量の減少により末端の骨折を生じやすくなる。したがって，持続的な代謝性アシドーシスは蛋白異化やカルシウム代謝に対するH^+の影響を最小限にとどめるために必要なHCO_3^-を補給し続けなければならない。

緊急治療が必要な代謝性アシドーシス

代謝性アシドーシスの治療の指針として「pH<7.20からアルカリ化剤の投与」がある*。pH値7.2を境に，それ以上を軽度，それ未満を重度としている。前述のとおり，軽度では積極的なアルカリ化を必要とせず原疾患の治療が優先される。一方，高度ではアルカリ化剤の投与による緊急処置が必要となる。その理由として心臓血管系に対するH^+の影響がpH値7.2を境に異なることが挙げられる（表3-3-1）。

H^+の心臓血管系に対する作用は，心臓，動脈系および静脈系に対してそれぞれ異なる。H^+

は心臓に対して，①エピネフリンを放出する“陽性変力作用”と，②細胞内カルシウム取り込み阻害による“陰性変力作用”を生じる。代謝性アシドーシスによってH^+が増えるとエピネフリンが放出されるため，陽性変力（収縮力↑）および陽性変時作用（心拍数増加）が生じる。一方で心筋細胞内のカルシウム取り込みが阻害され，心臓のポンプ機能は低下する（陰性変力作用）。pH<7.2 に至ると陰性変力作用が陽性変力作用を凌駕するために心臓のポンプ機能が破綻する。これに対抗するため，フランク・スターリングの法則により血液灌流量を増大して心拍出量を維持しなければならない。そのため静脈が収縮する（静脈圧の維持→静脈灌流量の維持）。さらに，小動脈の血管拡張（心拍出量低下に対して後負荷を下げる）により血圧が低下する。これに心機能の低下が生じているにもかかわらず前負荷（静脈灌流量の増大による）が増えるため，心室内に血液が貯留するため心室性不整脈（心室性期外収縮）が生じる。つまり pH 値 7.2 未満ではH^+の心臓血管系に対する影響が無視できなくなるため，アルカリ化剤の積極的な投与が必要となる。ただし，pH が 7.2 まで復せばこのような心臓血管系への影響が緩和されるので，アルカリ化剤の投与はあくまでも pH を 7.2 以上に復すことが目的である。

臨床獣医師が迅速な対応をしなければならない代謝性アシドーシスとは，体内でのH^+代謝よりも酸の産生が急速または持続的に行われているときである。酸の排泄は腎臓の集合管でのみ行われるが，有機酸としては肝臓でも代謝されている。酸の排泄量はヒトで 2 mmol/ 分であり，肝臓での有機酸代謝は条件によって異なるが 0.8 ～ 8 mmol/ 分である。ちなみに血液中のH^+は pH＝7.4 のとき 40 nmol/ℓであることから，これらの酸排泄や有機酸代謝がいかに優れているのかが分かる。この酸の代謝スピードを上回るほどの酸産生が生じる病態は「組織低酸素によるL乳酸の産生」によるL乳酸アシドーシスのみである。たとえ高度な代謝性アシドーシスを示すケトアシドーシス症例であったとしても，心臓の収縮力に影響を及ぼすほどの変化は見られない。しかし，ショックや循環血液量の著しい減少により乳酸産生率 7.2 ～ 70 mmol/ 分にまで至るため，組織低酸素によるL乳酸アシドーシスでは迅速に基礎疾患の治療（輸液または輸血による血液量の回復）を行わなければアシドーシスの増悪は急激である。このような場合には基礎疾患の治療と並行して積極的なアルカリ化剤の投与が必須となる。

＊：血液 pH が 7.2 未満の高度な代謝性アシドーシスのほか，血液中のHCO_3^-濃度が 15 mM 以下まで低下した慢性腎不全，尿細管代謝性アシドーシス，呼吸性代償が不完全で代謝性アシドーシスが増悪している病態などでは，重曹注を用いて代謝性アシドーシスを緊急に補正する必要がある。

代謝性アシドーシスの分類とその特徴

代謝性アシドーシスの分類はアニオンギャップ（AG）に基づいて行われる。**表3-3-2** に AG による代謝性アシドーシスの分類を示した。AG が正常範囲内であれば，胃腸領域または腎臓からのHCO_3^-の喪失，H^+の分泌障害またはH^+の排泄に必要なアンモニア（NH_3）の産生障害が考えられる。また AG が高値であれば，内因性または外因性の酸を産生または蓄積していることを示唆する。

表3-3-2 AG による代謝性アシドーシスの分類

AG	原因		病態（疾患）
正 AG 性	消化管からの HCO_3^- の喪失		下痢
	腎からの HCO_3^- の喪失		近位尿細管性アシドーシス
	腎での H^+ 排泄障害 （または NH_4^+ 産生障害）		遠位尿細管性アシドーシス 腎不全（初期～中期）
	Cl^- の過剰投与		輸液*
高 AG 性	内因性酸の産生	L 乳酸アシドーシス	ショック，痙攣，敗血症，血液量減少
		D 乳酸アシドーシス	消化管内異常発酵，短腸症候群，抗菌薬
		ケトアシドーシス	飢餓
		その他	末期の腎不全
	外因性酸の産生		メタノール，エチレングリコール

*：［Cl^-－Na^+］値（カチオンギャップ）の高い輸液剤（例：ある種のアミノ酸液など）

正 AG 性代謝性アシドーシス

消化管からの HCO_3^- の喪失（下痢）

下痢によるアシドーシスは，HCO_3^- を多量に含む腸液を下痢により喪失するため，正 AG 性代謝性アシドーシスに分類される。腎臓機能が正常で，循環血液量が維持（腎血流量を十分に維持できる程度）されていれば，NH_3 産生を介して十分量の HCO_3^- を産生できる（⇒ 191 ページ）。したがって，単純な下痢による代謝性アシドーシスは，水分・電解質の管理がうまくいけば一時的かつ軽度であるため，高度のアシデミアがない限り体液補充療法と原疾患の治療を優先し，アシドーシス自体の治療はほとんど必要としない。下痢症子牛で高度のアシデミアを呈していれば，ほかの原因によるアシドーシス，すなわち腎臓での NH_3 産生障害に伴う H^+ 排泄障害（腎血流量の減少が原因であることが多い）または血液量減少による L 乳酸アシドーシス，消化管内異常発酵による D 乳酸アシドーシスの合併によるものである。

近位尿細管性アシドーシス（pRTA）

近位尿細管での HCO_3^- 回収機構の異常を，近位尿細管性アシドーシス（pRTA：proximal Renal Tubular Acidosis）という。近位尿細管では，炭酸脱水素酵素（CA）により HCO_3^- を再吸収する（図3-3-1）。この機構には“閾値”が設定されている。近位尿細管での HCO_3^- 再吸収閾値は血液中 HCO_3^- 濃度の正常値（ヒト：24 mEq/ℓ，ウシ：28 mEq/ℓ）に設定されているため，過剰にアルカリを投与したとしても過剰分は尿中排泄されて正常値を維持することができる（図3-3-2）。これが，アルカローシス症例に対して腎血流量を改善すれば，HCO_3^- の尿中排泄量が増して代謝性アルカローシスが補正されるという理屈である。近位尿細管性アシドーシスではこの“HCO_3^- の再吸収閾値”が正常値よりも低くなり，HCO_3^- の再吸収が正常値に至る前に止まる（これを“閾値のリセット”という）。したがって，図3-3-3 のように「HCO_3^- を補給しても，血清濃度がリセット値に達すると，補給した HCO_3^- は尿中に排泄されるだけ」なので，アルカリ補充療法は意味がない。しかし，血清 HCO_3^- 濃度がリセット値よりも低値になれば，近位尿細管で HCO_3^- の再吸収はリセット値に復すまで正常に行われるため，近位尿細管性アシドーシスは進行性ではない（重症例にはなりにくい）。

図3-3-1 近位尿細管における重炭酸イオンの再吸収機構

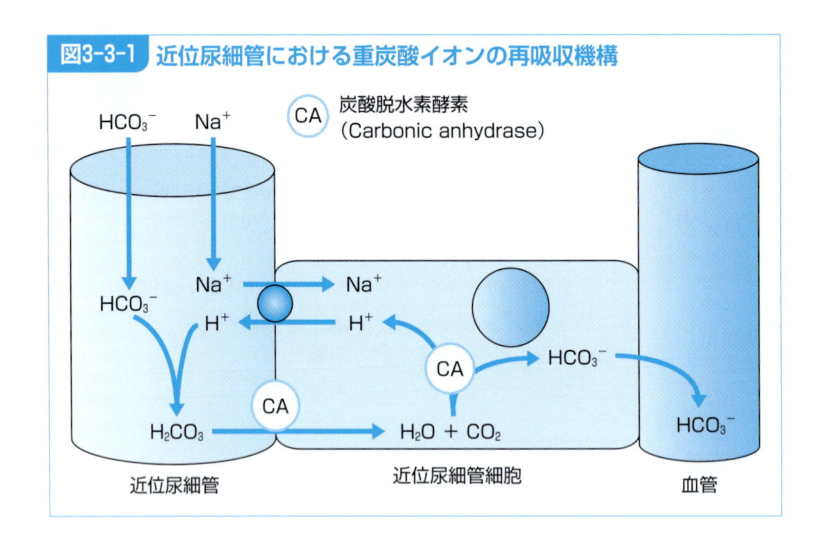

図3-3-2 正常動物の HCO_3^- の再吸収様式

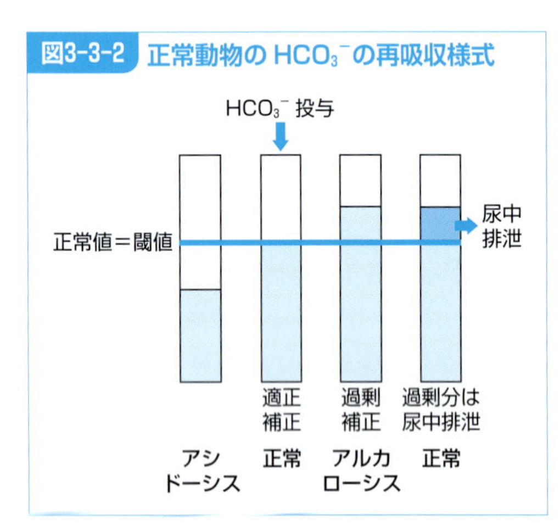

図3-3-3 近位尿細管性アシドーシス動物の HCO_3^- 再吸収様式

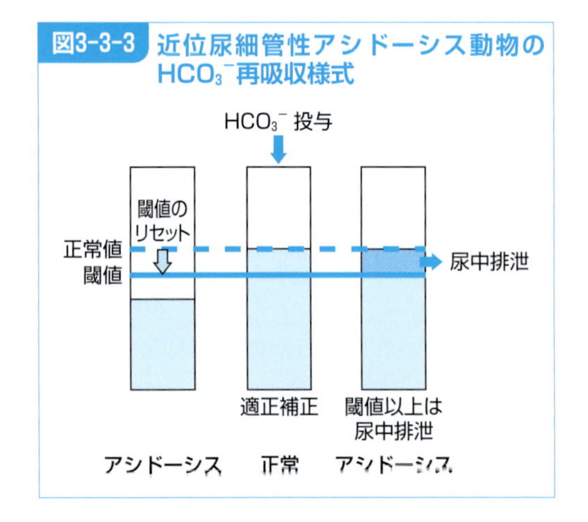

近位尿細管性アシドーシスは牛では稀であるが，アミノグリコシド系抗生物質による薬剤毒性，アミロイドーシスやビタミンD欠乏症で生じる。ヒトではNBC-1（血管側 $Na^+-3\,HCO_3^-$ 共輸送担体）遺伝子異常（常染色体劣勢）による一次性疾患，多発性骨髄腫による二次性疾患が重要である。

遠位尿細管性アシドーシス（dRTA）

皮質集合管における酸排泄機構の異常を遠位尿細管性アシドーシス（dRTA：distal Renal Tubular Acidosis）という。皮質集合管では H^+ を尿細管中へ排泄し，このプロトンが尿細管中の NH_3 と結合し，NH_4^+ として尿中排泄し酸塩基平衡を維持する（図3-1-12［188ページ］）。遠位尿細管性アシドーシスは，① NH_3 合成，または②皮質集合管での H^+ 分泌のいずれかに問題がある場合に生じる。近位尿細管性アシドーシスと異なり，①閾値のリセットではないため進行性であり，②アルカリ化剤に反応性がある。つまり，アシドーシスは高度になるがアルカリ化剤に反応するため，積極的な治療の対象となる。高度なアシドーシスを示すた

表3-3-3 各輸液剤のカチオンギャップ

製剤名	Cl^-（mEq/ℓ）	Na^+（mEq/ℓ）	カチオンギャップ*
リンゲル液	156	147	9
生理食塩液	154	154	0
5％ブドウ糖液	0	0	0
酢酸（乳酸）リンゲル液	109	130	−21
血漿（ヒト）	103	140	−37

*：[Cl^-] − [Na^+]
Cl^-が相対的に多いリンゲル液および生理食塩液では輸液により酸性化を示す

め，骨融解，蛋白異化亢進，高カルシウム尿症による尿路結石を生じやすく，また遠位尿細管で再吸収されるべきカリウムの再吸収能が低下するために高度の低カリウム血症を合併しやすい。

慢性腎不全

慢性腎不全では，機能的なネフロン数が減少する。酸塩基平衡の維持に必要な NH_3 合成を少なくなったネフロンで補わなければならないため，結果的に単位ネフロンでの NH_3 分泌量が増える。この状態が持続し，かつ糸球体ろ過量（GFR）が低下することによって NH_3 の総産生量，すなわち正味の酸排泄量が低下（NH_3 と等量の H^+ を尿中排泄）するために正 AG 性代謝性アシドーシスに至る。この状態がさらに進行すると GFR の減少に伴いリン酸，硫酸，馬尿酸，尿酸の尿中排泄量も減少する。その結果，これらの酸が蓄積して高 AG 性代謝性アシドーシスを合併し，高度なアシドーシスに至る。

大量輸液による代謝性アシドーシス

輸液療法による代謝性アシドーシスとして代表的なのが，①カチオンギャップの高いアミノ酸製剤の投与，②5％ブドウ糖液および生理食塩液の大量投与の2種類がある。前者の“カチオンギャップの高いアミノ酸製剤”のカチオンギャップとは，クロールとナトリウムの濃度較差（[Cl^-] − [Na^+]）である。クロールがナトリウムよりも相対的に高い輸液剤を多量に投与すると，クロールが相対的に増加して AG が正常な高クロール性代謝性アシドーシスを生じる。

このことを細胞外液補充剤である生理食塩液，リンゲル液，酢酸リンゲル液と細胞内液補充剤である5％ブドウ糖液に置き換えて考えてみる（表3-3-3）。ヒトの血漿のカチオンギャップはおおよそ“−37”である。これよりもカチオンギャップの高い輸液剤を投与すると酸性化することになる。酢酸リンゲル液（または乳酸リンゲル液）は，カチオンギャップがほかの輸液剤と比較して血漿のそれに近いことから大量輸液による影響は生じにくい。一方，カチオンギャップの高いリンゲル液および生理食塩液は，大量投与によりクロールが相対的に増加して代謝性アシドーシスを示す。

ここで5％ブドウ糖液について考える。5％ブドウ糖液も大量投与によって生理食塩液やリンゲル液と同様に代謝性アシドーシスを生じる。5％ブドウ糖はナトリウムもクロールも配

表3-3-4 高 AG 性代謝性アシドーシスの分類

原因	分類	原因
内因性酸産生増加	L 乳酸アシドーシス	ショック，血液量減少症，敗血症
	D 乳酸アシドーシス	消化不良による異常発酵，短腸症候群
	ケトアシドーシス	飢餓
	末期腎不全	有機酸の排泄障害
外因性酸増加	メタノール，エチレングリコール，アスピリン	

合していないのでカチオンギャップは“0”であり，これは生理食塩液と同じであるのでカチオンギャップの理論から“大量投与により代謝性アシドーシスを生じる”輸液剤として分類できる。ただし，5％ブドウ糖液には相対的にでも絶対的にでも血清クロール濃度を増加させる製剤中クロールを含有していないので，この理屈には矛盾がある。つまり，5％ブドウ糖液でも生理食塩液でも輸液剤を投与することによって血漿量が増大する。このとき HCO_3^- の“総量”は変化しないが，溶媒である血漿量が増大するために HCO_3^- 濃度は“相対的に”低下する。したがって大量輸液による代謝性アシドーシスは，次の 2 つの原因で酸性化する。

大量輸液による代謝性アシドーシスの原因
①カチオンギャップの高い輸液剤によるクロールの相対的過剰（高クロール性代謝性アシドーシス）
②血漿量増大に伴う HCO_3^- 濃度の相対的希釈（希釈性代謝性アシドーシス）

酢酸リンゲル液（または乳酸リンゲル液）でも上記の②の理由から，理論的には大量投与により希釈性代謝性アシドーシスを生じる。ただし，緩衝物質である酢酸ナトリウム（または乳酸ナトリウム）が血漿希釈に見合う量の代謝を行い，HCO_3^- 濃度を“相対的に”維持するため実際にはアシドーシスは生じにくい。ここで重要なことは，希釈性アシドーシスを生じるほどの急速投与は行わないということである。

高 AG 性代謝性アシドーシス

高 AG 性代謝性アシドーシスの分類を表3-3-4 に示す。生産動物医療では外因性酸を増加させるような薬物の投与やアルコール依存症は除外できる。また，腎不全では腎臓での H^+ 排泄障害および NH_3 産生障害，または近位尿細管性アシドーシスにより正 AG 性代謝性アシドーシスを呈するが，末期には腎臓機能の低下（糸球体ろ過量の著しい減少）に伴いリン酸，硫酸，馬尿酸および尿酸が蓄積し，結果的に高 AG 性代謝性アシドーシスを合併する。

L 乳酸アシドーシス

L 乳酸アシドーシスは高度の末梢低酸素状態によって生じる。末梢組織の低酸素状態はショック，脱水および心不全による心拍出量の低下，貧血，低酸素血症が原因であり，特に牛医療では血液量減少症による。また，L 乳酸の代謝は肝臓においてビタミン B_1（チアミン）

を利用して行われるため，肝不全やビタミン B_1 欠乏でも L 乳酸アシドーシスは生じる。

D 乳酸アシドーシス

D 乳酸アシドーシスは腸管の細菌の異常増殖によるものであり，腸管麻痺，抗菌剤の長期投与により生じる。子牛では未消化のミルクが結腸内に貯留することにより腸管内細菌の異常増殖を招く。ただし，D 乳酸は生体由来の乳酸ではないので一般的な血液生化学検査方法では測定できない（血液生化学検査では生体内乳酸である L 乳酸を測定していることが多い）。

アルカリ化剤

重炭酸ナトリウム液（重曹注）

重炭酸ナトリウム塩は，細胞外液中の H^+ と直接反応して CO_2 と水を生成することから，即効的なアルカリ化作用が期待できる。この反応は，主に赤血球内で行われる。

$$HCO_3^- + H^+ \rightleftarrows CO_2 + H_2O$$

ヒト医療分野で重炭酸ナトリウム液は，1.26，7.0 および 8.4％重炭酸ナトリウム液（炭酸水素ナトリウム液）として各社から市販されている（表3-3-5）。ただし，7.0％および 8.4％の重炭酸ナトリウム液は，血漿浸透圧比がそれぞれ 5.4 および 6.4 倍の高張液である。高濃度のナトリウムを負荷するため，浮腫，心不全などの体液量過剰を示す病態では肺水腫やうっ血性心不全を生じる。したがって，酸塩基平衡の補正を目的とするのならば，5％ブドウ糖または注射用蒸留水で 7.0％および 8.4％の重炭酸ナトリウム液を 1.3～1.4％程度まで希釈して使用することが望ましい。重炭酸ナトリウム液を急速に大量投与すると，多種多様な生体反応が生じ

表3-3-5　国内で市販されている重炭酸ナトリウム液

濃度	製品名	規格
1.26%	炭酸水素 Na 静注 1.26%バッグ「フソー」	1,000 mℓ
1.35%	等張重曹注	500 mℓ
7.0%	重曹注「ヒシヤマ」7％	20 mℓ
	プレビネート注 7％	20 mℓ
	炭酸水素ナトリウム注 7％「イセイ」	20 mℓ
	タンソニン注 7％	20 mℓ
	炭酸水素 Na 静注 7％ PL「フソー」	20 mℓ
	メイロン静注 7％	20，50，250 mℓ
	重曹注	500 mℓ
	7％重曹注「KS」	500 mℓ
8.4%	メイロン静注 8.4%	20，50，250 mℓ

図3-3-4 血液脳関門と各物質の脳への移動

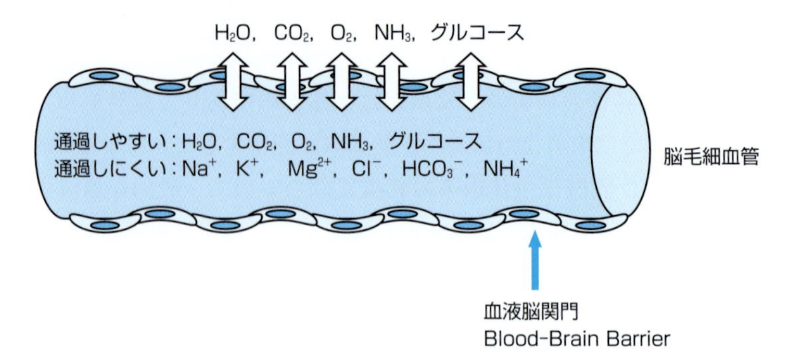

血液脳関門（BBB：Blood-Brain Barrier）は，脳毛細血管内皮細胞および脈絡叢細胞上皮にある。BBBはH_2O, CO_2, O_2およびNH_3を容易に拡散させる。グルコースは比較的容易にBBBを通過することができるが，H_2O, CO_2, O_2よりも拡散速度は遅い。H^+, K^+, Mg^{2+}およびCa^{2+}などのイオンがBBBを通過するために要する時間は，他の組織と比較して3～30倍である

る。重炭酸ナトリウム液による急激なアルカリ化は，酸素－ヘモグロビン解離曲線を左方移動させ，末梢組織での酸素放出を低下させる。また，CO_2とH_2Oが産生されることから，一過性の高炭酸血症を生じる，呼吸抑制のために低酸素血症を増悪させるなど呼吸器系に及ぼす影響が大きい。また，アルカリ化に伴って血清カルシウム濃度およびカリウム濃度が低下してテタニー症状が生じる。特に血液pHが0.1上昇すると，細胞外液中カリウム濃度は0.1～0.4 mEq/ℓ低下するので注意が必要である。

paradoxical CSFアシドーシス

生体では血液緩衝系および呼吸機能によって速やかに，また細胞内緩衝系および腎臓機能によって緩速に酸塩基平衡異常が補正される。したがって，重炭酸ナトリウム液を急速大量投与したあとに，細胞内緩衝系および腎臓機能による遅発的な恒常性維持反応のために遅発性アルカローシスおよびオーバーショット・アルカローシスを生じることがある。しかし，重炭酸ナトリウム液の急速大量投与で最も重要な問題はparadoxical CSFアシドーシス（逆説的脳脊髄液代謝性アシドーシス）である。

Paradoxical CSFアシドーシスとは，アルカリ化剤の投与によって血液pHが上昇して細胞外液区画の代謝性アシドーシスを補正しているにもかかわらず，脳脊髄液（CSF：Cerebrospinal fluid）のpHが低下している病態である。重炭酸ナトリウム液を静脈内投与すると細胞外液はアルカリ化され，その際にCO_2とH_2Oが産生される。HCO_3^-は血液脳関門を通過することができないため，重炭酸ナトリウム液を静脈内投与しても脳脊髄液をアルカリ化させることはできない（図3-3-4）。しかし，細胞外液中に増加したCO_2は血液脳関門を通過して脳脊髄液中に拡散する。その結果，脳脊髄液のCO_2分圧が増加することで，脳脊髄液がアシドーシス（図3-3-5）となる。Paradoxical CSFアシドーシスの臨床徴候は昏睡を主徴とする神経症状である。

NH_3についてもParadoxical CSFアシドーシスと同様に，アルカリ化剤の急速投与によって昏睡を主徴とする神経症状が生じる（図3-3-5）。アンモニアの化学反応式は次のとおりである。

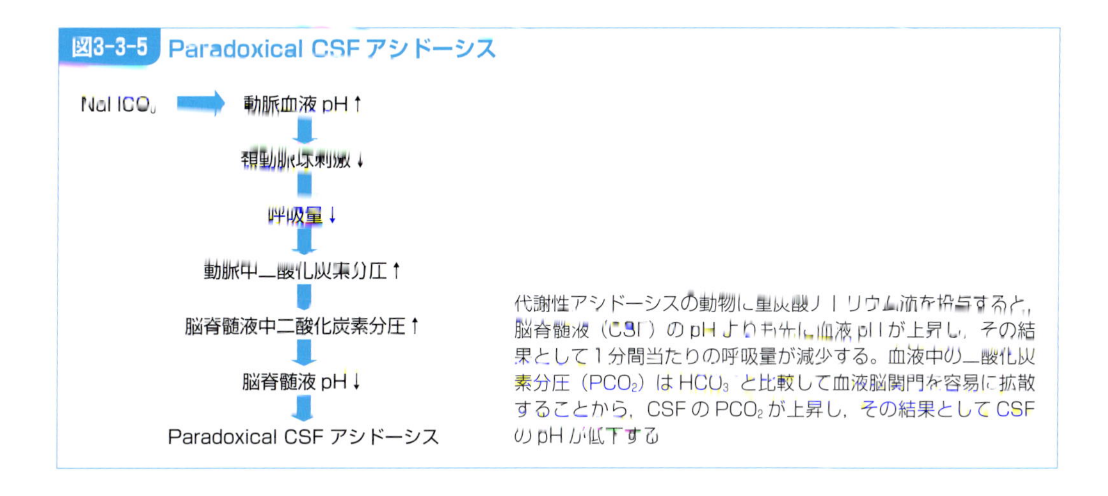

図3-3-5　Paradoxical CSF アシドーシス

$$NH_4^+ \leftrightarrows NH_3 + H^+$$

細胞外液がアシデミアである場合，H^+を消費させる方向に反応するため，この化学反応式は左へ移動する。一方，細胞外液がアルカレミアである場合，H^+を増やす方向に反応するため，化学反応式は右へ移動する。その結果，アシデミアではNH_4^+が増加し，アルカレミアでは遊離型アンモニアが増える。ここで問題となるのは遊離型アンモニアである。NH_4^+は血液脳関門を通過しにくいが，遊離型アンモニアが増えると血液脳関門を容易に通過して脳脊髄液中に蓄積し，その結果高アンモニア血症と同様な臨床徴候を呈する。Paradoxical CSF アシドーシスや脳脊髄液の高アンモニア状態などアルカリ化剤の使用については十分に注意する必要がある。

重炭酸ナトリウム液の投与量と投与方法

重炭酸ナトリウム液を静脈内投与して酸塩基平衡異常を補正できる体液区画は，細胞外液区画である。これは，前述の血液脳関門と同様に細胞内のHCO_3^-の拡散が非常に遅いことによる（HCO_3^-が細胞外から細胞内の拡散に要する時間は約 18 時間）。細胞外液は体重の約 20％を占めることから，HCO_3^-の分布区画は体重の約 20％であるため，分配係数は 0.2（ℓ /kg）となる。しかし，細胞外液と細胞内液との間でわずかではあるがHCO_3^-の交換が起こること，進行性の代謝性アシドーシスではHCO_3^-がアルカリ化作用を示す一方でH^+が産生されていることなどを考慮して分配係数を少し多めに見積もる必要がある。DiBartola および Schaer は体重の 50％に当たる 0.5（ℓ /kg）を分配係数として推奨しているが，Robertson は分配係数を大きくするとHCO_3^-の細胞内拡散速度が遅いためにオーバーショット・アルカローシスになりやすいことを挙げ，0.3（ℓ /kg）の分布係数を推奨している。また，Michell らも Robertoson の推奨する 0.3（ℓ /kg）に近い 1/3（ℓ /kg）の分配係数を推奨している。残念ながら，牛のみならずヒトおよび犬においても統一した分配係数の見解は今日でも得られてはいない。実際の臨床においては，少量のHCO_3^-で補正をはじめ，必要に応じて追加投与する方法が合併症のリスクを考えると妥当である。したがって，治療初期は分配係数を 0.3（ℓ /kg）

図3-3-6 予測予備塩基濃度改善量(⊿BE)に対する等張重曹注の投与量

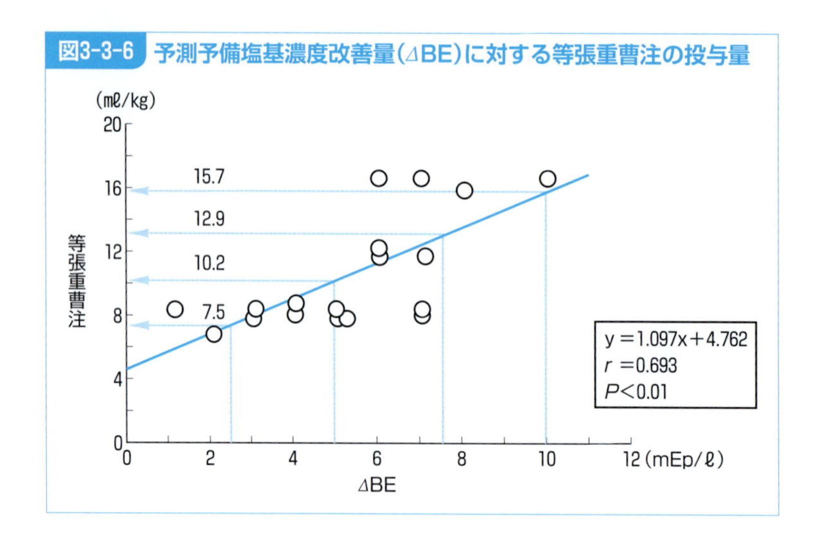

または1/3(ℓ/kg)としてHCO_3^-の要求量を算出することが望ましい。分配係数を1/3(ℓ/kg)としたときのHCO_3^-要求量を求める計算式は次のとおりである。

HCO_3^-の要求量(mEq)＝塩基欠乏量(BD)(mEq/ℓ)×体重(kg)×1/3(ℓ/kg)

この要求量の半量を，治療開始から3ないし4時間かけて持続投与するのが安全かつ論理的である。残りの半量を追加投与するべきか否かについては，投与終了時点の血液pHを再評価したのちに判断する。

分配係数を1/3(ℓ/kg)とし，HCO_3^-の要求量の半量(50％補正)を投与する場合，等張重曹注(1.35％)および7％重炭酸ナトリウム液の投与量は次のとおりである。なお，HCO_3^-濃度は等張重曹注で160 mM，7％重炭酸ナトリウム液で833 mMである。

1.3%重炭酸ナトリウム液：1.2×BD mℓ/kg
7.0%重炭酸ナトリウム液：0.2×BD mℓ/kg

図3-3-6に実際の臨床例における予測予備塩基濃度改善量(ΔBE)に対する等張重曹注の投与量との関係を示した。この値は実際の臨床症例(主に子牛下痢症，n＝18)において投与した等張重曹注の投与量と改善したBE濃度の関係に基づいて回帰式を求めたものである。例えば，pHが7.2を示すBE＝－10 mEq/ℓでは最初にその1/2補正を行うので，目標とするBEの改善量(ΔBE)は5 mEq/ℓとなる。5 mEq/ℓを改善するために必要な等張重曹注の投与量は10.2 mℓ/kgであった。したがって，50 kgの子牛であれば等張重曹注の投与量は最低でも500 mℓが必要である。

ここで考えるべきことは，あくまでも理論的なHCO_3^-投与量では重度アシドーシス子牛の酸塩基平衡異常を補正することはできないことである。その理由として子牛の重度アシドーシ

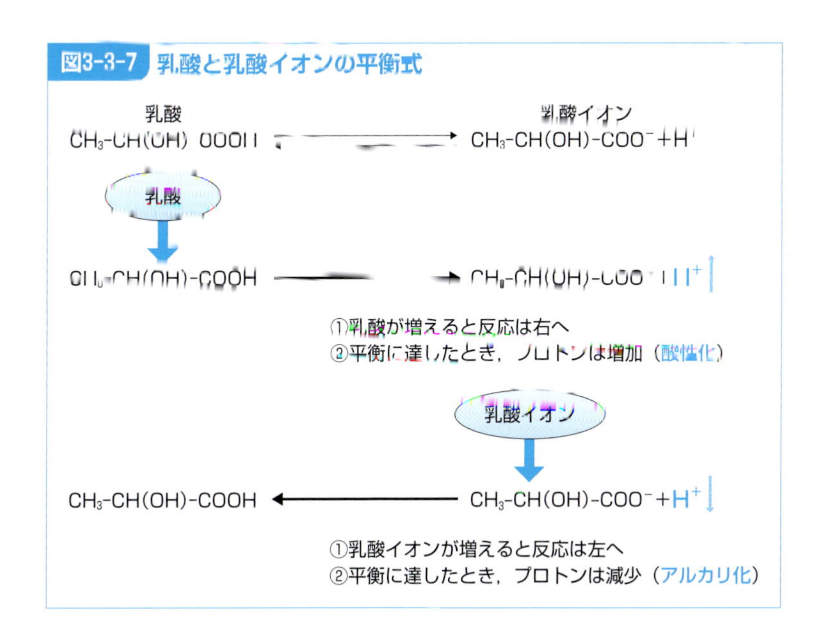

図3-3-7　乳酸と乳酸イオンの平衡式

スの病態が挙げられる。重度アシドーシス子牛では循環不全と酸の持続的な産生が生じているため，現時点のアシデミアの補正に加えて持続的なアシデミアに対しても補正を行わなければならない。したがって，理論上はBDの50％補正を行うべきであるが，実際には持続的な酸産生状態に対する処置としてBDの100％補正を行った方がよい結果が得られることが多い。ただし，この場合には等張重曹注で“循環改善”も並行して行うことが条件となる。

アルカリ前駆物質

酸塩基平衡異常，特に代謝性アシドーシス動物に対してアルカリ成分であるHCO_3^-を直接投与するべきなのか，それとも乳酸ナトリウムや酢酸ナトリウムのようなアルカリ前駆物質を用いて投与すべきなのか。要は入れた分だけアルカリ化させるか，身体にアルカリ化する量を任せるかの違いである。図3-3-7に乳酸と乳酸ナトリウムの酸塩基平衡にかかわる反応を示した。左辺の乳酸は乳酸イオンとH^+を放出する。これは平衡なので溶液中では乳酸，乳酸イオン，H^+の量がバランスよく保たれている。これに外因として「乳酸」を加えると乳酸量が増えるために平衡式は右へ進み，H^+が放出される（酸性化）。一方，外因として「乳酸ナトリウム」を加えると，乳酸イオン量が増えるのでこれを緩和するため平衡式は左へ進む。このとき，H^+が消費されるためにアルカリ化を示す。よって，乳酸は酸性化物質，乳酸ナトリウムはアルカリ化物質である。さて，これを酸塩基平衡異常動物に当てはめていく（図3-3-8）。アルカリ前駆物質である乳酸イオンは，そのときの細胞外液にあるH^+濃度，すなわち細胞外液のpHに依存して効力を発揮するため，必ずしもアシドーシスの治療となるわけではない。細胞外液pH（ほとんどの場合は血液pH）が7.350未満のアシデミアであれば，H^+濃度が高いため，乳酸イオンを加えるとH^+を消費する方向に平衡式が移動して乳酸が生成され，最終的にはCO_2とH_2Oまで分解される。これがアルカリ化である。一方，細胞外液pHが7.450以上のアルカレミアであれば，すでにH^+も奪われているので乳酸イオンを加えても平衡移動は生

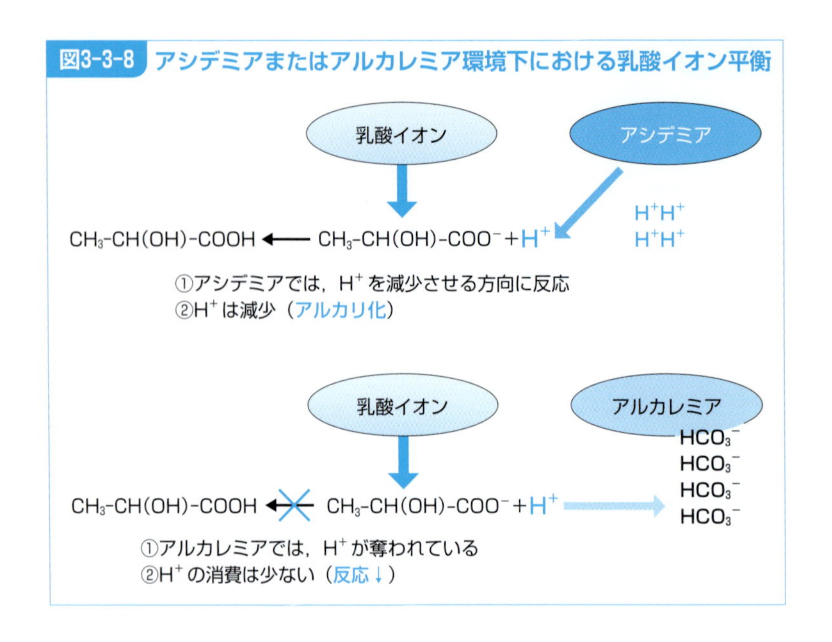

図3-3-8 アシデミアまたはアルカレミア環境下における乳酸イオン平衡

じない。すなわち，乳酸イオンを加えてもアルカレミア動物ではアルカリ化は生じにくい。では，この平衡反応は単に動物の細胞外液 pH の状態だけに依存するのだろうか。実は，乳酸の生体内代謝にも大きく影響を受けている（図3-3-9）。乳酸は生体内で代謝を受けて CO_2 と H_2O に分解される。しかし，生体内代謝が滞っていると中間産物の乳酸が体内に蓄積してしまう。当然ながら乳酸が蓄積すればアシデミアであったとしても乳酸ナトリウムは水素と結合して乳酸を合成することはできない。このように，アルカリ前駆物質を使った輸液療法では，生体内代謝がアルカリ化能に大きく影響することを理解すべきである。

乳酸ナトリウム

乳酸は生体内の代謝によって産生され，内因性の乳酸は糖新生または酸化反応のいずれかの過程において生体内の H^+を除去し，その結果としてアルカリ化作用を示す。糖新生において，乳酸は肝臓のミトコンドリアに含まれる酵素によってピルビン酸に変換されてからグルコースとなる。酸化反応は主に心筋と肝臓のミトコンドリア内のクエン酸回路を経て CO_2 と H_2O に分解される。グルコースからアセチル CoA を経てクエン酸回路で代謝する解糖系において，ピルビン酸から乳酸を産生する経路がある（図3-3-10）。乳酸は末梢組織の循環不全や低酸素血症，著しい血圧の低下，ショックおよび解糖系の促進時に産生量が増加する。乳酸からピルビン酸への代謝は乳酸脱水素酵素（LDH）によって促進されるが，この反応が進まないと乳酸が生体内で蓄積して乳酸アシドーシスを生じる。乳酸アシドーシスの発生機序は，細胞内のミトコンドリアにおける酸素利用障害が根底にあり，この嫌気性代謝により末梢組織において乳酸が過剰に生じる。また，乳酸の代謝は，ピルビン酸からアセチル CoA に変換される過程が律速段階となる。ピルビン酸はピルビン酸脱水素酵素（PDH）によりアセチル CoA に変換されるのであるが，ピルビン酸脱水素酵素の補酵素であるビタミン B_1 が欠乏しているとピルビン酸はクエン酸回路の中に入ることができない。乳酸を代謝させるためには，末梢組

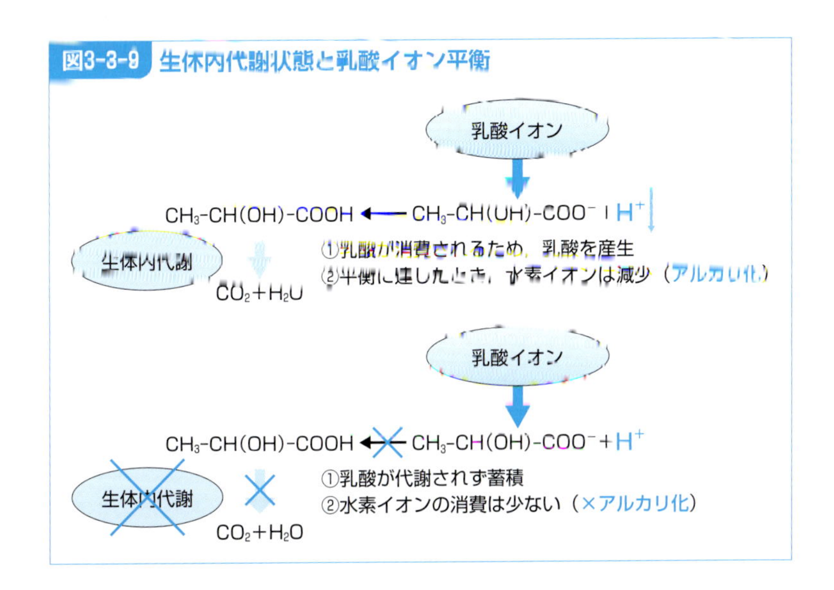

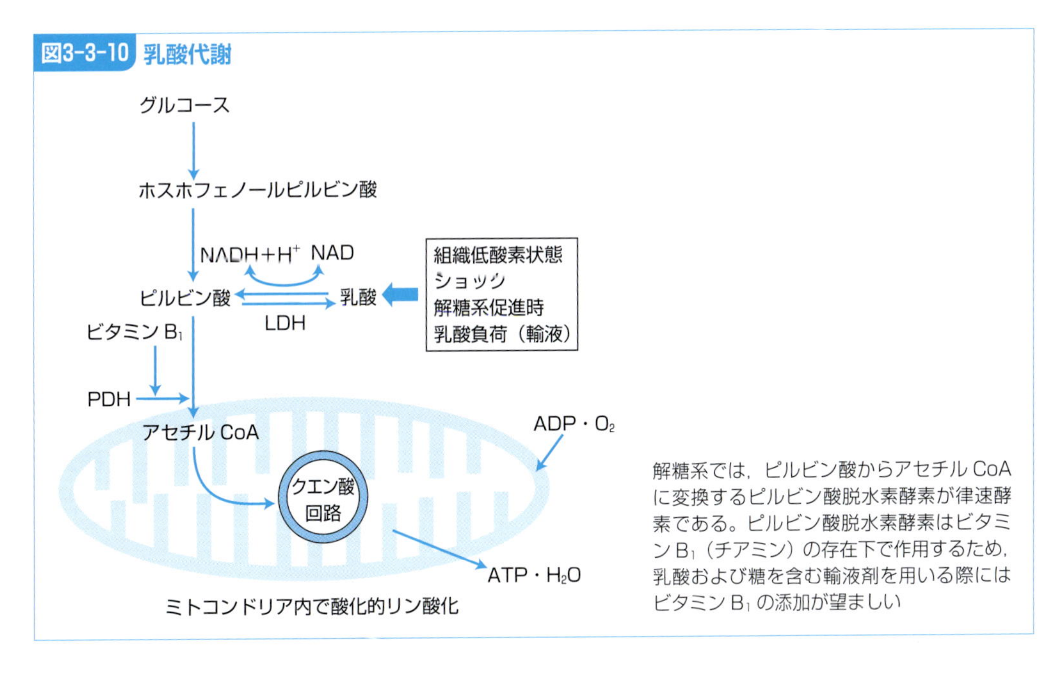

織への十分な酸素供給とビタミン B_1 が必要である。

静脈内輸液剤に配合されている乳酸ナトリウムも，内因性の乳酸と同様に糖新生またはミトコンドリアで代謝されてアルカリ化作用を示す。乳酸ナトリウムのアルカリ化作用を示す化学反応式は次のとおりである。

$$CH_3CH(OH)COONa+3O_2 \rightarrow NaHCO_3+2CO_2+2H_2O$$
$$NaHCO_3 \rightarrow Na^++HCO_3^-$$
$$HCO_3^-+H^+ \rightarrow H_2O+CO_2$$

表3-3-6 国内で市販されている補正用乳酸ナトリウム液

濃度	製品名	規格
1 mM	コンクライトＬ注 1 mEq/mℓ	20 mℓ
	乳酸 Na 補正液 1 mEq/mℓ	20 mℓ

ヒト医療分野では1.0 mMのＬ乳酸ナトリウム溶液が市販されている（表3-3-6）。乳酸ナトリウムは重炭酸ナトリウムとは異なりカルシウムイオンと反応して難溶性塩を形成しないことから，軽度な代謝性アシドーシスの場合にはＬ乳酸ナトリウム液を積極的に細胞外液補充剤または低張輸液剤に配合して用いるとよい。

酢酸リンゲル液

酢酸リンゲル液は，乳酸リンゲル液に含まれる28 mMの乳酸ナトリウムを酢酸ナトリウムに置換した輸液剤であり，①肝臓以外に筋肉でも代謝が可能，②ピルビン酸脱水素酵素による代謝を受けないため速やかに代謝される，③好気性代謝ではないため循環血液量の改善前にアルカリ化能を発揮するなどの利点がある。十分な輸液量を確保できない成牛の場合でも（＝補液），酢酸リンゲル液はアルカリ化作用を示すために酸の蓄積やアルカリの希釈が生じにくい。また，酢酸ナトリウムは子牛でも代謝が可能である。よって，酢酸リンゲル液は牛医療において乳酸リンゲル液の問題点を解決した血漿類似液であるといえる。

細胞外液補充剤には，ブドウ糖を添加した糖加等張電解質輸液剤というレパートリーがある。例えば，乳酸リンゲル液に対して糖加乳酸リンゲル液は乳酸リンゲルの処方に5％のブドウ糖が添加されているため，浸透圧比は2となる。5％ブドウ糖液は体内で代謝することによって自由水となり，細胞外液および細胞内液をそれぞれ投与量の33.6および66.4％の割合で補充する。しかし，糖加等張電解質輸液剤の場合，添加した糖がすべて代謝されたとしても細胞外液補充剤（ECF-replacer）の骨格は維持されているため，体液の分配は血漿に25％，間質液に75％となる。細胞外液補充剤に糖を加える意義は，①直接エネルギーとして糖質を補給することで異化作用を予防する，②製剤浸透圧を高張にすることで循環血漿量保持能力を高めるという2点にある。

乳酸ナトリウム vs 酢酸ナトリウム

乳酸ナトリウムと酢酸ナトリウムの生体内代謝の違いを考えれば，それぞれの症例でどちらを適応すべきか分かるだろう（図3-3-11）。ただ，断っておくがヒト医療において乳酸リンゲル液が禁忌となるのは「乳酸血症の患者」であり，必ずしも「肝臓疾患の患者」にはなっていない。もちろん，乳酸血症が誘発される恐れがあるために，重篤な肝障害のある患者に対しては慎重投与となっている。つまり，肝臓疾患患者に対しても重篤でなければその利用はそれほど慎重である必要はない。その理由として，適正輸液をしていれば肝臓での乳酸代謝は問題ないこと，人体用の乳酸リンゲル液のほとんどがＬ体の乳酸ナトリウムを配合しているために生体内代謝が可能であることが挙げられる。問題は牛医療における乳酸リンゲル液の使用についてである。特に成牛では適正輸液療法は望めず，また動物用乳酸リンゲル液はＬとＤ乳酸

図3-3-11 酢酸リンゲル液と乳酸リンゲル液

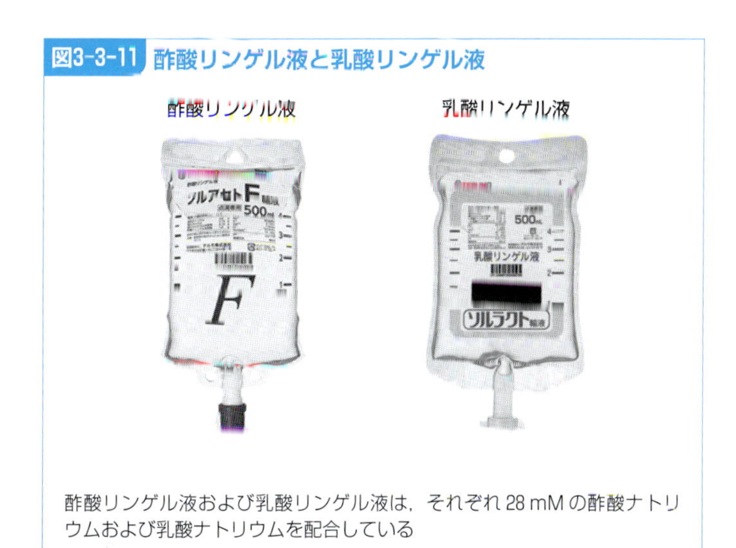

酢酸リンゲル液および乳酸リンゲル液は，それぞれ 28 mM の酢酸ナトリウムおよび乳酸ナトリウムを配合している

ナトリウムを等量配合しているために，D体を生体内で代謝することができない。このため，肝臓疾患動物に対しては乳酸血症を増悪するリスクが高いため慎重に投与すべきである。酢酸リンゲル液についてはどうであろうか。人体用の酢酸リンゲル液について禁忌事項はない。使用上の注意では，腎疾患，心不全，高張性脱水，閉塞性尿路疾患の患者に対して慎重投与が促されている。ただし，これはすべての輸液製剤にいえることであり，酢酸リンゲル液に限ったことではない。酢酸ナトリウムの代謝は主に筋肉で行われる。しかし，単位重量（1 g）当たりの肝臓または筋肉での酢酸の代謝率は断然肝臓の方が大きい。つまり，酢酸も乳酸と同様に肝臓での代謝が主である。しかし，身体全体を考えると，肝臓の総重量に対して筋肉の総重量はきわめて大きい。よって，総代謝活性で見れば筋肉が主たる代謝部位である（図3-3-12）。

図3-3-12 肝臓および骨格筋での酢酸代謝

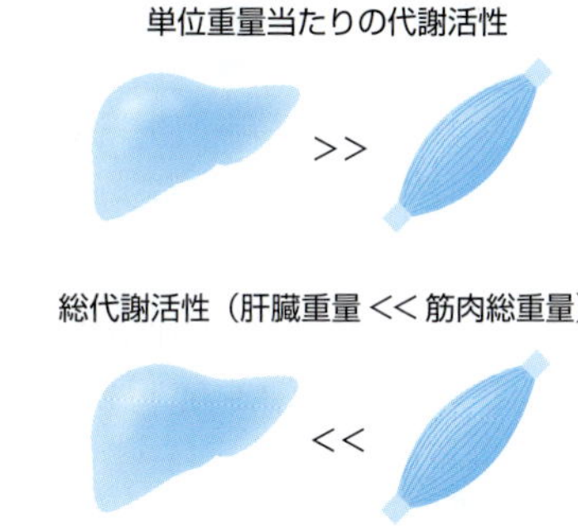

単位重量当たりの代謝活性

>>

総代謝活性（肝臓重量 << 筋肉総重量）

<<

単位重量当たりの代謝活性は骨格筋よりも肝臓の方が高いが，総骨格筋重量の方が肝臓重量よりも著しく重いので，酢酸の主な代謝は骨格筋であると考えられる

図3-3-13 に酢酸ナトリウムと乳酸ナトリウムの代謝の比較を示した。そもそも生体内には酢酸イオンはない。つまり外因性の酢酸イオンが筋肉で代謝を受けて CO_2 と H_2O に分解される。一方，乳酸リンゲル液を投与すると外因性の乳酸イオンを肝臓で代謝することになるが，内因性の乳酸イオンも同時に肝臓で代謝しなければならない。内因性の生体内乳酸イオンは主に筋肉でグルコースを消費して産生された乳酸に由来する。この一連の代謝回路をコリ回路という（図3-3-14）。コリ回路は，嫌気呼吸の過程において赤血球および筋肉においてグルコースからピルビン酸を経て乳酸が産生される。このときに 2 分子のアデノシン 3 リン酸（ATP）

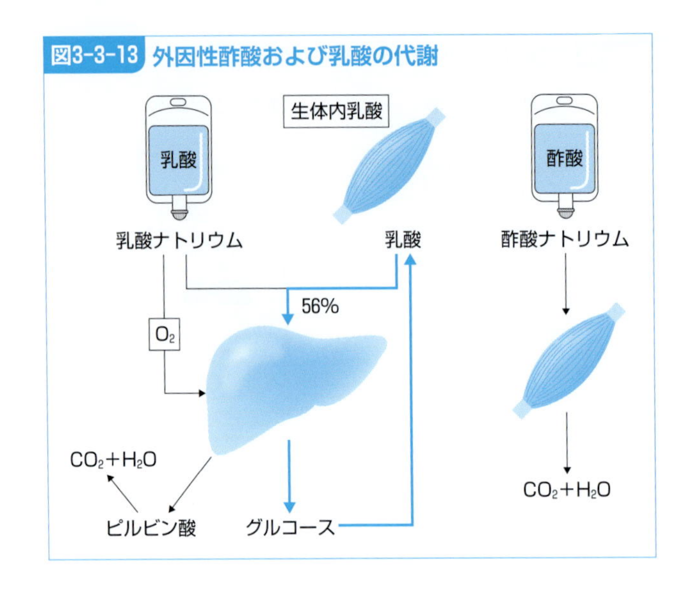

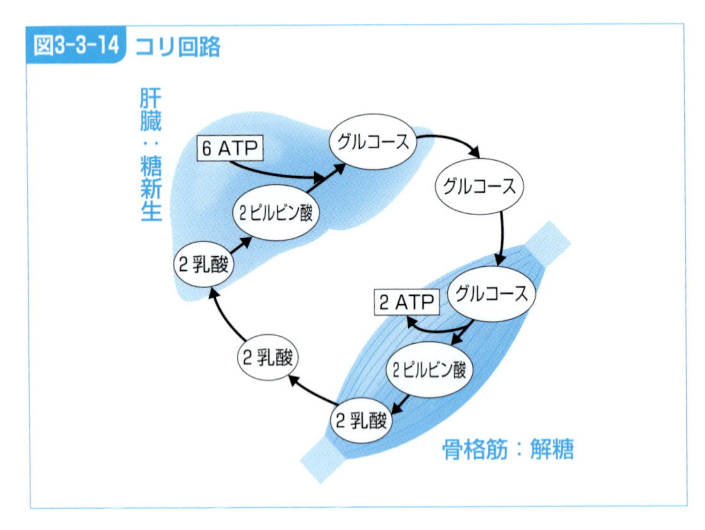

が産生される。乳酸は血液により肝臓に運ばれ，ピルビン酸を経て糖新生が行われる。このとき6分子のATPが使われるので，コリ回路は4分子のATPを消失する消費系である。肝臓での糖新生は好気的に行われるため，十分な肝血流量が必要となる。つまり，乳酸ナトリウムは①アルカリ作用発現には十分な輸液量が必要で，②消費系のコリ回路が使われ，③生体内乳酸が十分に消費されない場合に乳酸リンゲル液を投与すると乳酸血症を生じる可能性がある。したがって，牛医療では循環血液量が減少している動物に適正量の輸液が望めない状況であれば，乳酸リンゲル液の適用は推奨できない。そもそもコリ回路は乳酸アシドーシスを予防するため，コリ回路で十分に処理できない乳酸が生じた場合には乳酸血症になる。繰り返しになるがコリ回路は消費系であるため，循環血液量が減少して乳酸が蓄積した下痢症子牛に対して，電解質のみの輸液剤を投与しても負のエネルギー状態から離脱することはできない。したがって，最低限のエネルギー負荷，例えば蛋白異化を防止する程度の直接エネルギーを輸液剤に配

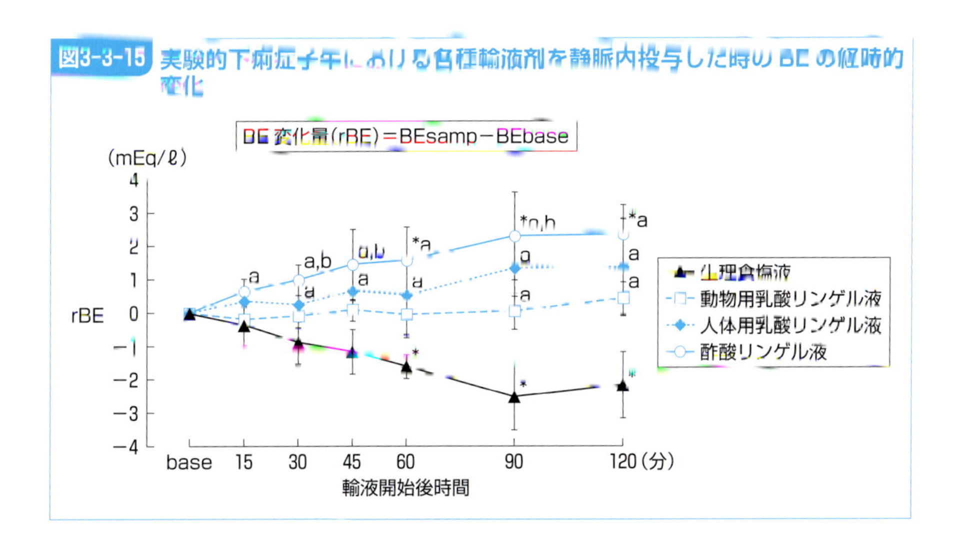

図3-3-15 実験的下痢症子牛における各種輸液剤を静脈内投与した時のBEの経時的変化

合する必要がある。蛋白異化を防止する程度の直接エネルギー量は，100 mℓの水分に対して20 kcalである。1 gのグルコースが4 kcalであるから，100 mℓの水分に対して5 gのグルコースが配合してあればよい。つまり，消耗性の高い，または循環血流量が減少している牛には糖加等張電解質輸液剤（特に糖加酢酸リンゲル液）が適用となる。

子牛の脱水モデルによる酢酸ナトリウムの効果

実際に下痢症の子牛に対して，酢酸リンゲル液または乳酸リンゲル液を投与してどの程度アルカリ化能が発揮できるのかを実験モデルを用いて調査を行った。実験的に消化不良による下痢モデルを作出し，過剰塩基（BE）が－10 mM以下に下がった時点で80 mℓ/kgの各種輸液剤を40 mℓ/kg/時の投与速度で静脈内投与し，輸液中のBEの変化量（rBE）を求め，その経時的変化を図3-3-15に示した。投与した輸液剤は生理食塩液（ISS），動物用乳酸リンゲル液（DL），人体用乳酸リンゲル液（LR）および酢酸リンゲル液（AR）である。DLとLRの違いは配合されている乳酸ナトリウムである。LRはL乳酸が28 mM配合されているのに対して，DLはD乳酸およびL乳酸がそれぞれ14 mM配合されている。

ISSを静脈内投与するとBEは低下した。これはCl^-の供給によるものである（高クロール性アシドーシス）。LRはわずかであるがBEの上昇は認められたが，DLは輸液による希釈性アシドーシスを予防する程度のアルカリ化能しか認められなかった。一方，ARは投与直後からBEの有意な改善を認めており，循環血液量が減少している下痢症子牛の蘇生を目的とした輸液剤としてきわめて有用であった。

代謝性アルカローシス

1998年にRousselらは，1歳齢以上の成牛632頭を対象に，疾病動物と健常動物の静脈血液ガスおよび電解質濃度を測定し，健常動物の参照値（表3-3-7）と疾病動物の酸塩基平衡異常について評価した。表3-3-7によると，特に乳牛ではヒトと比べて酸塩基平衡がアルカリにシフトしていることが分かる。この調査では疾病動物の酸塩基平衡異常についても調査している。その結果，体液補充療法が必要な脱水動物において代謝性アルカローシスを呈したものは，代謝性アシドーシスを呈していたものの約2倍であった。炭水化物の過食，尿路疾患，腸間膜根の捻転，腸重積などの腸管閉塞，重度の腸炎，食道梗塞を除いて成牛のほとんどの疾患では代謝性アシドーシスを考慮する必要がないことをRousselらは示している。

代謝性アルカローシスの形成と維持因子

代謝性アルカローシスはその病態に至るまで（形成）とその病態を維持する機序を考えなければならない。なぜならば，健常動物がたとえ大量のHCO_3^-を投与されたとしても，代謝性アルカローシスを維持する機構が存在しなければ代謝性アルカローシスは持続しない。すなわち，代謝性アルカローシスの維持機構がなければ治療の必要性はない。しかし，アルカローシスの維持機構が存在すると病態は持続するために治療を要する。これらは腎不全を除いて輸液療法で補正することができるため，その原因と機序を理解しておくべきである。

表3-3-8に代謝性アルカローシスを形成する病態を示した。代謝性アルカローシスの定義は酸の喪失またはアルカリの増加であることから，代謝性アルカローシスの形成にはH^+の喪失またはHCO_3^-の増加が必須となる。ヒトでH^+の喪失は，①胃酸の喪失，②腎からの尿中排泄，③細胞内へのシフトの3経路が考えられる。成牛では，「①胃酸の喪失」を第四胃変位や十二指腸イレウスによる「胃酸の流出障害」に置き換えて考えることができる。HCO_3^-の増加は，外因性（アルカリ剤の投与）と内因性（アルカリ物質の産生）が考えられる。前者のほとんどは医原性である。内因性の原因としては「脱水」が挙げられる。脱水が生じるとナトリウム，クロールおよび水分が喪失する。循環血液量が減少するために尿細管ではナトリウムの再吸収が亢進する。特に近位尿細管ではナトリウムとともにHCO_3^-をNa^+, HCO_3^--共輸送担体によって再吸収するため，結果的にHCO_3^-が内因的に増加して代謝性アルカローシスを生じる（図3-3-1［214ページ］）。すなわち，脱水の最初の酸塩基平衡異常は代謝性アルカローシスである。これをコントラクションアルカローシス（体液濃縮性アルカローシス）という。

代謝性アルカローシスの病態を増悪するか否かはその維持機構の存在による。維持機構とはHCO_3^-の再吸収を増加させている，またはHCO_3^-の排泄を低下させている因子である。これらには，①有効循環血液量の低下（脱水を含む），②クロールの欠乏，③低カリウム血症，および④腎臓機能の低下が挙げられる（表3-3-9）。有効循環血液量の減少は，前述のコントラクションアルカローシスと同じであり，近位尿細管でのHCO_3^-再吸収を増加させる。また，腎血流量の減少によりGFRが減少し，その結果としてHCO_3^-排泄量が減少する。したがって，アルカローシスが維持される。腎臓機能低下は腎臓でのHCO_3^-分泌を低下させるため，過剰な生体内HCO_3^-が保持されたままになる。

表3-3-7 1歳齢以上の牛の血液ガスおよび電解質の参照値

項目（単位）	肉用牛	乳牛
pH	7.33～7.49	7.30～7.48
$PvCO_2$（mmHg）	29～54	30～50
HCO_3^-（mM）	24～35	25～35
BE（mM）	−1～11	2～11
Na（mM）	134～142	132～139
K（mM）	3.5～4.4	3.3～4.1
Cl（mM）	92～104	87～101
AG（mM）	9～19	10～16

表3-3-8 代謝性アルカローシスを形成する病態

H^+の喪失	胃酸の流出障害	第四胃左方変位
	腎からの喪失	利尿剤投与，アルドステロン症
	細胞内シフト	アルカリ化（特に低カリウム血症）
HCO_3^-の増加	外因性	重曹の過剰投与，輸血（クエン酸塩による）
	内因性	脱水

表3-3-9 代謝性アルカローシスを維持する因子

	維持因子	機序
HCO_3^-再吸収増加	有効循環血液量の低下	近位尿細管でのHCO_3^-の再吸収増加，GFR 低下
	低カリウム血症	近位尿細管でのHCO_3^-の再吸収増加，H^+分泌亢進
HCO_3^-分泌低下	クロール欠乏	皮質集合管β介在細胞でのHCO_3^-の分泌低下
	腎臓機能低下	GFR 低下，皮質集合管β介在細胞でのHCO_3^-の分泌低下

クロールの欠乏もまた代謝性アルカローシスを維持または増悪する。HCO_3^-の排泄は皮質集合管β介在細胞で尿細管腔中クロールとの交換によって行われる（HCO_3^-, Cl^--exchanger）。すなわち，HCO_3^-の排泄を保つためには十分量のクロールが皮質集合管まで運ばれてこなければならない。したがって，クロールの欠乏によって尿細管腔中クロール濃度が低下するとHCO_3^-の排泄が保たれず，代謝性アルカローシスを維持してしまうことになる。

低カリウム血症では，近位尿細管でのHCO_3^-再吸収増加およびH^+排泄増加により代謝性アルカローシスを維持する。これは，カリウム不足によりNa^+, K^+－ATPaseではなくNa^+, HCO_3^--共輸送担体で主にナトリウムを再吸収するためである（図3-3-1［214ページ］）。ここで重要なのは，低カリウム血症が存在すると，たとえ代謝性アルカローシスであってもH^+排泄が亢進することである。つまり，代謝性アルカローシス症例では，カリウムとクロールが欠乏していると病態が保持されるため，生理食塩液にカリウムを配合した輸液剤を用いたカリウムおよびクロールの補正が必須となる。

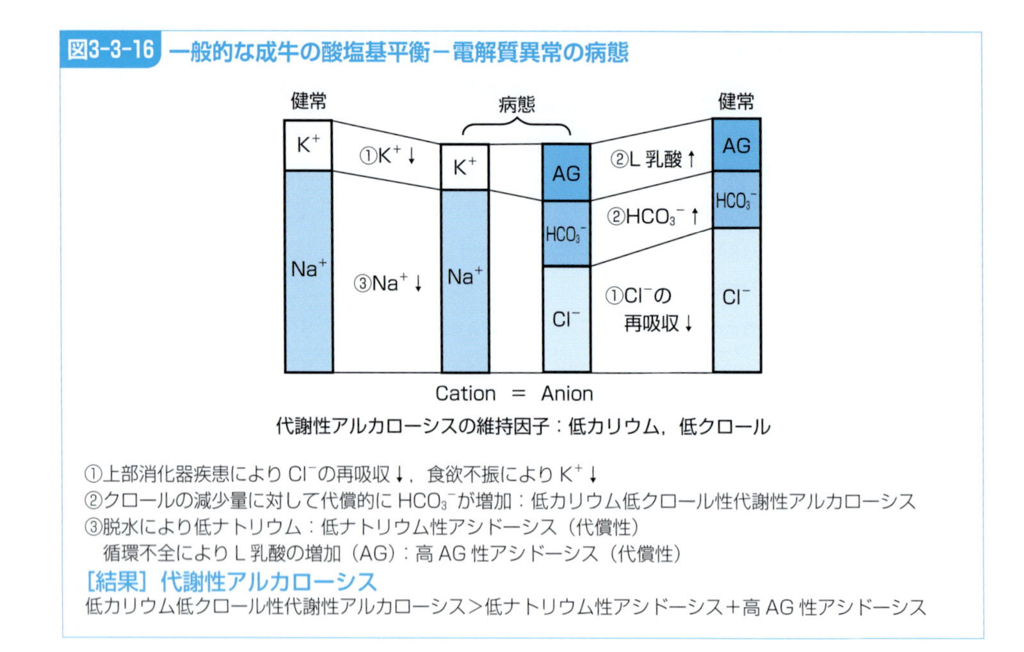

図3-3-16 一般的な成牛の酸塩基平衡－電解質異常の病態

①上部消化器疾患により Cl^- の再吸収↓，食欲不振により K^+↓
②クロールの減少量に対して代償的に HCO_3^- が増加：低カリウム低クロール性代謝性アルカローシス
③脱水により低ナトリウム：低ナトリウム性アシドーシス（代償性）
　循環不全により L 乳酸の増加（AG）：高 AG 性アシドーシス（代償性）
［結果］代謝性アルカローシス
低カリウム低クロール性代謝性アルカローシス＞低ナトリウム性アシドーシス＋高 AG 性アシドーシス

成牛の酸塩基平衡－電解質異常の病態

Roussel らのデータから牛の酸塩基平衡異常を推察すると図3-3-16の病態が考えられる。これは特に第四胃左方変位や十二指腸イレウスでみられる酸塩基平衡－電解質異常である。詳述は避けるが，成牛では食欲不振によるカリウムの摂取不足と第四胃液の流出障害または十二指腸イレウスによるクロールの再吸収不足により低カリウム低クロール性アルカローシスを呈す。アルカローシスはカリウムの細胞内流入を促進するためにさらに血清カリウム濃度が減少する。これに伴って脱水が進行し（コントラクションアルカローシス）て血液中の浸透圧物質であるナトリウムの減少（低ナトリウム性アシドーシス），循環血液量の減少に伴う嫌気性代謝（L 乳酸の産生→高 AG 性アシドーシス）が生じる。すなわち成牛では，①低カリウム低クロール性アルカローシス，②低ナトリウム性アシドーシス，③高 AG 性アシドーシスが混在しているが，①が②と③を合わせたアシドーシスよりも優っているため，結果的にアルカローシスを示す。循環血液量が減少している代謝性アルカローシスでは，血液量を維持するためにナトリウムの再吸収が優先される。したがって，ナトリウムと交換されるためにカリウムは尿中排泄される。すなわち，成牛では食欲不振によるカリウム摂取不足，アルカローシスによるカリウムの細胞内流入促進，ナトリウム保持のためのカリウムの尿中排泄の増加により低カリウム状態が著しく増悪する。したがって，成牛の輸液療法ではカリウムとクロールの補正が必須である。

Reference

● 3-1

Gamble JL：J Biol Chem, 57, 633-695 (1923)
・鈴木快文，内田俊也：薬局，59（9），2831～[illegible]（[illegible]）

● 3-2

・樋口貞行，角田正成：家畜臨床，30（2），51～55（2007）
・Berchtold J：*Vet Clin North Am Food Anim Pract*, 25（1），73-99（2009）
・Constable PD：ウシの輸液（田口 清，鈴木一由 監訳），1～30，獣医輸液研究会，北海道（2003）
・河野克彬：輸液療法入門 第 2 版，2～110，金芳堂，京都（1995）
・和田孝雄：内科，72（4），614～618（1993）

● 3-3

・DiBartola SP：*Fluid therapy in small animal practice*, 2nd ed., 211-240, WB Saunders Co. USA（2000）
・Garcia JP：*Vet Clin North Am Small Anim Pract*, 15（3），533-543（1999）
・北岡建樹ほか：内科，72（4），632～637（1993）
・Michell AR, et al.：*Veterinary fluid therapy*, 104-120, Backwell Science Publcation, London UK（1989）
・Robertson SA：*Vet Clin North Am Small Anim Pract*, 19（2），289-306（1989）
・鈴木一由ほか：東北家畜臨研会誌，22（1），9～14（1999）
・Schaer M：*Vet Clin North Am Small Anim Pract*, 12（3），439-452（1982）
・Roussel AJ, et al.：*J Am Vet Med Assoc*, 212（11），1769-1775（1998）

Chapter

4

子牛疾病の病態と輸液療法

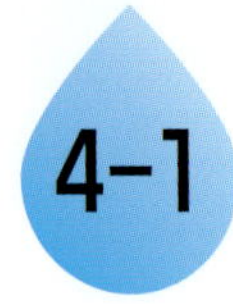

4-1 子牛下痢症の病態と輸液療法

子牛の正常便の水分量は70～80％であるが，下痢時には90～95％となり，糞便量は少なくとも正常時の6倍，場合によっては30倍になるといわれる。つまり，水分を大量に含んだ便が「下痢便」である。しかし，この水分は，単に経口的に摂取された水分が吸収されずに消化管を通過して排泄されたものだけでなく，生体の内部から消化管へ分泌されて失われた水分も含まれている。体液は通常体重の60％といわれるが，子牛では80％を占めている。子牛は成牛に比べ体液の恒常性の幅が狭く，体液の変化が及ぼす影響は大きいうえに腎機能が十分でなく，受けるダメージは大きい。

子牛の下痢における代謝性アシドーシスの病態生理学的機序は，従来，腸管からの重炭酸イオン（HCO_3^-）の喪失，有機酸の蓄積，腎臓への血流量低下に起因するH^+の排泄の減少と考えられていた。この有機酸の蓄積は，末梢循環低下による無酸素的解糖によるL乳酸の産生であり，このことがアニオンギャップ（AG）が増大する主要因と考えられてきた。しかし，Lorenz は Groove-White がこれらの関係を確認できなかったことから，外因性の酸の産生が下痢子牛におけるアシドーシスの主要因であることを示唆したと述べている。

他方，下痢や脱水症状を伴わない代謝性アシドーシスの存在が報告された。その後，このアシドーシスは“ruminal drinkers”や下痢から回復した子牛などに認められ，脱水症状が認められないアシドーシスにおいてD乳酸の役割が大きいことが明らかとなった。それに伴い，下痢においても腸管で微生物によって産生されたD乳酸が代謝性アシドーシスにおいて重要な役割を演じていることが明らかとなった。ここでは下痢の病態と鑑別およびその輸液療法について述べる。

病態

腸管の生理および下痢発生機構

子牛の小腸は十二指腸から回腸まで約10 mの長さがある。下痢は主にこの部分での消化吸収あるいは分泌の異常によって起こる。腸粘膜面には絨毛と呼ばれる指状の突起が密生し，その表面には単層の上皮細胞が並んでいる。この細胞は絨毛と絨毛の谷間にあたる腺窩と呼ばれる部分でさかんに分裂増殖し，絨毛上部に移行していく。上皮細胞は腺窩では未分化，幼若な細胞であるが，絨毛先端に移行するにつれ分化，成熟する。絨毛上部は消化と吸収という2つの必須機能を営む。第一は，上皮細胞頂部の微絨毛膜に局在するラクターゼ，ペプチダーゼな

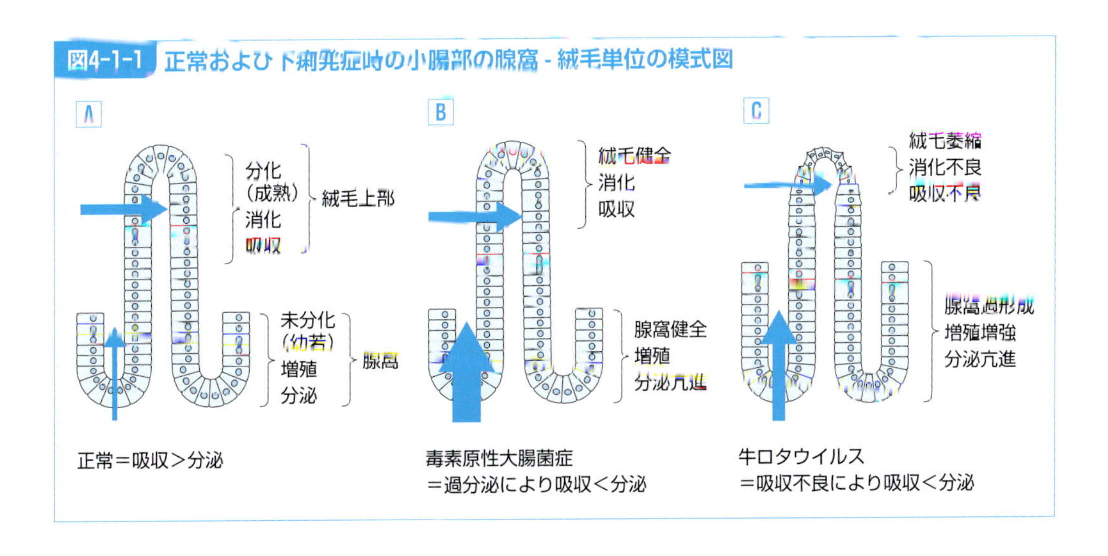

図4-1-1　正常および下痢発症時の小腸部の腺窩 - 絨毛単位の模式図

どの消化酵素が食餌性物質を吸収可能な糖，アミノ酸またはペプチドに加水分解することである。第二は，ナトリウムとクロール，またはナトリウムと六炭糖あるいはアミノ酸を同時に輸送する，ナトリウム依存性グルコース輸送体（SGLT-1：sodium-dependent glucose transporter-1）などの細胞膜上の特殊な輸送機構である。他方，腺窩からはカリウム，クロール，HCO_3^-などの電解質を含んだ体液が分泌される。正常な子牛の腺窩－絨毛単位の模式図を図4-1-1:Aに示した。絨毛上部では消化・吸収が，腺窩では分泌が行われている。そして，この吸収と分泌という逆の流れの差し引きの結果，生体への「吸収」の量が大きければ生体にとって出納は「正（プラス）」となり，健康な状態である。これに対し，腸管への「分泌」の量が大きければ生体にとって出納は「負（マイナス）」となり，糞便中の水分量が増加し，臨床的に「下痢」の状態となる。

以上のことから下痢は，その原因が感染性，非感染性かに関わらず，腸管レベルで見た場合，腺窩の過分泌または絨毛上部の消化・吸収不良，あるいはその両者の組み合わせによる正味の分泌としてとらえられる。その発生機序から分泌性下痢，浸透圧性下痢，滲出性下痢などに分類される。代表的な分泌性下痢は，生後1週齢以内に多発する毒素原性大腸菌（ETEC）に起因するものである。ETECは菌体外毒素を放出し，その毒素が腺窩に作用し，腸管内への体液の分泌を促進する（図4-1-1:B）。また，サルモネラは腸管粘膜に侵入し腸の炎症を起こす滲出性下痢としてとらえられる。ロタ，コロナの両ウイルスは絨毛上部の上皮細胞に感染して損傷を与え，消化・吸収不良を起こす浸透圧性下痢である（図4-1-1:C）。なお，両ウイルスを比較するとロタウイルスは小腸絨毛の上部1/3ぐらいの部分に感染するのに対し，コロナウイルスは絨毛全体に感染し，小腸のみならず大腸部も侵すので症状はより重篤となる。ちなみに近年養豚で大きな問題になっている豚流行性下痢（PED）もコロナウイルス科に属する。また，近年全国的に下痢の原因として検出されているクリプトスポリジウムは上皮細胞に密着し炎症反応を起こし，さらに絨毛の萎縮を起こすため，滲出性と浸透性の組み合わさった下痢といえる（図4-1-2）。

図4-1-2 子牛の通常の病原体によって起こる下痢機構

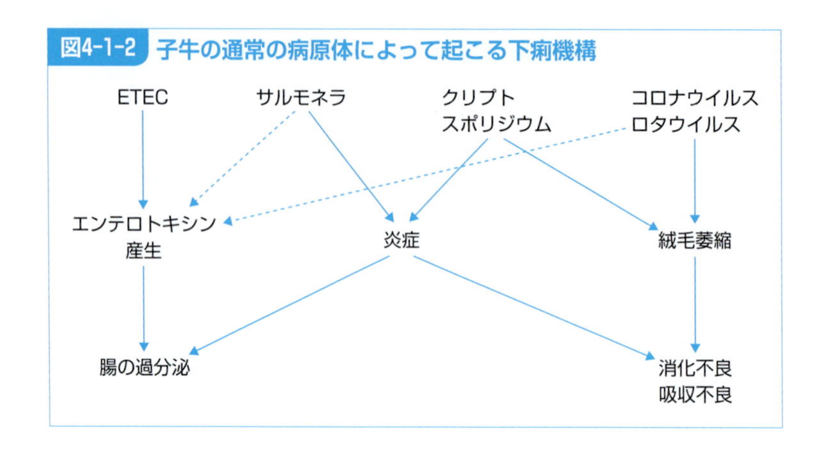

下痢の病態と臨床症状

子牛の下痢の原因は様々であるが，臨床的には水分異常（脱水），電解質の異常，酸塩基平衡の異常（代謝性アシドーシス），低エネルギーなどを呈している。典型的な変化をみると，下痢による体液（主として細胞外液）の喪失の結果，血液が濃縮され，ヘマトクリット値，血漿蛋白質濃度などが上昇する。それに伴って生じる循環血液量の減少により腎の血流量が減少し，血液尿素態窒素（BUN）が増加する。また，水分だけでなく HCO_3^- および電解質も失われる。HCO_3^- の喪失により代謝性アシドーシスとなり，血液 pH が低下する。血液 pH の低下に対する細胞緩衝作用により，血中の H^+ が細胞内に入り，代わってカリウムが細胞外へ出てくる。このため，カリウムの絶対量は減少しているにもかかわらず，見かけ上は血中濃度の増加となって現れる。高カリウム血症は心臓における不整脈や徐脈などの有害反応を引き起こす。病態が進行するにつれ脱水に伴う皮膚の弾力性の低下，皮膚つまみテストによるテント形成時間の延長，アシドーシスの神経症状に関連する吸乳反射，威嚇反射，触知反射，起立能力，口腔内温度，球節温度の低下などがみられ，沈うつスコア（表4-1-1）は高くなる。

Kasari の臨床評価

子牛の下痢における脱水状態の評価については様々な報告がある。一方，酸塩基平衡異常については特徴的な臨床症状はないという記載もある。しかし，代謝性の異常に対する呼吸性代償性の変化として，Kussmaul の大呼吸が知られている。また，中枢神経系の障害が生ずることも知られている。正確に酸塩基平衡の異常を診断するには血液検査をするべきであり，現在はポータブル検査機器も普及しつつある。しかし，臨床の現場で症状から酸塩基平衡異常を診断する方法も検討すべきである。

Kasari は下痢子牛の臨床症状を，循環器系の機能と中枢神経系の機能に分け，それぞれの症状を観察成績に応じてポイントを付与して臨床スコアを算出し，その合計点数によって酸塩基平衡異常の程度の評価について報告した（表4-1-1）。Kasari はこのスコアを用いて脱水とアシドーシスを呈している子牛 36 頭を 4 群に分け，酢酸リンゲル液，乳酸リンゲル液，重曹注および生理食塩液（対照）を 4 時間で 7.2 ℓ 投与し，スコアの変化を観察した。その結果，スコアは改善したが，吸乳反射と威嚇反射の低下は 4 時間後においても認められた。血液 pH の

表4-1-1 Kasariの沈うつスコア

	項目	評価方法	スコア	判断基準
脱水・全身循環	眼球陥没	視認	0	認めず
			1	眼球および瞬膜が眼瞼からわずかに離れている
			2	眼球および瞬膜が眼瞼から著しく離れている
	口腔の暖かさ	指で硬・軟口蓋を触れる	0	暖かい
			1	ひんやりしている
			2	冷たい
	末端の暖かさ	手で球節を握る	0	暖かい
			1	ひんやりしている
			2	冷たい
中枢神経機能	吸乳反射	人差し指を舌に乗せる	0	強い協調性の吸引
			1	弱い協調性の吸引
			2	顎の吸引動作を認める
			3	反応なし
	威嚇反射	手を素早く目の方に動かす	0	強く瞬間的に目を閉じる
			1	遅れてゆっくり目を閉じる
			2	反応なし
	触覚反射	腰部の皮膚をつまむ	0	皮膚がピクッとして頭を腰の方に向ける
			1	皮膚がピクッとするが頭を向けない
			2	皮膚が動かず頭も向けない
	起立能力	ペンで胸を突く	0	起立できる
			2	起立不能

代謝性アシドーシス子牛における臨床兆候を数量化するためのスコアリングシステム
各項目のスコアを合計し，健康子牛を示す最低スコアが「0」。脱水がない子牛で「13」，脱水している子牛で「15」が重症例の最高値となる

図4-1-3 36頭（1群9頭）の下痢脱水子牛に異なるアルカリ化剤（50 mM）を投与した時の血液pHの推移

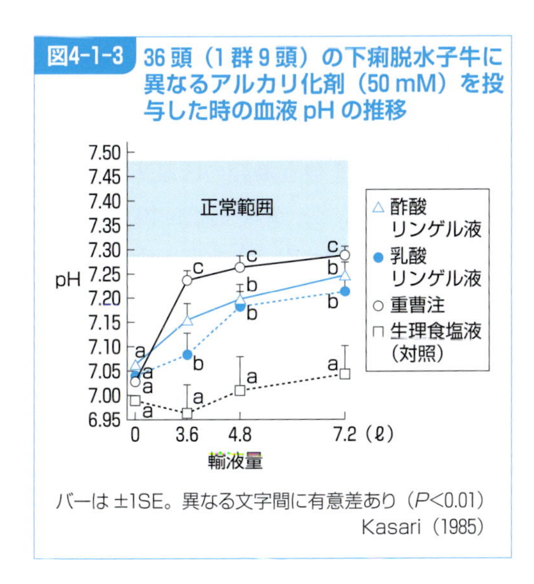

バーは±1SE。異なる文字間に有意差あり（$P<0.01$）
Kasari（1985）

図4-1-4 36頭の下痢脱水子牛（1群9頭）の血球容積の推移

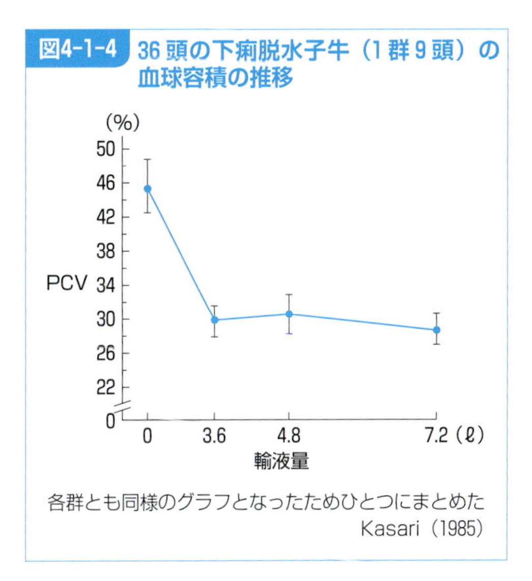

各群とも同様のグラフとなったためひとつにまとめた
Kasari（1985）

変化においても，輸液に伴って上昇してはいるが，最もアルカリ化が進んでいる重曹注でも正常範囲にまでは回復していない（図4-1-3）。これは，スコア改善の70％が起立状態と循環機能と循環量（すなわち眼球陥没，四肢および口腔の暖かさ）に起因しているためであった。実際のところ，輸液開始後に輸液剤の組成と関係なく全群においてPCVが急激に低下している（図4-1-4）。したがって，脱水を伴う場合，このスコアの変化は酸塩基平衡異常を反映しない

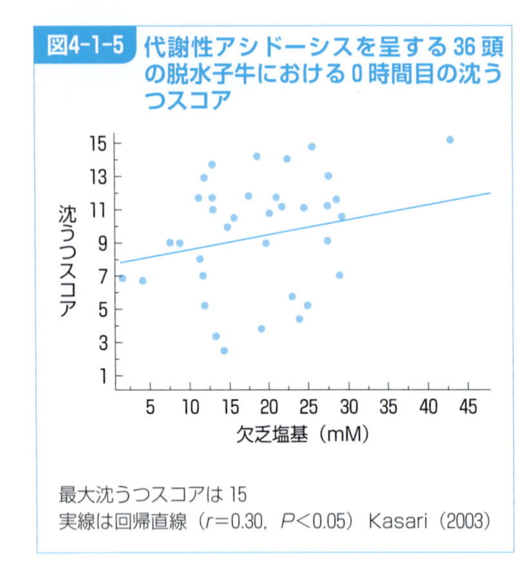

図4-1-5 代謝性アシドーシスを呈する36頭の脱水子牛における0時間目の沈うつスコア

最大沈うつスコアは15
実線は回帰直線（r=0.30, P<0.05） Kasari（2003）

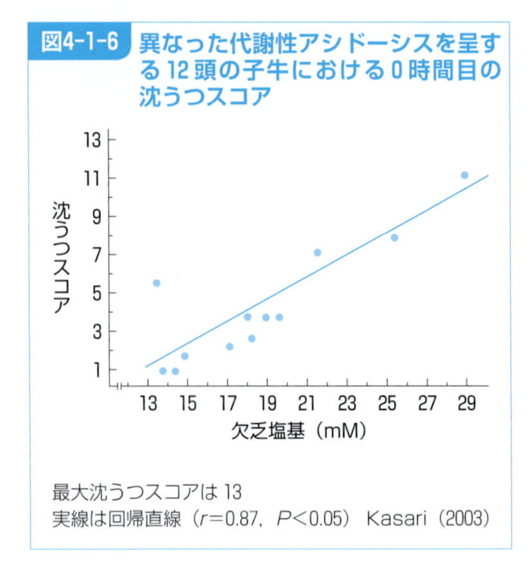

図4-1-6 異なった代謝性アシドーシスを呈する12頭の子牛における0時間目の沈うつスコア

最大沈うつスコアは13
実線は回帰直線（r=0.87, P<0.05） Kasari（2003）

といえる。また，スコア8未満であれば塩基欠乏量（BD）が10 mMと判断できるが，初診時のBDと沈うつスコアの間にも明らかな相関は認められない（図4-1-5）。また，山田は脱水がスコアに影響していることから，沈うつスコアは，初診時にはある程度の参考にはなるが，2診目以降は評価できないと報告している。さらにKasariは脱水を伴わない症例についても調査し，この場合は眼球陥没を除外したスコアとBDの間にかなり強い相関が見られることを報告している（図4-1-6）。

一般的に，酸塩基平衡異常には特徴的な臨床症状はないが，姿勢や歩様の異常，痛覚反射の減退，吸乳反射の減退などの中枢神経障害症状を示すといわれ，特に血中D乳酸濃度との関連が強いことが明らかとなっている。Kasariの報告からは脱水を伴う場合の酸塩基平衡の診断が難しいと考えられるが，中枢神経障害を表す症状を把握すると，少なくとも10 mM以上の塩基が欠乏していることが推察できる。この点において，Kasariの示した7つの変数や，歩様の異常などの神経症状は，酸塩基平衡を診断し，その程度の評価にとってひとつの目安になると考えられる。

中枢神経障害の判定の一例として，歩様と逃避行動の観察がある。歩様がふらついているか，あるいは両耳を掴んで手前に引き，子牛が四肢を踏ん張って抵抗した時に手を離し，しっかり立っているかよろめくかを見る。この時によろめけば，BDは10 mM以上である。また，特に母牛と同居している和牛子牛でしばしば見られるが，治療のために入った時の逃げ方である。もちろん，農家によっては普段から非常によく人に慣れているところもあるが，多くの場合素早く逃避行動をとる。これが遅れるようであれば，中枢神経障害があると判断し，BDは15 mMとみる。

実験的アシドーシスモデルによる子牛下痢症の病態評価

各種輸液剤の効果を検証するため，下痢モデルを作出し，各種輸液剤を投与した。生後2～4週齢のホルスタイン種子牛に4℃の代用乳を強制経口投与後，さらに代用乳に消化率の悪い

表4-1-2　下痢モデル牛 21 頭の血液所見

牛番号	BE (mM)	TP (g/dL)	Na^+ (mM)	K^+ (mM)	Cl^- (mM)	pH	PCO_2 (mmHg)	HCO_3^- (mM)	AG (mM)	SID (mM)	A_{TOT} (mM)	SIG (mM)	沈うつスコア
3C-2	0.0	5.4	132	3.4	95	7.398	39.5	24.4	16.0	40.4	11.9	−5.9	ND
3C-4	−1.0	6.3	132	3.1	98	7.347	44.2	24.2	12.9	37.1	13.9	−1.4	ND
3C-1	−4.0	6.6	132	3.1	96	7.313	44.6	22.6	16.5	39.1	14.5	−4.6	ND
3C-3	−4.0	5.5	129	4.0	97	7.294	46.8	22.7	13.3	36.0	12.1	−3.4	ND
2B-3	−5.0	6.5	137	4.0	102	7.279	45.6	21.0	18.0	39.0	14.3	−6.4	3
3A-1	−5.0	4.9	131	3.6	98	7.283	46.6	22.1	14.5	36.6	10.8	−5.8	ND
3B-1	−5.0	6.3	128	3.5	95	7.279	46.4	21.7	14.8	36.5	13.9	−3.6	ND
3B-3	−5.0	4.8	126	4.0	93	7.295	43.2	21.0	16.0	37.0	10.6	−7.4	ND
2C-3	−6.0	5.2	135	3.8	104	7.305	40.6	20.0	14.8	34.8	11.4	−5.4	4
3B-4	−6.0	5.7	129	3.2	93	7.335	36.9	19.7	19.5	39.2	12.5	−9.1	ND
3B-2	−7.0	5.6	131	2.9	97	7.359	33.6	18.9	18.0	36.9	12.3	−7.7	ND
2C-1	−8.0	5.3	137	3.5	106	7.284	39.3	19.0	15.5	34.5	11.7	−6.0	6
2A-3	−10.0	6.3	138	4.1	106	7.254	39.0	17.0	19.1	36.1	13.9	−8.0	5
3A-4	−10.0	6.9	124	4.3	94	7.218	43.9	17.9	16.4	34.3	15.2	−4.5	ND
2B-1	−11.0	6.6	135	3.3	103	7.217	41.6	17.0	18.3	35.3	14.5	−6.9	5
2A-1	−12.0	6.0	135	4.3	105	7.210	39.8	16.0	18.3	34.3	13.2	−8.0	2
2C-2	−12.0	4.9	131	4.0	103	7.249	35.8	16.0	16.0	32.0	10.8	−7.4	6
3A-3	−13.0	7.0	131	2.6	99	7.197	38.6	15.0	19.6	34.6	15.4	−7.6	ND
3A-2	−14.0	7.4	129	3.3	98	7.218	33.6	13.7	20.6	34.3	16.3	−7.8	ND
2A-2	−16.0	6.2	128	4.3	102	7.208	31.1	12.0	18.3	30.3	13.6	−7.6	5
2B-2	−16.0	5.8	129	4.0	99	7.153	37.7	13.0	21.0	34.0	12.8	−11.3	6
BEとの相関(r)		−0.322	0.098	−0.269	−0.411	0.888	0.629	0.990	−0.710	0.809	−0.332	0.666	−0.362

ND：実施せず

長鎖飽和脂肪酸であるステアリン酸を添加し給与することにより，泥状便を排泄する下痢モデル牛を作出した。このモデルは母乳性白痢の発生機序に近く，野外で飼養される生後1週齢以降の子牛に一般的に認められる，消化・吸収不良を起こす浸透圧性下痢の病態が想定される。表4-1-2は輸液前の血液性状である。過剰塩基（BE）が0以下で全頭代謝性アシドーシスを呈した。アシドーシスの程度を軽度（−10<BE≦0），中等度（−15<BE≦−10），重度（BE≦−15）に区分すると，軽度12頭，中等度7頭，重度2頭であった。ステアリン酸は約2日間代用乳に添加されたので，現場においては下痢発症後数日以内の比較的早期の段階に近いものと推察される。BEと他の検査項目との相関性をみると，ナトリウム濃度は症例により差があり，相関性は認められなかった。血漿蛋白質濃度（TP），カリウム，総弱酸濃度（A_{TOT}）および沈うつスコアは弱い負の相関が認められた。なお，A_{TOT}はTPから計算式で算出するため相関係数はTPと同様である。さらにクロール，アニオンギャップ（AG）は負の相関，二酸化炭素分圧（PCO_2）と強イオンギャップ（SIG）は正の相関を，pH, HCO_3^-，強イオン差（SID）は強い正の相関を示した。

アシドーシスの程度が重度になるほどAGが高くなり，SIGは減少していることから，消化管内容物の異常発酵による乳酸を主体とした有機酸の蓄積が推察された。なお，アシドーシスは高カリウム血症を伴い，逆にアルカローシスは低カリウム血症を伴うと一般的にいわれる

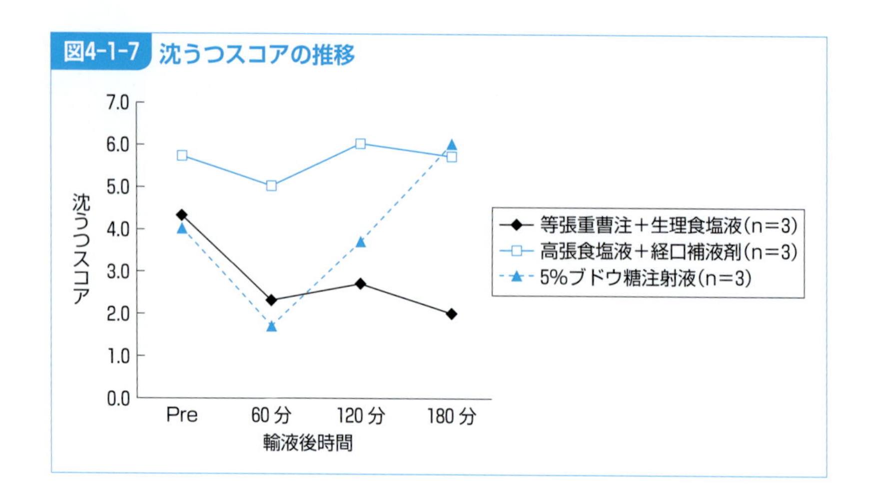

図4-1-7 沈うつスコアの推移

が，今回の下痢モデル牛ではほとんどの牛が低いカリウム濃度を示した。30日齢以内の子牛下痢症で9％に低カリウム血症を認め，すべて8日齢以上であったとする報告や，クリプトスポリジウム症の下痢子牛血液が低カリウム濃度であったとする報告もある。今回の試験牛ではアシドーシスの程度が軽度から中等度の牛が多かったことが一因で，より重度になればカリウム濃度が上がる可能性も否定できない。

一方，ヒトでは高AG性代謝性アシドーシスではH^+が細胞内に入る際，アニオンである有機酸も一緒に入るため，カチオンバランスが崩れることがなく，カリウムの細胞からの排出は起こらないといわれている。そして低カリウム血症をきたす疾患として下痢が挙げられている。これに関しては今後検討が必要であるが，8日齢以上の子牛の下痢では低カリウム血症も念頭に置く必要があると思われる。

図4-1-7は上記モデル牛の一部を用いた輸液後の沈うつスコアの推移である。どの輸液剤を用いても，輸液を行っている最初の60分では沈うつスコアの改善がみられたが，その後180分目にはさらに改善している群と逆に悪化している群があり，スコアに大きな差が出てきていた。これは，投与している間は投与した液量が循環血液量を改善しているのでスコアは改善するが，その後は各輸液剤の体内分布様式の違いでスコアが改善するものと増悪するものがあるためである。電解質液を投与すれば，投与後も細胞外に輸液剤が保持されるが，電解質を含まない5％ブドウ糖注射液は投与後に細胞内まで拡散するので細胞外液不足が改善されず，スコアが増悪する。この結果は，下痢の病態を考えて輸液剤を選択しなければ，たとえ輸液中や直後の状態が改善されても，実際の改善は得られないことを示唆している。特に8日齢以上の下痢の場合は代謝性アシドーシスの病態を想定することが大切であろう。

理想的な輸液計画

幼齢動物は成熟動物と比較して体液の恒常性の幅が狭く，体液異常やショックを起こしやすい。これは，幼齢動物が成熟動物と比較して，①体重1kg当たりの体表面積が広いため不感蒸

表4-1-3 脱水の原因

水分摂取量の減少		食欲不振 昏睡 水分制限
水分喪失量の増加	消化器系	下痢 嘔吐 消化管瘻，ドレナージ
	皮膚，呼吸器系	高温環境 嚢胞性線維症 炎症性皮膚疾患 熱傷
	泌尿器系	利尿剤 浸透圧利尿 （糖尿病，造影剤） 腎不全 副腎不全 塩類喪失性腎症 閉塞性腎症の解除後 尿崩症

表4-1-4 臨床所見による脱水程度予測

脱水率*	所見
<5	特になし
5～6	皮膚の弾性のわずかな低下
6～8	皮膚緊張性のわずかな増加 CRT のわずかな延長 眼球のわずかな陥没 口腔粘膜のわずかな乾燥
10～12	皮膚緊張性の明らかな増加 CRT の明らかな延長 明らかな眼球陥没 口腔粘膜の乾燥 ショック症状（頻脈，弱い脈圧，冷感）がみられる場合もある
12～15	ショック症状（頻脈，弱い脈圧，冷感） 瀕死状態

*：体重当たりの水分減少率（%）

泄量が多い，②腎臓での尿濃縮力が未熟なため，排泄に多量の水分を要する，③1日当たりの水分出納率が大きい（細胞外液量の1/2を交換する），④筋肉が少なく，相対的に細胞外液成分（細胞内液：細胞外液＝1：1）が多いことによる。したがって，下痢，食欲不振，嘔吐などで容易に脱水に陥り，治療として輸液を行う機会が成熟動物よりも多い。以下に，子牛の脱水症に対する輸液療法について，①循環血漿量の保持（第Ⅰ相），②体液管理を中心とした輸液（第Ⅱ相），（必要に応じて）③栄養輸液（第Ⅲ相）に分けて計画する。

脱水症

表4-1-3に脱水の原因を示した。脱水は高張性（高ナトリウム性），等張性（等ナトリウム性），低張性（低ナトリウム性）の3つに大別することができ，最も頻度が高いのは等張性脱水である（⇒24ページ）。これは，失われた体液が等張であるときに生じる。また，腎臓機能が正常な場合には，浸透圧の恒常性を維持するために，低張性脱水では電解質の再吸収割合を，高張性脱水では水分の再吸収割合を増加させて，最終的には等張性脱水に至る。脱水の程度は，体重の減少量または臨床所見により評価するが，輸液計画を立てるうえで最低限必要な臨床所見と脱水の程度の関係について表4-1-4に示した。また，ツルゴール反応，肢端や躯幹の体表温度などの皮膚所見や，粘膜の色調や乾燥度も重要な臨床所見である。

電解質と水分

脱水症に対しては，維持輸液と補充輸液が行われる。維持輸液とは，「生命の維持に必要な水分および電解質を補充すること」であり，その輸液量は1日当たりの消費エネルギーに基づいて算出することが可能である（表4-1-5）。1日当たりの消費エネルギーは，動物の種類および成熟度によって異なる。消費エネルギーは体表面積に比例するため，体重（BW）から算出する場合には指数計算を行わなければならない（体表面積＝$BW^{0.75}$ または体表面積＝〈$BW^{2/3}$

表4-1-5 100 kcal の消費エネルギーに対する水分と電解質量

水分	=	100 mℓ /100 kcal
Na^+	=	2 ～ 3 mEq/100 kcal
K^+	=	2 ～ 3 mEq/100 kcal
Cl^-	=	5 mEq/100 kcal
エネルギー*	=	20 ～ 25 kcal/100 kcal

*：蛋白異化を防ぐ目的で輸液剤にブドウ糖を添加する

表4-1-6 幼齢動物における消費エネルギーの簡便計算方法

BW（kg）	1 日の消費エネルギー（kcal）
～ 10	100×BW
10 ～ 20	1,000＋50×（BW－10）
20 ～	1,500＋20×（BW－20）

BW：体重（kg）

×10.1〉/100 など)。成熟動物と比較して幼齢動物の 1 日当たりの消費エネルギーは多い。その理由は，幼齢動物は生命維持に必要なエネルギーに成長に必要なエネルギーが加算されるためである。幼齢動物に関しては指数計算を行わずに算出できる簡便式があるので，これを表4-1-6 に示した。表4-1-6 では，体表面積は体重の 0.75 乗として算出することができる。したがって，体重の少ない動物ほど体重に対する体表面積比率が大きいため，ここでは体重を 10 kg以下，10 ～ 20 kg，20 kg以上の 3 種類に区分し，10 kg未満，10 ～ 20 kg，20 kg以上の「体重 1 kg当たりの増加量」をそれぞれ 100，50 および 20 kcal として調整している。

症例と処方例

次に症例を用いて輸液の処方例を紹介する。症例は次のとおりである。

【症例】
新生子牛，下痢による脱水で 12 時間以上排尿がない。現在，下痢は止まっているが，ツルゴール反応低下，脈圧が弱く，頻脈であり，眼球がやや陥没していた。健常時体重は 50 kgであり，下痢による脱水体重が 45 kgまで減少した。血清電解質濃度は Na^+140 mEq/ℓ，K^+4.0 mEq/ℓ，Cl^-100 mEq/ℓ，HCO_3^-18 mEq/ℓであった。第Ⅰ相として，酢酸リンゲル液を 20 mℓ/kg/時で輸液したところ，1 時間後に排尿が認められた。

ステップ 1　脱水の型と程度について検討する

日常の診療において健常時体重が確認されていることは稀である。多くの症例の場合，体重の減少量が不明であるため脱水の程度は臨床所見に基づいて判断しなければならない（表4-1-4)。本症例ではツルゴール反応が低下し，脈圧が弱くなっているなどの臨床所見から，中等度の脱水であることが推察できる。

実際の臨床現場で体重を知ることは難しいが，下痢などによる急性脱水では体重の減少量がすなわち細胞外液の減少量として考えることができる。本症例では，健常時体重が 50 kgであり，下痢により体重が 45 kgまで減少したことから，脱水の程度は 10％であると考えられる。

次に，血清ナトリウム濃度から脱水の型を判断する。本症例の血清ナトリウム濃度は 140 mEq/ℓと正常範囲内（135 ～ 145 mEq/ℓ）であったため，脱水の型は等張性である。

次に，水分，ナトリウムおよびカリウムの欠乏量について推定する。健常時体重 50 kgの子牛が 10％脱水をしているため，水分の喪失量は 5,000 mℓ（50 kg×10％＝5ℓ）である。また，

表4-1-7 幼齢動物の中等度脱水（10%）における水分，電解質予想喪失量

病態	水分（mℓ/kg）	Na^+（mEq/kg）	K^+（mEq/kg）	Cl^-（mEq/kg）
低張性脱水	100	10～12	8～10	10～12
等張性脱水	100	8～10	8～10	8～10
高張性脱水	100	2～4	0～4	増加

等張性脱水時のナトリウムおよびカリウムの推定欠乏量は表4-1-7より次のようになる。

Na^+喪失量：400 mEq（8 mEq/ℓ×50 kg）
K^+喪失量： 400 mEq（8 mEq/ℓ×50 kg）

ステップ2　生命維持に必要な水分や電解質量を1日の消費エネルギーを基準に算出する

本症例の健常時体重が50 kgであることから，1日の消費エネルギーは表4-1-6より2,100 kcalである。この消費エネルギーに見合う水分および電解質量は表4-1-5より次のようになる。

水分：2,100 mℓ（100 mℓ/100 kcal×2,100 kcal）
Na^+：42 mEq（2 mEq/100 kcal×2,100 kcal）
K^+　：42 mEq（2 mEq/100 kcal×2,100 kcal）

輸液量は，現在までの欠乏量の1/2，1日維持量，そして現在進行中の喪失量の和である。本症例ではすでに下痢が止まっているため，現在進行中の喪失量（予測喪失量）は0として考えてよい。したがって，本症例で補充しなければならない水分，ナトリウムおよびカリウムの総輸液量は次のようになる。

	水(mℓ)	Na^+(mEq)	K^+(mEq)
欠乏量×1/2	2,500	200	200
維持量	2,100	42	42
総輸液量	4,600	242	242

ステップ3　算出した水分および電解質をどのように輸液するかを考える

輸液療法はそれぞれ目的の異なった3相からなる（⇒22ページ）。第Ⅰ相は循環血漿量の回復が目的であるため，ショック症状がない限り10～20 mℓ/kgの等張複合電解質輸液剤または低張複合電解質輸液剤の1号液（等張リンゲル糖液など）を1～2時間投与する。1～2時間と輸液時間に幅があるのは，症例によって循環血漿量の改善に要する輸液量が異なることによる。脱水により尿量が減少した動物において，循環血漿量が改善されると腎臓血流量も増加し，排尿がみられる。したがって，循環血漿量が改善されたか否かを判断するためには排尿の有無を確認すればよい。それゆえに排尿が認められた時点で第Ⅰ相を終了する。しかし，2時間以上も細胞外液補充剤または1号液を輸液しても排尿が認められない場合，輸液速度を半分

以下に遅くして慎重に追加投与を行うべきである。本症例では，第Ⅰ相として酢酸リンゲル液（Na^+：130 mEq/ℓ，K^+：4 mEq/ℓ）を 20 mℓ/kg / 時の輸液速度で輸液したところ，輸液開始後 1 時間で排尿がみられた。したがって，第Ⅰ相で輸液した酢酸リンゲル液は 1,000 mℓである。酢酸リンゲル液にはナトリウムが 130 mEq/ℓ配合されているため，1,000 mℓの酢酸リンゲル液を投与すれば 130 mEq のナトリウムと 4 mEq のカリウムを補給したことになる。

第Ⅱ相の投与量は，総輸液量から第Ⅰ相の輸液量を差し引いた量である。第Ⅱ相の輸液量は次のとおりである。

	水(mℓ)	Na^+(mEq)	K^+(mEq)	輸液時間
総輸液量	4,600	242	242	24 時間
第Ⅰ相	1,000	130	4	1 時間
第Ⅱ相	3,600	112	238	23 時間

第Ⅱ相では，水分を 3,600 mℓ，ナトリウムおよびカリウムをそれぞれ 112 および 238 mEq を 23 時間で補充すればよい。したがって，第Ⅱ相ではナトリウムおよびカリウム濃度がそれぞれ 31.1（112/3.6）および 67（238/3.6）mEq/ℓ配合した輸液剤を 23 時間かけて 3.600 mℓ緩速輸液すればよい。既製の輸液剤でこの処方に最も近いものを選択できればよいが，ナトリウムおよびカリウム濃度の両方を満たす輸液剤はない。したがって，ナトリウム濃度を優先して選択する。低張複合電解質輸液剤の 3 号液は，35 ～ 40 mEq/ℓのナトリウムを配合した輸液剤群である。しかし，3 号液のカリウム濃度は 20 mEq/ℓであり，本症例で必要とする 67 mEq/ℓを満たしていない。また，3 号液だけでなく既存の輸液剤のカリウム濃度は 20 mEq/ℓが上限であるため，67 mEq/ℓという条件を満たす輸液剤は市販されていない。これは，高カリウム液の急速投与により致死的な不整脈をきたす可能性があるためである。本症例の血清カリウム濃度は 4.0 mEq/ℓと正常範囲内なので急速にカリウム補正をする必要はないが，血清カリウム濃度が 3.5 mEq/ℓ以下の低カリウム血症の場合には，15% -KCl を 3 号液に添加し，カリウム濃度を 40 mEq/ℓに調整して輸液することが推奨されている。しかし，カリウム濃度の上限は 40 mEq/ℓとし，カリウムの最大輸液速度についても上限を 0.2 mEq/kg / 時として慎重に輸液を行わなければならない。実際には，循環器系に与える影響を考慮して第Ⅱ相ですべてのカリウムを補充することを考えず，必要に応じて第Ⅲ相で補えばよい。

本症例は下痢のため代謝性アシドーシスが存在すると考えられる。これは血清 HCO_3^- 濃度が 18 mEq/ℓであることからも明らかである。しかし，幼齢動物の脱水症では，下痢による HCO_3^- の喪失よりも「循環血漿量の減少と L 乳酸の蓄積」による代謝性アシドーシスが主である。したがって，重曹注などのアルカリ化剤を添加して酸塩基平衡を補正するのではなく，循環血漿量の改善を優先させ，副次的に酸塩基平衡を補正する。また，3 号液には乳酸ナトリウムが 20 mEq/ℓ配合されているため，輸液剤投与による希釈性アシドーシスを予防する。そのため，代謝性アシドーシスを増悪させる危険性は低い。したがって，血液 pH が 7.200 未満の重篤な代謝性アシドーシスでない限り，重曹注などのアルカリ化剤の添加は必要ない。本症例の輸液計画をまとめると次のとおりとなる。

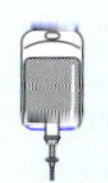

輸液プラン

第Ⅰ相：酢酸リンゲル液 1,000 mℓ
　　　　20 mℓ/kg/時，1時間
第Ⅱ相：3号液，3,600 mℓ
　　　　3.1 mℓ/kg/時，23時間
第Ⅲ相：第Ⅱ相終了時に再検査を行い，必要に応じてカリウムの補正を行う

ここまでで紹介した方法は小児医療で行われている，あくまでも理想的な輸液計画である。このレジュメが生産動物医療に問題なく導入できるとは筆者も考えていない。しかし，理想を知ってそれを臨床現場に合うようにアレンジすることが肝要かと考える。いずれにしても子牛の輸液療法では4ℓ近い輸液が必要であること，投与する輸液剤の順番は，①酢酸リンゲル液などの等張複合電解質輸液剤，②3号液などの低張輸液剤，そして③検査のあと，必要に応じて酸塩基平衡および電解質異常を補正する。これらはあくまでも“輸液療法の基本”である。

標準的な輸液計画

Berchtoldの輸液療法アルゴリズム（図4-1-8）によれば，軽度および重度の脱水子牛に対して，それぞれ2または4ℓの細胞外液輸液剤を投与することが推奨されている。また，“輸液の基本”である輸液剤の投与順序，すなわち，①等張複合電解質輸液剤（酢酸リンゲル液など），②低張複合電解質輸液剤（等張リンゲル糖液など），そして③検査のあと必要に応じて酸塩基平衡および電解質異常を補正することについても，遵守すべきである。

脱水子牛に対する輸液量は以下の式で計算できる（⇒78ページ）。

輸液量（子牛）＝欠乏量（8～12%）×1/2＋維持量（5%）＝9～11%

したがって，中心値を採用すれば子牛の輸液量は体重の10%（100 mℓ/kg）となる。つまり，40 kgの下痢症子牛の輸液量は4ℓである。一方，「軽度の脱水」を呈している子牛では「体液補充療法」の一部を経口輸液剤で補えばよい。これは，子牛の下痢症に限らず長期間にわたり治療を行っている動物に対しても同じである。維持輸液は体重の5%に相当する。「維持量」として50 mℓ/kgの輸液剤を静脈内投与すればよい。すなわち，40 kgの軽度の脱水子牛の輸液量は2ℓとなる。したがって，脱水の程度による大まかな輸液量は表4-1-8のようになる。

この値は，Berchtoldの輸液療法アルゴリズム（図4-1-8）の推奨輸液量，すなわち軽度脱水で2ℓ，重度脱水で4ℓを裏付けるものである。また，スペインの臨床獣医師であるPerez Garciaは，牛の輸液において欠乏量に相当する輸液量（8～12%）を4～6時間で投与することを推奨している。この場合，50 kgの子牛の輸液量はおおむね4～6ℓということになる。そもそも誤差を含む因子に基づいて輸液量を算出しているため，算出された輸液量の累積誤差は

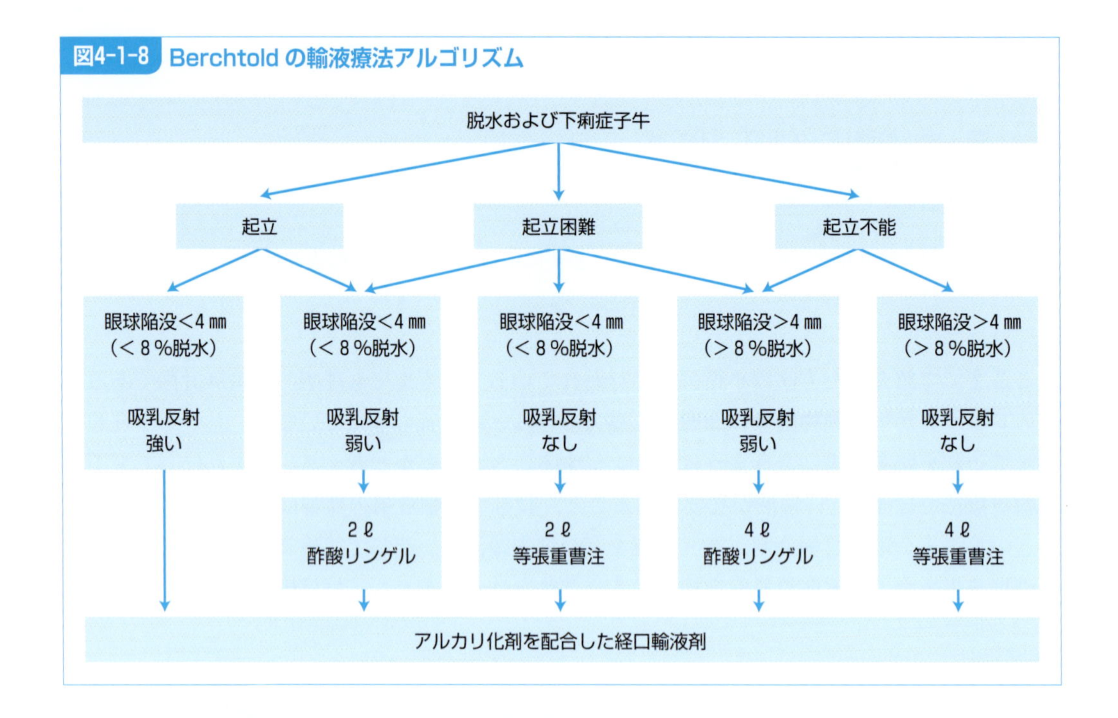

図4-1-8 Berchtold の輸液療法アルゴリズム

表4-1-8 脱水の程度に基づいた輸液量（子牛）

脱水の程度	輸液量（mℓ/kg）	輸液量（ℓ）		
		30 kg	40 kg	50 kg
軽度	50	1.5	2	2.5
重度	100	3	4	5

軽度は維持輸液量のみ。重度では維持輸液量に欠乏量の 50%を加える

非常に大きなものになる。したがって，厳密に輸液量を算出しなければならない循環器，腎臓および呼吸器疾患などを除けば，下痢症で軽度もしくは重度の脱水を呈している子牛の輸液量はおおむね 2 ないし 4ℓということになる。

脱水の評価

脱水の評価は，主に「眼球陥没」によって行われている。では，循環血液量の評価をどのように行えばよいか。循環血漿量の減少を評価するためのベッドサイドモニタリングとして，①頚静脈拍動，②起立性低血圧，③毛細血管再充填時間（CRT：capillary refill time）をチェックする。頚静脈拍動とは，右心房の収縮が頚静脈に伝播されて起こる現象である。正常動物であれば横臥もしくは頚を伸ばしている状態で頚静脈拍動が認められ，立位で頚を上げていればこれは消失する。つまり，心臓基部の水平線に対して頚を約 30 度以上挙上すると頚静脈拍動は消失し，それよりも頚を下げていれば拍動が認められる。したがって，立位で頚を下げている状態で頚静脈を確認し，拍動が触知できなければ循環血漿量が減少していると診断する。

心拍数は血液量減少をモニターするうえで重要な指標である。生体は心拍出量（CO：1 分間の心臓拍出量〈ℓ /min〉）を維持するため，1回拍出量（SV：1心周期で拍出する血液量〈mℓ〉）が減少すれば心拍数（HR；〈回 /min，beats per min〉）を増やす（頻脈）。反対にSVが増えればHRが減少する（徐脈）。SVは，1回の心室の収縮に伴って拍出される血液量であるから，これは1回の心拡張で右心房に灌流する血液量に等しい（心臓ではインプットとアウトプットする血液量は同じである）。すなわち，循環血液量が減少すれば当然ながらSVも減少し，その結果として頻脈となる。したがって，頻脈であれば循環血液量が減少している可能性が高い。

CRTは循環血漿量が充足しているか否かを最も簡単に評価できる検査方法である。牛では，口腔または外陰部粘膜を圧迫して毛細血管内の血液を駆出させて粘膜を蒼白にし，圧迫を解除してから蒼白部分が正常なピンク色に戻るまでの時間を測定する。2秒以内に色調が回復すれば正常であり，CRTが5秒以上であれば組織の末梢循環が低下していると判断する。しかし，この検査は特異度（脱水していない動物を脱水していないと判断する確率）は高いが，感度（脱水している動物を脱水していると判断する確率）が低いので，この検査だけで循環血漿量が減少していると判断するのは難しい。

アシドーシスに対する輸液剤の選択

子牛の下痢症において酸塩基平衡異常は避けて通れない大きな問題である。代謝性アシドーシスを呈している子牛に対して重炭酸ナトリウムを直接投与することは，最も効果的かつ即効的な対処方法である。しかし，重炭酸ナトリウムを直接投与することは，急激なアルカリ化による高炭酸血症，疑似高アンモニア血症，paradoxical CSFアシドーシス（逆説的脳脊髄液アシドーシス）などのリスクが高い（⇒218ページ）ため，ヒト医療では投与ガイドラインが設けられている。これでは，血液pHが7.200（文献によっては7.180）未満で生命に危険を及ぼす代謝性アシドーシスに対して重炭酸ナトリウム液の投与が推奨されており，pHが7.200以上であれば細胞外液補充剤が適用となる。代謝性アシドーシスの原因は様々であるが，子牛の脱水症では循環血液量の減少に起因することが多い。これは何も子牛に限ったことではない。循環血液量の減少は末梢での低酸素血症を生じ，末梢組織では嫌気性代謝によりL乳酸が蓄積する。これを乳酸アシドーシスという。したがって，生命の危険を伴わない軽度のアシドーシスで，細胞外液補充剤による循環動態の改善が最優先となる。L乳酸の増加による高AG性アシドーシスは，末梢循環の低下が主な原因であるため，輸液療法として末梢循環の改善を目的に細胞外液補充剤である生理食塩液や酢酸リンゲル液の投与をする。より積極的な治療を試みるのであれば，高張食塩液と経口輸液剤のコンビネーションも推奨されている。また，HCO_3^-はカルシウムやマグネシウムなどと難溶性塩を形成することも短所として挙げられている。一方，体内代謝を経てHCO_3^-を生じる乳酸ナトリウムや酢酸ナトリウムについては，HCO_3^-と重炭酸（$H_2CO_3^-$）の比率が一定であるため，オーバーショット・アルカローシスや急激なHCO_3^-濃度の上昇が生じず，またカルシウムやマグネシウムと配合しても難溶性塩を生じない。

アルカリ化剤もしくはアルカリ前駆物質を含まない輸液剤を投与すると，HCO_3^-の希釈により代謝性アシドーシスを増悪させる。したがって，生理食塩液の循環血漿量改善効果が乳酸リンゲル液や酢酸リンゲル液よりもナトリウム配合割合が高い分だけ効果的であったとしても，適度なアルカリ化作用を有する乳酸リンゲル液もしくは酢酸リンゲル液を選択するべきである。また，乳酸イオンは肝臓で代謝されてアルカリ化作用を示すのに対し，酢酸リンゲル液は筋肉で代謝されるため肝臓機能が低下した動物にも安心して用いることができる。また，乳酸イオンは肝臓で好気性代謝を受けるため，肝血流量が改善しない限り効率的なアルカリ化作用は期待できない。したがって，乳酸リンゲル液のアルカリ化作用の発現は肝血流量が改善するまでタイムラグがあるが，酢酸リンゲル液ではこのようなタイムラグは生じない。したがって，最も望ましいアルカリ前駆物質は酢酸ナトリウムであるため，輸液剤としては酢酸リンゲル液を用いるべきである。

輸液剤と投与順序

どの輸液剤をどの順番で投与するかということは重要である。これは「排尿調節をしやすい輸液剤」が望ましい。程度の差こそあれ腎臓の調節能によりある一定の範囲内であれば，曖昧な輸液の処方を行っていても腎臓が各種パラメーターを正常に維持することができる領域がある。これを「輸液の安全域」という（⇒10ページ）。腎臓はナトリウムと水分のバランスを，それぞれの再吸収能を調節することによって維持している。すなわち，ナトリウム濃度が高い輸液剤ではその調節幅が狭く，ナトリウムをまったく含まない5％ブドウ糖液では水分とナトリウムのバランスを調整することができない。一方，1/2生理食塩液がベースとなる開始液（1号液）や1/3～1/4生理食塩液がベースである維持液（3号液）は，腎臓での水分とナトリウムの調節幅が広いために多少無理をした輸液でも対応できる。したがって，生理食塩液，リンゲル液，乳酸リンゲル液および酢酸リンゲル液などの「細胞外液補充剤」の安全域は狭く，低張輸液剤である開始液（1号液）および維持液（3号液）は安全域が広い。生産動物医療域において，安全域の広い輸液剤はヒト医療の1号液に該当する「等張リンゲル糖-V注射液」もしくは「等張糖加リンゲル液-KS」であるが（表4-1-9），問題はこれらの輸液剤にアルカリ化物質またはアルカリ前駆物質が含まれていないことにある。

下痢症子牛の輸液療法において最も重要なことは，循環血漿量の確保である。確かに，1/2リンゲル液は安全域が広い輸液剤であるが，細胞外液の補充効果は十分とはいえない。リンゲル液では，投与した輸液量の約20％が血管内に留まるが，1/2リンゲル液では約14％と少ない。また，1/2リンゲル液では投与した輸液量の約1/3が細胞内へ移行する。したがって，初期輸液にはリンゲル液を用い，循環血漿量がある程度満たされたことを確認して安全域の高い1/2リンゲル液に切り替えるというのが理にかなっている。したがって，第Ⅰ相では等張複合電解質輸液剤（細胞外液補充剤），第Ⅱ相では低張複合電解質輸液剤（牛用輸液剤として市販されているものでは1/2リンゲル液）が該当する。

表4-1-9 リンゲル液と 1/2 リンゲル液の組成比較

区分	Na^+	K^+	Ca^{2+}	Cl^-	糖 (%)	製剤浸透圧 (mOsml/kg)	市販商品名
	(mEq/ℓ)						
リンゲル液	147	4	5	156	−	309	①リンゲル液
1/2 リンゲル液	74	2	2.5	78	2.5	284	①等張リンゲル糖液-V 注射液 ②等張ハルゼン糖-V 注射液 ③等張糖加リンゲル液「KS」

重炭酸ナトリウムの適用

子牛の下痢症では脱水に伴い腎血流量が低下するため，HCO_3^-の再吸収が低下し，その結果として代謝性アシドーシスを呈する。また，脱水に伴い末梢循環量が減少すれば末梢組織の低酸素症を生じ，その結果として嫌気性代謝によるL乳酸産生が増加する。したがって，子牛の下痢症では脱水症（または血液量減少症）が代謝性アシドーシスの原因であり，その対策として循環血液量の確保が最優先である。確かに，代謝性アシドーシスが増悪すれば，または乳酸アシドーシスなどで常に酸が産生されている場合には，子牛が死に至る可能性が高い。だからといって，子牛の下痢症に対して闇雲に酸塩基平衡の改善を行うことは疑問である。子牛の下痢症における代謝性アシドーシスは，“脱水による二次的な病態”であることを臨床獣医師は再確認するべきである。

代謝性アシドーシスの原因を除去するとともに血液循環動態の改善も得られたのであるのならば，アシドーシスも徐々に改善される。したがって，基本的にはアルカリ化剤を用いて酸塩基平衡障害を補正する必要はない。しかし，高度のアシドーシスでは，心筋収縮力の低下，末梢血管収縮による血流分布の変化，肺水腫，肝臓・腎臓血流量の低下など生体に対して悪影響を及ぼす。このような場合には，アシドーシスの補正を目的とした重炭酸ナトリウム液の静脈内投与が必要となる。したがって，代謝性アシドーシスの治療は，アシデミアの程度，すなわち血液pHを基準にその方針を決定する。

子牛下痢症におけるカリウム添加量

「絶対的なカリウム欠乏による筋収縮力の低下」に対して，どのようにカリウムを補給するかを考える。カリウムの急速投与は，心筋細胞膜活動電位の静止膜電位を上昇させて閾値が低下するため，心筋の興奮が増して心室性期外収縮が発現しやすくなる。したがって，カリウムの投与は慎重に投与するべきであり，ヒト医療ではカリウムの最大投与速度を0.5 mEq/kg/時と設定している。カリウムを輸液する際に注意すべきことは，カリウムをいかにうまく細胞内へ移行させるかである。カリウムを細胞内移行させるためには細胞膜上にあるNa^+, K^+-ATPaseを活性化させなければならない。Na^+, K^+-ATPaseはインスリンおよびアルカリ化によって活性化するため，カリウムを投与する前もしくは投与中にブドウ糖もしくは重炭酸ナトリウムを輸液すればよい。したがって，初期輸液に糖を投与し，維持輸液でカリウムを給与すれば安全に投与できる。では，カリウムの至適濃度はどうであろうか。上片野は20 mMおよび40 mM-KCl添加1/2リンゲル液を試作して起立不能および意識障害を呈する重度下痢症子牛

表4-1-10 40 kgの下痢症子牛における基本的な輸液計画

	持続的酸産生	脱水（10%）	
		血液量減少が軽度	血液量減少が重度
アシドーシス （BD＝10 mM）	なし（分泌性）	等張重曹注 500 mℓ 酢酸リンゲル液 1,500 mℓ （＋経口輸液剤）	等張重曹注 500 mℓ 酢酸リンゲル液 1,500 mℓ 1/2 乳酸リンゲル液 2,000 mℓ
	あり（消化不良性）	等張重曹注 1,000 mℓ 酢酸リンゲル液 1,000 mℓ （＋経口輸液剤）	等張重曹注 1,000 mℓ 酢酸リンゲル液 1,000 mℓ 1/2 乳酸リンゲル液 2,000 mℓ

図4-1-9 子牛の下痢症の輸液プラン

A　代謝性アシドーシスが軽度
☞酢酸リンゲル液を主体に循環血漿量を改善させる

B　代謝性アシドーシスが中度～重度
☞等張重曹注を投与する
※吸乳反射が著しく弱いまたは皆無な症状には，1 ℓ 以上の投与が必要

循環血漿量改善後（重度アシドーシスの場合はアシドーシス緩和処置後）は，1/2 リンゲル液や 1/2 乳酸リンゲル液などの低張輸液剤に，必要に応じて添加剤を配合して維持輸液を行う。このとき，最優先で配合するのはカリウムである

に対する投与試験を行った。その結果，40 mM-KCl 添加リンゲル液を 2 時間で 2 ℓ 投与した子牛ではアシドーシスの改善が不十分であっても筋緊張度が増し，起立が可能となった。これは，酸塩基平衡の改善よりも循環血漿量と絶対的なカリウム欠乏の補正による筋肉の脱力を改善することが重要であることを示している。

重度脱水を呈した子牛への輸液プラン

これまでの内容をまとめると，重度脱水している子牛には次の輸液プランが考えられる（表4-1-10，図4-1-9）。この輸液プランは，①循環血漿量の改善，②細胞膜上の Na^{+}, K^{+}-ATPase の活性化，③糖および乳酸の代謝を促す，④絶対的なナトリウムおよびカリウム欠乏を補うこと，を目的とする。そのためには，①ナトリウムを主体とした輸液剤で細胞外液量を増加させる，②糖を投与してインスリン分泌を促す，③律速段階となるピルビン酸からアセチル CoA への反応を促進させるために，補酵素であるチアミンを補給する，そして，④十分に Na^{+}, K^{+}-ATPase を活性させたあと，40 mM-KCl を配合した低張輸液剤を投与する。

第 I 相では，血液 pH によって投与すべき「細胞外液補充剤」を選択する。血液 pH が 7.200 未満で吸乳反射がない（沈うつはアシデミアの臨床症状である）場合には，重度のアシドーシスが存在すると判断して「等張重曹注」を用いる。それ以外の場合には，循環血液量の確保が最優先となるため，「酢酸リンゲル液」を急速投与する。第 II 相では，安全域の広い「低張輸液剤」に必要に応じて添加剤を配合して維持輸液を行う。このとき最優先で配合する

のがカリウム（20 mM-KCl 剤×2 アンプル）である。

さて，ここに示したものは基本的な子牛の下痢による脱水症とそれに伴う代謝性アシドーシスの改善に必要な「最低限必要な水分および電解質，ならびにこれらを安全に投与するべき糖やチアミン」を補給するための“標準的な”輸液計画であると同時に，“最低限の”輸液計画でもある。

処方例

40 kgの子牛で 10%脱水，BE＝−10 mM（BD＝10 mM）と診断した場合

40 kgの子牛が 10%脱水

維持量（ℓ）＝50（mℓ/kg）×BW（kg）
＝50（mℓ）×40（kg）
＝2 ℓ

欠乏量（ℓ）＝BW×欠乏割合（%）
＝40（kg）×10（%）
＝4 ℓ

投与量（ℓ）＝維持量（ℓ）＋欠乏量（ℓ）×1/2
＝2（ℓ）＋4（ℓ）×1/2
＝4 ℓ

BE＝−10 mM（BD＝10 mM）へのアルカリ量（＊の数値は 220 ページ参照）

7.0%重炭酸ナトリウム：重曹注（mℓ）
0.2＊×BD（mM）×BW（kg）
＝0.2×10（mM）×40（kg）
＝80 mℓ

1.35%重炭酸ナトリウム：等張重曹注（mℓ）
1.2＊×BD（mM）×BW（kg）
＝1.2×10（mM）×40（kg）
＝480 mℓ

※理論上は 50%補正であるが，持続的な酸産生状態では 100%補正する

7.0%重炭酸ナトリウム：重曹注（mℓ）
＝160 mℓ

1.35%重炭酸ナトリウム：等張重曹注（mℓ）
＝960 mℓ

4-2 侵襲下の栄養輸液

健常で侵襲が加わっていない動物であれば，生体機能を維持するための水分，電解質，そして炭水化物，蛋白質，脂質の三大栄養素などを相当量の幅で負荷しても，生体が本来持っている恒常性を利用して本来の要求に見合った調節ができる。しかし，下痢または呼吸器疾患の子牛に対して，侵襲時には内因性のグルコース産生と糖質利用が増加するが，グルコースの細胞内取り込みは低下しているという矛盾した状況にある。そもそも糖新生の基質であるアラニンなどの糖原性前駆物質が消化管機能の低下によって吸収が障害されるため，蛋白異化が生じる。直接エネルギーの給与と蛋白異化の予防という短期的視点であれば，グルコースを投与することは理にかなっているだろう。しかし，長期的視点に立てば侵襲時にこれらの問題を抱えたままグルコースを単独投与しても低栄養状態の根本的な改善には至らない。したがって，我々は日常の栄養管理とはまったく異なった侵襲時の栄養生理学(病態生理学)を理解しなければならない。

ヒトおよび伴侶動物における栄養輸液療法とは，高カロリー輸液（TPN：total parental nutrition）を指す。高カロリー輸液とは，栄養素を経口摂取できない重症患者に対して中心静脈（ヒトでは鎖骨下静脈，内頚静脈，大腿静脈など）を介して生命維持に必要なエネルギーを給与する輸液療法である。しかし，生産動物医療では「完全栄養」が様々な理由で制限されるために，侵襲下の生体が経口摂取した栄養素を有効に代謝できる状態にまで回復させるための「末梢静脈栄養輸液（PPN；peripheral parental nutrition）」療法が主となるだろう。末梢静脈栄養輸液とは，侵襲時および侵襲後の動物に対して炭水化物，蛋白質，脂質，補助栄養である微量元素とビタミンを，①糖質輸液剤，②アミノ酸輸液剤，③脂肪輸液剤，④ビタミンおよび微量元素製剤を単独または併用し，生体が経口摂取した栄養素を十分に利用できるまで末梢静脈を介して“アシスト”する輸液療法である。ここでは，侵襲時の病態生理学および栄養生理学に基づいた末梢静脈栄養輸液を実施するために考えるべき項目（表4-2-1）について紹介する。

病態

侵襲時の体液・電解質バランス

侵襲が加わると生体内の体液分布に異常を来す。これは体液の intake と output のバランスにも影響を及ぼす。侵襲下で最も優先されるのは循環血液量の維持であり，この目的のために水分・電解質（主にナトリウム）の投与を行う（体液補充輸液）。この状態を経て体液循環が

表4-2-1 末梢静脈栄養輸液を実施するために考えるべき項目

①侵襲時の体液・電解質異常	サードスペース・電解質輸液剤
②侵襲時の糖質代謝	糖質輸液剤
③侵襲時の蛋白質代謝	アミノ酸製剤
④侵襲時の脂質代謝と微量元素	脂肪乳剤・微量元素

表4-2-2 各時相における体液分布の変化

時相	循環血液量	組織間質液	サードスペース
Ⅰ期：干潮期	減少	減少	出現
Ⅱ期：輸液期	改善	増加	さらに増加
Ⅲ期：満潮期	ー	増加	減少
Ⅳ期：利尿期	増加→適正化	減少→適正化	減少→消失

正常化された後，生体は初めて栄養素を代謝することが可能となる。繰り返すが，たとえ低栄養状態であろうとも，循環血液量の改善なくして栄養状態の改善はありえない。したがって，侵襲下の輸液療法でも生命維持を目的とした体液補充輸液が主であり，栄養輸液療法は従である。

侵襲時には，心不全・肝硬変およびネフローゼ症候群と同様に①有効循環血漿量の不足，②ナトリウム貯留による浮腫が生じる。これらの体液異常は，血管内と交通できない細胞外液，すなわちサードスペース（非機能的細胞外液）による。本来，非侵襲下では細胞内液と細胞外液の間，血管内と血管外の細胞外液が相互に交通し，出納は平衡状態を維持している。出血を例に挙げると，血管内容積の減少に伴い組織間質液が血管内に移動して循環血液量を維持する。このように，循環血液量を常に維持するために移動できる血管外スペースの体液（主に組織間質）と血管内で循環している血液を合わせて機能的細胞外液という。侵襲時には，これらの体液移動以外に，炎症に伴う血管透過性亢進が体液平衡に大きく影響を及ぼす。この血管透過性亢進によって水分・電解質のみならずアルブミンも血管内から血管外へ移行する。アルブミンは膠質浸透圧（COP：colloid oncotic pressure）の主たる構成成分であり，アルブミンの血管外漏出は膠質浸透圧の低下，すなわち血管内での体液保持力の低下を意味する。したがって，血管透過性亢進は血液量の減少および組織間質液の増加を示す。本来，血液量と組織間質液量の割合にかかわらず，ほとんどの細胞外液は機能的である。しかし，前述の血管透過性亢進に伴う体液の血管外漏出によって，胸水，腹水など体液が隔離，また組織間質のコラーゲン繊維の間隙にあるムコ多糖類に水とアルブミンが取り込まれてゲル状になって貯留する。このように隔離された体液は循環血液のリザーバーとしての機能を失う（非機能的細胞外液）。当然ながら，これらの反応は可逆的であり，炎症反応が緩和すれば非機能的細胞外液は時間をかけて機能的細胞外液に戻る。「サードスペースからの体液の戻り」により，過水和状態になる。このように，侵襲時には循環血液量の減少，緩和期には過水和状態になることを潮の満ち引きに例えて，干潮期，満潮期と呼ぶ。表4-2-2 に各時相における体液分布の変化をまとめた。①外科侵襲によってサードスペースが形成され循環血液量が減少する（Ⅰ相：干潮期）。

図4-2-1 正常時の体液分布

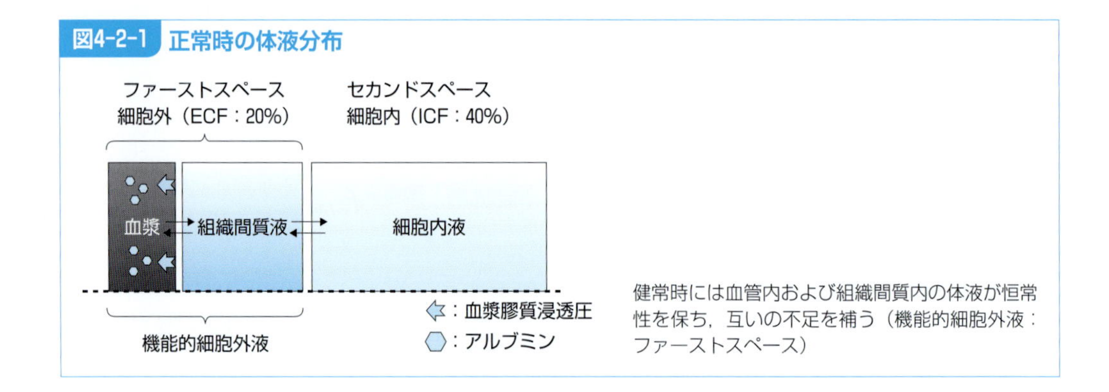

健常時には血管内および組織間質内の体液が恒常性を保ち，互いの不足を補う（機能的細胞外液：ファーストスペース）

②循環血液量の減少を補うために輸液を実施する（Ⅱ相：輸液期）。③サードスペースに隔離されていた体液が，時間をかけて機能的な組織間質液に戻る（Ⅲ相：満潮期）。④炎症が緩和することによって組織間質から血管内へ体液移動が可能となり，循環血液量が増加して尿量が増える（Ⅳ相：利尿期）。

正常時の体液バランス（図4-2-1）

侵襲を受けていない動物の体液・電解質バランスについて概説する。哺乳類の総体液量は成獣で体重の約60％に相当し，その内訳は体重の20％が細胞外液，40％が細胞内液である。さらに細胞外液は血管内（体重の5％）と組織間質液（体重の15％）に細分される。健常な動物では細胞外液のすべてが機能的細胞外液である。血管内液と組織間質液の晶質浸透圧の理論値は281.3 mOsm/ℓで等しい（晶質浸透圧を構成する因子は，ナトリウム，カリウム，カルシウム，HCO_3^-，ブドウ糖，尿素）。晶質浸透圧が等しいため，血管内液および組織間質液の間で恒常性が保たれる。しかし，生体は循環血液量を確保するために常に血管内に体液を引き込める状態を維持しなければならない。そのため，晶質浸透圧とは別に膠質浸透圧がある。前述したように膠質浸透圧の主な構成成分はアルブミンであり，健常動物ではアルブミンは血管内に分布しているため，血管内は組織間質液よりも理論値で1.3 mOsm/ℓ高い。

血漿浸透圧（282.6 mOsm/ℓ）＝晶質浸透圧＋膠質浸透圧
組織間質液浸透圧（281.3 mOsm/ℓ）＝晶質浸透圧
血漿－組織間質液浸透圧較差＝膠質浸透圧＝1.3 mOsm/ℓ

サードスペースの出現－Ⅰ相：干潮期（図4-2-2）

Siresは，侵襲によって機能的細胞外液が周囲との体液移動の少ない分画に移行または停滞し，機能的細胞外液として機能する体液量が減少するという概念を提唱した。手術や外傷などの侵襲により機能的細胞外液分画（ファーストスペース）および細胞内液分画（セカンドスペース）以外に体液が隔離される第3の分画，すなわちサードスペースが出現する。この全身反応は視床下部－下垂体－副腎－交感神経系の刺激が誘発因子であり，副腎皮質刺激ホルモン（ACTH）からコルチゾール，そして抗利尿ホルモン（バソプレシン），成長ホルモン，カテコ

図4-2-2 Ⅰ相（干潮期）における体液分布

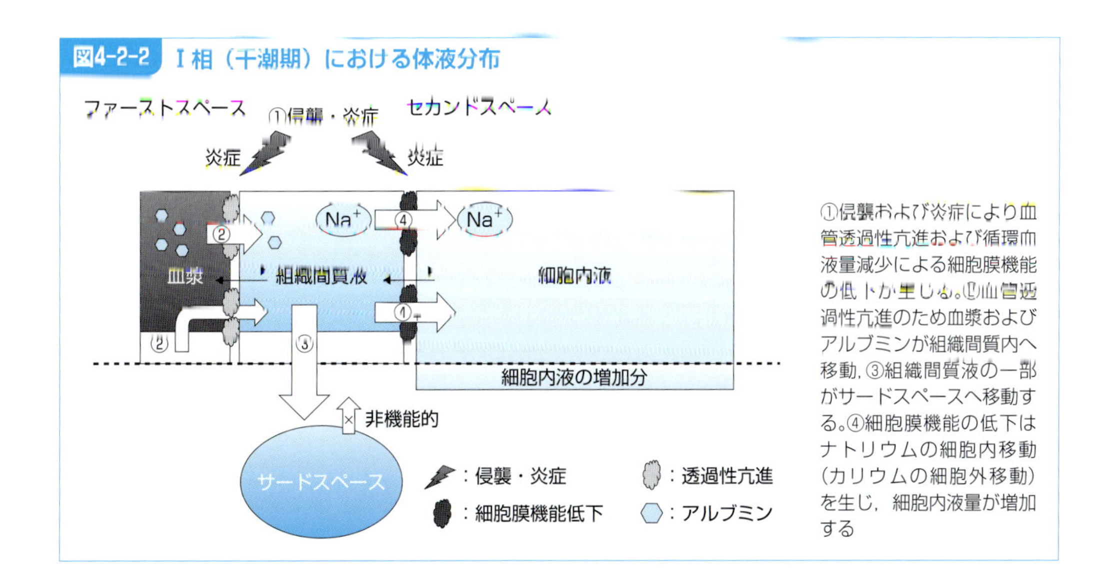

①侵襲および炎症により血管透過性亢進および循環血液量減少による細胞膜機能の低下が生じる。②血管透過性亢進のため血漿およびアルブミンが組織間質内へ移動。③組織間質液の一部がサードスペースへ移動する。④細胞膜機能の低下はナトリウムの細胞内移動（カリウムの細胞外移動）を生じ，細胞内液量が増加する

ラミン，アルドステロンの分泌を伴う。サードスペースが成立すると，機能的な組織間質液量が減少する。組織間質液と血管内液（血漿）は基本的に等張であるため，血漿も組織間質液の不足を補う。その結果，循環血液量の減少が生じる。サードスペースへ移行する細胞外液は末梢血管から体腔内に漏出した胸水や腹水のほかに，組織間質のコラーゲン繊維間隙にあるムコ多糖類に組織間質液が取り込まれてゲル状になって貯留するものがある。ゲル状になった細胞外液は当然ながら血液量保持のためにいつでも使える細胞外液（機能的細胞外液）としての機能は失っている。臓器や組織によってサードスペースの出現の程度が異なるが，消化管壁，肺毛細管壁，そして脂肪組織の多い部位が好発部位である。例えば，眼瞼や眼窩はコラーゲン繊維に富むので，身体的所見として非機能的細胞外液の貯留を確認しやすい（眼瞼，眼窩の浮腫〈むくみ〉として現れる）。

脱水の指標として眼瞼および眼窩の陥没状態を評価するが，これはサードスペースとは逆の理論である。脱水に伴いコラーゲン繊維に取り込まれていたゲル状の体液が機能的細胞外液の不足を補うために動員された結果，眼窩が陥没する。余談であるが，サードスペースを伴う循環血液量の減少では眼瞼周囲は浮腫となり，逆に重度の脱水では眼窩の陥没は著しい。すなわち，著しい眼窩陥没は脱水による循環血液量の減少は予測できても（感度は高い），眼窩陥没がなくてもサードスペースを形成する体液分布異常によって循環血液量が減少していることを否定できない（特異度は低い）。

循環血液量の確保－Ⅱ相：輸液期（図4-2-3）

サードスペースの出現により，細胞内液の増加，非機能的細胞外液の増加が生じているため，総体液量は増加している（体重の増加）。しかし，機能的細胞外液の減少は循環血液量の減少を意味する。したがって，我々は循環血液量の減少＝虚脱に対して静脈内輸液という医療行為によってこれを防がなければならない。サードスペースにより減少した循環血液量を補うため，酢酸リンゲル液などの細胞外液補充液を主体とした輸液を行うわけであるが，「侵襲下

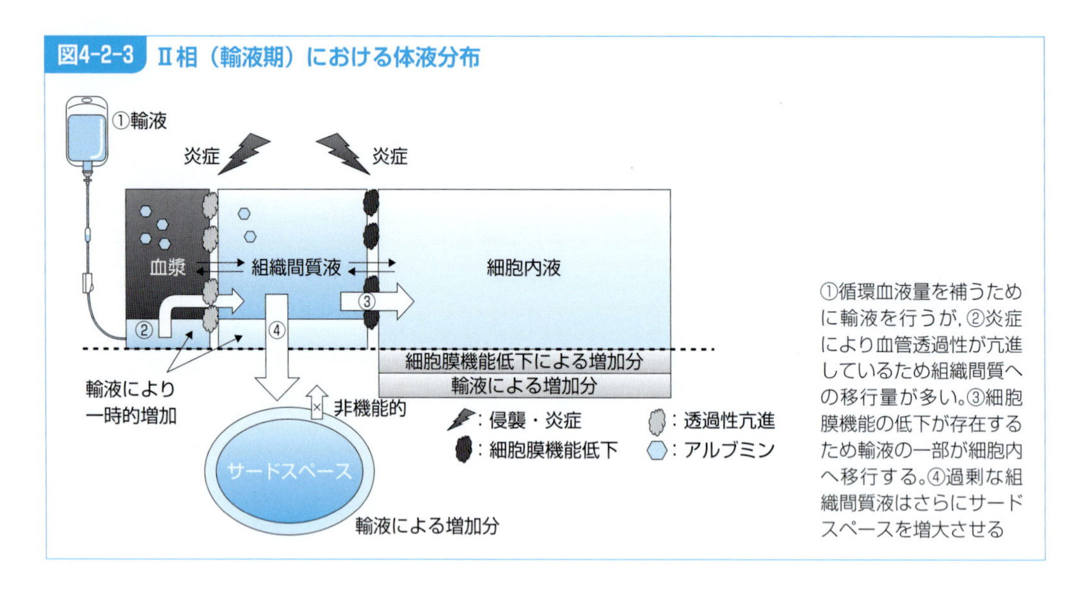

図4-2-3 Ⅱ相（輸液期）における体液分布

①循環血液量を補うために輸液を行うが，②炎症により血管透過性が亢進しているため組織間質への移行量が多い。③細胞膜機能の低下が存在するため輸液の一部が細胞内へ移行する。④過剰な組織間質液はさらにサードスペースを増大させる

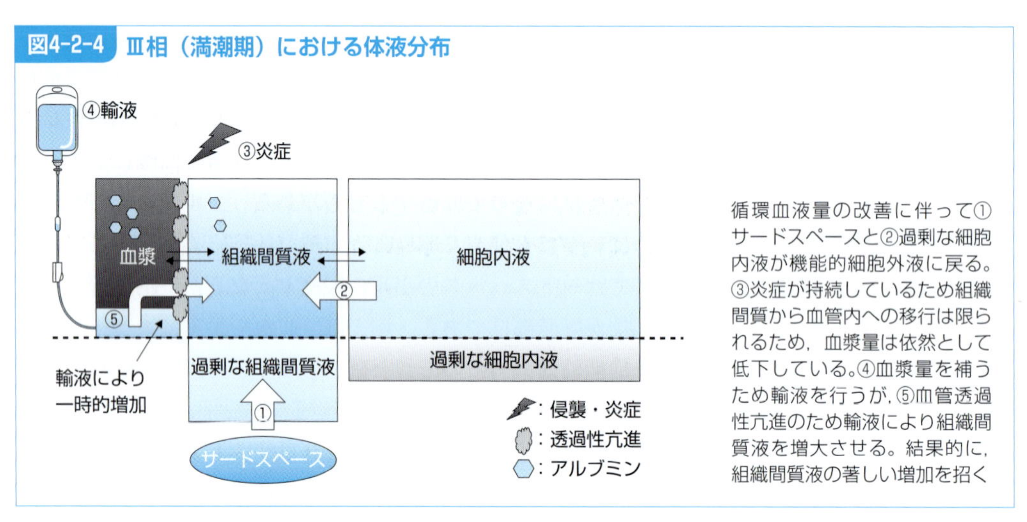

図4-2-4 Ⅲ相（満潮期）における体液分布

循環血液量の改善に伴って①サードスペースと②過剰な細胞内液が機能的細胞外液に戻る。③炎症が持続しているため組織間質から血管内への移行は限られるため，血漿量は依然として低下している。④血漿量を補うため輸液を行うが，⑤血管透過性亢進のため輸液により組織間質液を増大させる。結果的に，組織間質液の著しい増加を招く

では血管透過性の亢進，各種炎症メディエーターにより，循環血液量の補充とともに血管外細胞外液とサードスペースも同時に水分量を増す」ことを理解しなければならない。虚脱を防ぐためにも侵襲下では静脈内輸液は必須であるが，サードスペースへの移行もあるので，この時相が長いか短いか（病態，手術手技，炎症の程度などに依存），適正な輸液療法を行っているか否か（投与速度，投与量）によって有害反応の出現率に大きく影響する。特に急速および過剰輸液は避けなければならない。

サードスペースの消失－Ⅲ相：満潮期（図4-2-4）

輸液期を終えると，サードスペースからファーストスペース領域の組織間質液として体液が戻る満潮期へ移行する。しかし，まだサイトカインやアラキドン酸代謝産物が増加しているこの時期では血管透過性が亢進しているため，機能的細胞外液は組織間質液として留まってい

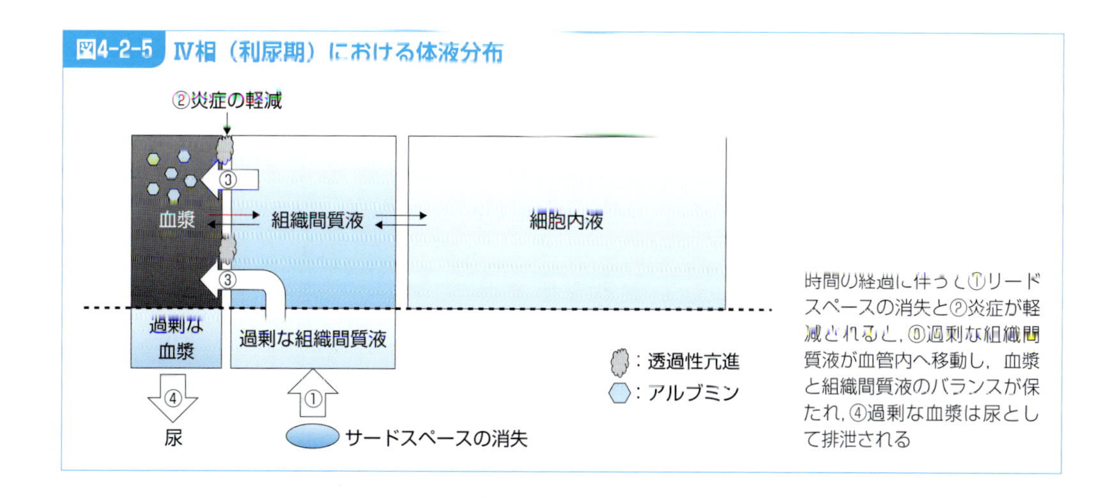

図4-2-5　Ⅳ相（利尿期）における体液分布

る。特に，血管透過性亢進のため，本来血管内にあるべきアルブミンが血管外に漏出し，血管外に体液を保持させる要因となっている。この時期は，術後の炎症状態の程度と持続に大きく影響する。臨床症状としては，たとえ機能的細胞外液が増えても循環血液量の減少は改善されていないため，静脈内輸液が必要となる。しかし，この時相が長期になれば組織間質液の著しい増加（溢水）により肺水腫や心不全を生じやすい。したがって，最小限の手術侵襲にとどめる努力はもちろん，過剰輸液にならないように注意深く輸液管理をするとともに，NSAIDsの連日投与による炎症管理がきわめて重要な時相である。

回復期における尿量の増加－Ⅳ相：利尿期（図4-2-5）

炎症が緩和すれば血漿の保持が可能となる。その結果，増加した組織間質液は血管内に移行し，腎機能が正常であれば余剰の循環血液は尿として排泄される（利尿期）。正常な腎機能，心機能であれば問題を生じることはきわめて少ないが，これらに障害のある動物，若齢動物，輸液期および満潮期に過剰の静脈内輸液を行った動物では，この時相で輸液の有害反応（心不全や肺水腫）を生じる。すなわち，侵襲下での体液補充で最も重要なことは，静脈内輸液療法の有害反応は輸液を行っている輸液期，満潮期ではなく，利尿期で生じることである。したがって，過剰輸液にならないように輸液計画を常に見直すことは当然であるが，NSAIDsを連用して早期に炎症を緩和することが必須である。

侵襲と糖質代謝

糖質は，生体エネルギーの供給源として最も重要なエネルギー基質である。クエン酸回路に入って酸化されることによって利用され，ATPを産生する。図4-2-6にエネルギー基質の代謝経路について概略を示した。グルコースが利用できれば生体は優先的にグルコースを利用する。しかし，侵襲下ではエネルギー需要が増加したり，経口摂取の不足によりグルコースが欠乏したり，グルコースの取り込みが抑制される。そのため脂質を相補的に用い，またはグリコーゲンと蛋白異化によって供給されるアミノ酸などの基質を利用した糖新生が生じる。侵襲時では，細胞内基質代謝能，およびエネルギー基質の利用能の両者が大きく変化する。エネル

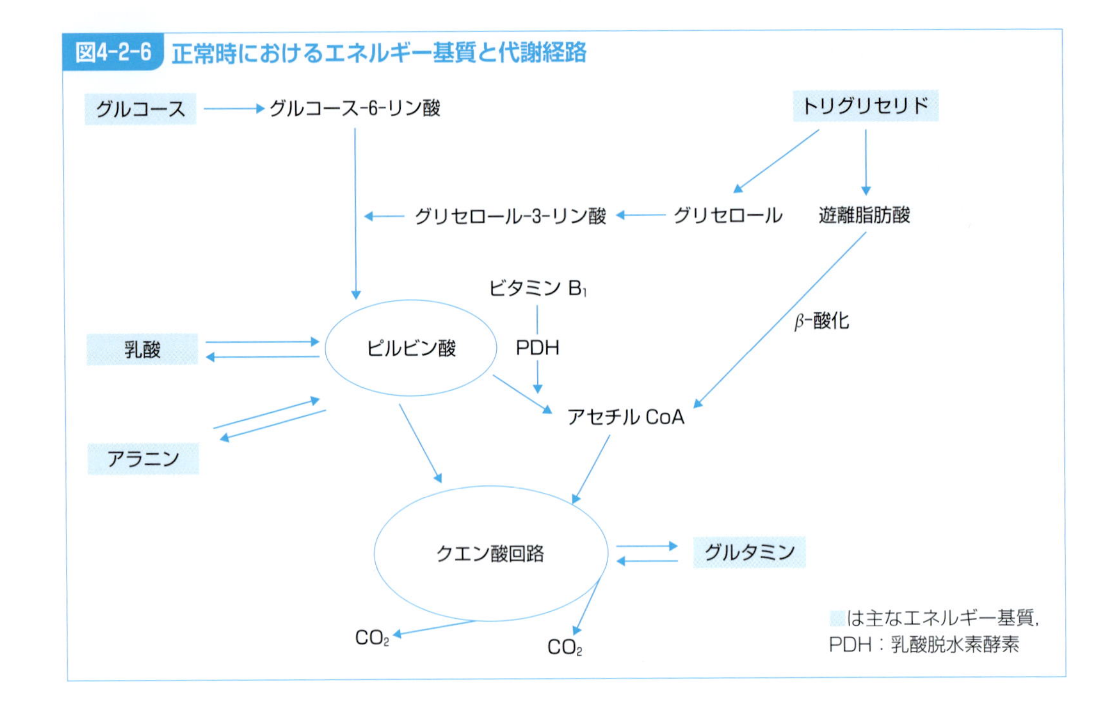

ギー代謝とは生体にエネルギーを供給するための基本的な生体代謝であり，これは主に糖質，脂質が担う。脂質はβ酸化によってクエン酸回路に入ることで利用されるが，脂質の酸化は外因性グルコースの不足，およびグルコースの利用能が低下した場合に限られる。

内因性グルコース産生と糖酸化

経口摂取または静脈内輸液療法によって投与されるグルコースを外因性，グリコーゲンの分解と糖新生によって産生されるグルコースを内因性という。グリコーゲンは酸化されずに余ったグルコースが主に肝臓，そして腎臓や骨格筋に重合体として貯蔵されたものであるが，脂肪貯蔵とは異なり大量の水分を必要とするため，その貯蔵量には限界がある。

糖新生とは，生体内で解糖系経路を逆行することによりグルコースを産生することである。糖新生に使われる基質は「乳酸」であり，乳酸は主にグルコースから得られるため，乳酸とグルコースは相互に再利用される。このリサイクルはコリ回路と呼ばれる（図4-2-7）。筋肉でのエネルギー要求に対して，筋肉では嫌気的にグルコースを分解してアデノシン三リン酸（ATP）を生成する。ATP 産生に伴ってピルビン酸が合成され，さらには乳酸が生成されて血液中に放出される。このままでは乳酸アシドーシスになるため，肝臓で乳酸を乳酸脱水素酵素によってピルビン酸に変換し，糖新生によってグルコースを再生する。グルコースは血中に放出されて赤血球および筋肉内で再びエネルギーとして使われる。しかし，筋肉内で生成する ATP が 2 分子であるのに対して筋肉内でグルコースを生成するために ATP を 6 分子必要とする。1 回の嫌気性代謝では正味 4 分子の ATP が消失しているため，コリ回路はエネルギー消費系の回路である。

糖質を含め三大栄養素がエネルギー源としてどのような割合で消費されているかは，間接熱

図4-2-7　コリ回路

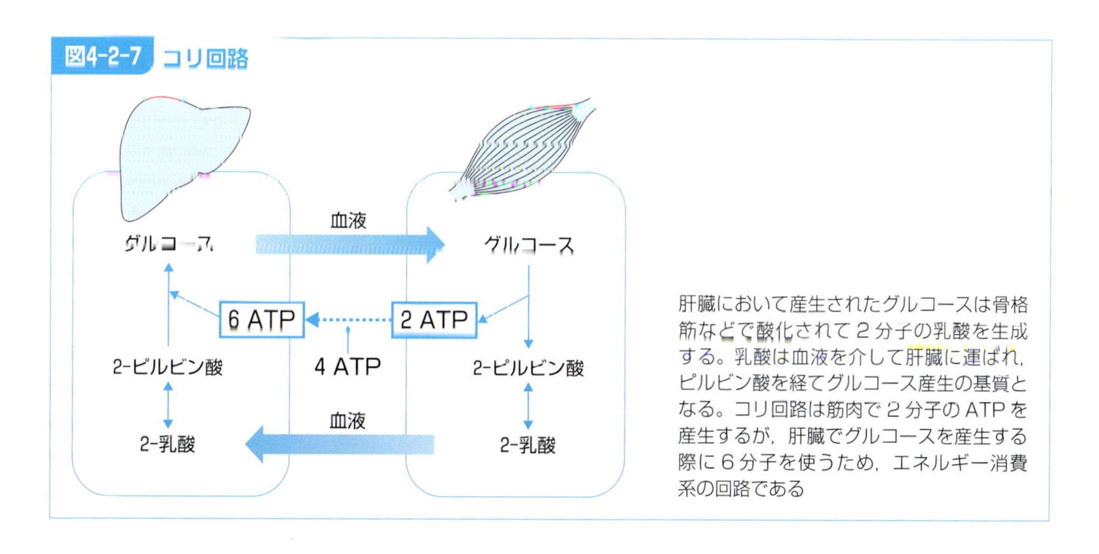

肝臓において産生されたグルコースは骨格筋などで酸化されて2分子の乳酸を生成する。乳酸は血液を介して肝臓に運ばれ，ピルビン酸を経てグルコース産生の基質となる。コリ回路は筋肉で2分子のATPを産生するが，肝臓でグルコースを産生する際に6分子を使うため，エネルギー消費系の回路である

量計を用いて評価することができる。間接熱量計で酸素（O_2）消費量と二酸化炭素（CO_2）産生量を測定し，これらを呼吸商（RQ：respiratory quotient）の公式に当てはめる。呼吸商とは，ある一定時間内に生体内で栄養素を分解してエネルギーに変換するまでのO_2消費量に対するCO_2排泄量の体積比として定義されている。

グルコースのエネルギー方程式　$C_6H_{12}O_6+6O_2 \rightarrow 6CO_2+6H_2O$

呼吸商（RQ）＝$\dfrac{6CO_2=1.0}{6O_2}$

酸化されている基質のうち100%が糖質であれば呼吸商は1となる。これに脂肪のβ酸化が加わればこの値は0.7程度まで低下する。しかし，外因性に大量の栄養素を投与して脂肪合成が生じると呼吸商は1以上の値となる。当然ながら，過剰または糖質だけの栄養補給を続ければ生体内のCO_2産生量は多くなる。したがって，呼吸器疾患を有する，呼吸器系に問題のある症例や麻酔下で十分な呼吸管理が行われていない動物では，高炭酸血症を生じるリスクが高くなるため，過剰な栄養輸液にならないように注意が必要である。

侵襲時における糖質代謝の主な変化

各種侵襲時，特に進行性腫瘍，敗血症，外科的侵襲では，内因性グルコース産生の増加と糖質利用の増加が生じる。内因性グルコース産生ではアラニンなどの糖原性前駆物質を消費するため（図4-2-8），これらのアミノ酸を供給するために蛋白異化が生じる。一方，糖質代謝の亢進はグルカゴン，カテコールアミンだけでなく，腫瘍壊死因子α（TNFα），インターロイキン（IL）-1などの各種サイトカインも関与している。TNFαは主にマクロファージから産生され，固形癌に対して壊死性細胞死を誘導し，IL-1，IL-6，プロスタグランジンE_2などの炎症メディエーターの産生を亢進することで抗腫瘍作用を示す。しかし，過剰発現すると一連の炎症メディエーターの産生量も並行して増加するため，炎症の強さおよび持続時間に関与する。

図4-2-8 正常時における内因性グルコース産生とグルコース取り込みの関係

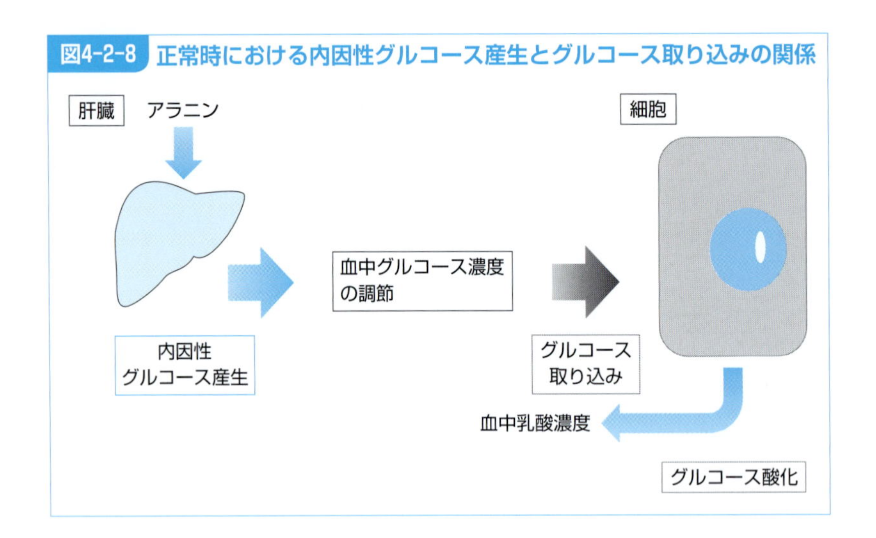

Sakurai らは，TNFαの存在下では細胞内グルコース取り込み（glucose uptake）が有意に増加することをイヌで報告している。このTNFαの動態いかんによって炎症関連の糖代謝の変化の程度と持続時間が決定する。

炎症疾患において共通した糖質代謝変化

①内因性グルコース産生量の増加
②糖質代謝の亢進

細胞内グルコース取り込みは血清インスリン値に応じて増加する。したがって，外因性インスリンを投与すれば用量依存的に細胞内グルコース取り込みは増加する。しかし，インスリン投与に対するグルコース取り込みはある程度のところで限界に達する。侵襲時では血清インスリン値にかかわらずグルコース取り込みが増加しているため外因性インスリンを投与してもグルコース代謝が改善しない。これを「侵襲時のインスリン抵抗性」という。侵襲時ではTNFαが増加してグルコースの細胞内取り込みを増加させるため，同様にインスリン抵抗性が認められる。しかし，近年，侵襲時にインスリン抵抗性が本当に生じているのか疑問視する報告も多い。侵襲時にはグルカゴンが同時に増加するため内因性グルコース産生量が増加する。したがって，外因性インスリン投与時の外因性グルコース必要量の一部を増加した内因性グルコース産生量によって賄うため，「見せかけのインスリン抵抗性」が生じているとも考えられる。実際に，外因性インスリンを侵襲下の動物に投与すると血清乳酸濃度が上昇する。乳酸はグルコースが細胞内に取り込まれて酸化された際の生成物であるため，乳酸の上昇がグルコースの細胞内取り込みの増加を裏付けている。

敗血症を例に考えてみる。血糖値は内因性グルコース産生量と細胞内取り込み量によって決定する（図4-2-8）。敗血症では高血糖または低血糖のいずれかを示すが，予後不良症例では低血糖を示すことが多い。高血糖－敗血症では侵襲による内因性グルコース産生の増加が細胞内

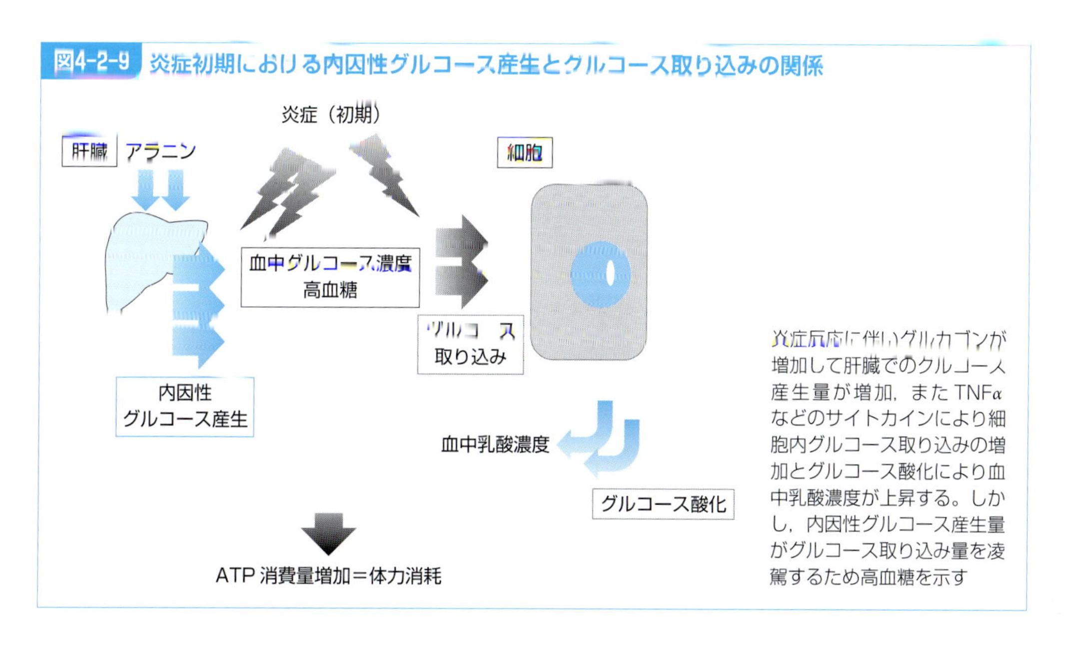

図4-2-9 炎症初期における内因性グルコース産生とグルコース取り込みの関係

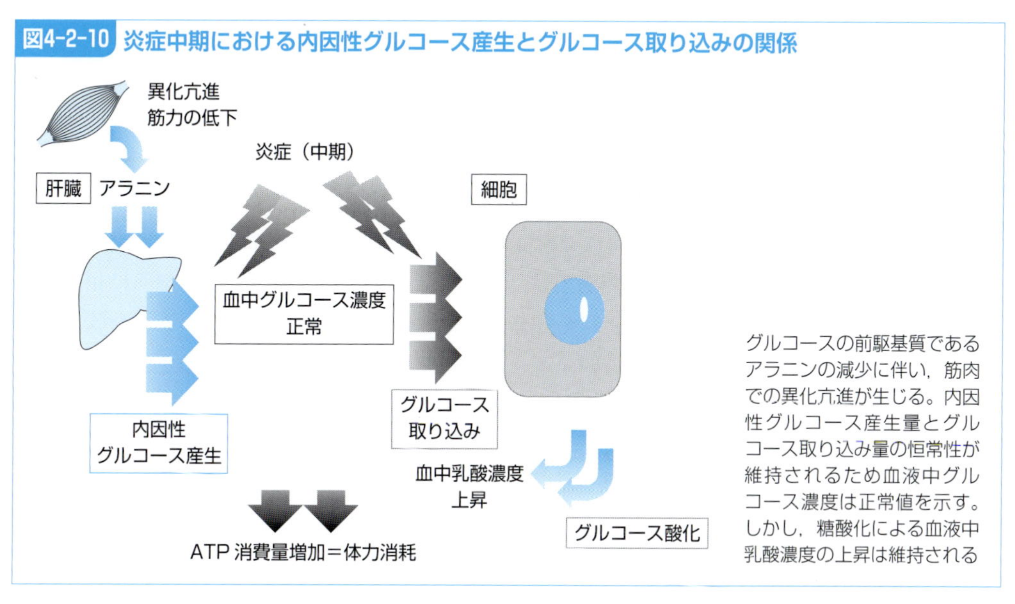

図4-2-10 炎症中期における内因性グルコース産生とグルコース取り込みの関係

取り込みを上回っている（図4-2-9）。しかし，内因性グルコース産生のためにはアラニンやグルタミンなどの前駆物質が必要であり，これが減少すると蛋白異化作用により補うことで血糖値の恒常性を維持する（図4-2-10）。低血糖－敗血症では，侵襲による内因性グルコース産生の増加を，細胞内取り込みが凌駕または内因性グルコース産性のためのエネルギー基質の枯渇によってグルコース産生量が減少すると生じる（図4-2-11）。したがって，重篤または予後不良症例では低血糖を呈する。

図4-2-11 炎症後期における内因性グルコース産生とグルコース取り込みの関係

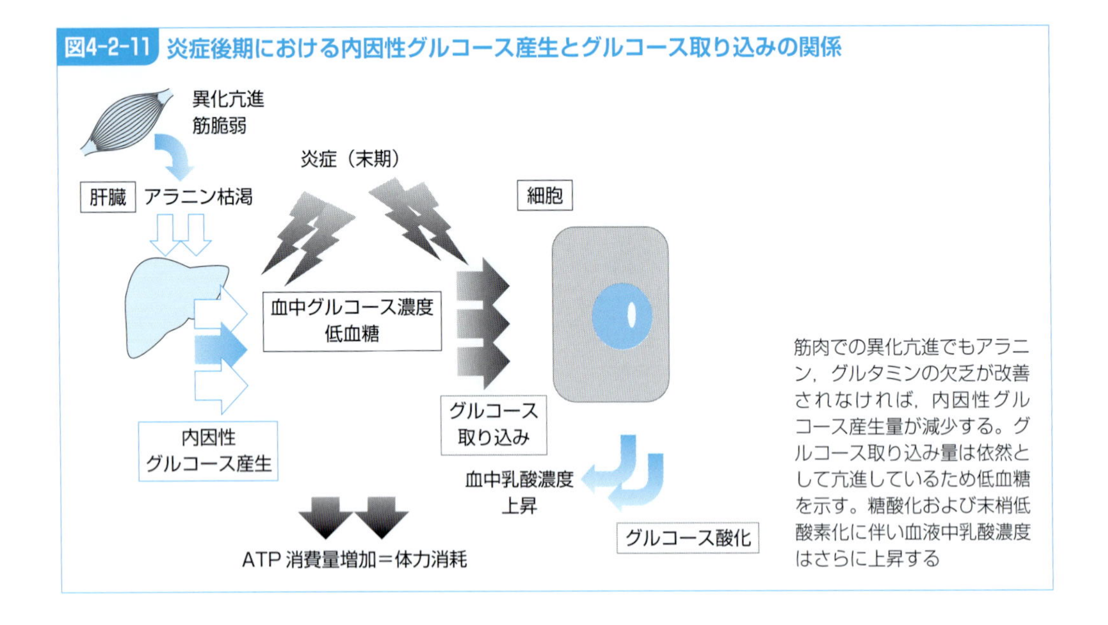

筋肉での異化亢進でもアラニン，グルタミンの欠乏が改善されなければ，内因性グルコース産生量が減少する。グルコース取り込み量は依然として亢進しているため低血糖を示す。糖酸化および末梢低酸素化に伴い血液中乳酸濃度はさらに上昇する

輸液療法

子牛下痢症において，基本的には断乳は行うべきではない。糖を含まない経口または静脈内輸液療法を行っても下痢を発症している子牛の栄養要求量を満たすことはできない。1日当たり 0.5 kgの増体を維持するため，子牛には3,500 kcal/日のエネルギー量が必要である。2,500 kcal/日では，体重を維持するだけで増体は望めない。ミルクは約700 kcal/ℓの代謝エネルギーを有する。水分・電解質補充療法では，子牛の1日栄養要求量の15～25%に相当する300 kcal/ℓの代謝エネルギー（主に糖）を含有する輸液剤が最適である。このような状況下において，生乳または代用乳の給与を継続すること，そして4～6時間間隔で糖を配合した経口輸液剤の経口投与が必要であろう。つまり，子牛に限らず成長期の動物には通常の維持エネルギーと成長に必要なエネルギーを考慮しなければならない。

侵襲時は血糖値が不安定となるので，血糖値のモニタリングを行いながら糖質輸液剤を投与すべきである。また侵襲時にはグルカゴンおよびTNFαが著明に上昇していることから，炎症治療は糖管理上でも欠かせないので積極的に行うべきである。内因性グルコース産生量の上昇はアラニンを代表する糖原性前駆物質の枯渇を意味しているので，長期間の断乳や給餌制限は避けるべきである。可能であれば糖質輸液剤の単独投与ではなくアミノ酸製剤を併用して，これらのアミノ酸を補うべきである。

侵襲とアミノ酸輸液剤

侵襲時には蛋白質の供給障害（摂食量の低下）や代謝亢進（発熱，炎症などによる）によって遊離アミノ酸の減少が生じる。この減少を生体蛋白の分解によって補わなければならない。したがって，生体蛋白分解が合成を上回れば遊離アミノ酸バランス（アミノグラム）の平衡が崩れ，生体内アミノ酸プールでの遊離アミノ酸量が減少し，さらに蛋白合成量が減少する（虚

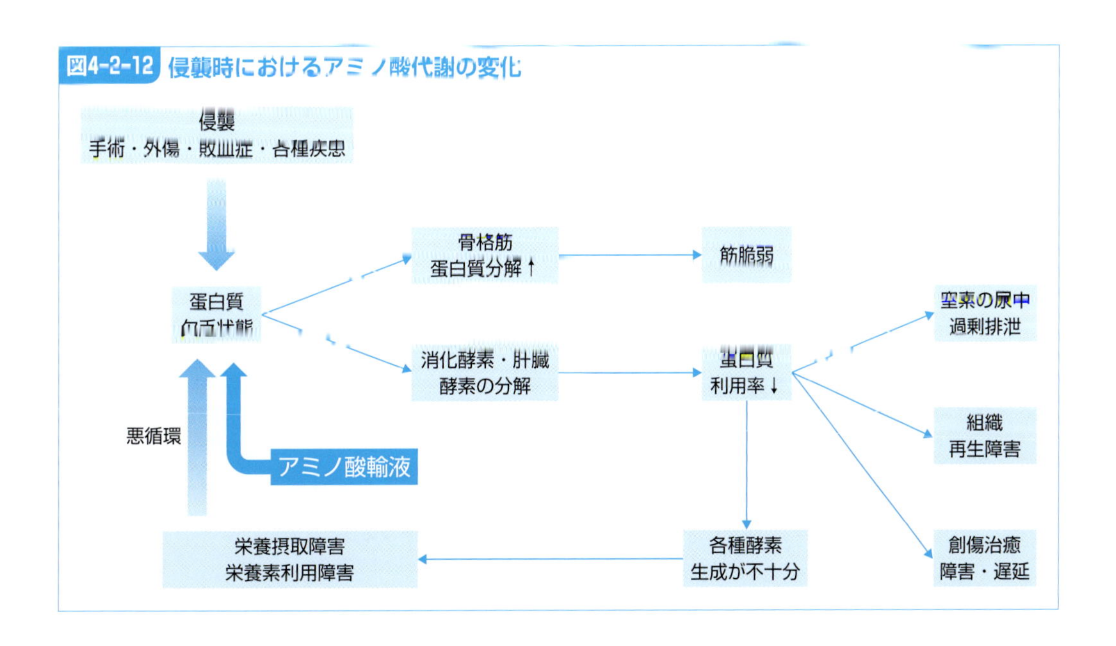

図4-2-12 侵襲時におけるアミノ酸代謝の変化

弱，衰弱，脱力)。侵襲時ではこの遊離アミノ酸プールを補うことで，①生体蛋白分解量を減少させる，②生体蛋白の合成量を増加させることが目的である。しかし，飢餓状態ではエネルギーの確保が第一義となるため，十分なカロリーが投与されていないとアミノ酸は蛋白合成を行わずにエネルギー源として消費されてしまう。つまり，蛋白質を補うためには遊離アミノ酸の投与が必要であるが，侵襲時には糖や脂質などの非窒素源カロリーとの併用が必須である。

アミノ酸プールとアミノ酸代謝

図4-2-12は侵襲時におけるアミノ酸輸液の意義について示したものである。蛋白質は生体細胞原形質の基本構成成分であるため，生体にとって重要な物質である。蛋白質の供給とは栄養素の経口摂取が主であるが，侵襲下では蛋白代謝そのものが活性化することにより，必要アミノ酸量の増加が生じ，通常の蛋白摂取量では欠乏状態に陥る。蛋白の欠乏状態が続くとアミノ酸プールにある遊離アミノ酸の不均衡を生じる。そもそも生体内の蛋白代謝はアミノ酸プールを介して行われる。図4-2-13はアミノ酸プールを中心としたアミノ酸代謝について示した。アミノ酸プールを介して行われる代謝は，①生体蛋白合成，②生理的活性物質やその前駆体（核酸，ホルモン）合成，③飢餓状態におけるエネルギー源が重要である。すなわち，蛋白欠乏状態が続くとアミノ酸プールの均衡を維持するため，蛋白の主たる貯蔵庫である骨格筋を分解して遊離アミノ酸を放出する。このとき，蛋白合成量を上回るほど蛋白分解が進めば筋肉中の蛋白質異常喪失が生じ，骨格筋の脆弱化が生じる。それでも遊離アミノ酸バランスが維持できなければ，消化酵素や肝臓酵素を分解するため，蛋白質自体の利用率が低下する。蛋白質利用率の低下は，①利用できない蛋白の尿中排泄，すなわち尿中窒素排泄量の増加，②組織再生および創傷治癒の遅延，そして③各種酵素の生成が不十分になる。各種酵素の生成量が低下するということは，当然ながら蛋白質をはじめとする栄養摂取と摂取した栄養素の利用が障害されることになる。したがって，さらなる蛋白欠乏状態となる。これを，侵襲下における蛋白質欠乏

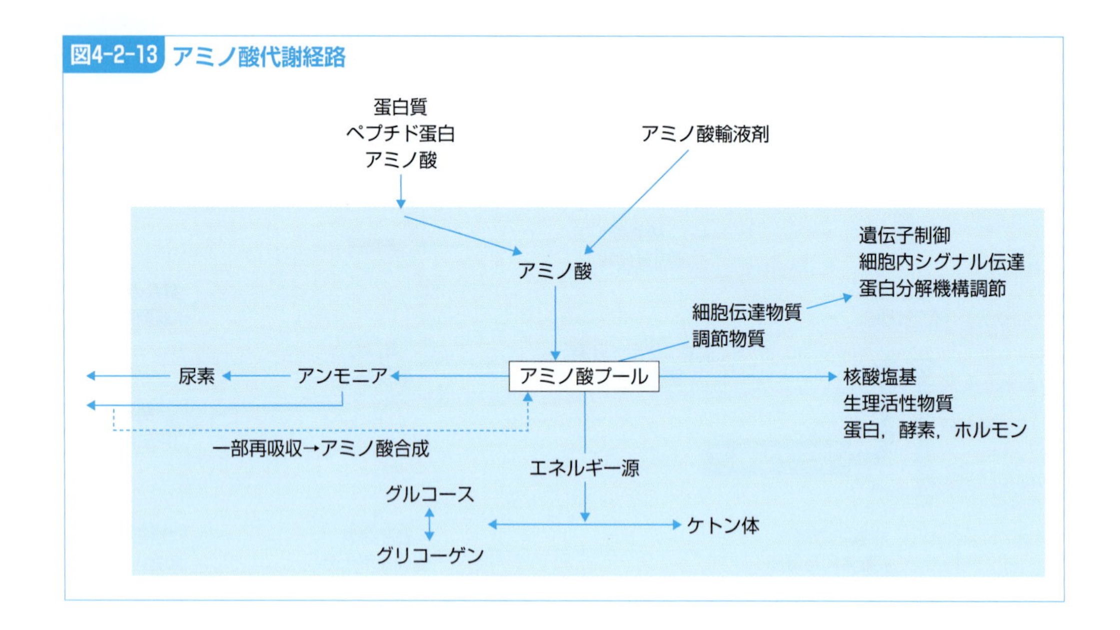

図4-2-13 アミノ酸代謝経路

状態の悪循環という（図4-2-12）。この悪循環を断ち切る方法として，遊離アミノ酸製剤を主体として末梢または中心静脈栄養輸液を行い，栄養摂取および栄養素利用がある程度改善されたところで経口的栄養補給に切り替える。

アミノ酸製剤の種類

牛用のアミノ酸製剤は市販されていないので，ヒト用に市販されている製剤で代替しなければならない。基本的には，①3％アミノ酸，②10％アミノ酸，③10％分岐鎖アミノ酸，④肝不全用，および⑤腎不全用の5種類に大別できる。アミノ酸製剤に含まれるアミノ酸の種類は多く，適正組成を決定することは容易ではない。アミノ酸製剤は，個々のアミノ酸の精製が可能となった1950年ころから本格的な検討が行われ，現在最も汎用されているアミノ酸製剤はVuj-N処方（1946年），FAO暫定基準（1957年），FAO/WHO基準による処方（1963年），分岐差アミノ酸を強化したTEO基準による処方（1980年）に基づくものである。これらの処方は，人乳や全卵のアミノ酸組成に準拠している。ちなみに，FAOは国際連合食糧農業機関（Food and Agriculture Organization of the United Nations），WHOは世界保健機構（World Health Organization），Vuj-Nは米国メルク研究所のHowe EEが考案したアミノ酸組成である。これに人乳のアミノ酸組成が加わる（表4-2-3，表4-2-4）。

アミノ酸製剤の処方で大きく異なるのは分岐鎖アミノ酸（BCAA：branched-chain amino acid）と芳香族アミノ酸（AAA：aromatic amino acid）の配合割合である（図4-2-14）。小腸から吸収されたアミノ酸は門脈を経て肝臓に取り込まれる。肝臓は一部のアミノ酸を使って蛋白合成を行い，その他のアミノ酸を各臓器に放出する。AAAを構成するフェニルアラニンとチロシンは肝臓で代謝されてエネルギー源となる。しかし，肝臓ではBCAAの構成アミノ酸であるバリン，ロイシン，イソロイシンを代謝するトランスアミナーゼを持っていないためにこれらを肝臓外へ放出し，筋肉，脳および腎臓においてエネルギー源として消費される。

表4-2-3 アミノ酸配合組成に基づく分類（基本型）

分類	特徴			製剤名
	BCAA(%)	Fischer 比	E/N	
Vuj-N	必須アミノ酸＋Arg，His，Gly			プラスアミノ輸液
	29	2.3	3.12	
FAO	鶏卵，人乳，牛乳の組成準拠			ハイ・プレアミン注 10%
	30	3.1	2.33	
FAO/WHO	FAO 基準の改良型			ビーエヌツイン 1 号輸液 強力モリアミン S
	23	2.1	1.09	
TEO	BCAA 強化（侵襲時用）			アミパレン輸液 アミゼット B 輸液・アミゼット XB 輸液 ツインパル
	30	3.3	1.44	
人乳	人乳のアミノ酸組成			プロテアミン 12X 注射液 マックアミン輸液
	21	2.3	1.22	

表4-2-4 アミノ酸配合組成に基づく分類（特殊用途）

分類	特徴			製剤名
	BCAA(%)	Fischer 比	E/N	
腎不全用	必須アミノ酸＋尿素サイクル活性			キドミン輸液 ネオアミユー輸液
	33	4.4	2.6	
肝不全用	BCAA＞＞AAA			アミノレバン点滴静注 モリヘパミン点滴静注
	35	8.1	1.26	
新生児 未熟児用	新生児，3 歳までの幼児用			プレアミン P 注射液
	30	8.1	1.26	

図4-2-14 Fischer 比を構成するアミノ酸の動態

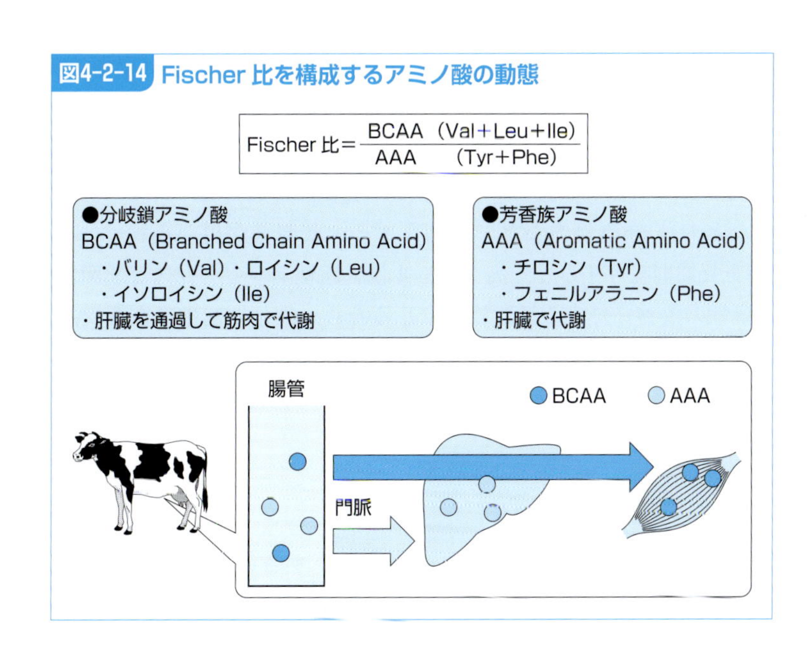

BCAA と AAA の比率を Fischer 比という。

$$\text{Ficher 比}=\frac{\text{BCAA(バリン＋ロイシン＋イソロイシン)}}{\text{AAA(フェニルアラニン＋チロシン)}}$$

Fischer 比が減少する要因

① BCAA が正常で AAA が増加
② AAA が正常で BCAA が減少

BCAA は主に筋肉で消費され，AAA は肝臓で消費されることから，上記①は肝臓で AAA を代謝できない，すなわち肝機能の低下を意味する。また，②は筋肉で BCAA の代謝が著しい，すなわち骨格筋の分解が著しい消耗性疾患を意味する。BCAA-アラニン-グルタミン（BCAA-Ala-Glu）系は糖新生に関与しているため，糖要求量が高くなるとこれらのアミノ酸の消費が著しい。すなわち，②は骨格筋の代謝活性のほかに糖要求量の高い状態（侵襲下）でも生じる。付け加えると，BCAA，アラニン，グルタミンは糖代謝に関与しており，これらのアミノ酸の不足によりインスリン抵抗性となる。まとめると，Fischer 比の減少は，①肝臓機能の低下（肝硬変，脂肪肝など），②筋肉疲労または消耗性疾患（過度の呼吸筋運動＝呼吸器疾患），③糖要求量の増加（侵襲時の代謝亢進，創傷，感染，低栄養＝重度下痢）が挙げられる。

では，Fischer 比の減少はどのような病態をもたらすのか考える。まずは前述のインスリン不耐性が大きい。また，末梢血液中において BCAA に対して AAA が高濃度状態を保つ。これが血液脳関門においても同様であり，大量の AAA が BCAA の代わりに血液脳関門を通過して脳神経伝導不全，すなわち肝性脳症である。生産動物医療において栄養輸液が必要な病態とは，周産期疾患（分娩による疲労，糖要求量の増加など），手術侵襲（創傷治癒），子牛の消耗性疾患（下痢および呼吸器疾患）などであるが，これらの病態はいずれも BCAA を必要とする。すなわち TEO 処方の 10％アミノ酸製剤（10 g/dℓ：アミパレンまたはアミゼット）が妥当であろう。一方，ヒト医療でよく行われている栄養輸液において，長期入院患者（特に高齢者），終末医療などでは FAO 処方など一般的なアミノ酸製剤が用いられている。BCAA rich なアミノ酸製剤を長期間投与すると，高クロール性代謝性アシドーシスと急激な糖代謝の改善（インスリン不耐性の改善）による低血糖が生じるため，投与期間中は電解質，グルコース濃度，可能であれば窒素源を投与しているためアンモニア濃度をモニタリングすることが望ましい。また，急激な低血糖（インスリン反応）を予防するうえでもグルコースと併用投与することが肝要である。

侵襲と脂肪乳剤

グルコースは 1 g 当たり 4 kcal のエネルギーを産生するのに対して，脂肪は 1 g 当たり 9 kcal のエネルギーを産生する高エネルギー基質である。健常動物では生命維持に必要なエネルギーのおよそ 30 ～ 40％，例えば子牛では 1 日の生命維持エネルギー量である 2,000 kcal のうち 400 ～ 600 kcal，脂肪として 44 ～ 66 g を脂肪燃焼により得ている。このように脂肪は重

図4-2-15 長鎖および中鎖脂肪酸の吸収課程

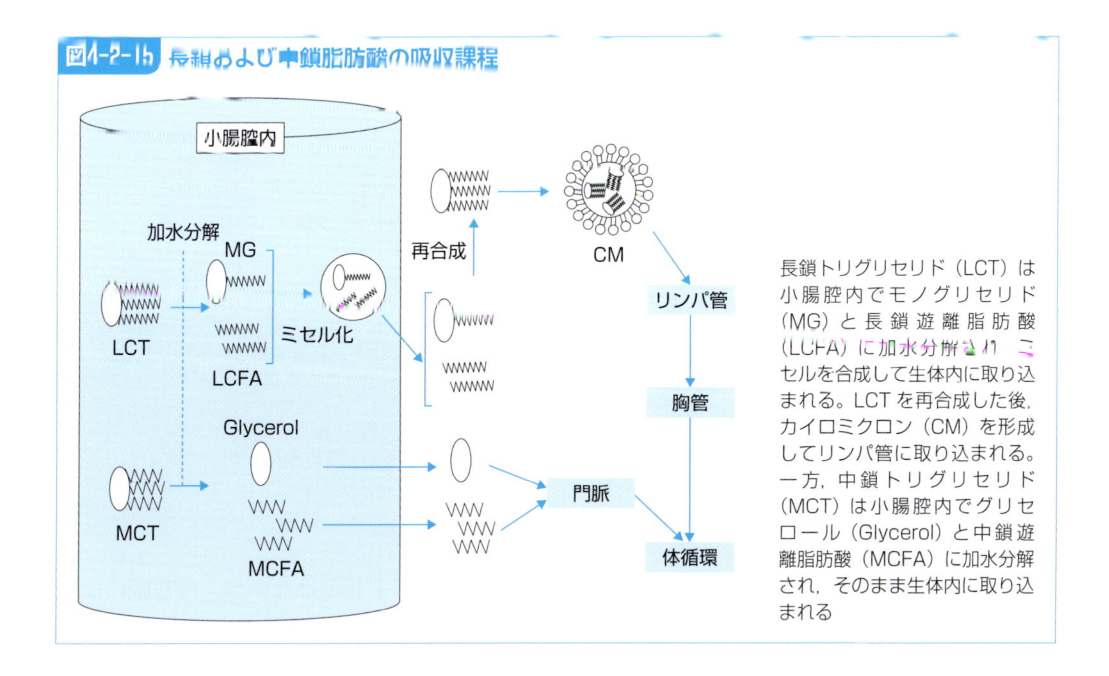

長鎖トリグリセリド（LCT）は小腸腔内でモノグリセリド（MG）と長鎖遊離脂肪酸（LCFA）に加水分解され，ミセルを合成して生体内に取り込まれる。LCTを再合成した後，カイロミクロン（CM）を形成してリンパ管に取り込まれる。一方，中鎖トリグリセリド（MCT）は小腸腔内でグリセロール（Glycerol）と中鎖遊離脂肪酸（MCFA）に加水分解され，そのまま生体内に取り込まれる

要なエネルギー基質であるとともに生体膜の維持に欠かせない栄養素でもある。負のエネルギー状態が想定される侵襲時において，脂肪乳剤による栄養輸液は少量で高エネルギーが得られ，ブドウ糖の投与量を減らすことができるなど魅力的である。一方で，過剰投与した脂肪は網内系細胞による貪食を受け，その結果として免疫機能の低下を招く。つまり，侵襲時における脂肪乳剤の投与は，感染の有無によって大きく異なり，特に敗血症では注意が必要である。

健常動物における脂質代謝とエネルギー産生

図4-2-15に脂肪酸の吸収過程を示した。脂肪は小腸で吸収され，脂肪酸とグリセリンに分解される。長鎖脂肪酸とモノグリセリドは胆汁酸，リン脂質，コレステロールからなる水溶性ミセルに取り込まれる。このミセルが小腸壁から取り込まれ，モノグリセリドにいったん分解した後，トリグリセリドが再合成される。トリグリセリドはリポ蛋白質構造をとるカイロミクロンを形成してリンパ管に取り込まれ，胸管を経由して全身リンパ循環に乗る。カイロミクロンは小腸で合成される際にアポリポ蛋白と結合している。このアポリポ蛋白はリポ蛋白の代謝の調節を担う。長鎖脂肪酸は細胞質内でATPとCo-Aの存在下でアシル-CoAとなり，このアシル-CoAはカルニチンと結合してアシル・カルニチンを形成してミトコンドリア内に輸送される。必要に応じてミトコンドリア内でβ酸化を受けてアセチルCoAを合成し，クエン酸回路に入ってエネルギーを産生する。

中鎖脂肪酸はリパーゼにより不溶性の遊離脂肪酸（中鎖遊離脂肪酸）とモノグリセリドに加水分解される。中鎖遊離脂肪酸とグリセロールは小腸吸収細胞により直接吸収されて門脈系に取り込まれ，肝臓を経て全身循環に乗る。中鎖脂肪酸の代謝にはカルニチンを必要としないため，酸化過程は長鎖脂肪酸と比較してきわめてシンプルである。グリセロールは肝臓で酸化されてグリセロール-3-リン酸となって解糖系に取り込まれて糖新生に利用される。

図4-2-16 人工脂肪粒子（カイロミクロン）の代謝経路

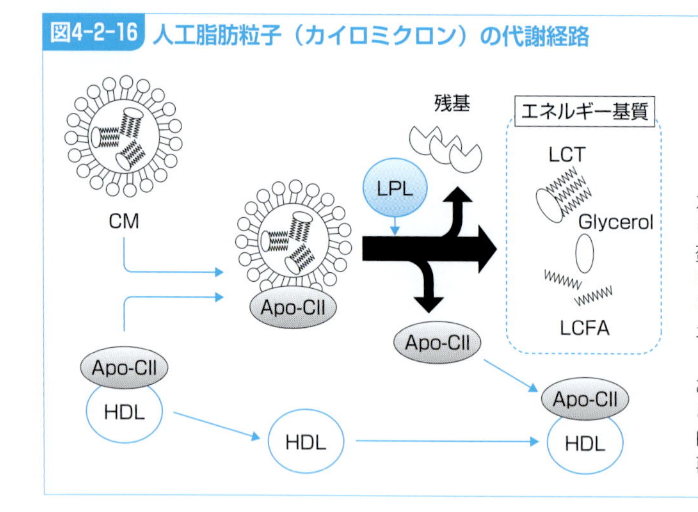

カイロミクロン（CM）はアポリポ蛋白（Apo-CIIなど）と結合した高比重リポ蛋白（HDL）からApo-CIIを受け取りリポ蛋白化する。リポ蛋白はリポ蛋白リパーゼ（LPL）によって効率的にエネルギー基質である長鎖トリグリセリド（LCT），長鎖遊離脂肪酸（LCFA）およびグリセロールに加水分解される。このとき，手放されたApo-CIIをHDLが受け取りアポリポ蛋白となって再利用される

経口摂取の場合には長鎖または中鎖脂肪酸のいずれの形態でも問題はないが，疾病時には複雑な代謝経路を経ず門脈循環に直接取り込まれ，また糖新生に必要なグリセロール-3-リン酸を産生できる中鎖脂肪酸の方がエネルギー補給効率がよい。しかし，中鎖脂肪酸乳剤は欧州の一部で販売されてはいるが，国内および米国で市販されているヒト用脂肪乳剤のほとんどが長鎖脂肪酸製剤である。

脂肪乳剤の種類と構造

静脈用脂肪乳剤は図4-2-16で示した長鎖脂肪酸が腸管から取り込まれた際のカイロミクロンをモデルに開発されている。カイロミクロンを形成する人工脂肪粒子のコアにはトリグリセリドを多量に含む。カイロミクロンの表面は卵黄レシチン由来のリン脂質が取り囲んでいる。このリン脂質により人工脂肪粒子表面は親水基構造を保っている。カイロミクロンのコアに収納されているトリグリセリドは大豆油脂肪由来長鎖脂肪酸からなる。国内で市販されている脂肪乳剤の脂肪酸配合組成をみるとn-6脂肪酸であるリノール酸が約55％，次いでオレイン酸（n-9）が約25％であり，オレイン酸（n-3）は約7％程度と少ない。脂肪乳剤は，さらに等張化剤としてグリセロールが添加されている。

人工脂肪粒子の直径は，そのほとんどが250～500 nmの範囲に収まっているが，実際には100～700 nmと幅が広い。したがって，中心静脈用輸液セットに装着されている220 nmフィルターを通過することができないため，中心静脈栄養用の輸液セットを使用することはできない。また，脂肪乳剤は電解質，pHの影響を受けて乳化の不安定化，粒子の粗大化が生じるため，単独投与または輸液セットの側管からの投与によって化学的変化を最小限に防がねばならない。一方，後述する理由により脂肪乳剤は0.1 g/kg/時ときわめて緩速に投与しなければならない。したがって，単独投与は急速投与の危険性が高いため，糖液，電解質液，アミノ酸輸液とともにゆっくりと投与し，脂肪乳剤の投与中は他の薬剤を混合しない。

人工脂肪粒子の代謝にはアポリポ蛋白と結合した高比重リポ蛋白（HDL）が必須である。栄養輸液として静脈内投与された人工脂肪粒子はHDLからアポリポ蛋白C-Ⅱ，C-Ⅲおよび

図4-2-17 過剰な人工脂肪粒子による免疫機能への栄養

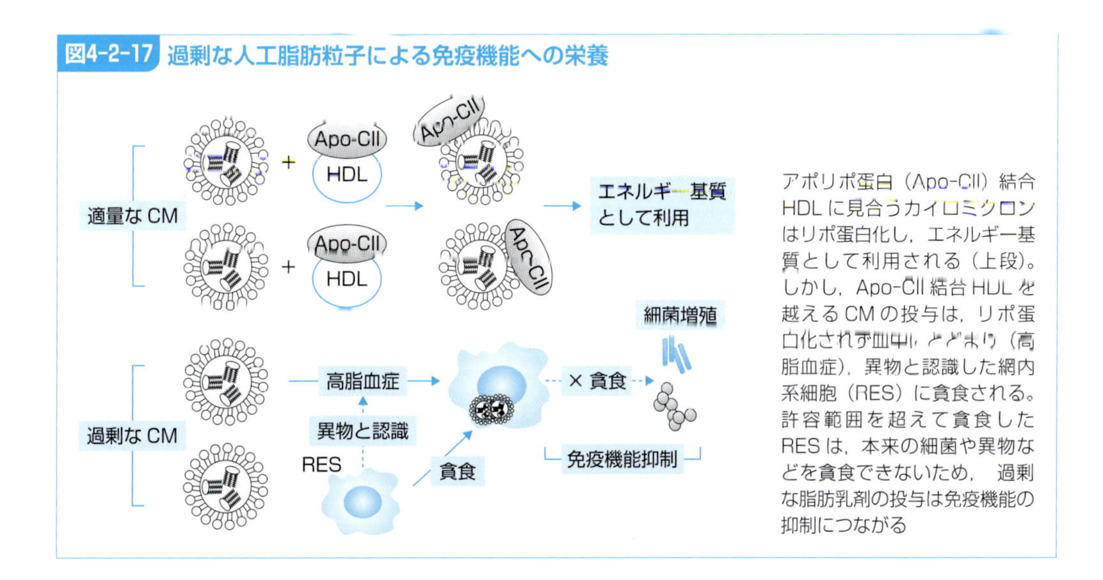

アポリポ蛋白（Apo-CII）結合HDLに見合うカイロミクロンはリポ蛋白化し，エネルギー基質として利用される（上段）。しかし，Apo-CII結合HDLを越えるCMの投与は，リポ蛋白化されず血中にとどまり（高脂血症），異物と認識した網内系細胞（RES）に貪食される。許容範囲を超えて貪食したRESは，本来の細菌や異物などを貪食できないため，過剰な脂肪乳剤の投与は免疫機能の抑制につながる

Eを受け取り，リポ蛋白化する。リポ蛋白は効率的に加水分解されて人工脂肪粒子内のコアに収納されていたトリグリセリド（長鎖トリグリセリド），脂肪酸（長鎖脂肪酸）が放出される。これらの加水分解産物（トリグリセリド）と等張化剤として添加されていたグリセロールは消化管から吸収された脂肪と同様に脂肪代謝経路に取り込まれ，エネルギー基質として利用される（図4-2-16）。アポリポ蛋白を供与するHDLが存在すれば人工脂肪粒子はきわめて短時間でリポ蛋白化する。しかし，アポリポ蛋白の供給源である生体内HDL量を越える人工脂肪粒子が投与された場合，人工粒子は血中に停滞する。このことは，人工脂肪乳剤の急速または過剰投与は血中内に脂肪を停滞させ，高脂血症が生じることを示している。さらに，当然ながら人工脂肪粒子は「異物」であるため網内系細胞の貪食作用を受ける（図4-2-17）。すなわち，本来は細菌などを貪食しなければならない網内系細胞の貪食作用が低下するため，免疫機能の抑制が生じる。したがって，脂肪乳剤は緩速投与（0.1 ～ 0.3 g/kg / 時）が用法となる。

国内で市販されている脂肪乳剤は3種類あるが，前述したとおりすべて大豆油由来の長鎖脂肪酸製剤である。いずれも10%または20%製剤である。おおむね脂肪乳剤の投与量は1日総エネルギー量の20 ～ 30%が妥当であり，これは約1 g/kg / 日に相当する。50 kgの子牛であれば1日当たり10%および20%製剤の投与量はそれぞれ500または250 mℓとなる。最大投与速度が0.3 g/kg / 時とすれば，1 g/kgを投与するには3時間20分かけなければならない。この数値が実際的であるかどうかの議論はさておき，感染性疾患や敗血症動物に対してこれ以上の投与速度で投与することは推奨できない。

侵襲時における脂肪乳剤適応の是非

侵襲時には内因性エネルギー産生が活性化している。特にエネルギー基質として貯蔵されている脂肪を高率に利用している。一方で侵襲時にはブドウ糖の利用能が低下し，インスリン抵抗性が生じている。したがって，侵襲時における栄養管理では脂肪乳剤の適応は理にかなっているかもしれない。しかし，繰り返しになるが脂肪乳剤の多給（または急速投与）は網内系細

胞の機能低下による免疫抑制のリスクが高いため，侵襲時でも非感染性と感染性を分けて考えなければならない。

感染を伴わない侵襲時，例えば周術期の栄養管理であれば脂肪乳剤の適応は理にかなっている。周術期において高血糖は予後不良因子である。グルコースの多給により高血糖状態が持続すると血中インスリン濃度が高値を維持し，その結果として脂肪の分解と酸化が抑制される。特に術後早期にグルコースを多給すると活性酸素種（ROS）が発生し，酸化ストレスによりミトコンドリアが機能低下をきたす。ミトコンドリアの機能低下は脂肪のβ酸化の低下を意味している。したがって，周術期の栄養管理においてグルコースの給与量を制限するために脂肪乳剤を適応することは理にかなっている。

一方，敗血症や菌血症における外因性の脂肪乳剤の投与は，網内系の取り込みによる免疫力の低下や，炎症性脂肪メディエーターの供給源となり得るため，治療上の優位性はきわめて少ない。仮に，炎症による糖管理の一環としてグルコースの投与量を減らすために脂肪乳剤に切り替えるとしても，長鎖脂肪酸の酸化に必要なカルニチンが十分に存在していることが条件となる。我が国で市販されている脂肪乳剤は長鎖脂肪酸製剤であるので，敗血症など筋崩壊に伴いカルニチンが不足する症例には注意が必要である。今後，我が国でもヨーロッパで使われている中鎖脂肪酸やn-3脂肪酸配合の製剤が開発されれば状況は改善するが，現在のところ敗血症を含む感染性の侵襲状態において国産の脂肪乳剤を適用することは推奨できない。

子牛における糖質輸液剤処方例

基本的には各病態に応じた基質利用を十分に理解したうえで糖質の投与量を決定するべきであるが，これは一般臨床において実際的ではない。ヒトおよび伴侶動物医療では総エネルギー投与量からタンパク質と脂肪の投与量を差し引いた残りを糖質，主にグルコースの投与量とするのが一般的である。

ヒト医療のガイドラインでは，グルコースの投与量は総投与エネルギー量の50～60％が理想である。赤血球と中枢神経系組織はグルコースのみがエネルギー源であるため，グルコースを欠いた栄養輸液は禁忌である。蛋白異化作用の予防および赤血球・中枢神経系のエネルギー供給のため，最低でも2～3 g/kg / 日のグルコース投与が必要である。一方，上限量はヒトで7 g/kg / 日である。これらの値を参考までに子牛（50 kg）に外挿してみたい（表4-2-5）。5％ブドウ糖液は5 g/100 mℓのグルコースが配合されている。グルコース1 gが4 kcalの熱量に相当するため，1 ℓの5％ブドウ糖液に含まれるエネルギー量は200 kcalである。同様に，1 ℓの25％ブドウ糖液に含まれるエネルギー量は1,000 kcalに相当する。最低限の糖質輸液の場合（生命維持でも赤血球と中枢神経系の保護のみ），子牛には最低でも5％ブドウ糖を2 ℓまたは25％ブドウ糖を500 mℓ投与しなければならない。ここで強調しておくが，電解質を含まないブドウ糖液では循環血液量の維持ができず，また電解質異常を生じるので，必ず電解質を配合したブドウ糖液を用いること。すなわち，糖加生理食塩液，糖加リンゲル液（リン糖），糖加乳酸リンゲル液（ハル糖），および糖加酢酸リンゲル液などである（5％ブドウ糖加酢酸リンゲル液が最も望ましい）。子牛の生命維持に必要な仮想総エネルギー要求量を2,000 kcalと想定する。理想的にはその50％を糖質，残りを蛋白および脂質で補う。この場合，

表4-2-5 末梢（PPN）および完全栄養輸液（TPN）における子牛のグルコース投与量

	仮想体重	最低投与量	最大投与量
末梢栄養輸液	50	2 g/kg/日	7 g/kg/日
	グルコース（g）	100	350
	エネルギー（kcal）	400	1400
	5%ブドウ糖（ℓ）	2	7
	25%ブドウ糖（ℓ）	0.4	1.4
完全栄養輸液	仮想エネルギー量	最低エネルギー量	＋成長エネルギー
		2,000kcal/日	3,500kcal/日
	50%エネルギー（kcal）	1,000	1,750
	グルコース（g）	250	437.5
	グルコース（g/kg）	5	8.8
	5%ブドウ糖（ℓ）	5	8.8
	25%ブドウ糖（ℓ）	1	1.8

表4-2-6 各ストレス下での必要アミノ酸量

ストレスレベル	正常	ストレス		
		軽度	中度	高度
エネルギー（kcal/kg/日）	25～30 kcal/kg/日			
蛋白・アミノ酸（g/kg/日）	0.8	0.8～1.0	1.0～1.5	1.5～2.0
NPC/N	150～200	150～200	100～150	80～100

NPC/N：非蛋白カロリー/窒素量

1,000 kcalに見合うグルコース量は250 g（5 g/kg/日）であり，5%または25%ブドウ糖液であればそれぞれ4ℓまたは1ℓの輸液量に相当する。子牛の成長を加味した完全栄養輸液では最大投与量を逸脱するので，理論的にも実際的にも推奨されるものではない。この輸液量はあくまでも完全栄養輸液ではなく，経口摂取が可能な症例に対する末梢栄養輸液を想定しており，断乳中もしくは給餌制限中の動物に必要なエネルギー量に見合うものではない。

子牛におけるアミノ酸製剤処方例

牛へのアミノ酸製剤の適用方法については情報が少ないためにヒトのデータを外挿する。アミノ酸輸液の目的は完全栄養と言うよりは，補助的栄養，蛋白異化の予防，アミノ酸不均衡および糖代謝の改善である。特に糖代謝の改善は生産動物医療において重要である。まず，ヒトの侵襲下におけるエネルギーおよびアミノ酸投与量のガイドラインを確認したい（表4-2-6）。

例えば50 kgの子牛が中等度のストレスレベルであれば必要アミノ酸量は1.0～1.5 g/kg/日なので50～75 g/日となる。消耗性の疾患であればBCAAを補うことを考慮してTEO処方の10%アミノ酸製剤（10 g/dℓ：アミパレンまたはアミゼット）が妥当である。すなわち100 mℓ中に10 gのアミノ酸が配合されているので，10%アミノ酸製剤の日量は500～750 mℓが目安となる。市販されているアミノ酸製剤はたいてい200，300，500 mℓバックであるから，本例題では朝夕にそれぞれ300 mℓのアミパレンを投与すると仮定する（アミノ酸量として60 g/日）。投与したアミノ酸がエネルギー消費に利用されずに効率よく体蛋白合成に利用されるためには，窒素 1 g に対して 150 ～ 200 kcal が必要となる（NPC/N：非蛋白カロリー / 窒素量）。アミノ酸製剤の多くは NPC/N を満たすように調整されているが，ブドウ糖輸液剤と併用することでより安全性を担保できる。成人への注入速度は 100 mℓ / 時（＝25 滴 / 分）である。理想的には糖加酢酸リンゲル液（5 %ブドウ糖加酢酸リンゲル液または 10%ブドウ加酢酸リンゲル液）または糖加 1/2 乳酸リンゲル液（等張ハルゼン糖液）をアミノ酸製剤と一緒に投与すればよい。50 kgの子牛が消耗性疾患（重度の下痢，肺炎など）により基礎代謝量の増加と低栄養状態が見られる場合の処方例は次のとおりである。

処方例　50 kg子牛における侵襲時のアミノ酸輸液（基本）

①酢酸リンゲル液　……2,000 mℓ
② 25%ブドウ糖液　……　500 mℓ
③ TEO 処方 10%アミノ酸製剤（アミパレン，アミゼット）……300 mℓ

※①～③をアリメバックなどに調合するか，連結管でつなぐ。連結管でつなぐ場合はこの順番で接続すること（酢酸リンゲル液が最初，アミノ酸が最後）
※①と②を調合すると５%ブドウ糖加酢酸リンゲル液になる。ヒト用ではソルアセトＤなどが市販されている。
※全量を３時間以上で持続点滴する。必要に応じて朝夕２回。

4-3 肺炎における体液と栄養管理

生産動物医療に限らず呼吸器疾患はその原因に対する適切な治療も重要であるが，予後と密接に関連していることから身体一般検査に基づいた重症度評価が重要である。重症度の評価は，身体一般検査と白血球数，炎症性蛋白，赤血球沈降速度（赤沈）などの一般臨床検査によって行う。当然ながら，子牛の呼吸器疾患の多くは感染性であるため，重症度評価と並行して微生物学的検査による原因微生物の確定が必要であることはいうまでもない。しかし，子牛において呼吸器疾患も下痢症と同様に，「原因のいかんに関わらず臨床症状の改善に努めること」が治療を奏功させる秘訣である。

そもそも，生産動物臨床獣医師は，発熱，喀痰，咳嗽，呼吸困難などの臨床症状から「呼吸器疾患」と診断する。さらに身体一般検査をすすめて呼吸器疾患の鑑別と重症度判定を行うことが大切である。呼吸器疾患の鑑別は胸部聴診，呼吸様式，可能であれば画像所見を交えて行うべきである。一方，重症度判定は脱水レベル，血液ガス，血圧，そして意識レベルを指標に行う。これらの項目は体液不均衡に基づく所見であり，子牛の下痢症に対する臨床評価と何ら変わりがない。すなわち，子牛の下痢症であれ呼吸器疾患であれ重要なことは「原因のいかんに関わらず臨床症状の改善に努めること」である。

下痢症と呼吸器疾患の臨床症状を決定する共通の要因が，①脱水，②炎症，③低栄養であることから，下痢症と呼吸器疾患の治療は①循環血液量の改善を目的とした輸液，②非ステロイド性抗炎症薬（NSAIDs）による抗炎症療法，③糖とアミノ酸を主体とした栄養補給が主体となる。

病態

肺炎子牛における体液量の減少

呼吸不全では，末梢への酸素供給量が減少することによって種々の臨床徴候が生じる。特に，心筋細胞の低酸素化は心筋の正常な活動を妨げ，心拍出量の低下，さらには心房／心室細動を惹起する。したがって，呼吸不全における輸液の目的は，末梢組織への酸素輸送能の維持，すなわち循環血液量の確保である。また，呼吸器疾患の子牛では呼吸数が多くなるため，呼気とともに水分を蒸散する量が多くなり（呼気中水分喪失），呼吸が深くまたは頻回になるために呼吸筋の運動量が増え，さらには炎症による発熱のため代謝が亢進している。これらのことからも肺炎が消耗性疾患であることが容易に理解できるだろう。

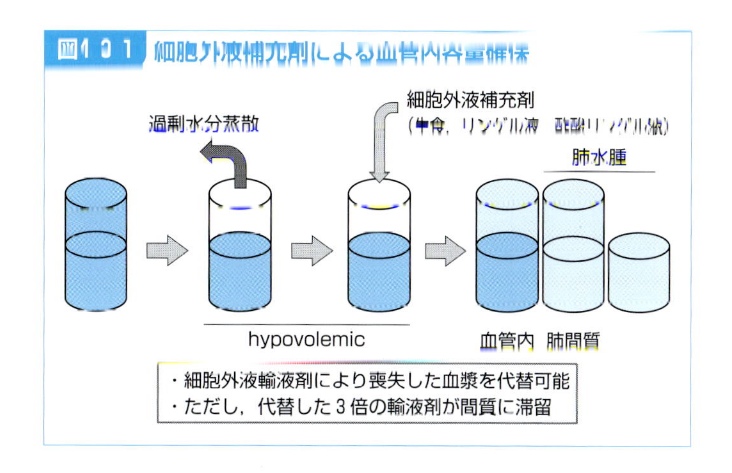

図4-3-1 細胞外液補充剤による血管内容量確保

肺炎における栄養状態

呼吸器疾患子牛は過度の呼吸運動を強いられ，感染による炎症を伴うため正常時よりも代謝が亢進している。また，呼吸活動によって健常動物よりも気道からの水分蒸散量が多いため，脱水を生じやすい。肺炎は炎症と代謝亢進を伴う。重度の炎症状態では蛋白質の供給障害（摂食量の低下）や代謝亢進（発熱，炎症などによる）によって遊離アミノ酸の減少が生じ，これに見合う外因性のアミノ酸の補給がなければ生体蛋白の分解によって補わなければならない。したがって，生体蛋白分解が合成を上回れば遊離アミノ酸バランス（アミノグラム）の平衡が崩れ，体内プール量が減少し，さらに蛋白合成量が減少し，その結果として虚弱，衰弱，脱力を呈する。したがって，重度の炎症性疾患ではこの遊離アミノ酸プールを補うことで，①生体蛋白分解量を減少，②生体蛋白の合成量を増加させなければならない。しかし，飢餓状態ではエネルギーの確保が第一義となるため，十分なカロリー量が投与されていないとアミノ酸は蛋白合成を行わずにエネルギー源として消費されてしまう。つまり，蛋白質を補うためには遊離アミノ酸の投与が必要であるが，重度の炎症時には糖や脂質などの非窒素源カロリーとの併用が必須である。

輸液療法

肺炎子牛における体液補充療法

肺炎に罹患すると，過剰な呼気中への水分排泄により細胞外液量，特に血液量の著しい減少が生じる（血液量減少）。これに対して，生理食塩液，リンゲル液，乳酸リンゲル液（ハルトマン氏液），酢酸リンゲル液などの細胞外液補充剤を投与したとする（図4-3-1）。細胞外液区画は血漿と間質液の比率が1：3であるため，血管内には投与した細胞外液補充剤の1/4だけが残り，その他の3/4は間質に貯留する。特に肺炎を罹患している場合，透過性が亢進している肺間質に貯留する。その結果，肺水腫が増悪する。

投与した輸液量のすべてが血管内にとどまる輸液剤は，輸血，新鮮凍結血漿のアルブミンな

図4-3-2 膠質輸液剤による血管内容量確保

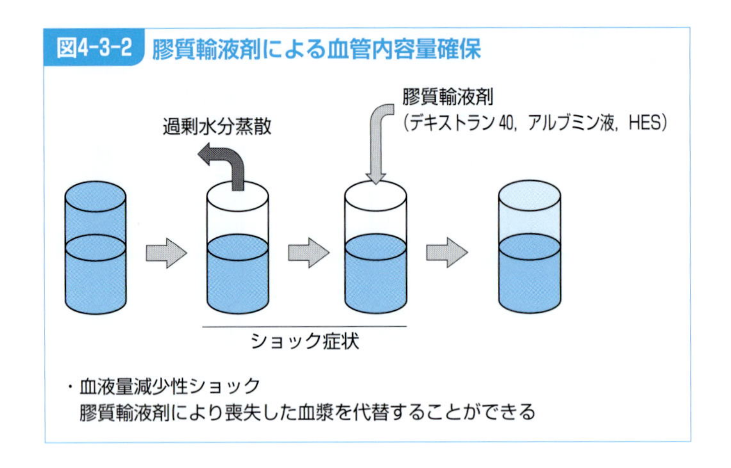

・血液量減少性ショック
膠質輸液剤により喪失した血漿を代替することができる

図4-3-3 膠質輸液剤の落とし穴

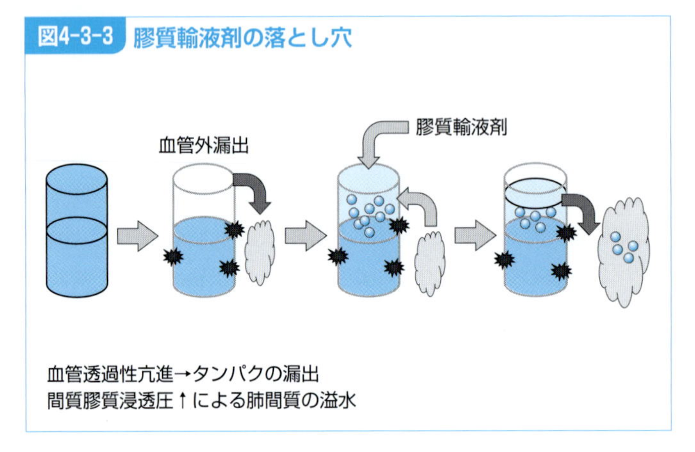

血管透過性亢進→タンパクの漏出
間質膠質浸透圧↑による肺間質の溢水

どの天然素材に加えて，デキストラン 40，デキストラン 70，ヘスエキスパンダー（HES）などの高分子製剤である。高分子輸液剤は，膠質浸透圧を増加させて血管内に水を保持する効果を有する。例えば，図4-3-1 と同様，肺炎子牛では過剰な水分が蒸散しているため，それを補うために高分子の輸液剤（デキストラン，アルブミン液，HES）を静脈内投与すると投与した輸液量のすべてが血管内にとどまり，余分な輸液剤が周りの間質に移動することもなく，きわめて安全に水分補充ができる（図4-3-2）。しかし，膠質輸液剤を投与して奏功する症例よりも，状態が増悪するケースの方が多い。その理由として，過度の炎症によって血管透過性が亢進している病態が挙げられる。炎症によって過度の血管外漏出が生じている症例では，膠質輸液剤を投与しても血管透過性が亢進しているために投与した膠質物質が血管外に漏出する。このとき，間質の膠質浸透圧が上昇して血管内から血管外への体液移動が生じる。その結果，間質液が増加して肺水腫を増悪することとなる（図4-3-3）。血管内に効率よく投与した輸液剤が保持されるように輸液療法を行わなければならない。そのためには，NSAIDs などの抗炎症剤の使用は欠かせないだろう。血管透過性が亢進している肺炎子牛では，輸液剤を投与する前に NSAIDs またはステロイドを投与して炎症を緩和した後，血液量を確保するための輸液を行うことが肝要である（図4-3-4）。したがって，肺炎子牛の輸液療法では，NSAIDs などの抗炎症

図4-3-4　NSAIDs と利尿剤の併用

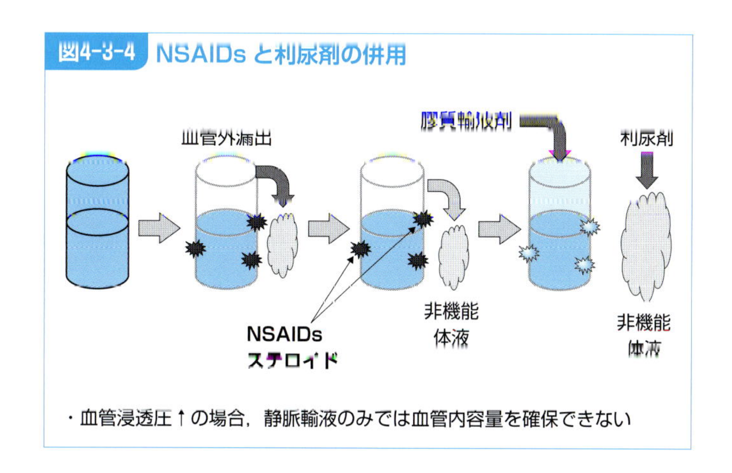

剤との併用は必須である。

呼吸器疾患（初期の肺炎）の輸液療法では，①ほかの疾患よりも体液喪失量が多い（×1.5），②膠質輸液剤，晶質輸液剤の急速投与は間質液が著増して肺水腫症状が増悪する，③肺毛細血管透過性が炎症メディエーターによって亢進しているため，NSAIDs やステロイドによる抗炎症療法を併用する，④低カリウム血症を生じる可能性が高いのでカリウムの添加が必要である。よって，呼吸器疾患（肺炎）の初期輸液プランは次のとおりである。

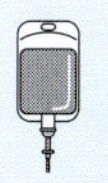

輸液プラン

●血液量減少性ショックを伴わない場合
1/2 生理食塩液＋40 mmol KCl　2～4 ℓ　持続点滴

●血液量減少性ショックを伴う場合
初　期：1/2 生理食塩液（適量）
利尿後：1/2 生理食塩液＋40 mmol KCl（合計 4 ℓ）　持続点滴

アミノ酸輸液療法

重度のマイコプラズマ性肺炎子牛におけるアミノ酸動態

実際に重度の呼吸器疾患子牛においてアミノ酸の不均衡が生じているか否かを明らかにしたい。本項では，肺胞洗浄液（BALF）において *Mycoplasma bovis* が分離された肺炎子牛（n＝18 頭）の血清中アミノ酸濃度について測定し，健常動物（n＝18 頭）を対象に適切なアミノ酸製剤を処方するために必要な Fischer 比を比較した。その結果，バリンとロイシンは健常動物の 9.82 および 7.02 nmol/mℓに対して，それぞれ 0.05 および 3.16 nmol/mL と有意に低値を示した（図4-3-5）。一方，AAA の構成アミノ酸であるチロシンは有意に増加を，フェニルアラニンは有意に減少をしており，その動態は一定ではなかった（図4-3-6）。これらの個々のアミノ酸濃度では病態評価ができないため，Fischer 比として比較をすると，健常子牛の 9.62 に対

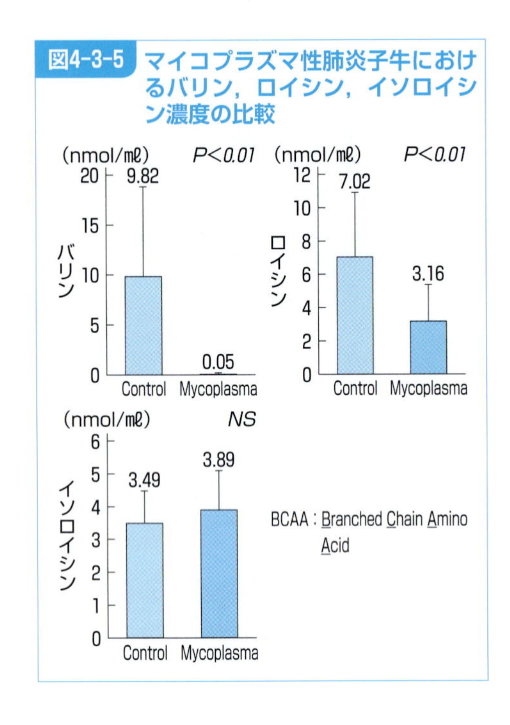

図4-3-5 マイコプラズマ性肺炎子牛におけるバリン，ロイシン，イソロイシン濃度の比較

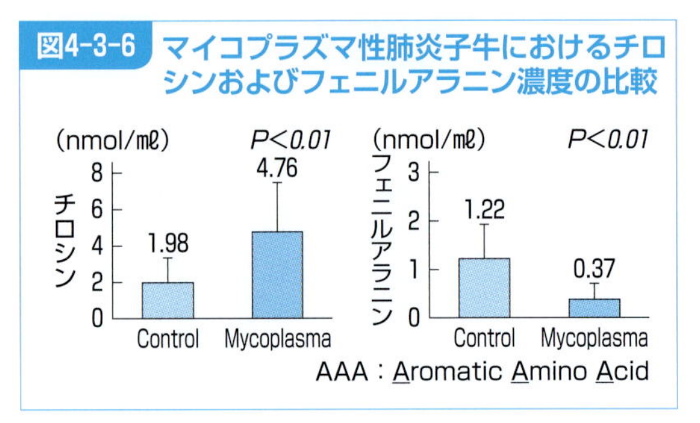

図4-3-6 マイコプラズマ性肺炎子牛におけるチロシンおよびフェニルアラニン濃度の比較

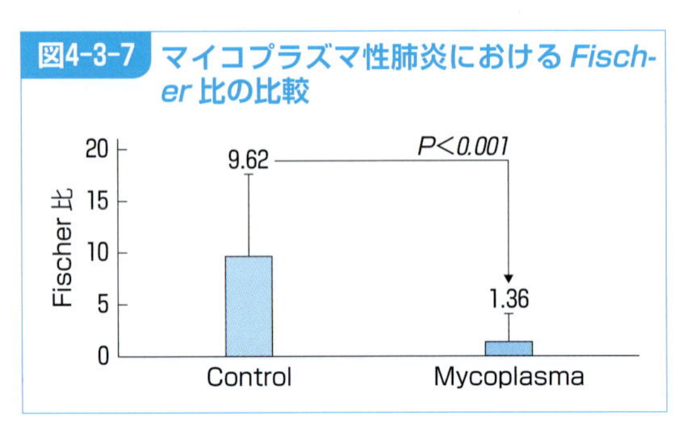

図4-3-7 マイコプラズマ性肺炎における *Fischer* 比の比較

して，マイコプラズマ性肺炎子牛では1.36と著しく減少していた（図4-3-7）。これらの結果から，マイコプラズマ性肺炎子牛では，呼吸不全に伴う呼吸筋の仕事量の増加，すなわち筋肉で利用されるBCAAが著しく減少するため，健常子牛よりもFischer比が有意に低値を示すことが明らかになった。したがって，呼吸器疾患子牛の支持療法として，BCAAを強化した栄養輸液剤の適応が望ましい（Tsukano K., et al, 2015）。

分岐鎖アミノ酸を強化した栄養輸液療法

例えば50 kgの子牛が重度の呼吸器疾患を呈しており，その消耗が著しいのであれば必要アミノ酸量は1.0～1.5 g/kg/日なので50～75 g/日となる。消耗性疾患であればBCAAを補うことを考慮してTEO処方の10％アミノ酸製剤（10 g/dℓ：アミパレンまたはアミゼット）が妥当であろう。すなわち100 mℓ中に10 gのアミノ酸が配合されているので，10％アミノ酸製剤の日量は500～750 mℓが目安となる。市販されているアミノ酸製剤はたいてい200，300，500 mℓバックであるから，本例題では朝夕にそれぞれ300 mℓのアミパレンを投与すると仮定する（アミノ酸量として60 g/日）。投与したアミノ酸がエネルギー消費に利用されずに効率よく体蛋白合成に利用されるためには，窒素1 gに対して150～200 kcalが必要となる（NPC/N：非蛋白カロリー/窒素量）。アミノ酸製剤の多くはNPC/Nを満たすように調整されているが，ブドウ糖輸液剤と併用することでより安全性を担保できる。成人への注入速度は100 mℓ/時（＝25滴/分）である。理想的には糖加酢酸リンゲル液（5％ブドウ糖加酢酸リンゲル液または10％ブドウ加酢酸リンゲル液）または糖加1/2乳酸加リンゲル液（等張ハルゼン糖液）をアミノ酸製剤と一緒に投与すればよい。50 kgの子牛が消耗性疾患（重度の下痢，肺炎など）により基礎代謝量の増加と低栄養状態が見られる場合の処方例は272ページで示した。

総合栄養輸液剤の可能性

呼吸器疾患（または肺炎）を呈している子牛の多くは，呼吸器疾患そのものというよりも脱水と低栄養のために死に至ることがほとんどである。1/2 生理食塩液と BCAA 強化型のアミノ酸製剤をうまく利用することが重要である。

最後に，ヒト医療で用いられている総合栄養輸液剤のウシ医療への可能性について考えてみたい。総合栄養輸液剤は水溶性ビタミン，脂溶性ビタミン，微量原素，糖，アミノ酸および電解質を配合した栄養輸液剤群である。総合栄養輸液剤も目的に応じて，1 号液，2 号液など処方が異なる。人体用の高カロリー輸液剤では「フルカリック® 1 号液」（図4-3-8）と「フルカリック® 2 および 3 号液」が市販されており，「フルカリック® 1 号液」は，炎症や侵襲によって耐糖能が低下している可能性のある動物に対する「開始液」として用いることを想定している総合栄養輸液剤であり，グルコース濃度が 13.5％と低めに設定されている。本剤は，子牛やケトーシス牛などの総合栄養輸液として理想的な処方といえる。一方，「フルカリック® 2 号液」は 17.5％と糖濃度が高く，経中心静脈栄養療法の維持液として用いる。

図4-3-8 フルカリック® 1 号液

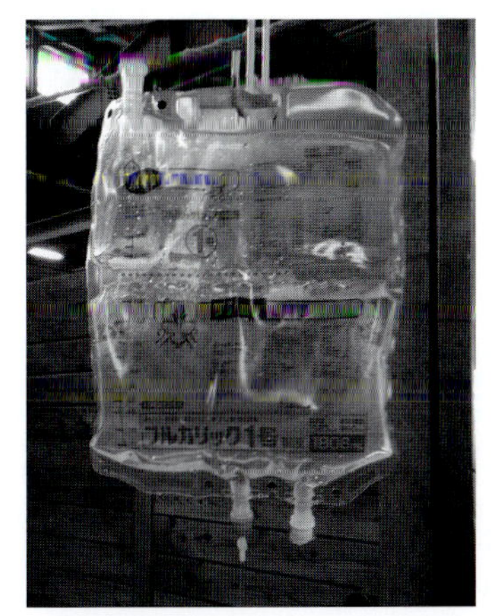

３室構造になっており，上室（小室：ビタミン），中室（アミノ酸），下室（大室：電解質および糖）にわかれている。投与前に隔壁を開通してよく混合して使用する

肺炎などの呼吸器疾患では，脱水，低栄養の改善を目的とした輸液療法が求められている。一方で持続的な炎症に伴って耐糖能の低下が疑われる。したがって，呼吸器疾患などの炎症性疾患では，1/2 生理食塩液を主体とした体液補充療法が終了したら，「フルカリック® 1 号液」などの糖濃度の低い総合栄養輸液剤を可能な限り時間をかけて点滴することが理にかなっている。肺炎に限らず，牛では炎症性疾患，脂肪肝，ケトーシスなど耐糖能の低下が疑われる疾患が多いため，「フルカリック® 1 号液」のような総合栄養輸液剤は生産性が見合えば用途はきわめて広いであろう。

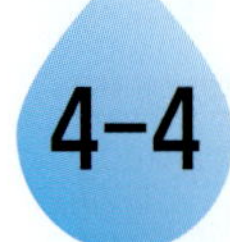

特殊状態下の輸液

循環器疾患

心不全とは，心臓のポンプ機能失調により，全身の臓器に十分な血液を供給することができない状態であり，臓器不全およびうっ血に伴う症状を呈する。心臓のポンプ機能の指標は心拍出量であり，心拍出量を規定するのは心筋収縮力，心室拡張終期容積（前負荷），末梢血管抵抗（後負荷）および心拍数である。したがって，心筋収縮力，前負荷または後負荷が単独または複合的に破綻をきたすことで心不全の症状が生じる。また，電解質異常による不整脈などでは輸液療法による電解質補正療法が重要な治療手段となり得る。さらに，循環器疾患動物が他の疾患を合併することにより積極的な輸液療法が必要となる場合がある。これらの動物に対して輸液や体液バランス管理の良否が動物の状態を大きく左右するが，心不全動物の体液量コントロールは決して簡単なものではない。したがって，輸液療法を計画する初期段階で輸液療法の目的を明確化し，心臓疾患の種類およびその重症度を識別することが重要である。

心不全の重症度分類

心臓疾患の重症度は臨床症状に基づいたNew York Heart Association（NYHA）の分類，胸部聴診所見によるKillipの分類，および臨床症状と観血的血行動態検査に基づくForresterの分類がある。表4-4-1にヒトの心不全患者に用いられているNYHAおよびKillipの分類をまとめた。Swan-Ganzカテーテル（図4-4-1）を用いて心拍出量，中心静脈圧（CVP）および肺動脈楔入圧（PCWP）を測定し，これらの値によって重症度を分類する方法がForresterの分類である（図4-4-2）。CVPおよびPCWPは，それぞれ右房および左房圧を反映することから，輸液療法のモニタリングとして最も重要な指標であると考えられている。健常動物のCVP値は0～5 cmH_2Oが正常範囲であるが，心不全動物では至適な右室充満圧を維持するためには8～11 cmH_2Oの高値を維持しなければならない。しかし，CVP値が16 cmH_2Oを越えると循環血液量が過剰となり（前負荷の増大），腹水を生じる危険性が高くなる。Foresterの分類でSubset ⅠおよびⅡが非臨床型，Subset ⅢおよびⅣが臨床型心不全である

非臨床型循環器疾患の輸液

Forresterの分類において，Subset Ⅰは血行動態に異常をきたさない軽症の左室障害である。Subset Ⅱは，心係数は正常であるがPCWPが上昇している病態である。これは，左室機能障害が生じているため，左室の前負荷を増大させることによって心拍出量を代償している。多くの症例では肺毛細管圧（PCP）の上昇が著しく，肺うっ血および水腫を生じる。特に

表4-4-1 心不全の重症度分類

	NYHA の分類	Killip の分類
I型	心疾患はなく，日常生活における身体活動では疲れ，息切れ，動悸，狭心症状などは生じない。身体活動を制限する必要がない	心不全なし
II型	安静時や軽作業では症状がないが，日常の活動を越えた身体活動では疲れ，息切れ，動悸，狭心症状を生じる。身体活動を軽度に制限する必要がある	軽度から中等度心不全（両側肺野の50％以下の領域でラ音聴取，III音の聴取，静脈圧の上昇）
III型	安静時には症状がないが，日常生活の身体活動で疲れ，息切れ，動悸，狭心症状を生じる。身体活動を著しく制限する必要がある	重症心不全（肺水腫，両側肺野の50％以上でラ音聴取）
IV型	身体活動を制限して安静にしていても，心不全症状や狭心症状を生じ，少しの身体活動によっても症状が増強する	心原性ショック

図4-4-1 Swan-Ganz カテーテル

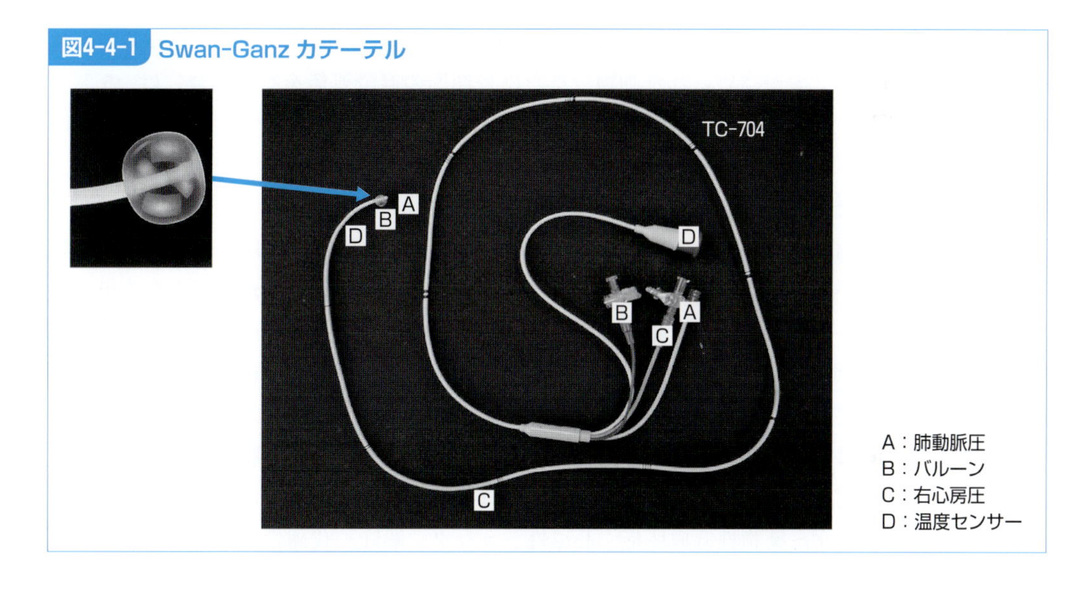

図4-4-2 Forrester の分類

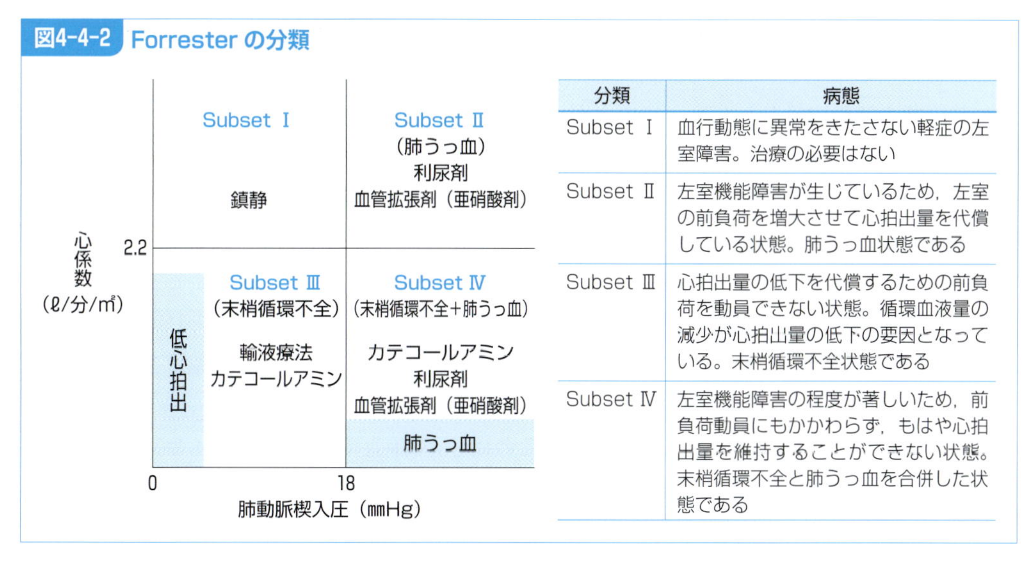

分類	病態
Subset Ⅰ	血行動態に異常をきたさない軽症の左室障害。治療の必要はない
Subset Ⅱ	左室機能障害が生じているため，左室の前負荷を増大させて心拍出量を代償している状態。肺うっ血状態である
Subset Ⅲ	心拍出量の低下を代償するための前負荷を動員できない状態。循環血液量の減少が心拍出量の低下の要因となっている。末梢循環不全状態である
Subset Ⅳ	左室機能障害の程度が著しいため，前負荷動員にもかかわらず，もはや心拍出量を維持することができない状態。末梢循環不全と肺うっ血を合併した状態である

PCPが25㎜Hg以上であれば利尿剤，血管拡張剤の静脈内投与が適用となる。臨床症状が明らかではない循環器疾患動物に対して，輸液療法が必要となる状況はごく稀なことである。しかし，合併症の治療のために麻酔処置が必要となる場合には，輸液療法を検討しなければならない。その理由として，麻酔前投薬および麻酔薬による心臓抑制および血管拡張作用との均衡を図らなければならないことがある。これら循環器疾患のリスクの高い動物の多くは，心雑音の聴取または超音波診断所見において心疾患を示唆する所見が得られるものの，循環血液量が正常であるため心不全の臨床症状である発咳，呼吸困難あるいは運動不耐性などの症状は認められない。このような動物に対する輸液療法の目的は急性腎不全を予防することである。そのためには，循環血液量の著しい増加や肺うっ血または肺水腫を発現させることなく，適切な腎臓血流量を確保することに努めなければならない。超音波検査所見において心臓の形態学的変化がわずかである動物に対しては，短期間に限って生理食塩液あるいは乳酸リンゲル液などの細胞外液補充剤を使用することが可能である。しかし，心不全の臨床症状がみられなくても画像診断上著しい心室拡大が認められた動物，または長期間の麻酔処置を行う場合には，5％ブドウ糖液や1/2生理食塩液のようなナトリウムを制限した輸液剤を用いるべきである。

臨床型循環器疾患の輸液

心不全の主たる臨床症状はうっ血および低心拍出量による四肢冷感，脈圧の低下である。特に慢性心不全動物が急性増悪を起こして呼吸困難を呈したために緊急処置が必要となる場合，ほとんどの動物でうっ血症状が強く認められる。発咳，呼吸困難および運動不耐性の臨床症状が現れているうっ血性心不全（CHF）の動物が摂食および飲水している場合には，基本的に輸液療法を行う必要はなく，利尿薬の静脈内投与，ストールレストおよび水分管理を行う。利尿剤の第一選択薬はループ利尿薬であるフロセミドであり，呼吸および粘膜色が改善するまで1～2㎎/kgを2時間間隔で静脈内投与する。一方，食欲不振，脱水，腎機能不全，低カリウム血症などの電解質異常，薬物性低血圧症，心原性ショック，嘔吐，代謝性疾患および感染症などとの合併症のCHF動物では，輸液療法が必要となる。これらの動物に対する輸液療法では5％ブドウ糖液および1/2リンゲル液（等張リンゲル糖液-V注射液）などのナトリウムを制限した輸液剤が推奨されている。ただし，循環血液量が減少しているCHF動物に対してこれらの輸液剤を静脈内投与しても，自由水が増加するだけで循環血液量の改善は期待できない。また，すでにうっ血によって機能的な細胞外液が喪失し，細胞内液が増加している動物に対してナトリウムを制限した前述の輸液剤を静脈内投与すると，水分が細胞内へ拡散して細胞水腫を増悪させることになる。したがって，循環血漿量を増加させる目的で一時的かつ少量の生理食塩液を投与し，血行動態の改善が認められてから1/2リンゲル液に切り替えることは理にかなっている。循環血液量の改善が認められたCHF動物に対して，体液保持を目的とした維持輸液を検討する場合は，ナトリウムを制限した輸液剤を20～40㎖/kg/日の輸液量で持続点滴する。

心不全の治療において輸液療法が重要となるのはSubset Ⅲである。Subset Ⅲは心係数およびPCWPがともに低値を示す病態であり，心拍出量の低下を代償するための前負荷を動員することができない。この病態の背景として，循環血液量の著しい減少（または脱水）があり，輸液療法による体液量の増加が積極的な治療手段となる。Subset Ⅳは左室機能障害の程度が著しいため，前負荷を動員しているにもかかわらず心拍出量を維持することができない。Subset Ⅳでは，心係数の低下とPCWPの上昇が認められ，心不全のなかで最も重症である。この病態の背景には，左室機能の全体的な低下が存在するために治療は困難である。

要約すると，心不全動物において，輸液療法が適用となるのはForresterの分類のSubsert Ⅲ（低心拍出量，低肺動脈楔入圧）である。低心拍出量の心不全動物に対しては，少量の生理食塩液を用いて循環血液量を確保する。合併症によりさらなる水分補給が必要である動物に対しては，1/2生理食塩液を20～40 mℓ/kg/日で追加投与する。

腎臓疾患

腎不全動物に輸液を行うに場合には，病態を十分に把握し，可能な限り量的および質的な体液異常の是正を図ることが重要である。また，腎不全動物では，水分・電解質代謝異常，酸塩基平衡異常，蛋白・アミノ酸代謝異常，糖質代謝異常，脂質代謝異常，ビタミン，ミネラルおよびホルモン代謝異常など広範な全身性の代謝異常を伴う（表4-4-2）。特に蛋白異化が亢進しているために栄養障害が存在する。この異化亢進を是正して低栄養状態の改善を図ることも腎不全動物に対する輸液療法において重要な目的となる。さらに，腎臓での排泄および代謝障害により健常な動物よりも薬物投与の影響を受けやすいことも腎不全動物の診断および治療を難しくしている。

腎不全動物の輸液の目的は，腎機能が正常な動物の輸液と基本的には変わらない。すなわち，①体液量とその組成の異常を補正すること，②毎日の水分出納を維持することの2点である。腎不全動物においても，脱水を水分喪失状況によって水分欠乏性脱水，ナトリウム欠乏性脱水または混合性脱水に分類し，その特徴に合わせて輸液計画を立てることが基本である。しかし，腎不全動物は腎臓機能が正常な動物とは異なり，体液維持機構や体液組成の調節能が著しく低下しているため，輸液開始時にすでに大きな水分・電解質代謝異常を呈している。腎機能の低下，特に腎不全初期には尿濃縮能が低下しているために脱水に陥りやすく，腎不全末期には尿量の減少から高度の水分・ナトリウム過剰（溢水）になりやすいことに注意して輸液計画を立てる必要がある。

表4-4-2 腎不全の病態と代謝異常

代謝異常	病態	臨床像
水分／電解質代謝	水分貯留 K^+↑，IP↑，Mg^{2+}↑，Ca^{2+}↓	浮腫，肺水腫，高血圧，心不全，心電図異常（T波増高，QRS短縮→心室細動）
酸塩基平衡	代謝性アシドーシス HCO_3^-↓，BE↓	
蛋白・アミノ酸代謝	尿毒素の蓄積 蛋白異化亢進 蛋白合成能の低下	免疫能の低下（易感染性），栄養障害（低蛋白血症，貧血，創傷治癒の遷延，組織の脆弱化）
糖代謝	耐糖能	熱源不足

表4-4-3 急性腎不全の分類と原因

分類	病態	原因
腎前性	①心拍出量の低下，心原性ショック	心筋梗塞，心タンポナーゼ，不整脈，肺梗塞，心不全など
	②循環血液量の低下，出血性ショック	心筋梗塞，心タンポナーゼ，不整脈，肺梗塞，心不全など
	③細胞外液の分布異常，末梢血管抵抗の減少	著明な浮腫，低蛋白血症，敗血症，ショックなど
	④血管系の異常	腎動脈血栓症，損傷
腎　性	①急性尿細管壊死症（ATN）	腎虚血，腎毒性物質，ミオグロビン(横紋筋融解)など
	②急性間質性腎炎	抗菌薬，NSAIDs，シメチジン，カプトリルなど
	③腎実質の疾患	急性糸球体腎炎，急速進行性腎炎など
	④腎乳頭壊死	糖尿病，鎮痛剤，腎盂炎など
	⑤急性皮質壊死	播種性血管内凝固（DIC），分娩時に伴う腎障害など
腎後性	①腎盂・尿管閉塞	骨盤内臓器の腫瘍，後腹膜線維症，結石など
	②膀胱	結石，前立腺肥大，前立腺·膀胱腫瘍，神経因性膀胱など

急性腎不全の輸液

腎不全は，一般に急性腎不全（ARF：acute renal failure）と慢性腎不全（CRF：chronic renal failure）に大別される。急性腎不全は，数時間から数週間での糸球体濾過率（GFR）の低下，およびその結果として生じる血中尿素態窒素（BUN）およびクレアチニン（Cr）の上昇によって診断する。さらに急性腎不全は尿量により乏尿性（oliguric ARF）と非乏尿性（non-oliguric ARF）に分類する。人によって見解が異なるが，おおむね尿量が1 mℓ /kg / 時未満のときを乏尿と診断する。急性腎不全の診断は，①腎前性，②腎性，③腎後性に分類して考えると治療の選択にもつながるので便利である。**表4-4-3** に急性腎不全の病態と原因について要約した。

急性腎不全では，急激な腎機能の低下により代謝が亢進し，急激な尿毒素の蓄積，アシドーシスの増悪，水分・電解質異常を招く。これらの補正を経口的に行えることはほとんど稀であり，静脈内輸液療法が必要となる。溢水症例では血液および腹膜透析が適応となるが，生産動物医療においてその適応は難しい。軽症の急性腎不全の動物では水分とナトリウムの制限を厳重に行うことで対処できる場合が多い。水分・ナトリウム欠乏（脱水）に対しては体重変化，皮膚の緊張度，ヘマトクリット（Ht）値の変化を指標に脱水の程度を判定し，不足量の1/2程度を生理食塩液と5％ブドウ糖液を主体とした輸液メニューで，体液補充療法を試みるべきである。

腎機能が正常である脱水症例に対して静脈内輸液療法で欠乏量を補う場合，通常は12～24時間の持続点滴を行う。しかし急性腎不全動物には，循環機能に問題がない限り最初の4～6時間で欠乏量を補正する。その目的はあくまでも腎臓の虚血状態を一刻も早く改善して腎不全を増悪させないことである。乏尿性急性腎不全では，欠乏量を補正する輸液開始液として，カリウムを含まない輸液剤である生理食塩液または1/2生理食塩液を用いる。輸液量は体液喪失分およびこれからの喪失を推定した量(予測喪失量)であり，維持量は加えない。

初期の急性腎不全の動物のほとんどは等張性脱水を示すため，血清ナトリウムおよびクロール濃度は正常値を示す。しかし，体液欠乏量を補うために生理食塩液を，アシドーシスを補正するために重炭酸ナトリウム溶液を使用することによって，輸液療法を開始してから数日後に高ナトリウム血症を生じることがある。仮に高ナトリウム血症を生じた場合でも，輸液剤を生理食塩液から 1/2 生理食塩液に切り替えることによって，この問題は解決することができる。

非乏尿性急性腎不全では，尿量および予測喪失量の総和から代謝水の産生量を差し引いた量を維持量とする。したがって，脱水などの体液喪失がある動物ではこの維持量に欠乏量を加えた量が，脱水を伴わない場合には維持量が輸液量となる。非乏尿性急性腎不全では，アシドーシスによる高カリウム血症の危険性が高いため，カリウムを含む輸液剤を投与する際には注意が必要である。また，非乏尿性急性腎不全は，脱水によって乏尿性急性腎不全に移行しやすいこと，体液の貯留傾向があるために過剰輸液によって肺水腫などの合併症を発症する危険性が高いことから，水分出納については厳重に管理する必要がある。

乏尿性急性腎不全では，体液補充療法を行っても乏尿状態が改善されることは非常に稀であるため，利尿薬や血管拡張薬の併用を検討するべきである。フロセミドは獣医療分野において最も汎用されている利尿薬であり，乏尿性急性腎不全に対する第一選択薬である（2～6 mg/kg，8 時間おき）。しかし，利尿を誘発するということにおいては，フロセミドの単独使用よりもマンニトールと併用した方が効果的である。マンニトールは浸透圧物質であるため，尿細管細胞の腫脹を減少させ，尿細管内のろ過液の流量を増加させることで尿細管閉塞または虚脱を改善し，利尿を促す。乏尿性急性腎不全の治療では，10 ～ 20%マンニトール製剤 0.5 ～ 1.0 g/kg を 15 ～ 20 分以上かけて緩速に静脈内投与すると，1 時間以内に尿量が増加する。

要約すると，急性腎不全動物では心臓に問題がない限り最初の 4 ～ 6 時間で欠乏量を補正する。その理由は，あくまでも腎臓の虚血状態を一刻も早く改善して腎不全を増悪させないことである。輸液開始液として，乏尿性急性腎不全ではカリウムを含まない輸液剤として，生理食塩液または 1/2 生理食塩液を用いる。

Reference

●4－1

・Berchtold J：*Vet Clin North Am Food Anim Pract*，15（3），505-531（1999）
・DiVartola SP：*Vet Clin North Am Small Anim Pract*，28，515-532（1998）
・DiVartola SP：*Fluid therapy in small animal practice*，2 nd ed.，211-240，WB Saunders Co.，Philladeiphia（2000）
・DiVartola SP：*Fluid therapy in small animal practice*，2 nd ed.，265-306，WB Saunders Co.，Philladeiphia（2000）
・石田尚志，小椋陽介：水・電解質テキスト，152～223，文光堂，東京（1987）
・家畜感染症学会 編：子牛の医学，209～217，緑書房，東京（2014）
・Kasari TR，Naylor JM：*Can Vet J*，25，394-399（1984）
・Kasari TR，Naylor JM：*J Am Vet Med Assoc*，187（4），392-397（1985）
・Kasari TR，Nalyor JM：*Can J Vet Res*，50，502-508（1986）
・Kasari TR：ウシの輸液（田口 清，鈴木一由 監訳），33～49，獣医輸液研究会，札幌（2003）
・越川昭三 編：輸液療法のチェックポイント，51～61，日本メディカルセンター，東京（1987）
・Lewis LD，Phillips RW：*Vet Clin North Am Large Anim Pract*，1（22），395-409（1979）
・Lorenz I：*J Vet Med Physiol Pathol Clin Med*，51，425-428（2004）
・Lorenz I：*Vet J*，179（2），197-203（2009）
・Michell AR，et al.：*Veterinary fluid therapy*，104-120，Blackwell Science Publication，London（1989）
・Michell AR，et al.：輸液療法（本好茂一 監訳），67～80，チクサン出版，東京（1993）
・Moon HW：*J Am Vet Med Assoc*，172，443-448（1978）
・織田敏次ら 編：体液電解質，147～156，永井書店，東京（1981）
・岡田啓司：臨床獣医，27（6），12～17（2009）
・大橋秀一：家畜診療，304，19～32（1988）

・大橋秀一：東獣ジャーナル，466，17～19（2005）
・Robertson SA：*Vet Clin North Am Small Anim Pract*，19（2），289-306（1989）
・Roussel AJ：牛の輸液療法（竹村直行 訳），45～48，チクサン出版社，東京（1998）
・Schaer M：*Vet Clin North Am Small Anim Pract*，12（3），439-452（1982）
・菅原 有実子，塚野健志：家畜診療，58（5），291～295（2011）
・鈴木一由：臨床獣医，19（1），61～64（2000）
・橘 泰光：家畜診療，59（1），13～22（2012）
・上片野 一博：獣医輸液会誌，7（1），22～23（2007）
・Watt JG：*Vet Rec*，77（4），1474-1483（1965）
・山田 裕：獣医輸液研究会会誌，6，11～19（2006）
・山田 裕：臨床獣医，32（2），25～28（2014）
・Vandaele W：*Pharmacological Basis Of Large Animal Medicine*，Bogan JA，Lee P，Yoxall AT，ed.，354-374，Blackwell Scientific Publications Ltd.，Oxford（1983）

● 4－2

・Berchtold J：*Vet Clin North Am Food Anim Pract*，15（3），505-531（1999）
・Fortier C，Selye H：*Am J Physiol*，159（3），433-439（1949）
・深川雅史，柴垣有吾：より理解を深める！ 体液電解質異常と輸液，211～212，中外医学社（2007）
・深川雅史，柴垣有吾：より理解を深める！ 体液電解質異常と輸液，219～221，中外医学社（2007）
・丸山一男：レジデントノート，9（10），1480～1486（2008）
・鍋島俊隆，杉浦伸一：症例から学ぶ輸液療法 第 2 版，45～51，p.87，93～99，じほう（2015）
・鍋島俊隆，杉浦伸一：症例から学ぶ輸液療法 第 2 版，p.87，じほう（2015）
・鍋島俊隆，杉浦伸一：症例から学ぶ輸液療法 第 2 版，93～99，じほう（2015）
・Perez Garcia J：*Vet Clin North Am Food Anim Pract*，15（3），533-543（1999）
・Roussel AJ Jr：*Vet Clin North Am Food Anim Pract*，15（3），545-557（1999）
・Selye H，Fortier C：*Res Publ Assoc Res Nerv Ment Dis*，29，3-18（1949）
・Selye H，Fortier C：*Psychosom Med*，12（3），149-157（1950）
・杉田 学：輸液療法の進め方ノート，70～75，羊土社（2009）
・杉田 学：輸液療法の進め方ノート，220～243，羊土社（2009）
・Taché J，Selye H：*Issues Ment Health Nurs*，7（1-4），3-24（1985）

● 4－3

・Berchtold J：*Vet Clin North Am Food Anim Pract*，25（1），73-99（2009）
・Desrochers A，Francoz D：*Vet Clin North Am Food Anim Pract*，30（1），177-203（2014）

● 4－4

・Bellomo R，et al.：*Crit Care*，8（4），204～212（2004）
・Bonagura JD，et al.：*Fluid，Electrolyte and acid-base disorders in small animal practice* 4th ed.，514-543，Elsevier（2012）
・深川雅史，柴垣有吾：より理解を深める！ 体液電解質異常と輸液，213～215，中外医学社（2007）
・Grauer GF：*Vet Clin North Am Small Anim Pract*，28（3），609-622（1998）
・秋葉 隆：診断と治療，88（5），746～749（2000）
・Grauer GF：*Vet Clin North Am Small Anim Pract*，28（3），609-621（1998）
・小松康宏：レジデントノート，9（10），1476～1479（2008）
・Krück F：*Drugs*，41（3），60-68（1991）
・Langston K：*Fluid，Electrolyte and acid-base disorders in small animal practice* 4th ed.，544-556，Elsevier（2012）
・鍋島俊隆，杉浦伸一：症例から学ぶ輸液療法 第 2 版，117～124，じほう（2015）
・鍋島俊隆，杉浦伸一：症例から学ぶ輸液療法 第 2 版，125～132，じほう（2015）
・鍋島俊隆，杉浦伸一：症例から学ぶ輸液療法 第 2 版，100～107，じほう（2015）
・関田 学：輸液療法の進め方ノート，106～115，羊土社（2009）
・Venkataraman R，Kellum JA：*Chest*，131（1），300-308（2007）
・柳 秀高：輸液療法の進め方ノート，148～151，羊土社（2009）

Chapter

5

成牛疾病の病態と輸液療法

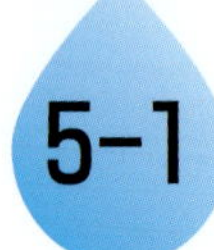

5-1 分娩後の食欲不振への輸液

近年の乳牛は育種改良の結果，高泌乳という高い生産能力を身につけ，今や 1 頭当たりの年間平均乳量が 9,000 kgを超えるまでになった。しかしながら，周産期特有の生理的乾物摂取量の低下は泌乳に伴う負のエネルギーバランスをさらに助長し，結果として乳熱や第四胃変位，ケトージス，脂肪肝といった種々の周産期疾患を招来する原因となっている。

周産期，特に分娩直後は生体内の代謝機構，特に栄養・エネルギー代謝が劇的に変化する時期である。潜在的な問題を有している個体にとって，分娩はこれからの生産のスタートであると同時に，疾病発症のスタートともいえる。分娩前後の栄養補給により，この重要な時期をできるだけスムーズに経過することが重要である。

病態

乳牛において，乾乳後期から泌乳初期にかけて飼料（乾物）摂取量（DMI）が低下することは生理的に避けられない。DMI の低下により第一胃発酵によるプロピオン酸の産生量が低下し，さらに泌乳の開始に伴いグルコース要求量が著しく増加するため，結果として血糖値の低下を招くことになる。1 kgの乳を生産するには 72 g グルコースが必要である。つまり，分娩直後に乳量 40 kgを泌乳する乳牛では 1 日に約 3 kgものグルコースを必要とする。ホルスタイン種におけるグルコースの総要求量は分娩 3 週間前で 1,000 g/ 日であるのに対し，分娩 3 週間後には 3,000 g/ 日まで増加する。

このように飼料から十分な量の糖質が摂取できない場合，糖新生によってグルコース要求量を充足しようとするが，糖新生によるグリコーゲン産生だけでは補いきれず，足りない分は体組織の蛋白質由来の糖原性アミノ酸や，脂肪組織由来のグリセロールによって補おうとする。このような調節機構が存在するにも関わらず，グルコース要求量を満たすことができず，分娩後 1 週間は 1 日当たり 0.5 g/ kgのグルコース欠乏状態が持続し慢性的な低血糖状態となる。

グルコースは脂肪組織のグリセロールの原料で，多くの組織でクエン酸回路における中間体の濃度をコントロールする役割を果たしている。さらに，乳糖（ラクトース）の乳腺組織中での前駆体でもあり，泌乳量を維持するためにも重要である。

通常では，蛋白質の供給は経口摂取が主であるが，分娩前後の DMI の低下はグルコース産生摂取蛋白質量の低下による遊離アミノ酸摂取量の減少と，アミノ酸プールにある遊離アミノ酸の不均衡を生じる。アミノ酸の機能は細胞骨格や核酸に利用されるだけでなく，種々の活性

図5-1-1　牛の糖質代謝

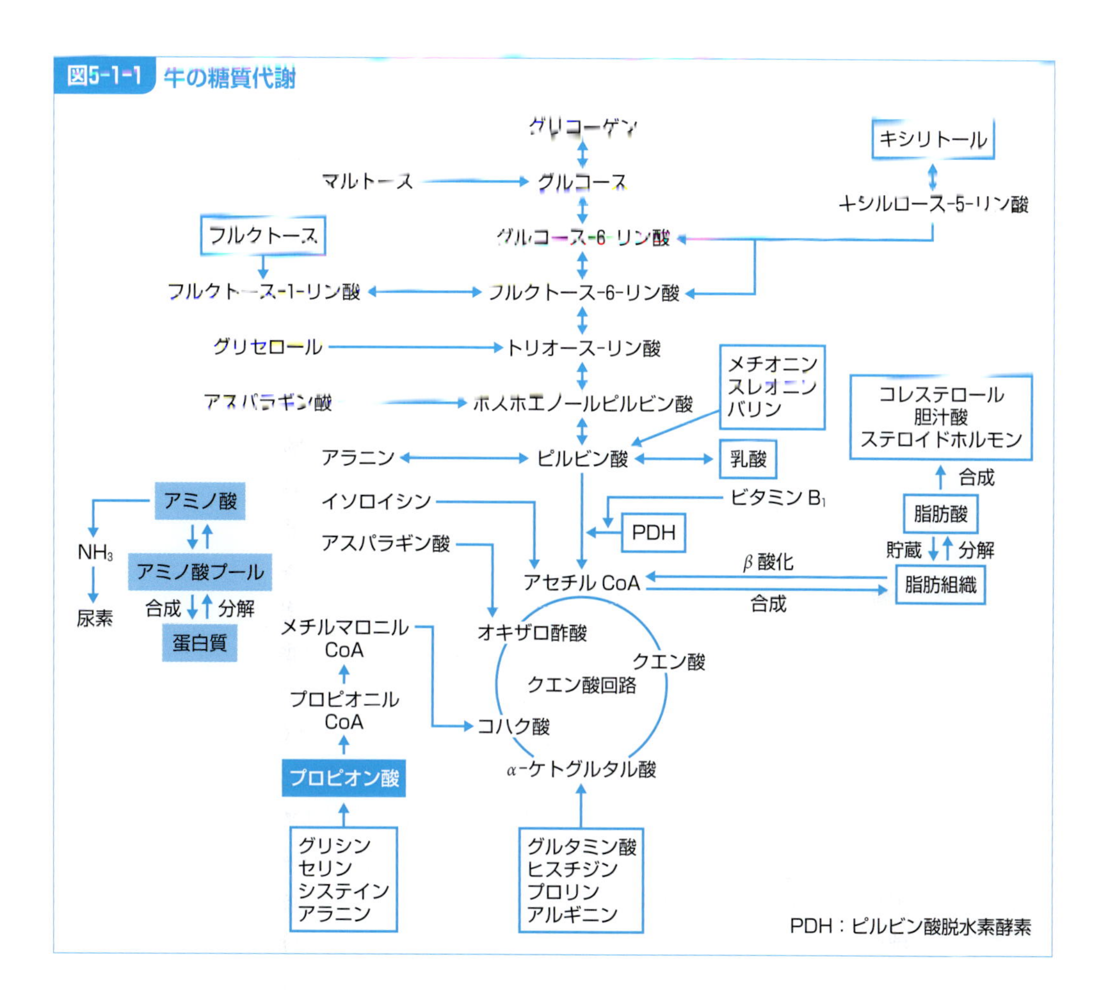

物質やエネルギー，触媒，酵素などのほか分子の輸送や貯蔵，神経インパルスの伝達，細胞の増殖や分化の制御など多岐にわたるため，この状態が長く続くと，生体はまず糖や脂肪を利用できる限りアミノ酸消費を避けるように働く。乳熱やケトージス，難産などの周産期疾患を併発するとアミノ酸消費量がさらに増加することになる。

分娩後の食欲不振の原因には，糖質代謝異常と蛋白質（アミノ酸）代謝異常が根底にあることを念頭に，輸液内容を組み立てる必要がある。

糖質代謝

現在，医療用輸液剤として使用可能な糖質には，グルコース，フルクトース，キシリトール，マルトースなどがある。グルコースは生体にとってエネルギー供給源として最も重要で，特に神経系や赤血球ではグルコース供給が途絶えると致命的となる。グルコースはグルコース-6-リン酸にリン酸化され解糖系に入り，ピルビン酸を経て好気的解糖によりアセチル CoA となる。その後，クエン酸回路によって完全に酸化される過程で 15 分子の ATP が産生される（図5-1-1）。

図5-1-2 コリ回路

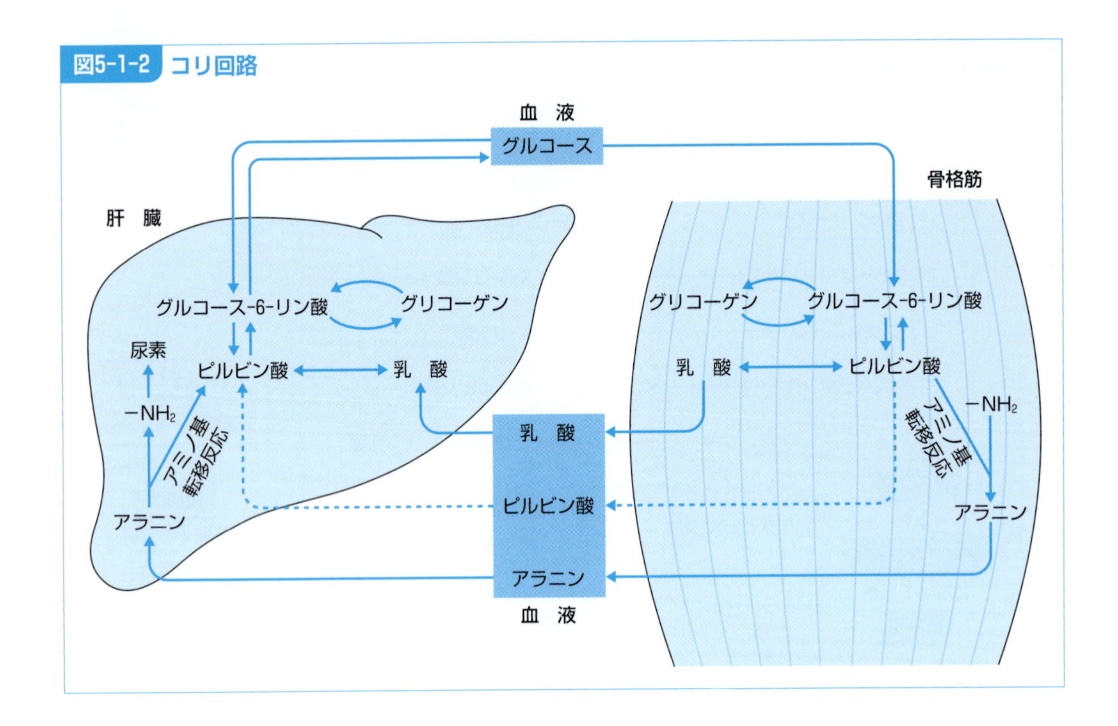

生体内の糖質が不足している際は，アミノ酸，グリセロール，乳酸などを原料とし，肝臓，腎臓，筋肉の糖新生によってグルコース要求量を満たす。糖新生は解糖系の逆経路で，ピルビン酸や乳酸，オキザロ酢酸，糖原性アミノ酸からグルコースに転換する代謝経路である。なかでも乳酸は解糖系ではグルコースからの産生産物であるが，糖新生ではグルコース産生の基質となる。筋肉内での嫌気的発酵で産生された乳酸は血中に放出された後，肝臓に運ばれ乳酸脱水素酵素によりピルビン酸に変換された後，糖新生によりグルコースへと再生される。また，全身で生じたアラニンも肝臓でアミノ基転移反応を受けた後，ピルビン酸を経てグルコースへ転換される（図5-1-2）。

蛋白質代謝

蛋白質は生体の基本構成成分で，三大栄養素のひとつである。細胞の乾燥重量の75%は蛋白質が占めており，様々な生命活動にきわめて重要な役割を果たしている。経口的に蛋白質を摂取された蛋白質は，ペプチドや最小単位であるアミノ酸まで異化された後，生体に吸収される。生体に吸収されたアミノ酸はアミノ酸プールにおいて蛋白質合成と分解が行われる。

アミノ酸プールでは，食物由来のアミノ酸だけではなく，体蛋白の分解で生じたアミノ酸も同様に集められる。ここに集められたアミノ酸は，酵素や筋肉，血液成分，ホルモンなどの体蛋白として新たに合成されるほか，生理的活性物質や核酸やホルモン合成のためのエネルギー源として利用され，さらに飢餓時のエネルギー源として利用される。

アミノ酸プールでは各々のアミノ酸が一定の割合で存在しているため，蛋白質の欠乏状態が持続するとその均衡が崩れ，不足分は骨格筋を分解することで補うことになる。骨格筋の分解により分岐鎖アミノ酸（バリン＋ロイシン＋イソロイシン，Branched-Chain Amino Acid：

図5-1-3 侵襲時の体蛋白の分解とアミノ酸の流れ

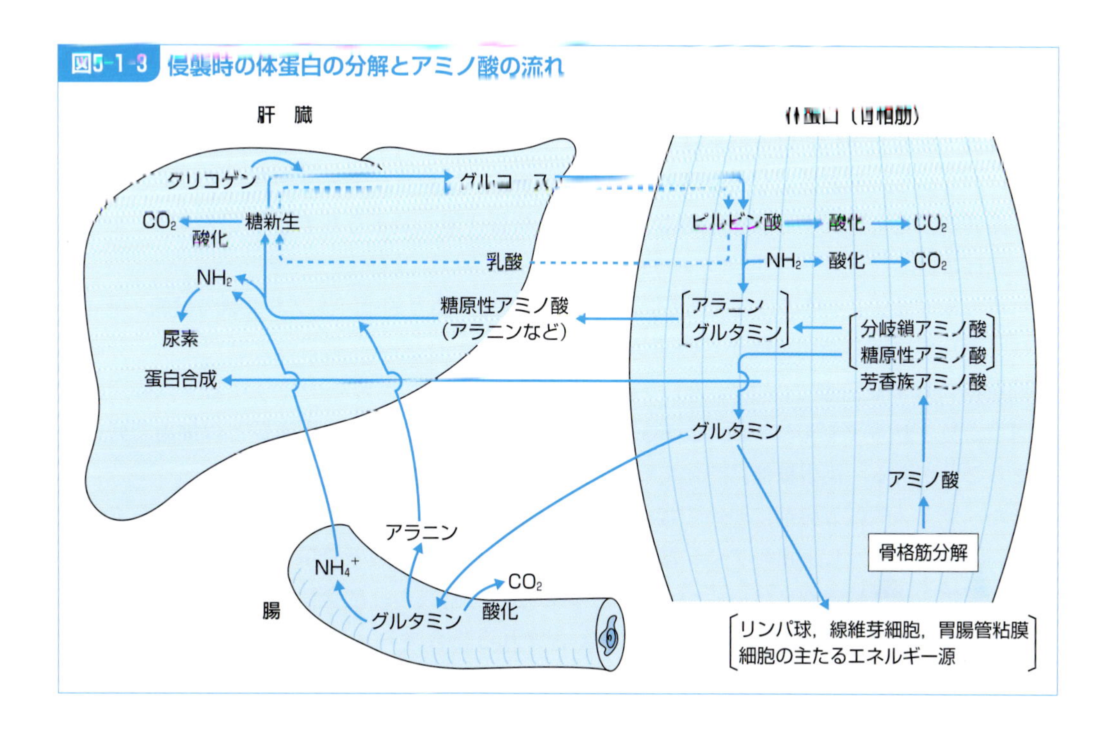

BCAA）がエネルギー源として利用される。それでもなお不足する場合には，消化酵素などを分解し補おうとするため，結果的に蛋白質利用率が低下する。蛋白質利用率の低下は，①利用できない蛋白の尿中への排泄（尿中窒素排泄量の増加），②組織再生および創傷治癒の遅延，③各種酵素の生成障害となる。特に③では，蛋白質を初めとする栄養摂取と摂取した栄養素の利用が障害されることになる。したがって，さらなる蛋白欠乏状態となる。これを断ち切るには，遊離アミノ酸輸液製剤を主体に投与し，直接利用できる遊離アミノ酸をアミノ酸プールに補充することである。

分娩後の負のエネルギーバランスの状態では，糖や脂肪を主なエネルギー基質として利用し，できる限りアミノ酸を温存しようとするエネルギー代謝抑制が起こる。負のエネルギーバランス（NEB）が持続すると生体は筋蛋白質を分解し，グルタミンやアラニンなどのアミノ酸を動員する（図5-1-3）ようになり，骨格筋，心筋や平滑筋などの筋肉量が減少し，アルブミンなどの内臓蛋白の減少，急性相蛋白質などの分化・産生障害といった生体適応の障害を引き起こす。

周産期の乳牛ではDMIの低下は避けることができず，乳産生により著しい蓄積栄養の消耗を強いられるため，筋力の低下や易感染性となる。生理的なDMIの低下に加え，分娩時の体調不良は食欲廃絶・減退を招き，消化管でのアミノ酸摂取量を低下させる。そのため，アミノ酸低下を補うために生体内への直接的なアミノ酸供給が必要となる。

輸液療法

分娩後の食欲不振における病態は各々で異なるため，画一的な輸液内容を決められるものではない。しかし，上記のように分娩の食欲不振の根本には糖質代謝異常が存在し，そこに蛋白質代謝異常が見え隠れする状態であることから，糖質代謝の是正を基本としてメニューを組み立てればよい。

治療の基本はブドウ糖の投与である。ブドウ糖を投与する目的は，①ブドウ糖の供給，②インスリンの反応による脂肪組織からの非エステル型脂肪酸（NEFA）動員の抑制である。分娩後の低血糖に対する治療では25％ブドウ糖溶液500 mℓを1日1回静脈内投与する。以降，食欲の回復が見られるまで1日1回，2～3日間反復投与する。経口の糖原物質との併用で回復が早まることがある。高張糖液については65ページで解説した。

また，アミノ酸輸液製剤については，現在のところ動物用医薬品で承認が取れているものはない。したがって，ヒト用のアミノ酸輸液製剤を獣医師の責任の下で用いることとなる。ヒト用の総合アミノ酸輸液剤にはいくつか種類があるが，分娩後の軽度食欲不振では，必須アミノ酸，非必須アミノ酸，BCAAがバランスよく含まれる総合アミノ酸製剤と糖質輸液剤の投与が有用であろう。アミノ酸輸液については262ページを参照していただきたい。

5-2 乳熱の輸液

牛で低カルシウム血症といえば，すぐに乳牛の代表的な周産期疾患である乳熱を思い浮かべるだろう。もちろん，論理的には他の動物と同様に牛でも様々なタイプの低カルシウム血症が存在し，例えばアミロイドネフローゼによる低アルブミン血症も血清カルシウム濃度を低下させる。そのような低カルシウム血症に対してはそれぞれの原疾患に従った対応がされるわけだが，必ずしもカルシウム製剤の輸液が必要とされるわけではない。しかし乳牛の周産期に発生する急性低カルシウム血症，乳熱においてはカルシウム製剤の静脈内輸液はその治療に必須である。ここでは乳熱の病態を振り返り，静脈内輸液に加え，皮下輸液の効果についても言及する。

病態

文献的に乳熱のことが初めて記載されたのは，1793年のドイツである。その後，1920年代にWrightとLittle，Greigが，分娩後に産褥性麻痺を呈している牛で血清カルシウム濃度が低下していることを発見し，効果的な治療への道が開けた。低カルシウム血症に対する治療は，1933年にLittleとMattickが10％塩化カルシウムの静脈内投与を，1935年にDryerreとGreigがボログルコン酸カルシウムを静脈内投与したところ有効であったと報告しており，それが現在の分娩性低カルシウム血症の治療法の基本となっている。

乳牛の分娩性低カルシウム血症は泌乳の開始に起因するものである。このことは乳房切除した牛では分娩後も低カルシウム血症にならないことからも明らかである。乳牛は分娩後1週間を過ぎるとその後の泌乳量の増加によく対応し，母牛はカルシウムの恒常性を維持できるようになる。

乳熱は分娩前後1～2日に発生する。勘違いしてはいけないが，この病気は飼料からのカルシウム供給量が泌乳によるカルシウムの喪失より少ないという，カルシウム不足が原因で起こるのではない。生体が低カルシウム状態に対応するスピードが遅いことが原因で起こるのである。

また，初産牛で発生が少なく，産次の増加により発症率が9％ずつ増加することが知られている。しかし，乳熱は加齢が原因の退行性疾患というわけではない。牛の本来の寿命は30年程度あるようで，獣医師が診療の対象にしている牛は決して老齢ではなく，若い牛だからである。したがって，産次の増加による乳熱の発生率増加は，身体が何か退行性に変化したというのではなく，分娩後の乳量の増加によって説明される。

輸液療法

低カルシウム血症の治療として，カルシウム製剤を静脈内投与するのが最も適切であることは当然といえる。そこで，ここでは①どのカルシウム輸液剤を（種類），②どのくらい（投与量），③どの程度のスピード（投与速度）で投与すべきなのか検討する。ここまでは静脈内輸液の話であるが，最後の④どこから（投与経路）投与するのかについては，皮下輸液についても解説する。

カルシウム製剤

カルシウム単独の製剤にも何種類かの濃度があり，様々な配合成分を含むカルシウム製剤が存在する。現在市販されているものを一覧に示す（表5-2-1）。

低下した血清カルシウム濃度を正常に戻すためには，まずはじめにカルシウム製剤を血液中に投与することが求められる。乳熱の症状が低カルシウム血症であることが明らかになって，文献的にカルシウム製剤が最初に投与されたのは10%塩化カルシウム液で，1頭に150 mℓ投与された。しかしこの用量では長時間，高い血清カルシウム濃度を維持することは困難なため，皮下投与も併用する必要があった。この方法は効果があったのだが，10%とはいえ塩化カルシウムは皮下や筋肉には強い刺激があり，組織の損傷が問題となった。そこで開発されたのがグルコン酸カルシウムである。グルコン酸カルシウムは静脈内輸液だけでなく皮下輸液や筋肉内輸液，経口輸液も可能であるが，溶解度が低いため，カルシウム濃度をさらに高くする必要があった。そこで開発されたのが，ホウ酸を添加されたボログルコン酸カルシウムで，これが現在世界中で使用されている事実上のゴールドスタンダードである。薬品の投与経路も，ボログルコン酸カルシウム単味の製剤では，静脈内以外に腹腔内，筋肉内，皮下への投与が認められている。また，休薬期間については塩酸ピロカルピンを添加した製剤では10日間であるが，他の製剤では3日間である。ボログルコン酸カルシウムに配合されている成分は，グリセロリン酸ならばリンの，塩化マグネシウムであればマグネシウムの補給が目的になる。塩酸ピロカルピンはムスカリン受容体を介した副交感神経の興奮による消化管運動の促進と，唾液や消化液の分泌亢進，採食を促すために配合されている。またグルコースはケトン症の治療，あるいは産後の負のエネルギーバランスの改善のために配合されており，それぞれの症例によって使い分ける必要がある。

ただし，乳熱に対するカルシウム製剤にリンやマグネシウムを添加することの有用性は必ずしも明らかではない。いずれも細胞内に多く含まれるミネラルであるが，少なくとも血中濃度をモニターして投与を検討することが望ましい。また，50%グルコース液の投与による高グルコース血症と高インスリン血症により，リンの細胞外から細胞内への移動（コンパートメント）に伴う低リン血症が誘発されることが知られている。乳熱の際には，その多くにおいて低リン血症も併発しており，グルコースの併用には注意が必要である。

投与量

分娩性低カルシウム血症で乳牛が起立不能に陥っていれば（乳熱），まずはカルシウム製剤

表5-2-1 動物用カルシウム製剤の配合

動物用ボログルコン酸カルシウム輸液剤の配合成分

配合成分	商品名	ボログルコン酸カルシウム量(100 mℓ中)	投与経路
なし	ニューボロカールA	25 g	静脈/腹腔・筋肉・皮下
	ニューグロン・S	20 g	〃
	グルカ注20%	23 g	〃
塩酸ピロカルピン	カルシドン	25 g	静脈
	ニューグロン		〃
ブドウ糖	ボロカール	25 g	静脈/皮下
グリセロリン酸と塩化マグネシウム	カルマデックス	25 g	静脈
	ニューグロンプラス		〃

動物用グリセロリン酸カルシウム輸液剤の配合成分

配合成分	商品名	グリセロリン酸カルシウム量(100 mℓ中)	投与経路
硝酸チアミンジスルフィド	ネオグリセロ注	7 g	静脈
ブドウ糖	ネオニューリン注	7 g	〃

表5-2-2 乳熱の治療に対するカルシウム投与量の違いと効果の比較：文献調査

供試頭数	カルシウム投与量（g）	最もよい反応を得られたカルシウム投与量（g）	発表年
57頭と47頭	8，12	12	1966
46頭と51頭	13，18	差なし	1968
186頭	2.25，4.5，7.25，9.5，11.75，& 14.5	7.5～9.5	1969
652頭	8.6～17.2（半量皮下投与）	差なし	1970
430頭	7，14（半量皮下投与）	差なし	1971
39頭	8，12	12（有意差なし）	1972
141頭	5，10	5（P<0.05）	1972
137頭	4，8	8（P<0.05）	1973

を静脈内投与するのが最も重要である。一般に起立不能など低カルシウム血症による臨床症状が認められる牛に対しては，体重100 kg当たりカルシウムを2 g，1 g/分でカルシウムが入るように静脈内投与するのが安全で最も効果の高い方法とされている。実際的には広く使われている市販のボログルコン酸カルシウム製剤（カルシウム濃度1.7～2.1 g/100 mℓ）であれば，体重600 kgの成乳牛にカルシウムを12 g，すなわち600 mℓを12分かけて静脈内投与することになる。

なお，ボログルコン酸カルシウム（$C_{12}H_{20}B_2CaO_{16}$，分子量481.6）は1分子にカルシウム（Ca分子量40）を1分子含む。すなわち100 mℓに25 gのボログルコン酸カルシウムを含む25%ボログルコン酸カルシウム100 mℓには，カルシウムが2.076 g，約2 g含まれることになる。

Alankoの論文に出ている表5-2-2を引用する。1975年にAlankoがこの論文を発表する前に，すでにこれだけの報告があったことになる。牛の体重は現在よりも少し小型と思われるが，大体5～10 gのカルシウムが血液中に投与され，効果的とされている。

さて，Alanko らは北欧の乳熱罹患牛に対して，カルシウムをそれぞれ 6，9，12 g 含んだ輸液剤を静脈内投与し，臨床症状の改善効果について検討した。ちなみに 25%ボログルコン酸カルシウムに置き換えるとそれぞれ 300，450，600 mℓとなる。その結果，フィンランドでは 6 g で十分な効果が認められ，デンマーク，ノルウェー，スウェーデンでは 9 g で最も効果があり，12 g に増加するメリットは認められないとした。すなわち，フィンランドの症例を除くと，統計的に 6 g よりも 9 g の方がよい結果を得られたということである。この論文に供試牛の体重に関する記述は見当たらないが，Goff の総説にこの実験が体重約 500 kgであることが書かれており，そうだとするならばこれはカルシウムが体重 100 kg当たり大体 2 g ということになる。

近年では，Doze が 123 頭の野外症例の乳熱に対して，カルシウム濃度が 1.65 g/100 mℓの溶液を 450 mℓ（カルシウム実量 7.43 g）と 750 mℓ（カルシウム実量 12.4 g）投与してイオン化カルシウムなど生化学的検査項目と臨床症状の改善を比較したが，両者に大きな差は認められないと報告した。

『家畜共済の診療指針Ⅰ』には，乳熱の治療について以下の記述がある。「……治療の第一は，ボログルコン酸カルシウム剤の注射である。この標準的な治療法は，25％溶液 400 ～ 800 mℓ（カルシウム実量 8.2 ～ 16.4 g）を 15 分以上かけて投与する。産歴の高い高泌乳牛には 800 ～ 1,000 mℓを時間をかけて点滴静脈内注射を行うか……」と書かれている。治療する牛が 800 ～ 1,000 kgの牛ならば問題は少ないが，新旧の論文で 12 g 以上のカルシウム投与の有効性は必ずしも証明されていない。また，次の投与速度のところで議論するが，心毒性の問題も考慮しなくてはならない。25％ボログルコン酸カルシウム製剤 800 ～ 1,000 mℓ（16.6 ～ 20.8 g）は，日本の牛に対してはやや多めの用量となっている可能性があり，治療対象となる牛の大きさや年齢，臨床症状や検査値なども考慮に入れてカルシウム製剤を投与する必要がある。

投与速度

カルシウム輸液剤を投与する際の有害事象として注意しなければいけないことは，一過性の高カルシウム血症である。Littledike らによると，血清カルシウム濃度が 28 ～ 32 mg /100 mℓになると致死的な不整脈を発症し，斃死する危険性が非常に高くなるとしている。Goff は分娩性低カルシウム血症を発症したジャージー牛に，26％ボログルコン酸カルシウム製剤 500 mℓ（カルシウムとして 10.5 g）を 12 分かけて静脈内投与したところ，血清カルシウム濃度が 22 mg /100 mℓまで上昇したと報告しており，2008 年の総説では，体重 100 kg当たり 2 g のカルシウムを，カルシウムが 1 g/ 分で入るように静脈内投与するのが適当であるとしている。また，高カルシウム血症は，副甲状腺ホルモンの分泌を低下させるとともにカルシトニン分泌を亢進させるため，血清カルシウム濃度の補正をさらに難しくするとしている。

グルカ注 20％の添付文書の用法・用量には，「牛の乳熱，産前産後起立不能症にグルコン酸カルシウム 84 ～ 105 g を静脈に注射する場合には 10 ～ 20 分かけて注射すること」との記載がある。グルコン酸カルシウム（$C_{12}H_{22}CaO_{14}$，分子量 430.4）の 105 g は約 9.8 g のカルシウムを含んでおり，10 ～ 20 分で投与するのは適切と言える。

一方で Kvart は，ともに 8 g のカルシウムを含む塩化カルシウム溶液と，ボログルコン酸カ

表5-2-3 牛を用いたカルシウム皮下輸液の論文

論文	Goff（1999）	加藤（2004）	清水ら（2005）	高橋ら（2007）
牛	健康なジャージー種成雌牛	分娩後1～3日のホルスタイン種成雌牛	健康なホルスタイン種成雌牛	分娩後2日以内で食欲不振のホルスタイン種成雌牛
カルシウム製剤	25%ボログルコン酸カルシウム	25%ボログルコン酸カルシウム	20%グルコン酸カルシウム	25%ボログルコン酸カルシウム
添加剤		0.01%塩酸ピロカルピン		25%　グルコース
商品名		ニューグロン	グルカ注20%	ボロカール
投与方法	皮下：500 mℓ（50 mℓ×10カ所）	皮下：500 mℓ（50 mℓ×10カ所） 静脈：500 mℓ 静脈・皮下併用：250 mℓ i.v. → 250 mℓ s.c.	皮下：500 mℓと1,000 mℓ（各1カ所）	静脈：500 mℓ 静脈・皮下併用：250 mℓ i.v. → 250 mℓ s.c.

※現在のグルカ注20は23%ボログルコン酸カルシウム製剤

ルシウム溶液を8分で静脈内投与し（すなわち，カルシウムを1分間につき1g），心臓への毒性を観察している。その結果，すべての牛で何らかの心毒性を観察し，重篤な低カルシウム症状を示した牛では高率に不整脈が起こったと報告している。そのうち37%の牛では低カルシウム血症が回復する前にもかかわらず不整脈を引き起こしている。また投与後の血清イオン化カルシウム濃度は，塩化カルシウム溶液の方が高いことも指摘している。この論文は，乳熱の治療として通常行っているカルシウム投与量と投与速度が本当に安全であるのか，再考の必要性を示唆している。1分間につきカルシウムを1g静脈内投与することによって起こる高カルシウム血症とその結果として引き起こされる不整脈がすべての牛に起こるということは，確かに重大である。

特にグラム陰性菌感染症でエンドトキシンショックなどに陥っている際は，くれぐれも注意が必要である。

投与経路

カルシウム製剤のところでも触れたが，低カルシウム血症の治療にはカルシウム製剤を静脈内投与するのが最も適切である。これまでにも筋肉内投与や腹腔内投与などの報告もあるが，実際に使われているのは静脈内投与と皮下投与，それに経口投与ではないだろうか。筋肉内投与は疼痛と組織損傷があり，投与できる容量も限られる。腹腔内投与は血中のカルシウムやマグネシウム，リン濃度の上昇に有効とされるが，静脈内投与用の高濃度で，pHが低いカルシウム溶液では腹膜炎や腹腔内の癒着の危険がある。また，経口投与は非臨床型（潜在性）低カルシウム血症の牛などに対して，予防的にカルシウム製剤を投与するには有効だが，臨床症状を発現した後では有効な治療法とは言えない。ここまで静脈内輸液について説明してきたので，ここからは皮下輸液を中心に解説したい。

皮下への輸液が必要と考えられるケース

まずは，牛の臨床獣医師が低カルシウム血症の乳牛に投与しているカルシウム製剤は，浸透圧が高く，pHが低いということを知っておく必要がある。表5-2-3で商品名のある3つのカルシウム製剤を測定してみたところ，浸透圧は680～2,200 mOsm/ℓと血漿浸透圧（約285 mOsm/ℓ）に比較して高く，pHは3.6～5.6と酸性を示した。

どこから（静脈から），何を（カルシウム製剤を），どのくらい（体重100 kg当たりカルシウムを2 g），どの程度のスピードで（カルシウムを1分間につき1 g）は，ほぼ明らかになったが，皮下輸液ではどうか？　どこから（皮下から），何を（カルシウム製剤を）はともかく，投与量と投与速度については，現状で適切な答えはない。そこで，ヒトの報告と牛の報告を参考に，その意義と適切な方法について検討したい。

Rochonらは様々な文献を比較し，電解質輸液剤，電解質を含まない等張液，高張液などの輸液速度や副反応について調べているが，自身の病院では生理食塩水と5％グルコース液の混合液（1：2）を75 mℓ/時で皮下輸液するとしている。一般には生理食塩水（0.9％ NaCl），0.45％ NaCl，生理食塩水と5％グルコース液の混合液（1：2あるいは1：1），あるいは5％グルコース液が単独で用いられている。以前は5％グルコース液のような非電解質溶液の皮下への大量輸液の危険性が指摘されていたが，最近では注目するほどの危険はないと考えられている。

①静脈内輸液が可能だけれども皮下輸液をする場合

・安全な最大投与量を静脈内輸液しても改善の兆候がない，まったく反応しない場合：これ以上の静脈内投与は危険だが，足りていないようなのでもう少しカルシウム製剤を投与したい
⇒静脈内輸液との併用（後述）。

こういった場合には確かにカルシウム製剤の皮下輸液は心毒性を回避するに都合がよく，後で紹介する2つの論文からもおそらく有益な方法と考えられる。しかし，カルシウム製剤に対する反応が悪い，いわゆる難治性の低カルシウム血症には，低マグネシウム血症，代謝性アルカローシス，低リン血症，遺伝性疾患や腫瘍など様々な背景があり，そういった原因への適切な対処をすることを忘れてはならない。

・起立しており臨床症状が軽度な場合（非臨床型・潜在性低カルシウム血症）：静脈内投与しなくとも，皮下投与（あるいは経口投与）で改善が予想される
⇒皮下の単独輸液（後述）
これについては健康牛を用いた2つの論文で，有意に上昇することが報告されているが，今後は臨床症状を示した低カルシウム血症の牛を用いた検証が必要である。

・大腸菌性乳房炎などを併発している場合：静脈内投与では播種性血管内凝固（DIC）や心臓への悪影響が心配だが，皮下なら大丈夫だろう。
⇒皮下の単独輸液（後述）

分娩直後に乳熱と大腸菌性乳房炎の併発例に遭遇することは少なくない。以前は大腸菌性乳房炎罹患牛にカルシウム製剤を投与することはDICを助長することから禁忌とされたが，近年は積極的な投与が推奨されることもある。乳熱と大腸菌性乳房炎でともに治療にカルシウム製剤が必要であれば，乳房炎による全身症状が軽度のものについてはカルシウム製剤を輸液メニューに加えることは可能である。しかしショック状態からの回復が最優先され，高張食塩水を投与するような症例に対してはカルシウム製剤の静脈内輸液は避けるべきであり，そういった末梢の循環障害がある症例では皮下輸液の効果は期待できないであろう。

図5-2-1 血清総カルシウム濃度の経時的変化①

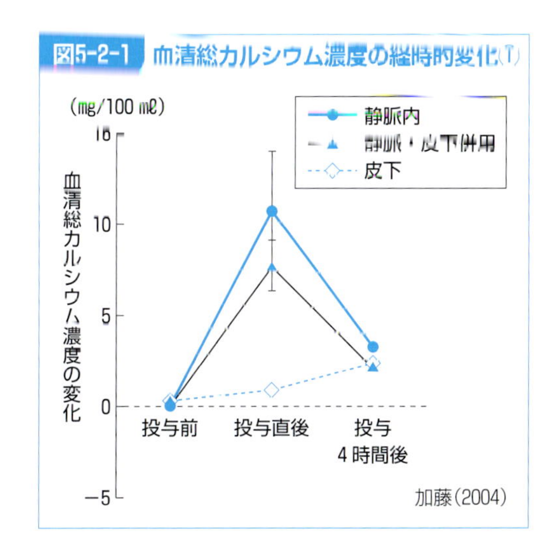

図5-2-2 血清総カルシウム濃度の経時的変化②

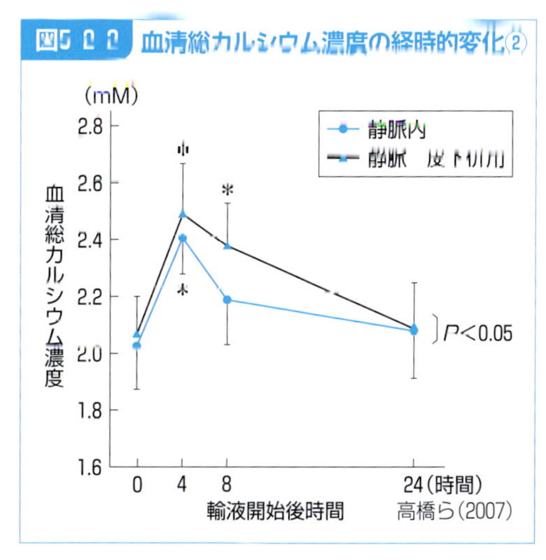

②静脈内輸液が不可能だから皮下輸液をする場合

・著しい脱水や循環不全により血管が虚脱，静脈の確保が困難。

⇒ショック状態では大腸菌性乳房炎の場合と同様に，そもそも効果があまり期待できない

静脈内輸液との併用

個々の症例の状態にも大きく左右され，必要量の半分を静脈内に，残り半分を皮下に投与することを一般化することは難しい。基本的に必要量はすべて静脈内に投与すべきである。

加藤（図5-2-1）と高橋ら（図5-2-2）の両報告では，分娩3日以内のホルスタイン種乳牛が供試されているが，高橋の実験では食欲不振という臨床症状を示し，血清カルシウム濃度もやや低値を示している。その結果からは，250 mℓでも 500 mℓでも静脈内輸液することで血清カルシウム濃度は直後に十分に上昇し，静脈内輸液だけでも4時間目まで効果が維持することが示されている。投与8時間後の結果からは皮下投与を併用した方が長時間血清カルシウム濃度を高く維持できることが分かり，静脈内輸液との併用が有効であると考察している。これは臨床症状を認めない牛を用いた加藤の実験結果とは一致せず，今後検証が必要である。

皮下の単独輸液

Goff（図5-2-3）と清水ら（図5-2-4）の両報告では，健康な牛ならば500 mℓの皮下輸液をした場合には，1カ所であろうと10カ所であろうと血清カルシウム濃度は1.5 mg /100 mℓ程度上昇することが分かった。しかし，循環不全などを起こした臨床例でもこのような上昇が期待できるのか，この程度の上昇で治療効果があるのかは議論すべきである。清水らの報告では，1,000 mℓの皮下輸液による血清カルシウム濃度の上昇は500 mℓ輸液のピーク濃度よりも高く，また投与12時間後まで高く推移することが示されている。このことは静脈内輸液とは異なる用量設定により，皮下1カ所の輸液でも効果が期待できることを示唆している。しかし，Goffは起立不能など低カルシウム血症の臨床症状を示す牛に対して，それを改善させるに十分なカルシウム製剤を皮下のみから投与するのは困難だと考えており，皮下や筋肉の組織の損傷にも

図5-2-3 血清総カルシウム濃度の経時的変化③

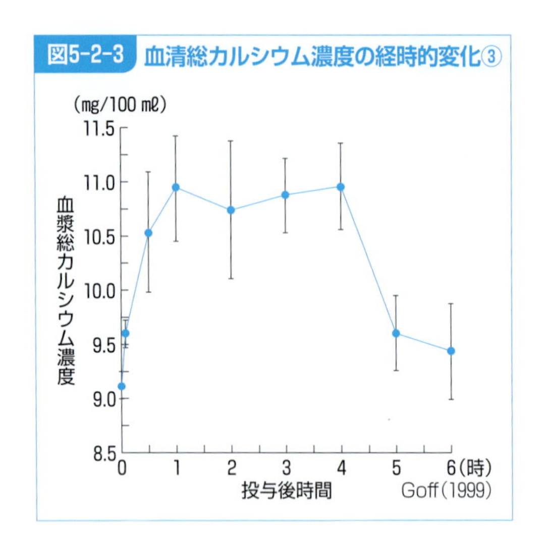

図5-2-4 血清総カルシウム濃度の経時的変化④

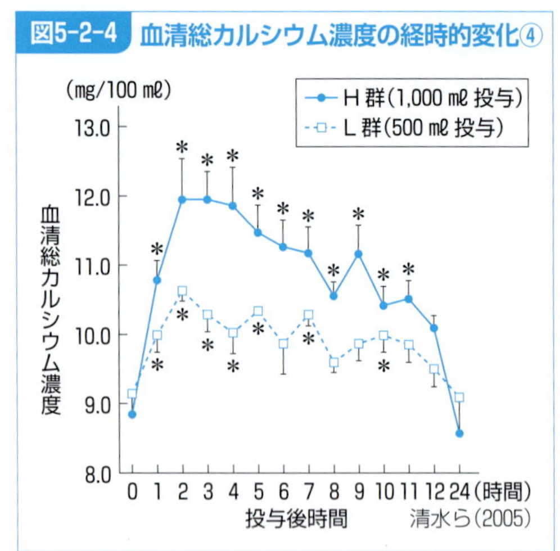

注意が必要としている。現状では乳熱発症牛に対して，皮下単独でのカルシウム製剤輸液が有効という証拠は見当たらない。

ここまで説明してきたように，現在牛に皮下輸液されているカルシウム製剤は高浸透圧でpHが低く，投与方法においても量は多く，速度も速い（あるいは考慮されていない）。ヒト医療では，慢性腎不全の際に皮下投与されるエリスロポエチン製剤の浸透圧が組織液よりも約2倍高く，痛みを訴える患者がいる。また，末梢への点滴でも血漿の3倍以上浸透圧が高くなると静脈炎のリスクが高くなるといわれる。2000年に欧州連邦製薬工業協会と欧州代替法バリデーションセンターが作成した「実験動物の被験物質の投与（投与経路，投与容量）及び採血に関する手引き」では，実験動物の愛護にも最大限の配慮をすることを目的として，マウスからイヌ，サル，ミニブタまで様々な動物の推奨投与法が示されている。分娩性低カルシウム血症の牛に対するカルシウム製剤の皮下輸液は，数々の報告からおそらく有効と考えられる。しかし現在に行われている方法は，ヒトや実験動物においては許容されるものとは必ずしも言い難く，獣医療行為として牛にカルシウム製剤を皮下投与するにはその効果と安全性，動物愛護的観点からも十分なエビデンスが求められる。

処方例　乳熱発症成乳牛 体重600 kg

2.5%ボログルコン酸カルシウム液
　600 mℓ静脈内輸液 12分間以上

・初回投与にリンやマグネシウム，グルコースなどを併用する必要は必ずしもない。
・可能であれば初回のカルシウム製剤の投与前に採血して血液検査をする。

5-3　ケトージスの輸液

ケトージスは，糖質および脂質代謝の障害により生体内にケトン体が蓄積して，食欲低下や乳量減少などを示す生産病である。3～5産の高泌乳牛や乾乳期から過肥のまま分娩を迎えた牛で，分娩後2～4週目の泌乳最盛期に多発する。また，ケトージスは乳量低下や繁殖成績の低下などの生産性の低下を引き起こすだけでなく，第四胃変位などの周産期疾患との関係や非特異的免疫能の低下も示されており，牛の臨床において注意を払うべき疾病のひとつである。

病態

ケトージスの病態を把握するためには，まず，牛における糖質代謝（⇒289ページ）および脂質代謝を理解しておく必要がある。

図5-3-1は牛における脂質代謝の概要である。分娩が近づいてくると生理的に飼料摂取量が減少し，生体は負のエネルギーバランス（NEB）状態に傾いてくる。そこに分娩ストレスや乳生産が加わるため，より多くのエネルギーが必要となる。しかし，飼料摂取量の回復は緩徐であるため，NEB状態は継続したままとなる。

エネルギー充足時には，余剰エネルギーは中性脂肪（TG）として脂肪組織に蓄積されるが，逆に生体の機能維持や泌乳に伴い糖質やアミノ酸の消費量が増加してくると，生体は脂肪組織に蓄積したTGを燃焼させ，エネルギーとして利用するようになる。

周産期ではグルコース要求量が増大し，血中グルコース濃度が低下するとグルカゴンの分泌が増加する一方，インスリン分泌量は減少する。また，エネルギー供給量の低下は交感神経を通じてアドレナリンの分泌を促進する。これらのホルモンの作用により，TGは脂肪細胞のホルモン感受性リパーゼ（HSL）により非エステル型脂肪酸（NEFA）とグリセロールに分解される。NEFAは遊離脂肪酸（FFA）として肝臓に取り込まれ，補酵素A（CoA）と結合してアシルCoAとなる。アシルCoAの多くはミトコンドリアでβ酸化を受けてアセチルCoAとなる。生体エネルギーが充足していればアセチルCoAはオキザロ酢酸と縮合してクエン酸となり，クエン酸回路を経てATPとして利用される。

しかし，グルコース要求量が高い状態では，糖新生のためのオキザロ酢酸の利用が高まるために，ミトコンドリア内のオキザロ酢酸濃度が減少する。したがって，FFA由来のアセチルCoAはクエン酸回路へ入ることができないため，3-ヒドロキシ-3-メチルグルタリルCoA（HMG-CoA）を経てケトン体のひとつであるアセト酢酸（AcAc）となる。さらに，ミトコンドリア内で合成されたAcAcはサイトゾルへ運ばれ，一部はβヒドロキシ酪酸（BHBA）となり体循

図5-3-1 牛の脂質代謝

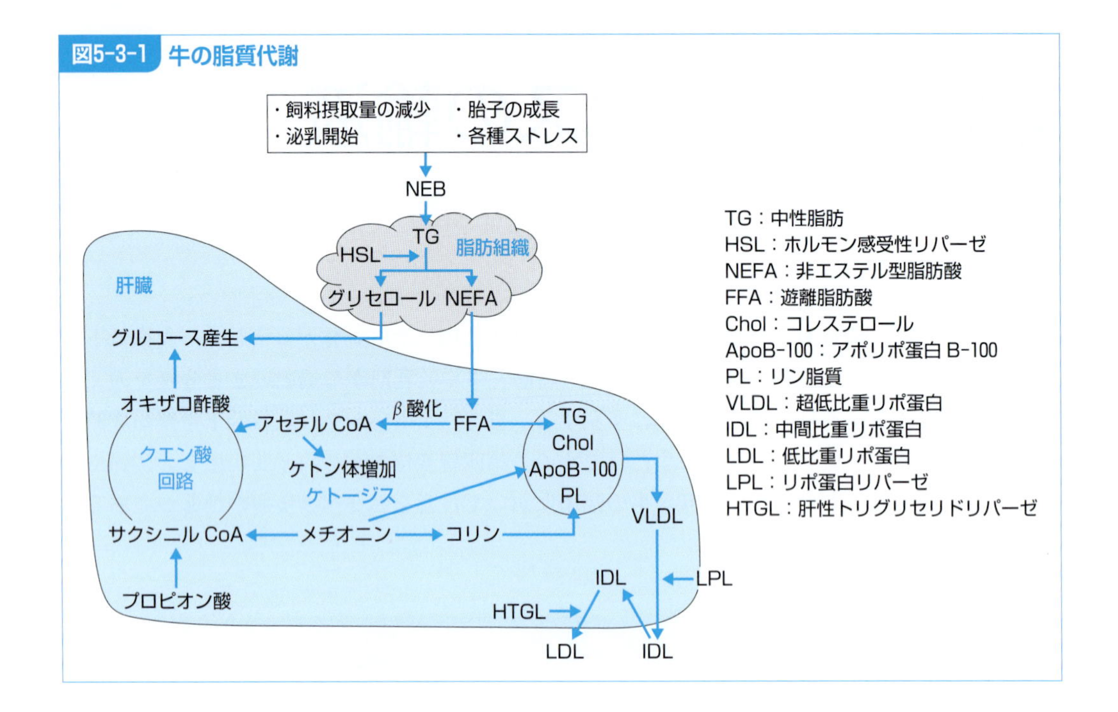

環に入る。

一方，ミトコンドリアで処理しきれなかったアシル CoA の一部は再エステル化されて TG となった後，アポタンパク B-100 やリン脂質，コレステロールとともに超低比重リポ蛋白質（VLDL）として血液中に放出される。VLDL は血液中でリポ蛋白リパーゼ（LPL）によって分解されて中間比重リポ蛋白質（IDL）となり，さらに肝臓の肝性トリグリセライドリパーゼ（HTGL）によって低比重リポ蛋白質（LDL）になる。

泌乳初期では NEB が強くなるほど，NEFA の肝臓への流入は増加するため，FFA の増加が過剰状態となり，アポリポ蛋白質 B-100 不足による VLDL 合成が間に合わなくなり，さらに牛の肝細胞では，TG を VLDL に組み込んで体外へ放出する能力が非常に低いため，肝臓に TG が蓄積しやすい。

ケトージスの病型

Holtenius らは食餌性ケトージス以外をⅠ型およびⅡ型ケトージスに分類した（表5-3-1）。

Ⅰ型ケトージス

血糖値が低く，インスリン濃度も低値というヒトのⅠ型糖尿病の病態に似ていることからⅠ型ケトージスと呼ばれる。このタイプのケトージスでみられるインスリン濃度の低下は，ヒトでみられるような膵臓の機能低下に起因するものではなく，慢性的な低血糖状態による変化である。発症は泌乳に関わるエネルギー消費量が最も多い分娩後 3 ～ 6 週目である。一般的にこのタイプのケトージス牛は，乾乳期から分娩までは特に問題はないが，分娩後の飼養管理で生体が必要とするエネルギーを十分に補えないことが原因で発症する。分娩初期から高エネル

表5-3-1 ケトージスのタイプと特徴

項目	Ⅰ型ケトージス	Ⅱ型ケトージス	食餌性ケトージス
徴候	食欲低下	過肥，脂肪肝	高水分サイレージ
血中 BHBA 濃度	著高	高	著高 or 高
血中 NEFA 濃度	高	高	正常 or 高
血中グルコース濃度	低	低（初期は高）	不定
血中インスリン濃度	低	低（初期は高）	不定
体型	削痩	過肥（もしくは削痩傾向）	不定
NEFA の転帰	ケトン体	肝臓内脂肪（初期），ケトン体	不定
糖新生（肝臓）	高	低	不定
肝臓病変	なし	脂肪肝	不定
好発時期	分娩後３～６週間	分娩１～２週間	不定
予後	非常によい	よくない	よい
診断のための検査	泌乳初期のBHBA濃度	乾乳後期の NEFA 濃度	サイレージ中の VFA 分析
予防対策	泌乳初期の飼養管理	乾乳後期の飼養管理	適切なサイレージの給与

BHBA：β-ヒドロキシ酪酸，NEFA：非エステル型脂肪酸，VFA：揮発性脂肪酸　　Oetxel（2007）

ギー飼料となっているTMR給与に比べ，濃厚飼料が不足しがちな分離給与での発生が多いとされる。もし，TMR給与で発生した場合は，エネルギー含量の低い飼料を給与しているか，高蛋白含量の飼料が与えられているかであり，後者の場合，ルーメンで産生された多量のアンモニアの解毒のために肝臓で多くのエネルギーが消費された結果，エネルギー不足となっている可能性がある。本タイプのケトージスは，肝臓での糖新生は問題ないので予後は良好である。

Ⅱ型ケトージス

肥満でよく見られるヒトのⅡ型糖尿病に似ていることから，Ⅱ型ケトージスと呼ばれる。このタイプの牛は乾乳後期からNEBに陥っており，脂肪組織から肝臓にNEFAが動員され脂肪肝を呈し，肝細胞の機能低下により糖新生が円滑に進まない状況にある。また，インスリン感受性が低下していることも示されており，乾乳後期に高血糖，高インスリンの状態にあるといわれている。そのような状況で分娩を迎え，分娩ストレスや泌乳の開始により十分な糖新生ができなくなると，容易にケトージスを発症してしまう。特に，乾乳期から過肥の牛ではストレスの曝露や低エネルギー下において脂肪組織からのNEFAの動員が進みやすいとされている。一般に，Ⅱ型ケトージスは分娩後1～2週目に発生しやすい。また，糖新生や肝細胞の障害および重度の低エネルギーは，ケトージスの状態を長引かせるだけでなく，非特異免疫能を抑制するので，種々の感染症（子宮炎，乳房炎，肺炎など）も併発しやすく，予後はあまりよくない。

食餌性ケトージス

酪酸を多く含むサイレージ（変敗サイレージ）の給与によって誘発されるケトージスである。サイレージの調整に問題があり，乳酸発酵がうまく進まない場合，クロストリジウム属菌が嫌気的に増殖し，ブドウ糖から酪酸の生成を促進する。一般にルーメン内では発酵により1

日当たり約750 gの酪酸が産生され，ほとんどはエネルギーとしてルーメンの筋組織で代謝されるが，付加的に産生された酪酸の75％が血中へBHBAとして移行するといわれている。したがって，多量の酪酸を含む変敗したサイレージを給与すると，血中のBHBA濃度が著明に上昇し，食餌性ケトージスが招来される。なお，泌乳初期牛あるいはすでにⅠ型かⅡ型ケトージスに罹患している牛ではより重篤になりやすい。

インスリン感受性低下牛

インスリンは，ブドウ糖をグリコーゲンに変換し肝臓や筋肉に蓄えるとともに，糖の体内の各細胞におけるエネルギー化を促進し，さらに糖，脂肪酸，アミノ酸などを脂肪または蛋白として組織に蓄積させる作用をもつ。標的細胞膜の受容体と結合し筋肉および脂肪組織などの末梢組織細胞でのグルコース取り込みを促進する。肝細胞はグルコースを自由に通過させるが，細胞内でのグルコースリン酸反応を促進するためのグリコキナーゼの活性化にインスリンは重要な役割を果たしている。さらに，脂肪組織においてリポ蛋白リパーゼ（LPL）合成を促進し，脂肪分解の抑制，HSL活性を抑制し，貯蔵TGの分解を抑制することにより血液中のNEFAを低下させるなど，強い脂肪動員抑制作用をもつ。そのような作用をもつインスリンに対する感受性が低下すると，血糖値を一定に維持するために膵臓からより多くのインスリン分泌が必要となり，この状態が持続すると膵臓におけるインスリン分泌能が破綻し高血糖状態を示すようになる。

インスリン感受性が低下する最も重要な原因は過肥で，近年，そのメカニズムが解明されつつある。脂肪細胞からはインスリン感受性を低下させるアディポカインと呼ばれる細胞伝達物質が分泌されることが分かっており，さらに，分娩時やストレス感作時に分泌されるコルチゾール，泌乳中に分泌される成長ホルモン，妊娠維持に必要なプロジェステロンもインスリン感受性を低下させることが知られている。

骨格筋や脂肪組織は細胞内にグルコースを取り込む際にインスリンを必要とするが，肝臓や膵臓，乳腺細胞ではインスリン非依存性にグルコースを細胞内に取り込むことができる。泌乳期乳腺ではグルコーストランスポーター1（GLUT-1）と呼ばれる蛋白質によって血中グルコースが乳腺細胞内に取り込まれている。乳量は乳腺細胞の血中グルコース取り込み量と関係しているといわれていることから，高泌乳牛ではインスリン感受性を低下させることで，高血糖状態を維持し乳腺へのグルコース取り込み量を増やし，その結果として乳量を増加させているともいわれている。

輸液療法

ケトージスの治療はその発症原因を考慮すると，飼養管理の適正化，ストレスの軽減，糖質投与による糖質代謝および脂質代謝の改善が中心となるが，前2つは別の機会にゆずることとし，本項では糖質の投与について概説する。

ケトージス治療のゴールは，グルコースやグルコース前駆体の利用率の増加や細胞内へのグルコース取り込み亢進による脂肪代謝の改善である。治療は主に糖質代謝異常の改善を目的とした高張ブドウ糖および糖原物質の投与と必要に応じて副腎皮質ホルモンの併用が行われる。もし，この処置で症状の改善が認められないか，または改善されないと予想される場合，また改善の後にすぐ再発する場合には，補助的治療剤を併用するか，あるいは通常使用しない他の薬剤を用いる。

糖

グルコース（ブドウ糖）

ブドウ糖投与の目的は，①ブドウ糖の供給，②インスリンの反応による脂肪組織からのNEFA動員の抑制である。生体内に入ったブドウ糖は直ちにエネルギーとして利用され，抗ケトン作用を示す。一般的なケトージスでは，25～50％ブドウ糖溶液500～1,000 mℓを1日1～2回静脈内投与する。投与後，血糖値が2～3時間で上昇しケトン体濃度は低下するが，その後，再び血糖値の低下とケトン体濃度の上昇が出じ，泌乳量の減少を呈することがある。血糖値を維持するためには点滴注射が必要である。25％ブドウ糖500 mℓを45分かけて点滴投与した場合，血糖値はグルコースの尿中排泄閾値を超えるとの報告もあり，それ以下の速度での点滴が必要である。

ブドウ糖による治療は，①1日2～3回，2～3日間反復投与，②投与速度は0.5 g/時/kg以内で，③必要に応じてグルココルコイドや糖原物質，キシリトールを併用する。

キシリトール

キシリトールはインスリン非依存性の糖であるため，インスリン非依存性にペントースリン酸回路に入り，エネルギー源として利用される。また，グルコースに比べ，インスリン分泌能が高いことが知られており，ボーラス投与により健康牛ではサージ状の強いインスリン分泌が起きるが，ケトージス牛では緩やかに長時間続く持続的なインスリン分泌が惹起される。過肥牛または非低血糖性のケトージス，インスリン感受性が低下している個体への投与を原則とする。

通常25％溶液を1回500～1,000 mℓを1日1～2回，2～3日間反復投与，単独またはブドウ糖と併用投与する。また，大量投与により一時的に血清AST活性値が上昇することがあるが，24時間後には回復する。肝機能障害を伴う症例には低濃度のものを点滴注射することが望ましい。

キシリトールは緩徐なインスリン分泌作用を有することから，グルコースとの混合投与によりグルコース利用性の改善を期待できる。ただし，インスリン感受性の低下を示し，かつ高血糖値を示す個体に高カロリー急速輸液を施すと高血糖状態が持続・助長され，また，電解質異常（偽性低ナトリウム血症）が誘発され，末梢組織インスリン感受性がさらに低下して病勢が悪化することがあるので注意が必要である。

果糖（フルクトース）

果糖もインスリン非依存性の糖であり，静脈内に投与されると肝内で直ちにリン酸化されてフラクトース-1-リン酸となり，解糖系に入りエネルギー源として利用される。果糖はグルコースの利用性が低下した場合でも，キシリトールと同様にその利用性は正常であることが多い。大量投与により低リン血症や乳酸アシドーシスを起こすことがあるので注意が必要である。

糖原物質

プロピレングリコールやグリセリン，プロピオン酸マグネシウムなどの糖原物質は体内に入ると代謝を受けエネルギー源として利用されるか，もしくはブドウ糖やプロピオン酸に変換されることで利用される。治療効果は糖に比べて乏しいことが多いため，治療的投与というよりは補助的な目的で投与される。

牛に用いられる糖原物質の代表的なものはプロピレングリコールやグリセリンであるが，プロピレングリコールは飼料安全法によりその使用が規制されているため，近年ではグリセリンの使用が主となっている。

グルココルチコイド

グルココルチコイドは糖質代謝および蛋白質代謝，脂質代謝に関与する。組織における蛋白異化作用が亢進し，肝臓でのアミノ酸取り込みが増加し，肝臓での糖新生に関与する酵素の活性が上昇するため，肝臓における糖新生が増加する。ただし，グルココルチコイドによる血糖値の上昇は，糖新生のほかに乳腺による糖摂取率の低下によるものであるため，投与により泌乳量の減少を示すことが多い。

また，グルココルチコイドは免疫抑制作用を有するので，感染症が疑われる場合の使用には注意が必要である。

肝機能賦活剤

パントテン酸およびパンテチン製剤

パントテン酸は補酵素A（CoA）の前駆物質としての活性を有し，脂肪酸の燃焼を促進させることによりケトン体生成の抑制作用を有するアセチルCoAの生成を促進し，また，副腎に栄養上有効に働いて副腎皮質ホルモンの分泌を促進し，脂肪肝や肝細胞機能の回復に治療効果を示す。

チオプロニン製剤

チオプロニンは肝ミトコンドリアのエネルギー産生を増大し，糖質代謝に関わる各種酵素活性を向上させる作用がある。また，細胞小胞器官膜を安定化させ，そのほかに解毒および抗アレルギー作用を有している。肝臓機能の回復に効果を示すが，なかでも脂肪肝に対する治療効果が高い。

イソプロラチオン製剤

肝臓における蛋白質（アルブミン）合成，NEFAの低下などの脂質合成の改善，コレステロールやリン脂質の合成を促進しリポ蛋白質の生成を促進させ，肝臓内の脂肪の放出を促すとともに，肝機能の改善を促す。

メチオニン製剤

アルブミンや肝臓内の中性脂肪のリポ蛋白化に必要な蛋白質（アポリポ蛋白質）の構成成分で，抗脂肪肝作用を有する。特にある種の穀類や粕類の多給によるメチオニン欠乏に誘発された脂肪肝には効果が大きい。

ウルソデオキシコール酸

肝血流量の増加と胆汁分泌促進作用を有しており，血清ビリルビン濃度の低下，脂質代謝の改善，肝血流量の増加により脂溶性の栄養素やビタミン類の吸収を促進する。

インスリン製剤

インスリン製剤は，速効型（作用発現：60分，作用持続：6～12時間），中間型（作用発現：120分，作用持続：18～24時間），持続型（作用発現：7時間，作用持続：36時間）の3型に分けられる。血糖値が当初から高い症例や糖負荷試験が著しく遅延するものでは，速効型または中間型インスリンの投与により糖の利用性が改善する。中間型と持続型は作用時間が長く，グルコース投与による血糖値の調節が困難であり，低血糖状態が持続するため使用には注意が必要である。

アミノ酸製剤

動物用のアミノ酸輸液製剤は市販されていないため，ヒト用の総合アミノ酸輸液製剤を獣医師の責任の下で用いるしかない。ヒト用の総合アミノ酸輸液剤は，①総合アミノ酸，②侵襲時用アミノ酸，③肝不全用，④腎不全用，⑤新生児・小児用アミノ酸の5種類に分類される。

総合アミノ酸輸液製剤のアミノ酸濃度は10～12%，必須アミノ酸（EAA：essential amino acid）と非必須アミノ酸（NEAA：non essential amino acid）の比（EAA/NEAA比：E/N比）は約1，分岐鎖アミノ酸（BCAA）が21～23%にバランスよく調整されており，長期の栄養障害での使用が有効である。それ以外のアミノ酸輸液製剤は，BCAA含量が高く，Fischer比（BCAA/AAA*比）やBCAA/Tyr（チロシン）比が高く設定されている（* AAA：aromatic amino acid，芳香族アミノ酸）。

ケトージス発症牛は糖要求量が増加し，肝機能の低下を伴うことが多いことから，肝臓で消費されるAAAではなく，主に筋肉で消費されるBCAAが強化されたアミノ酸輸液製剤（侵襲時用もしくは肝不全用）を投与するのが好ましい。ただし，BCAAを多く含んだアミノ酸輸液製剤の長期投与は，高クロール性代謝性アシドーシスと急激な糖代謝改善（インスリン抵抗性の改善）による低血糖が生じるため，長期投与の際はグルコース輸液剤との併用，さらに定期的に電解質濃度，グルコース濃度をモニタリングすることが望ましい。

また，ヒト医療領域では，個々の病態に応じたアミノ酸輸液製剤を選択している。周産期の牛の病態も様々であり，市販されているヒト用アミノ酸輸液製剤でそれらをカバーできるわけではないため，今後，乳牛においても個々の病態にあわせたアミノ酸を調整することが必要となるかもしれない。

処方例

①Ⅰ型ケトージス

軽　　度：グリセリン500 mℓ P.O.　2回/日（もしくは1,000 mℓを1回/日）
　　　　　微温湯で希釈して2～3日継続投与

軽～重度：グリセリン500 mℓ P.O.
　　　　　25%ブドウ糖500 mℓ I.V.
　　　　　侵襲時用もしくは肝不全用アミノ酸輸液製剤 I.V.
　　　　　肝機能賦活剤
　　　　　※上記を1～2回/日，2～3日継続投与

②Ⅱ型ケトージス

・グリセリン500 mℓ P.O.　2回/日（もしくは1,000 mℓを1回/日）
　微温湯で希釈して2～3日継続投与
・25%もしくは40%ブドウ糖500 mℓ I.V.
・侵襲時用もしくは肝不全用アミノ酸輸液製剤 I.V.
・肝機能賦活剤
　※上記を1～2回/日，2～3日継続投与

③インスリン感受性低下牛

・40%ブドウ糖500 mℓ I.V.
・キシリトール500 mℓ I.V.
・侵襲時用もしくは肝不全用アミノ酸輸液製剤 I.V.
　※上記を1～2回/日，2～3日継続投与

●上記で改善されない場合

・40%ブドウ糖500 mℓ I.V.
・侵襲時用もしくは肝不全用アミノ酸輸液製剤 I.V.
・インスリン0.1 IU/kg/BW
　※上記を1～2回/日，2～3日継続投与

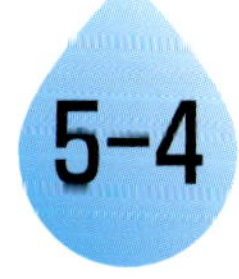

第四胃左方変位の周術期輸液

周術期輸液療法に関連するものは①脱水，②電解質異常，および③酸塩基平衡異常である。典型的な第四胃左方変位症例の静脈血液ガス－電解質データ（表5-4-1）を用いて考えてみたい。症例1は典型的な第四胃左方変位で，発症からの経過が短く眼球陥没がみられない軽症例である。一方，症例2は発症からの経過が長く，脱水が著しい重症例である。

一般的に，第四胃左方変位の酸塩基平衡および電解質異常は低カリウム低クロール性代謝性アルカローシスである。症例2では，pHが7.557と異常に高く，その理由として代謝性要因（重炭酸イオン〈HCO_3^-〉および過剰塩基〈BE：Base Excess〉）の増加，すなわち代謝性アルカローシスの存在を示す。この代謝性アルカローシスは低クロール血症に由来するものであり，同時に低カリウム状態を伴う。症例2の酸塩基平衡異常は典型的な低クロール低カリウム性代謝性アルカローシスであるがそれだけではない。症例2では静脈血炭酸ガス分圧（$PvCO_2$）の増加は代謝性アルカローシスの代償として呼吸性アシドーシスの存在を示している。注目すべきはL乳酸濃度である。血液ガスや生化学検査で測定できる「乳酸」とは生体内で産生される「L乳酸」であり，生体外で産生される「D乳酸」ではない。症例2ではL型乳酸濃度が3.22 mMと著高している。これは末梢組織での低酸素状態，つまり「循環血液量の減少」による。乳酸の増加はアニオンギャップ（AG）を上昇させるため，高AG性代謝性アシドーシスとなる。したがって，第四胃左方変位の重症例では，①低クロール低カリウム性代謝性アルカローシス，②代償性呼吸性アシドーシス，③高AG性代謝性アシドーシスが混在している（表5-4-2）。

軽症例である症例1では，低カリウム低クロール性代謝性アルカローシスまでは至っていな

表5-4-1 第四胃変位牛の静脈血液ガスおよび電解質濃度

項目	正常値	症例1（軽症例）	症例2（重症例）
pH	7.39～7.48	7.432	7.557
$PvCO_2$（torr）	39～50	45.9	52.3
HCO_3^-（mM）	25～35	29.8	46.5
BE（mM）	1～10	6	24
Na^+（mM）	140	138	128
K^+（mM）	4.5	3.6	2.4
Cl^-（mM）	100	99	76
L乳酸（mM）	<1.0	2.01	3.22

表5-4-2 第四胃左方変位の典型的な酸塩基平衡および電解質異常

軽症例	低カリウム血症，血液量減少によるL型乳酸の上昇 クロールの減少および代謝性アルカローシスは軽度
重症例	低ナトリウム，カリウムおよびクロール血症とL型乳酸の著増。下記の酸塩基平衡異常が混在 ① 低カリウム低クロール性代謝性アルカローシス ② 代償性呼吸性アシドーシス ③ 高AG性代謝性アシドーシス

い。しかし，カリウムの軽度の低下とL乳酸の増加は認められている。つまり，軽症例では典型的な低クロール性代謝性アルカローシスを呈することはなく，その前段階として細胞外液中カリウム濃度と循環血液量の減少（＝L乳酸の増加）が生じていることが分かる（表5-4-2）。

病態

成牛のBEの正常値はヒトやイヌなどの－5～5 mMに対して，－1～11 mMと高い。代謝性アシドーシスの指標はBEが－10 mM未満である。すなわち，ほかの動物種と比べてBEが高い成牛が－10 mM未満にBEを低下させるのは，ほかの動物種よりも相対的に重篤であろう。

また，成牛は草食動物として外因性カリウムのin-outバランスが不均衡になりやすい。健常な成牛は乾草に含まれる大量のカリウムを経口摂取するため，カリウムの尿中排泄量はきわめて多い。しかし，第四胃変位を生じて食欲不振となれば摂取するカリウムが減少するが，カリウムの尿中排泄はすぐに調節できないためにin-outのバランスが破綻して，細胞外液中のカリウム量が減少する。その結果として，低カリウムと代謝性アルカローシスが生じる。

最後は小腸での胃酸の吸収障害である。第四胃の疾患では第四胃液（胃酸）が小腸へ移送されないため，小腸でのクロールの再吸収が損なわれる。その結果，細胞外液中クロール濃度が低下して低クロール性代謝性アルカローシスを呈する。細胞外液中クロール濃度が減少するということは，代謝性アルカローシスと同時に循環血液量の減少を招く。通常は，細胞外液量の調節はナトリウムが担うが，代謝性アルカローシス状態ではクロールが細胞外液量の調節を担っている。すなわち，低クロール血症は細胞外液量の減少，しいては血液量の減少を生じる。血液量の減少は末梢組織への酸素供給が障害されるために嫌気性代謝が生じ，その結果としてAGのひとつであるL型乳酸の産生量が増えるため，高AG血性代謝性アシドーシスも存在する。したがって，第四胃左方変位の病態は，低カリウム低クロール性代謝性アルカローシスが主な酸塩基および電解質異常であり，低クロールによる高AG性代謝性アシドーシスが複合的に存在する混合性酸塩基障害である。

表5-4-3 第四胃左方変位における輸液療法－輸液剤の選択と目的

目的	選択すべき輸液剤
循環血液量の改善	細胞外液補充剤（または高張食塩液）
塩素の補給	クロールの配合量が多い細胞外液補充剤 例）生理食塩液　（Cl^-=154 mEq/ℓ） 高張食塩液　（Cl^-=1,232 mEq/ℓ） リンゲル液　（Cl^-=156 mEq/ℓ）
カリウムの補給	KCl 補正液　（10 または 20 mEq 製剤） KCl 試薬の経口投与

輸液療法

第四胃左方変位における輸液計画の考え方

第四胃左方変位では，重症例で低ナトリウム，低カリウムおよび低クロール血症とL乳酸の著増が生じている。低ナトリウム血症とL乳酸の増加は有効循環血液量の減少を示唆し，低クロールおよび低カリウム血症は代謝性アルカローシスの維持因子として働く。代謝性アルカローシスの形成要因である胃酸の流出障害は第四胃左方変位整復術によって解消できるが，重症例のように低カリウムおよび低クロール血症，そして脱水（循環血液量減少）が持続する場合には静脈内輸液療法によるカリウムとクロールの補正，および循環血液量の確保が必要となる。表5-4-3 にそれぞれの目的にあった輸液剤を示した。

循環血液量の改善を目的とした細胞外液補充剤の輸液量は，その動物の状態に大きく依存する。言い換えれば，排尿が生じるまでが必要な輸液量である。高張食塩液を適用する場合，その推奨輸液量は 4 ～ 5 mℓ /kgであるから，600 ～ 700 kgの成牛では 2.4 ～ 3.5 ℓ が必要となる。しかし，この用法用量は甚急性乳房炎などでショック症状を呈している重度の循環血液量減少症に対するものである。確かに，第四胃左方変位では循環血液量が減少しているが，ショックを呈するまでではないため，必ずしも 3 ℓ 前後の投与量が必要となるわけではない。よって，第四胃左方変位では前述の用法用量に縛られる必要はないだろう。次にクロールとカリウムの補正に基づいて輸液量を考える。

クロールの補給に基づいた輸液量

第四胃左方変位の軽症例，経過は短いが脱水を呈している中症例，経過も長く脱水が著しい重症例に分けて考える。ここでは大まかな投与量を示すことを目的とするため，表5-4-1 の測定値に基づいて軽症例，中症例，重症例の血清クロール濃度の減少量を大まかに 5，10 および 20 mM と仮定する。さらに，成牛の細胞外液分配率を体重の 20％とすれば欠乏しているクロールの総量は次式より求められる。

Cl^-の欠乏量（mEq）＝（正常値－測定値）×細胞外液分配率×体重（kg）
＝（100－測定値）×20％×体重（kg）

表5-4-4 塩素欠乏量を補うために必要な輸液量(ℓ)

	予想塩素濃度(mM)	Cl^-欠乏量*(mEq)	生理食塩液(154 mEq/ℓ)	リンゲル液(156 mEq/ℓ)	高張食塩液(1,232 mEq/ℓ)
軽症	95	600	3.9	3.8	0.5
中症	90	1,200	7.8	7.7	1
重症	80	2,400	15.6	15.4	2

体重 600 kg，細胞外液分配率を体重の 20%として算出した
＊：細胞外液中のクロールの欠乏量

図5-4-1 20 mEq-KCl 液

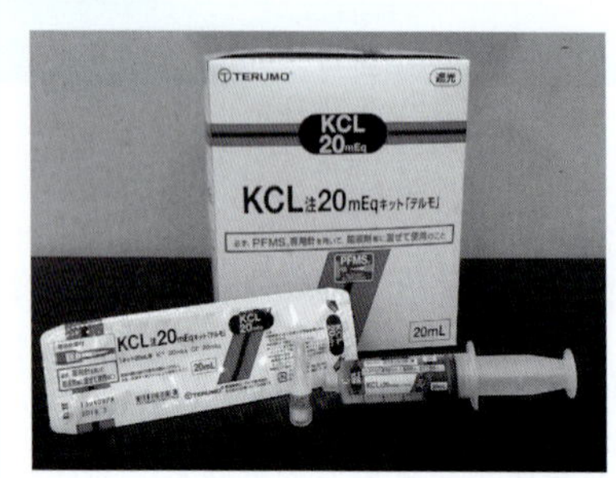

人体用のKCl補正液は20 mℓの1 mmol（1 mEq/mmol）液が主流であり，カリウムおよびクロールの補給量はそれぞれ20 mEq（20 mmol）となる。カリウムの誤注射を防ぐために専用針を用いて，輸液剤などに混ぜて使用することが前提となる。注意喚起のため，製剤には黄色の着色剤であるリボフラビン酸エステルナトリウムが0.003 g添加されている

600 kgの成牛において，軽症，中症および重症例の細胞外液中のクロール欠乏量はそれぞれ600，1,200および2,400 mEqとなる。これに対して製剤中クロール濃度が154，156および1,232 mEq/ℓの生理食塩液，リンゲル液または高張食塩液ですべてを補う場合に必要となる輸液量を表5-4-4に示した。その結果，軽症例でも生理食塩液またはリンゲル液を4ℓ程度，中～重症例では10ℓ近い細胞外液輸液剤（生食またはリンゲル液）が必要である。また，高張食塩液であれば推奨量は1～2ℓとなる。

カリウムの補給─カリウム添加生理食塩液

カリウムの欠乏に対する補正にはKCl補正液である「20 mEq－KCl液」を用いる（図5-4-1）。カリウムの欠乏は第四胃左方変位の初期から生じている。これは，細胞内へのグルコース取り込みの際にカリウムとHCO_3^-が随伴することによる。第四胃左方変位の多くがケトージスや食欲不振に続発していることから，すでに当該牛はケトージスによる低グルコース血症（低血糖），その治療としての糖液補給，それによる内因性インスリン分泌刺激，または外因性インスリンの適用によりカリウムとHCO_3^-の調節機構も大きく影響を受けていることは容易に想像できる。したがって，第四胃左方変位の整復術を行う際には，周術期輸液療法としてカリウムを補給することは理にかなっているだろう。さて，カリウムの補給量をおおよその欠乏量から算出してみたい。軽症例であってもすでにカリウムの欠乏があるため，表5-4-1を参考に，軽症例，中症例および重症例のカリウム欠乏量を1，1.5および2.0 mmolとして，クロールの欠乏量同様に計算すると20 mEq－KCl液の必要本数はそれぞれ6，9および12本となる（表5-4-5）。実際には1ℓの生理食塩液およびリンゲル液に1～2本の20 mEq－KCl液を調合

表5-4-5 細胞外カリウム欠乏量を補うために必要な20 mEq-KCl液(本)

	予想カリウム濃度 (mM)	カリウム欠乏量* (mEq)	20 mEq-KCl液 (20 mEq/本)
軽症	3.5	120	6
中症	3	180	9
重症	2.5	240	12

体重 600 kg，細胞外液分配率を体重の 20%として算出した
＊：細胞外液中のカリウム欠乏量

して用いる。

第四胃左方変位症例における周術期輸液について，酸塩基平衡および電解質異常，循環血液量の減少をキーワードに病態生理と輸液計画について紹介した。筆者は，第四胃左方変位の周術期輸液療法として，次のメニューを基本としている。

処方例　第四胃左方変位の周術期輸液

第Ⅰ相：リンゲル液（1 ℓ）＋レバチオニン（100 mℓ）　症状に応じて１～２セット
第Ⅱ相：リンゲル液（1 ℓ）＋20 mEq－KCl×２本　症状に応じて３～８セット

レバチオニンはビタミン B_1 の補給を目的としている。フルスルチアミン製剤でもその他のビタミンB複合剤でも構わないが，乳酸代謝の促進はもちろん，HCO_3^- の細胞内取り込みに糖が関与していることから，糖代謝の促進も踏まえて必ずビタミンB群を輸液の開始時に補給すること！　第Ⅰ相では循環血液量の改善が目的なので急速投与が前提となる。したがって，第Ⅰ相ではKCl液を添加せず，第Ⅱ相から1 ℓの生理食塩液またはリンゲル液にKClを添加して 20 ～ 40 mEq/ℓ に調整して投与している。十分な周術期輸液が行えない場合には，高張食塩液を利用することも可能である。ただし，カリウムの補正ができないため，術後にKClを経口投与するとよい。KClの分子量は 74.55 なので，10，20 および 30 g の KCl を温湯で溶解して経口投与すればそれぞれ 134，268 および 402 mEq のカリウムを補給することが可能である。高張食塩液によって誘発される飲水行動の際に 20 ～ 30 g 程度の KCl を添加した温湯を飲ませる方法は省力的であろう。第四胃左方変位の周術期輸液として循環血液量の改善とカリウムとクロールの補給が基本である。特に，分娩後食欲不振やケトージスに継発した第四胃変位であれば，すでに糖代謝異常の影響からカリウムホメオスタシスが破綻しているので，カリウムの補給は必須である。

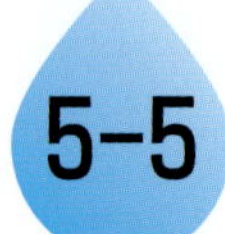

5-5 大腸菌群による甚急性乳房炎の輸液

大腸菌性乳房炎は急性および甚急性の症状を呈し，重症化すれば敗血性ショックから多臓器不全症候群（MODS）により死亡することもある疾患で，疾病初期の治療が非常に重要である。敗血性ショックは血流分布異常性ショックに分類され，血管拡張とそれに伴う低血圧が特徴的である。ショックとは「急性全身性循環不全であり，臓器機能を維持するのに十分な血液循環が得られない結果，生体機能異常を呈する症候群」であり，敗血性ショックでは組織酸素運搬を維持するために初期における輸液が不可欠である。

病態

原因

乳牛の甚急性乳房炎の原因菌は，約 8 割が大腸菌群の細菌である。そのほかに原因となるのは，黄色ブドウ球菌（*Staphylococcus aureus*），レンサ球菌（*Streptococcus* spp.），緑膿菌（*Pseudomonas aeruginosa*）などである。大腸菌群の細菌には大腸菌（*Escherichia coli*）のほか，*Klebsiella* 属や *Enterobacter* 属，*Citrobacter* 属など多くの菌種が含まれ，これらの細菌は牛の消化管や糞便中だけでなく，土壌や水など牛のいる環境の至るところに存在し，主に搾乳時に乳房内に侵入して乳房炎を発症させる。原因となる細菌種によって症状の重篤度に差があることが報告されており，特に *Klebsiella pneumoniae* による甚急性乳房炎では，治療が奏功せず予後が不良となる症例が多い。

敗血性ショック

急性大腸菌性乳房炎の病態はエンドトキシン（LPS：Lipopolysaccharide）による敗血性ショックである。乳房内に感染したグラム陰性桿菌の死滅や破壊によって LPS が放出され，それにより乳房局所中に TNFα，IL-1β などの炎症性サイトカイン，血小板活性化因子，プロスタグランジン（PGE_2，PGI_2 など）や一酸化窒素（NO）などが産生され，それが全身循環に吸収されるものと，それに加え LPS が Milk-blood barrier を通過して全身性のエンドトキセミアを呈するものがある。したがって急性大腸菌性乳房炎のショックは，局所に発生した LPS により高サイトカイン血症が発症し，それが全身性炎症反応症候群（SIRS）の状態を引き起こしたものと，LPS そのものから SIRS を生じるものがあり，後者がより重篤である。

図5-5-1　敗血性ショック進行時（Cold Shock）の微小循環障害

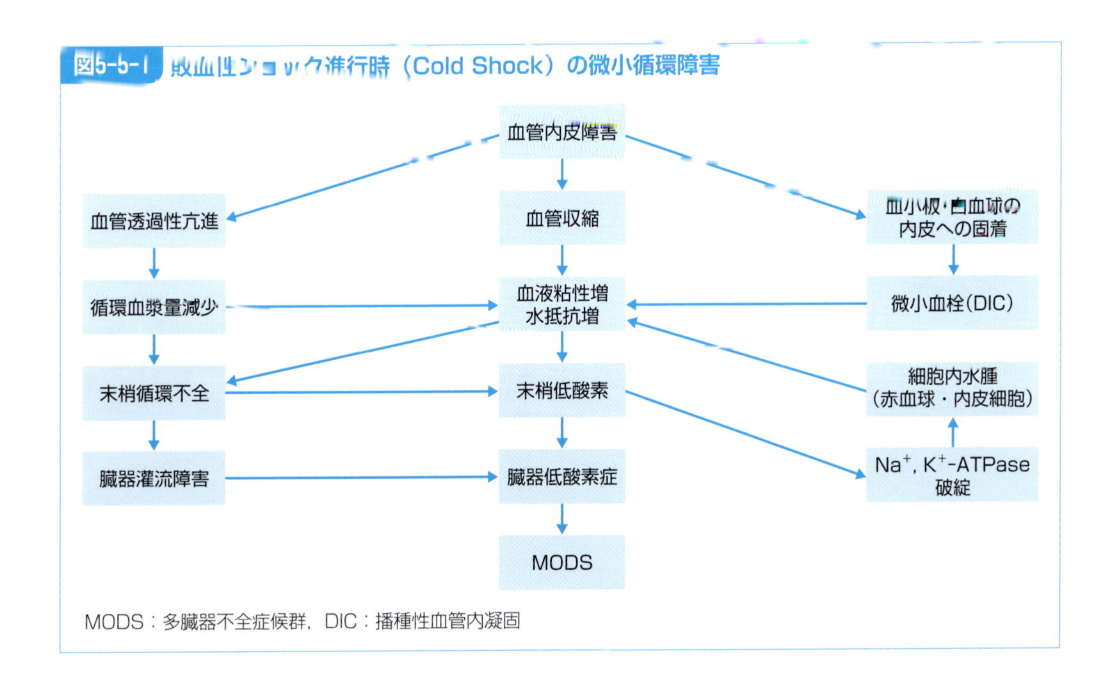

MODS：多臓器不全症候群，DIC：播種性血管内凝固

大腸菌性乳房炎において産生されるNO，PGI_2には血管拡張作用があり，SIRS初期はNOなどにより血管が拡張し，血管の容積は増すが血液量は増えないので血圧が低下する。これに対して生体は血圧を維持しようと心拍数を増加させることで末梢循環を保つ。この段階を「Warm Shock（温性ショック）」というが，SIRSの進行によって血管内皮細胞障害が進行すると血管収縮物質（エンドセリン，TXA_2）の産生により血管収縮へと転じ，「Cold Shock（冷性ショック）」となる。

また敗血性ショック状態では毛細血管内皮に障害を受け血管透過性は亢進するため，血漿成分は血管外に漏出し，循環血漿量減少性ショックも起こり，末梢循環が悪化し組織への酸素供給も減少する。このとき酸素供給が減少しているにもかかわらず，組織での酸素要求量は増加しているので，動脈血と静脈血の酸素含量の差である組織酸素抽出率（O_2ER）が増加し，そのため静脈血酸素飽和度（SVO_2）が減少する。末梢の低酸素血症によりNa^+, K^+-ATPase（＝Na^+, K^+ポンプ）が破綻するためナトリウムと水が細胞内へ移行し，内皮細胞の水腫と赤血球の膨化が循環血漿量減少と相まって血液の粘性が増し，血流速度が減少し，さらなる末梢循環不全，組織への酸素供給減少という悪循環に陥る。また血管内皮障害により白血球，血小板が内皮に固着しやすくなり，微小血栓を形成し播種性血管内凝固（DIC）が起こり，最終的に臓器灌流低下から多臓器不全症候群（MODS）となると考えられる（図5-5-1）。

臨床症状

大腸菌群による甚急性乳房炎発症牛は，罹患分房の腫脹，硬結および熱感を認める。ときに乳房の冷感や皮膚の変色を呈することもある。乳汁の性状は，原因となる菌種による差はなく，罹患から発見までの時間に左右されると考えられ，白色正常様乳汁から透明～帯黄色水様

図5-5-2 *E. coli* が原因の甚急性乳房炎の乳汁

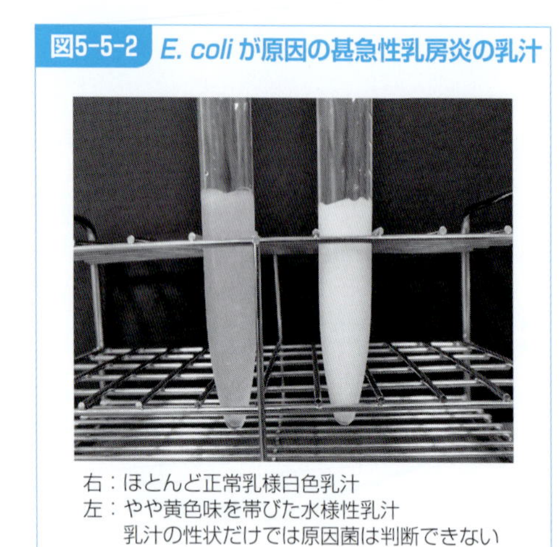

右：ほとんど正常乳様白色乳汁
左：やや黄色味を帯びた水様性乳汁
乳汁の性状だけでは原因菌は判断できない

図5-5-3 下痢して起立不能を呈した大腸菌性乳房炎罹患牛

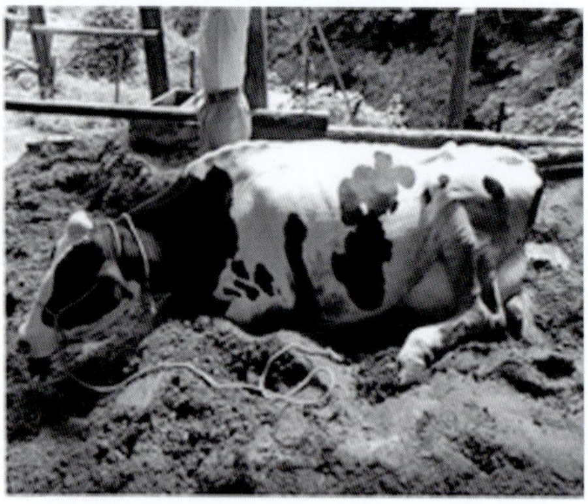

性乳汁まで様々である（図5-5-2）。また，発熱，食欲不振，第一胃運動の停止，心拍数および呼吸数の増加，可視粘膜の充血などを示し，時に下痢，脱水，沈うつ，起立不能などの深刻な全身症状（図5-5-3）を呈し，死亡や廃用の転帰をとることも少なくない。

臨床症状に影響する要因1：乳汁中細菌数

乳房炎を引き起こす大腸菌群の細菌は，子牛や子豚に大腸菌症を起こすいわゆる腸管毒素原性大腸菌と異なり，通常乳腺組織に定着せず，また乳腺組織に侵入しないで乳頭管や乳腺槽内に浮遊して存在していると考えられている。このため，乳腺内での細菌の組織への定着性と病原性の間には関係がなく，乳房に侵入した細菌の血清型と全身症状の重篤度間にも有意な関係性は認められていない。一方で，乳汁中細菌数と重篤度の間には有意な正の相関があり，乳腺における細菌の最高菌数がその重症度を決定する。また，初診時の乳汁中細菌数が多ければ，たとえその細菌数が最高菌数でないとしても，細菌増殖の大きさを反映して重篤度が増す。

大腸菌群の細菌は乳汁中で最も主要な炭水化物であるLactoseを利用できるうえ，酸素分圧が低く嫌気に近い状態でも生存可能であるため，乳房内で急速に増殖しやすく，10^8 CFU/mℓを超える細菌数にまで到達することができる。一方，*Serratia* spp. などのLactoseを利用できない細菌は乳房内での増殖は緩慢で，10^4 CFU/mℓを超えることは少ない。

臨床症状に影響する要因2：LPS（リポポリサッカライド）

大腸菌群などのグラム陰性桿菌は，細胞壁の構成成分としてLPSを有し，細菌の増殖時や死滅時にエンドトキシンとして放出され，病態に影響することはよく知られている。

LPSは，リピドA，コアオリゴ糖，O多糖の3つの部分から構成されている。リピドAの基本構造はすべてのグラム陰性菌に共通であるが，コアオリゴ糖の構造は菌種によって，またO多糖の構造は菌株によって違いがあり，内毒素（エンドトキシン）としての毒性の多くはリピドAに起因している。リピドAの活性には，アシル基の数が関係し，菌種ごとにリピドAが保有しているアシル基の数が特異的であり，保有しているアシル基の数によりLPSの機能的形態が異なるために，自然免疫反応に差ができるとされている。一般にアシル基を4～5個保有している細菌のリピドA活性は弱く，アシル基がひとつ増えるごとにLPSとしての生物学的活性が約100倍になるとされている。*E. coli* はアシル基を6つ，*K. pneumoniae* は7つ保有しており，このことが *E. coli* や *K. pneumoniae* による甚急性乳房炎がより重篤であることの理由のひとつであると考えられている。

LPS活性は非特異的で，乳汁中細菌数同様に用量依存性である。牛のLPSに対する感受性は個体差があるものの他の動物に比較して非常に高く，山羊の10倍，実験動物の数1,000倍にもなる。

甚急性乳房炎牛における臨床症状のほとんどはLPSに起因して発現する。LPSの生物学的作用は，生体レベルから細菌細胞レベルまで多様であり，直接的に，あるいは免疫系を介して間接的に生体に作用する。グラム陰性菌から遊離したLPSのリピドAはLPS結合蛋白（LBP）と結合した後CD14およびTLR4によって認識され，シグナル伝達経路を経てNF-κBを活性化する。活性化されたNF-κBにより，TNFα，IL-1，IL-6，IL-8などの炎症性サイトカインのほか，血小板活性化因子，プロスタグランジン類，活性化補体やNOなどが乳汁中に産生される。これらのサイトカインは互いに誘導しあって，炎症促進的にあるいは抑制的に作用する。このうちTNFαが最も重要で自身の作用の他様々のメディエーターを，ネットワークを形成しながら誘導する。TNFαの血中への吸収移行は大腸菌性乳房炎で最も高く，LPSの多彩な生物学的活性のほとんどすべてがTNFαの作用と重複するとされている。また，乳汁中TNFα放出量と臨床症状の重篤度との間に相関がみられることから，大腸菌性乳房炎における重篤な臨床は，エンドトキシン血症よりもむしろ血漿中TNFαによる毒血症との見方もある。

乳頭から侵入した大腸菌群の細菌の増殖は早く，2時間ごとに8～10倍になり，大量のLPSを遊離し，エンドトキシン血症を引き起こす。そして，LPSおよびサイトカインと炎症性メディエーターの相互作用により，血管内皮障害，血管透過性の亢進および好中球や凝固系が活性化され，エンドトキシンショックや多臓器不全を起こすと考えられている。甚急性乳房炎牛におけるLPSの血中移行は乳腺内における細菌数に依存していると推測されているが，乳汁中LPSと血中へのLPS移行との間に明確な関係は認められておらず，血漿中でのエンドトキシンの検出は限られた個体で短時間のみ観察が報告されている。これは，血液循環へのLPSの通過が制限されているからか，あるいは血漿中でのエンドトキシンクリアランスが高速で行われていることが原因と推測されているが，LPSの乳汁－血液関門の通過についてはまだ不明な点が多い。

LPSによる各種症状の発現

①発熱：LPSは代表的な発熱原性物質（パイロジェン）のひとつであり，直接的に発熱を誘導する。また，LPSにより誘導されたIL-1も大脳の視床下部にある体温中枢に作用して PGE_2 の合成を促進し発熱を起こすとされている。しかし，発症後の直腸温度の継時的変動はLPSと負の相関があるとの報告もある。このため，LPSによる発熱効果はLPS用量の増大に伴う代謝や血液循環の複雑な変化の影響を受け，LPSの影響をモニターする最適なパラメーターではない

と提言されており，罹患牛の初診時の直腸温は，発病からの時間の影響を受け，39.5℃以上の発熱から正常範囲以下の低体温まで多様である。

②食欲低下：LPS に誘導された TNF-α や IL-1 などのサイトカインが中枢神経の摂食調節系に働いて摂食抑制を起こすことにより，罹患牛は食欲の低下を示す。

③第一胃運動の停止あるいは減弱：大下らは，臨床現場でグラム陰性桿菌による甚急性乳房炎を早期鑑別する方法として，聴診による第一胃蠕動の評価が有用であるとしている。第一胃蠕動がほとんど聴取できない牛はグラム陰性桿菌による乳房炎である可能性がきわめて高いと報告している。エンドトキシン血症が第一胃運動の減弱を伴うことはよく知られている。LPS により胃腸での PGE_2 の産生が増大し第一胃運動が抑制される，PG 依存性メカニズムと α_2-アドレナリン作用性を取り巻くメカニズムの２つの経路が関与していると考えられている。さらに，第一胃運動の抑制には，潜在的メディエーターとして LPS により増大する胃の平滑筋による PGI_2 合成の関与も報告されている。

④心拍数および呼吸数の増大：LPS を実験的に投与した牛では，心拍数は２倍，呼吸数は３～４倍に増加することが観察されている。一般に，LPS 血症では，初期に心拍出量の増加，全身の末梢血管抵抗の減少，血圧低下など高心拍出状態を呈して，頻脈や過呼吸を呈する。

⑤白血球および血小板の減少：LPS により顆粒球，血小板，単球の血管内皮への付着，凝集が活性化された結果，白血球減少症および血小板減少症を呈する。また，この凝集時に放出されたセロトニンは血管系の傷害を引き起こす。

⑥下痢：メカニズムは完全には明らかにされていないが，エンドトキシン血症の直接的な結果として，下痢を引き起こすと考えられている。実験的 LPS 投与牛では，PG 媒介性の小腸内体液貯留および急速な小腸輸送による小腸平滑筋における酸化窒素化合物の増大により下痢が観察されている。

⑦脱水：エンドトキシンショックは，有効循環血液量の減少によって特徴づけられる。LPS の作用による著しい血管拡張により血圧が低下し，さらに毛細血管の透過性が亢進することから血漿蛋白の一部が血管外へ漏出する。このため血管内容量の減少を招き，脱水の症状が現れる。

⑧播種性血管内凝固（DIC）：LPS により血液凝固系が活性化される。内因性凝固系において，接触因子であるⅫ因子は LPS と接触することで活性化され，外因性凝固系においては，LPS がマクロファージなどに作用して組織因子活性を高めて血液凝固を促進する。これに血管内皮障害も加わることで，播種性血管内凝固（DIC）を引き起こすと考えられている。DIC は最終的に多臓器障害や多臓器不全を引き起こし，死に至らせることがある。乳牛の甚急性乳房炎における DIC については，不明な点が多いとの見方もあるが，西川らは罹患分房の乳腺組織に見られる血栓形成をはじめとする病理組織学的変化が DIC の発生を示唆していると報告している。

臨床症状に影響する要因３：牛側の要因

大腸菌性乳房炎の重症度は，原因となる細菌の乳汁中細菌数および活性型 LPS 量によって左右されることは明らかである。しかし，その病態は個体差が大きく，最終的な罹患牛の予後は，細菌の病原性よりもむしろ牛側の要因によって決定されると最近の研究は結論付けている。予後を決定する重要な要因は，宿主の防御状態である。甚急件乳房炎に対する免疫応答は，自然免疫（先天性免疫）が重要な鍵を握っている。鍵となるのは，好中球などの貪食細胞による効果的な病原体の排除であり，その出来が感染の消散と予後に大きく影響する。大腸菌群の細菌は急速に増殖するため，乳汁中への好中球到達の１時間の遅れにより殺菌されるべき細菌数は８倍となり，解毒されなければならない LPS はそれ以上になるだろうと推測されている。特に，血中および乳汁中多形核白血球（PMN）は，乳腺防御の重要な構成要素であり，感染初期における PMN 動員の遅れと PMN 機能低下は，感染分房からの細菌除去の失敗を意味する。

この自然免疫状態に影響する宿主側の要因は，年齢，体細胞数，泌乳ステージ，泌乳量，周産期疾患などの合併症の有無，遺伝的免疫力などである。高齢の牛は初産牛に比べ乳房炎罹患率が高く，乳汁中 PMN の生存能力や機能性が低い。周産期の牛はエネルギーや蛋白が有意に減少しているため，PMN 機能が低下し，予後不良になりやすい。また高泌乳牛ほど大腸菌などの環境中に常在する細菌に感受性が高いと報告されている。

輸液療法

敗血性ショックに対する治療

ヒトでは敗血性ショックでの血行動態を改善するために，血管容量の急速な回復と全身の酸素供給と要求量のバランスをとることが重要であり，前負荷と充満圧を正常化し組織灌流と酸素供給を十分にすることを目的に，最初の数時間で数 ℓ の晶質液を輸液する。しかし，成牛では 60 ℓ に相当すること，晶質液は投与量の 1/4 しか血管内に残らないこと，また敗血性ショックでは毛細血管の透過性が亢進していることから，晶質液の大量投与は懸念がある。また，全身の酸素供給を増加させることが必ずしも局所臓器の灌流を改善するとは限らない。

Early Goal-Directed Therapy は敗血性ショックにおける早期蘇生戦略で，初期から可能な限り早く末梢への酸素運搬能を回復させるというものである。中心静脈圧（CVP），平均動脈圧（MAP），中心静脈血酸素飽和度（$S_{CV}O_2$）をモニターしながら，これらの値が一定の範囲（CVP 8 ～ 12 mmHg，MAP 65 ～ 90 mmHg，$S_{CV}O_2$>70％）におさまるよう輸液，輸血，血管作動薬などを投与するもので，ヒトで MODS の発生率と致死率を下げた。このことは敗血性ショック時の循環管理は，単に血圧を上げるだけでなく，組織の酸素利用をいかに改善するかが重要であり，そのために $S_{CV}O_2$ をモニターすることが重要であるということを示している。

牛の臨床現場で $S_{CV}O_2$ をモニターすることはできないが，代わりに頚静脈血酸素飽和度（$S_{JV}O_2$）を測定すると，急性大腸菌性乳房炎牛への高張食塩液の輸液後に急速な循環血漿量と $S_{JV}O_2$ の上昇が起こっている（図5-5-4）。

またイヌの敗血性ショックモデルで，高張食塩液の少量投与と乳酸リンゲル液の大量投与とを比較した実験がある。高張食塩液と乳酸リンゲル液はどちらも全身の血行動態を改善したが，高張食塩液は乳酸リンゲル液に比

図5-5-4 急性大腸菌性乳房炎牛への高張食塩液（2ℓまたは3ℓ）投与前後の頚静脈酸素飽和度（$S_{JV}O_2$）と循環血漿量（rPV）の推移

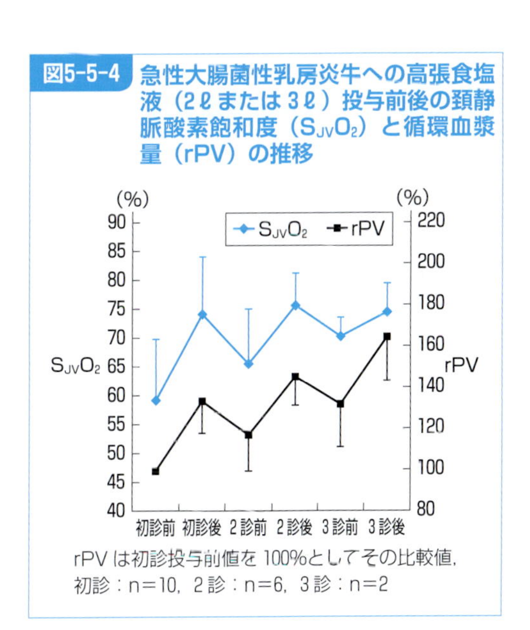

rPV は初診投与前値を 100%としてその比較値，
初診：n=10，2 診：n=6，3 診：n=2

べ全身と局所の組織酸素抽出率（O_2ER）は減少し静脈血酸素飽和度（S_VO_2）は増加した。このことは，乳酸リンゲル液の大量投与は昇圧効果や心拍出量は高張食塩液少量投与と同等であっても末梢組織の酸素利用障害の改善効果は劣っていることを示唆している。このほかにもショックの蘇生において高張食塩液が乳酸リンゲル液に比べ有効であったという報告は数多くあり，最近は高張食塩液がサイトカインの産生を抑制し，血管透過性を減少させるなど抗炎症作用や免疫調節作用をもつことも報告されてきている。高張食塩液の抗サイトカイン作用も高張食塩液の大腸菌性乳房炎での効果のひとつと言えるかもしれない。

敗血性ショックの治療においては，今述べた循環管理のほかにショックの原因となったグラム陰性桿菌，エンドトキシン（LPS），サイトカインなどの炎症性メディエーターに対する治療も重要であり，これらをできる限り早期に除去する必要がある。そのために全身および局所への抗菌薬や非ステロイド（NSAIDs）またはステロイドの投与や，オキシトシン注射後の搾乳，乳房洗浄などが考えられる。

臨床現場での大腸菌性乳房炎の治療

急性大腸菌性乳房炎発症時には，沈うつ，発熱，心拍数増加，呼吸数増加，肺胞呼吸音粗励，下痢，ルーメン運動停止，ルーメン内容の硬結感，耳介温冷感，眼球結膜の充血などサイトカインによると考えられる全身症状が出現する。局所症状は乳房の腫脹，熱感などであるがこれは遊走してきた好中球によるものと考えられる。また乳汁の水様黄色化も起こる。しかしステージによってはまだ耳介が温かく（Warm Shock），乳汁の水様黄色化もなく症状が軽い場合があるので，診断には注意が必要である。また免疫機能が低下している場合などでは，乳房の腫脹や熱感などの局所症状がほとんどなく，PL テスターにもほとんど反応しない場合がある。これは白血球の乳房内への遊走が遅れているためで，普通なら激減しているはずの循環血中の白血球数が減少していない。こういう例では通常予後が悪い。また分娩後すぐの発症で起立不能になっている場合は純粋な低カルシウム血症との区別が必要である。

高張食塩液による体液循環管理

大腸菌性乳房炎では，まず 4 ～ 5 mℓ /kg（実際には牛の体格によって 2 ～ 3 ℓ / 頭）の高張食塩液を 10 ～ 15 分程度かけて投与する。この時，血清ナトリウム濃度は約 140 から約 156 mM に，血清浸透圧は約 280 から約 302 mOsm/ ℓ に上昇する。この浸透圧効果によって細胞内区画から血管内に体液が移動して急速に循環血漿量を増加させ，血圧および心拍出量が改善する。この時，まず赤血球と血管内皮細胞から血管内に水が移動する。そして内皮細胞の水腫により狭窄していた毛細管腔拡張と赤血球容積の縮小により血漿抵抗が減少するため，微小循環が改善して組織灌流が増える。続いて牛ではルーメン内からも血管内に水が移動し，さらに循環血漿量が増加する。血清浸透圧がルーメン内の浸透圧より 20 mOsm/ ℓ 以上の差があればこの水分の移動が起こると言われているが，2 ℓ 以上の高張食塩液投与でなければこの効果は期待できない。牛の敗血性ショックに対する高張食塩液の作用を図5-5-5 に示した。また，急性大腸菌性乳房炎ではルーメン内容が硬く（おそらくショックの代償作用で，すでにルーメン内の水は失われている），重症例では自力飲水が望めないので，ルーメン内への微温湯 30 ～ 40 ℓ

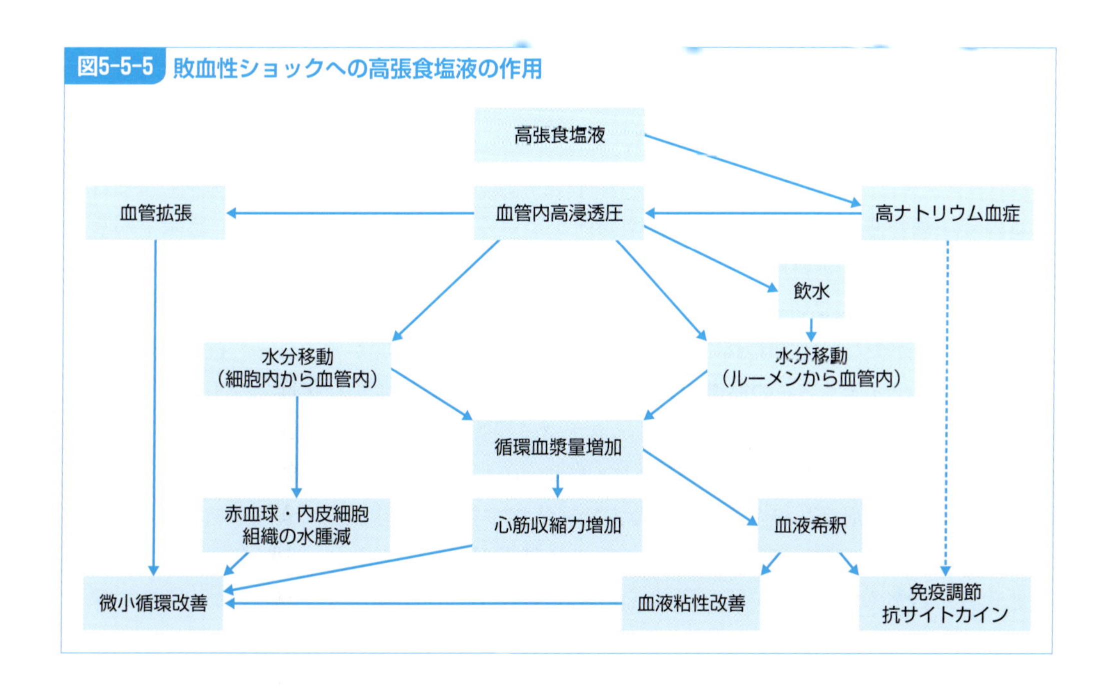

図5-5-5 敗血性ショックへの高張食塩液の作用

の投与が非常に重要となる。それはルーメン内の浸透圧を下げることで高張食塩液投与によって引き起こされるルーメン液と血液の間の浸透圧勾配をさらに大きくし，より多くの血管内への水分の移動が期待できるからである。この反応は高張食塩液投与後20分ほどしか続かないので，高張食塩液投与中や投与直後の水の経口投与や飲水が必要である。自力飲水する牛は，高張食塩液投与後2時間で約40 ℓの飲水をする。少量しか飲水できない重症例を高張食塩液投与だけで放置すれば予後は悪い。さらに，経口投与液中に塩化カリウム100 gを混ぜることで高張食塩液投与（特に繰り返しの投与）による血清カリウム濃度の低下を防止する。また重症例では1日2回の高張食塩液投与を検討してもよいだろう。高張食塩液投与による循環血漿量増加効果は90分であり，再度ショックからの離脱を図るために高張食塩液を再投与することができる。高張食塩液投与後は一過性に血清ナトリウム濃度は上昇するが，通常6～8時間後には投与前値に復すので，6時間以上の間隔で投与するとよい。6時間後の血清ナトリウム濃度の値が150 mMを超えている時はすでにナトリウムの恒常性に問題があるため，その場合は予後不良かもしれない。大腸菌性乳房炎での高張食塩液の連日投与は，低カリウム血症を除いて特に有害事象もなく3日までは投与可能である。しかし4日目以降は通常高張食塩液投与が必要な病態であるとは考えづらく，食欲が回復しない場合はほかの要因を考慮すべきである。

細菌，エンドトキシン，サイトカインへの治療

輸液計画の一例として，高張食塩液投与時にオキシトシン5 mℓを静脈内注射し，高張食塩液投与中に畜主に罹患分房を搾乳してもらったり，生理食塩液（1,000 mℓ）で乳房洗浄をしてもらう方法もある。これにより乳汁中の細菌，LPS，サイトカインを少しでも排出しようと試みる。その後，乳房炎軟膏（カナマイシンとペニシリンの合剤）と同時に抗炎症薬（デキサメサ

ゾン 3 mgまたはフルニキシンメグルミン 300 mg）3 mℓを生理食塩液（50 mℓまたは 1,000 mℓ）に溶解し，乳房内注入する。炎症の中心は局所であり罹患乳房内に大量の LPS が存在する。まず局所の炎症を抑えることが重要だろう。乳房洗浄の必要性については，これから検証が必要だろう。βラクタム系はグラム陰性桿菌の細胞壁を破壊するため LPS の放出量が多いとされているので注意が必要だが，速効性で休薬期間が短いので好んで使う者もいる。感染早期なら LPS の放出量も多くないかもしれないし，局所への抗炎症薬と併用することで LPS の作用を抑制できるかもしれない。また一般的にはβラクタム系とアミノグリコシド系を併用すると LPS の放出量が少ないと言われているので，今後この分野の研究が望まれる。抗菌剤の全身投与は通常カナマイシン 5 g の筋肉内または静脈内注射を行い，重篤な症例ではエンロフロキサシン 5 mg /kgの静脈内注射を行っている。カナマイシンは殺菌剤ではあるがセファゾリンより LPS の放出は少ないだろうと考え使用している。

ステロイドの敗血症への全身投与は今まで試されてきたが，現段階で有益な結果は証明されておらず，また NSAIDs の全身投与は初期には効果が期待できるが，時間が経過すると予後を悪化させるとも言われている。また DIC 対策にヘパリンの投与も行われるが，その効果の検証もこれからの課題である。

大腸菌性乳房炎の治療の第一は，敗血性ショックによる体液循環管理と LPS の乳房からの排出である。そのための輸液剤としては，急激に末梢循環を改善する高張食塩液がより推奨されるべきである。抗菌剤や NSAIDs またはステロイドによる全身または局所治療の必要性については議論が分かれるところではあるが，その薬剤の投与部位，種類，量，時期など，牛乳生産性回復も考慮に入れたなかでの最適な使用方法の研究が今後望まれる。

処方例　甚急性乳房炎牛の輸液

①オキシトシン　50 IU（5 mℓ）静脈内ボーラス投与
②高張食塩液　2 ℓ（大型牛は 3 ℓ）　静脈内に 10 ～ 15 分で急速投与
③微温湯 40 ℓ ＋KCl 100 g　　②を投与中か投与直後に経口投与

②③実施中に畜主に罹患分房を搾乳するか乳房洗浄をしてもらう。
重症例では 6 時間以上の間隔をあけ①②を再度実施する。

5-6 肝臓疾患の輸液

肝臓は生体内の糖質，アミノ酸，タンパク質，脂質代謝の中心的な臓器であり，肝臓機能の低下に伴い様々な生体内物質の代謝が障害される。肝不全とは，劇症肝炎や非代償期肝硬変などの重篤な肝臓障害によって肝臓の諸機能を維持することができず，肝性脳症，黄疸，腹水などの多彩な臨床症状を呈する症候群をいう。肝不全は急性型と非代償期肝硬変などの慢性型とに大別される。急性肝不全では，①肝細胞の破壊を抑制し，②肝細胞の再生を促進させる治療を行い，肝臓機能の回復を図ることが治療の目的となる。一方，慢性肝不全に対しては肝臓機能自体の回復はほとんど望めないため，肝不全に基づく種々の異常および臨床症状を緩和させることが治療の目的となる。

病態

肝不全における生体内物質代謝異常

肝臓は糖質代謝の中心的な役割を果たす。肝不全では肝臓が障害を受けたことにより解糖系酵素活性が変化し，末梢インスリン抵抗，門脈－体循環短絡（門脈シャント）などにより耐糖能異常と高インスリン血症が高頻度に認められる。そして肝臓，筋肉および末梢組織にはインスリン濃度の高い血液が灌流しているために，インスリン受容体の down regulation が生じることでインスリン抵抗性が惹起される。したがって，肝不全動物ではインスリン抵抗性となることから，糖の利用速度が遅く，耐糖能が低下し，肝臓内グリコーゲンの貯蔵量が減少する。そして糖に代わって多くの脂肪が利用されるために異化作用が亢進する。また，グルカゴン，成長ホルモンおよびコルチゾールなどのインスリン拮抗性ホルモンや非エステル型脂肪酸（NEFA）の増加もインスリン抵抗性の発現に関与していることが知られている。

生体内でアルブミンを産生するのは肝細胞のみであり，その体内貯蔵量はヒトで 4 ～ 5 g/kg である。また，肝臓でのアルブミン合成は 0.2 g/kg / 日であり，その半減期は 15 ～ 18 日である。肝不全動物では肝臓でのアルブミン産生量が著しく減少することから低アルブミン血症を生じる。血液中の膠質浸透圧の約 80％がアルブミンによって維持されているため，アルブミン量が減少した肝不全動物では膠質浸透圧が低下して腹水，胸水および浮腫などの体腔内液や組織間液が貯留する。

肝性脳症

慢性肝不全，すなわち非代償性肝硬変においてよく見られる臨床的な異常は，①肝性脳症，

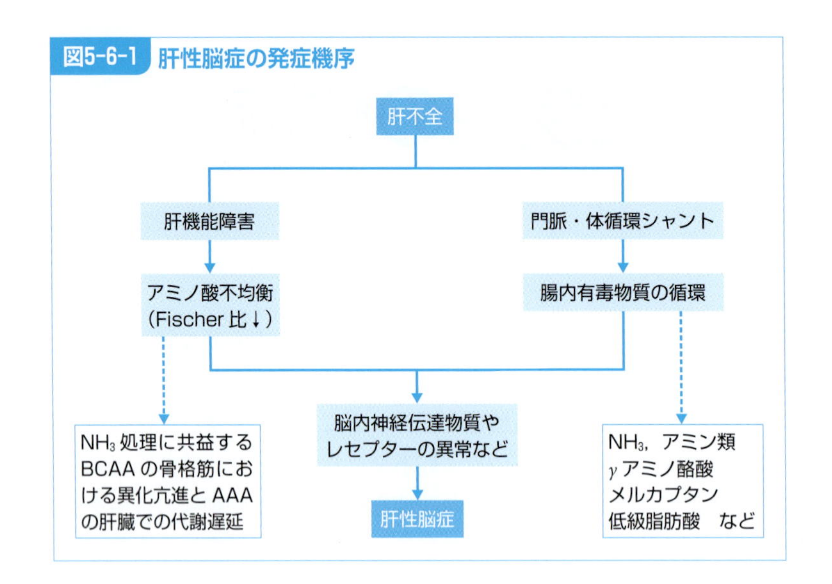

②水分・電解質異常，③低蛋白血症および凝固異常である。肝性脳症の原因としては諸説あるが，基本的には門脈-体循環短絡（門脈シャント）および肝臓機能不全そのものによる①種々の腸内有毒物質の循環と，②血液中アミノ酸組成の変化が原因であるという説が有力である(図5-6-1)。これらの原因により脳内の神経伝達物質や受容体の異常を引き起こして肝性脳症を惹起するものと考えられている。

肝性脳症の治療として用いられる分岐鎖アミノ酸（BCAA：branch-chain amino acid）製剤は，1971年にFischerらが提唱した「アミノ酸組成の変化による偽性神経伝達物質説」に基づいて処方されている。これは，肝性脳症動物では肝障害による代謝遅延の結果，血液中の芳香族アミノ酸（AAA：aromatic amino acid）が増加し，骨格筋での異化亢進によりBCAAが減少する。血液中で増加したAAAが脳内へ移行し，脳内アミノ酸-モノアミン代謝異常が惹起され，オクトパミンなどの偽性神経伝達物質が増加して神経伝達を抑制するために肝性脳症が生じる。

肝不全における血漿遊離アミノ酸の特徴は中性アミノ酸分画に認められる。この中性アミノ酸の血液中レベルはアミノ酸の代謝臓器に依存している。AAAの代謝臓器は肝臓であるため，肝不全動物ではAAAが増加する。一方，BCAAは末梢組織，特に筋肉で代謝される。BCAAが減少する理由として，筋肉におけるアンモニア解毒に際してBCAAがグルタミンやグルタミン酸の炭素骨格として，あるいはエネルギーとして利用されることが考えられる。したがって，高アンモニウム血症を伴う肝不全動物において，BCAAの低下が顕著となる。

中性アミノ酸は血液脳関門において，互いに競合する共通の輸送担体を介して脳内移行するため，肝不全動物では血液中BCAAの減少とAAAの増加によって脳内AAAが増加する。また，高アンモニウム血漿に伴う脳内グルタミンの排出が増加するため，さらに脳内AAAが増加する。チロシン（Tyr）とフェニルアラニン（Phe）はドパミンやノルアドレナリン，トリプトファン（Trp）はセロトニンの前駆アミノ酸であるため，これらのモノアミン代謝異常により肝性脳症が発現すると考えられている。

Fischerらは肝性脳症に対する輸液療法についても検討を行っている。今日でも1979年にFischerらが報告した結果に基づいてBCAAが豊富に配合された特殊なアミノ酸製剤がヒト医療分野において用いられている。Fischerらが提唱したBCAAが豊富なアミノ酸製剤を肝性脳症動物に投与することにより，血液中BCAAが増加してアミノ酸不均衡が是正され，正常の神経伝達物質の生成が刺激される。肝性脳症に対するアミノ酸液の治療効果は慢性再発型で非常に大きく，点滴をしている途中から意識が改善することもある。

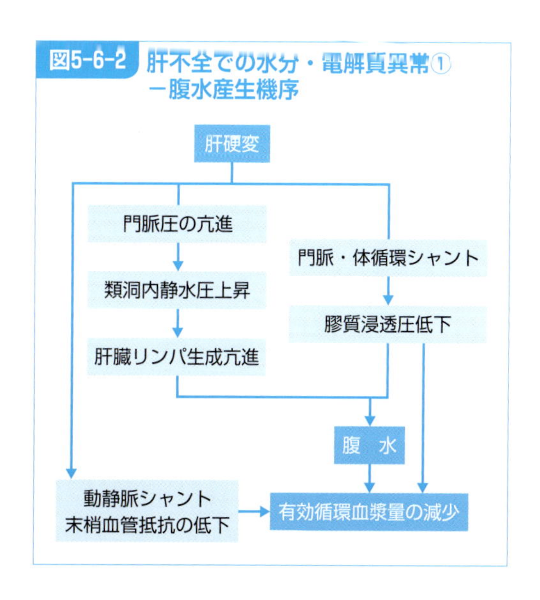

図5-6-2 肝不全での水分・電解質異常① ー腹水産生機序

低血糖，脱水および代謝性アルカローシスなど，肝不全でよく見られる臨床徴候によって肝性脳症が増悪する。低血糖症などカロリー摂取量が不十分であれば組織での異化作用が亢進し，これが内因性の窒素負荷を増加させる。脱水は代謝性アルカローシスの促進や，腎臓でのアンモニア産生を刺激することによって肝性脳症を増悪する。

肝性脳症の臨床徴候を最小限に留めるために，特に低血糖動物に対してブドウ糖の投与が重要である。アンモニアによって引き起こされている肝性脳症に対してブドウ糖を静脈内投与することは，食欲不振による組織での異化作用を最小限に留めるために有効である。肝不全動物において異化作用を防ぐために必要なブドウ糖の投与量は，1日当たりのカロリー要求量の20%以下でも十分である。

肝不全での水分・電解質異常

慢性肝不全動物のほとんどが腹水を伴う。肝不全動物が腹水を引き起こす理由として，門脈圧の亢進，ナトリウムの貯留，管内リンパ管閉塞および膠質浸透圧の低下などが考えられる（図5-6-2）。非代償性肝硬変ではナトリウムの排泄障害があるが，それ以上に自由水の排泄障害が生じるため，相対的に低ナトリウム血症となる。また，自由水の排泄障害のために細胞外液量は増加するが膠質浸透圧が低下するために血管内に留まる体液量，いわゆる“有効循環血漿量”が著しく減少する。有効循環血漿量が減少するとホルモン性，腎臓性などの水分貯留メカニズムが作動して体液を保持する方向に働き，その結果，溢水状態がさらに増悪する（図5-6-3）。

肝不全動物における腹水貯留については“underflow theory（不足説）”と“overflow theory（溢水説）”の2種類がある。前者のunderflow theoryとは，「肝不全動物では全身性の動静脈吻合の開大，膠質浸透圧の低下により心拍出量が増加しているにもかかわらず，有効循環血漿量が低下した状態となるため，抗利尿ホルモン，レニン-アンギオテンシン-アルドステロン系，交感神経系の作用により，腎臓での水分およびナトリウム保持が亢進する」という説である。これと同時に，糸球体ろ過率の低下も生じるために近位尿細管での水分・ナトリウム

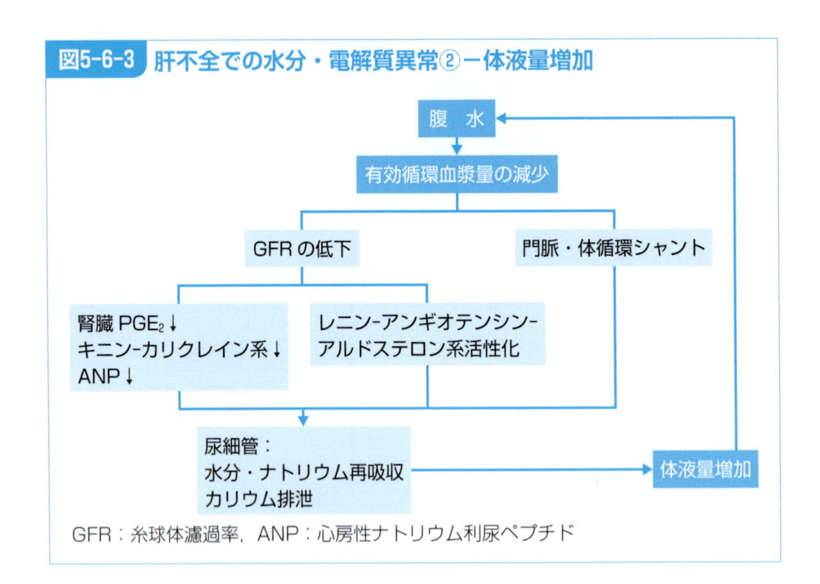

再吸収を助長し，ヘンレ係蹄上行脚に達する糸球体ろ過液量が減少するために自由水の排泄が障害される。一方，overflow theory では，腎臓でのナトリウム保持が低アルブミン血症や腹水よりも先に生じるため，ナトリウム保持が腹水形成における第1の原因であるという説である。これは障害を受けた肝臓が腎臓のナトリウム保持を起こさせる直接的な原因となる何らかの因子を放出するか，あるいは刺激をしているということを示唆しているが，不明な点が多い。いずれにしても，腎臓で水分およびナトリウムが保持されるために体液量と総ナトリウム量が多くなり，腹水と相対的な低ナトリウム血症が肝不全動物で特徴的な臨床徴候となる。

輸液療法

水分・電解質異常に対する輸液療法

慢性肝不全動物では，1/2 生理食塩液に 20 mEq/ℓ の KCl を添加した輸液剤を中心に輸液計画を立てる。また，低タンパク血症および凝固異常に対しては，アルブミン製剤および新鮮凍結血漿を用いて血清アルブミン値を 3.0 g/dℓ以上に維持することが重要である。また，肝性脳症の臨床徴候を最小限に留めるために，1日当たりのカロリー要求量の 20%以下のブドウ糖を投与することが重要である。肝性脳症の治療には，Fischer らの「アミノ酸組成の変化による偽性神経伝達物質説」に基づいて処方された BCAA 製剤が有効である。

処方例

①1/2 生理食塩液＋20 mEq/mℓの KCl
②25%ブドウ糖液 500 mℓまたは BCAA 強化型アミノ酸配合総合栄養輸液剤

Reference

●5-1
- Lucy MC：Florida Ruminant Nutrition Symposium，26th Symposium，56-57（2015）
- 小谷譲治，宇佐美 眞，山本正博：日本臨床，増５，380～384（2001）
- 大塚浩通：臨床獣医，32（２），10～14（2014）
- Robert KM，et al.：ハーパー生化学 原書24版（上代淑人 監訳），丸善㈱，213～215（1999）
- 鈴木一由，内田英二：家畜診療，59（３），145～150（2012）

●5-2
- Alanko M，et al：*Nord Vet Med*，27（12），616-626（1975）
- Doze JG，et al.：*Am J Vet Res*，69（10），1346-1350（2008）
- Goff JP：*Vet Clin North Am Food Anim Pract*，15（３），619～639（1999）
- Goff JP，et al：*J Dairy Sci*，85（６），1427-1436（2002）
- Goff JP：*Vet J*，176，50-57（2008）
- Grünberg W，et al.：*J Vet Intern Med*，20（６），1471-1478（2006）
- 加藤俊英：獣医輸液研究会会誌，４（１），１～４（2004）
- Kvart C：*Br Vet J*，139（３），192-199（1983）
- Littledike ET，et al.：*Am J Vet Res*，37（４），383-388（1976）
- 内藤善久ほか：家畜共済の診療指針Ⅰ，39～63（2002）
- Rochon PA，et al.：*J Gerontol A Biol Sci Med Sci*，52（３），169-176（1997）
- 清水大樹ほか：獣医輸液研究会会誌，５（１），７～11（2005）
- 鈴木一由ほか：臨床獣医，28（９），38～41（2010）
- 高橋 史ほか：獣医輸液研究会会誌，７（１），６～11（2007）

●5-3
- Enjalbert F，et al.：*J Dairy Sci*，84，583-589（2001）
- Förster H.：*Nutr Metab*，20（１），57-62（1976）
- Geishanser T，et al.：*J Dairy Sci*，83，296-299（2000）
- Holtenius P，Holtenius K：*J Vet Med A*，43，579-587（1996）
- Komatsu T，et al.：*J Endocrinol*，178（３），１-５（2003）
- Komatsu T，et al.：*J Anim Sci*，83，557-564（2005）
- Landefoged K，et al.：*Intensive Care Med*，８，19-23（1982）
- Mäkinen KK：*Med Hypotheses*，54，603-613（2000）
- Oetzel GR：American Association of Bovine Practitioners，Preconference Seminar ７C，67-91 Vancouver，BC（2007）
- Oikawa S，et al.：*Am J Vet Res*，58，121-125（1997）
- 及川 伸：獣医内科学 第２版（猪熊 壽，北川 均，内藤善久 監修），145～147，文永堂（2014）
- 及川 伸：獣医内科学 第２版（猪熊 壽，北川 均，内藤善久 監修），187～189，文永堂（2014）
- 小野 憲一郎：獣医臨床病理学（小野 憲一郎，太田亨二，鈴木直義 編），359～360，近代出版（1998）
- Rose MT，et al.：*J Dairy Sci*，79，1734-45（1996）
- Toyoda Y，et al.：*J Vet Med Sci*，70，1091-1093（2008）

●5-4
- Roussel AJ，et al.：*J Am Vet Med Assoc*，212，1769-1775（1998）

●5-5
- Andersen PH：*Acta Vet Scand*，98，141-155（2003）
- 新井鐘蔵：家畜診療，58（５），267-276（2011）
- Boosman R，Mutsaers CW，Klarenbeek A：*Vet Q*，13，155-162（1991）
- Christian B，et al. ：*Vet Res*，34，521-564（2003）
- Ciesla DJ，et al. ：*Shock*，16，285-289（2001）
- DD Bannerman，et al. ：*J Dairy Sci*，87，2420-2432（2004）
- Eades SC：*J Dairy Sci*，76（２），414-420（1993）
- Garrido AG，et al. ：*Braz J Med Biol Res*，38（６），873-884（2005）
- Garrido AG，et al. ：*Critical Care*，10，R62（2006）
- Geof W Smith：*Vet Clin North Am Food Anim Pract*，21，595-614（2005）
- 笹川千尋，林 哲也 編：医科細菌学 改訂第４版，南江堂（2008）
- Jean GS，Constable PD，Yvorchak K：*Agri-Practice*，14（７），６-11（1993）

・Joe H, K. Larry S：*Vet Res*, 34, 507-519（2003）
・John R., et al.：*JAVMA*, 218（4）, 567-572（2001）
・Lagoa CE, et al.：*Crit Care*, 8（4）, R221-228（2004）
・松田直之ら：日薬理誌, 131, 96～100（2008）
・中島靖之：家畜診療, 53（8）, 461～471（2006）
・西川晃豊, 久保田 学, 高橋俊彦ら：家畜診療, 56（8）, 481～488（2009）
・Oi Y, et al.：*Crit Care Med*, 28（8）, 2843-2850（2000）
・Oliveira RP, et al.：*Crit Care*, 6, 418-423（2002）
・大下克史, 中谷啓二, 前田陽平：家畜診療, 57（4）, 227～230（2010）
・Parreira JG, et al.：*J Trauma*, 56, 1001-1007（2004）
・Pascual JL, et al.：*Ann Surg*, 236, 634-642（2002）
・Poli de Figueiredo LF, et al.：*Drug Targets*, 6, 201-206（2006）
・Rivers E, et al.：*N Engl J Med*, 345（19）, 1368-1377（2001）
・Rochae Silva M, Poli de Figueiredo LF：*Clinics*, 60, 159-172（2005）
・Singh A, et al.：*Crit Care Nurs Q*, 32（1）, 10-13（2009）
・Stine J Trine, et al.：*Vet Res*, 36, 167-178（2005）
・杉山 美恵子, 渡部雅子, 園部隆久ら：家畜診療, 60（5）, 265～270（2013）
・鈴木一由ら：家畜診療, 56（2）, 79～85（2009）
・高橋清志：家畜診療, 364（10）, 27～37（1993）
・Tyler JW, Wolles EG, Erskine RJ：*Am J Vet Res*, 55, 278-286（1994）
・Yada-Langui MM, et al.：*Shock*, 14, 594-598（2000）
・Ynte S, et al.：*Vet Clin North Am Food Anim Pract*, 28（2）, 239-256（2012）
・Whitworth PW, et al.：*Circ Shock*, 27, 111-122（1989）

● 5-6

・鍋島俊隆, 杉浦伸一：症例から学ぶ輸液療法 第 2 版, 133～140, じほう（2015）
・佐々木 徹：輸液療法の進め方ノート, 70～75, 羊土社（2009）
・佐々木 徹：輸液療法の進め方ノート, 94～99, 羊土社（2009）
・Geerts BF, et al：*J Am Coll Surg*, 222（1）, p.97（2016）
・Correa-Gallego C, et al：*J Am Coll Surg*, 221（2）, 591-601（2015）
・Fischer A：*Nature*, 43（4）, 491-497（1948）
・鈴木一由ら：ProVet, 16（1）, 32～36（2003）
・Fischer JE, Baldessarini RJ：*Lancet*, 10（2）, 75-80（1971）
・Fischer JE, et al.：*Surgery*, 80（1）, 77-91（1976）
・池田建次, 山田 啓：治療, 81（7）, 1963～1969（1999）
・宮川 浩, 賀古 眞：輸液ガイド 第 2 版（Medical Practice 編集委員会編）, 263～269, 文光堂, 東京（1995）
・大塚基之, 小俣政男：内科, 82（4）, 643～646（1998）
・Simpson KW, et al：*Fluid therapy in small animal practice* 2nd ed, 330-374, WB Saunders Co., Philadelphia（2000）
・徳植秀樹ら：診断と治療, 88（5）, 741～745（2000）
・Wolfsheimer KJ：*Vet Clin North Am Small Anim Pract*, 19（2）, 361-378（1989）
・矢永勝彦：臨床外科, 55（5）, 603～606（2000）
・Felipe de BGJ, et al：*Fluid, Electrolyte and acid-base disorders in small animal practice* 4th ed, 456-499, Elsevier, Amsterdam（2012）

Appendices

1　主な動物用輸液製剤，補正用液剤，添加剤の配合一覧
2　注射剤配合変化の検出法
3　配合変化の一例

Appendix 1

主な動物用輸液製剤，補正用液剤，添加剤の配合一覧

● 細胞外液補充剤（浸透圧比 1）

分類	製品名	会社名	液量（mL）
生理食塩液	動物用生食-V 注射液	日本全薬工業㈱	1,000
リンゲル液	ビタミン B_1 加リンゲル液	共立製薬㈱	500，1,000
	ビタミン B_1 加リンゲル V 注射液	日本全薬工業㈱	500，1,000
糖加リンゲル液	リンゲル糖-V 注射液	日本全薬工業㈱	1,000
乳酸リンゲル液	ハルゼン-V 注射液	日本全薬工業㈱	500，1,000
酢酸リンゲル液	酢酸リンゲル液-V 注射液	日本全薬工業㈱	500，1,000
	ダイサクサン	共立製薬㈱	500，1,000

● 低張複合電解質輸液剤（浸透圧比 1 ／ 2）

分類	製品名	会社名	液量（mL）
1/2 リンゲル液	等張糖加リンゲル液「KS」	共立製薬㈱	500，1,000
	等張リンゲル糖-V 注射液	日本全薬工業㈱	500，1,000
1/2 乳酸リンゲル液	等張ハルゼン糖-V 注射液	日本全薬工業㈱	500，1,000

● 細胞内液補充剤（浸透圧比 1）

分類	製品名	会社名	液量（mL）
５%ブドウ糖液	ビタミン B_1 加ブドウ糖 V 注射液５%	日本全薬工業㈱	500，1,000
	動物用ビタミン B_1 加ブドウ糖注５%「KS」	共立製薬㈱	500，1,000

● アルカリ化剤

分類	製品名	会社名	液量（mL）
重炭酸ナトリウム	重曹注	日本全薬工業㈱	500
	７%重曹注「KS」	共立製薬㈱	500
	等張重曹注	日本全薬工業㈱	500

電解質（mEq/L）				アルカリ化剤（mEq/L）			糖（グルコース）	その他
Na^+	K^+	Ca^{2+}	Cl^-	乳酸	酢酸	HCO_3^-		
154	—	—	154	—	—	—	—	—
147	4	5	156	—	—	—	—	チアミン塩化物塩酸塩 10 mg /mL
147	4	5	156	—	—	—	—	チアミン塩化物塩酸塩 20 mg
147	4	5	156	—	—	—	5 g/100 mL	—
130	4	3	109	28	—	—	—	—
130	4	3	109	—	28	—	—	—
130	4	3	109	—	28	—	—	—

電解質（mEq/L）				アルカリ化剤（mEq/L）			糖（グルコース）	その他
Na^+	K^+	Ca^{2+}	Cl^-	乳酸	酢酸	HCO_3^-		
73.5	2	2.5	78	—	—	—	2.5 g/100 mL	—
73.5	2	2.5	78	—	—	—	2.5 g/100 mL	—
63.5	2	1.5	55	28	—	—	2.2 g/mL	—

電解質（mEq/L）				アルカリ化剤（mEq/L）			糖（グルコース）	その他
Na^+	K^+	Ca^{2+}	Cl^-	乳酸	酢酸	HCO_3^-		
—	—	—	—	—	—	—	5 g/100 mL	チアミン塩化物塩酸塩 20 mg
—	—	—	—	—	—	—	5 g/100 mL	チアミン塩化物塩酸塩 20 mg /100 mL

電解質（mEq/L）				アルカリ化剤（mEq/L）			糖（グルコース）	その他
Na^+	K^+	Ca^{2+}	Cl^-	乳酸	酢酸	HCO_3^-		
833	—	—	—	—	—	833	—	—
833	—	—	—	—	—	833	—	—
160	—	—	—	—	—	160	—	—

● 栄養輸液剤（高張糖液）

分類	製品名	会社名	液量（mL）
グルコース	ビタミン B_1 加ブドウ糖 V 注射液 50%	日本全薬工業㈱	500
	ビタミン B_1 加ブドウ糖 V 注射液 40%	日本全薬工業㈱	500
	ビタミン B_1 加ブドウ糖 V 注射液 25%	日本全薬工業㈱	500，1,000
	動物用ビタミン B1 加ブドウ糖注 25%「KS」	共立製薬㈱	500
グルコース＋果糖	果糖加ブドウ糖液 V 注射液 25%	日本全薬工業㈱	500
キシリトール	キシリット注 25%	日本全薬工業㈱	500，1,000
	キシリット注 10%	日本全薬工業㈱	500
	キシリット注 25%「KS」	共立製薬㈱	500，1,000

● 高張食塩液

分類	製品名	会社名	液量（mL）
塩化ナトリウム	高張食塩注「KS」	共立製薬㈱	1,000
	高張食塩 V 注射液	日本全薬工業㈱	500，1,000

● 電解質補正液

分類	製品名	会社名	液量（mL）
ナトリウム	塩化ナトリウム注 10%*	テルモ㈱ほか	20
カリウム	KCL 注 10 mEq キット「テルモ」*	テルモ㈱	20
マグネシウム	硫酸 Mg 補正液 1 mEq/mL*	㈱大塚製薬工場	20
リン	リン酸 Na 補正液 0.5 mmol/mL*	㈱大塚製薬工場	20
	リン酸二カリウム注 20 mEq*	テルモ㈱	20
カルシウム	ニューボロカール A	日本全薬工業㈱	500，1000
	ニューグロン・S	共立製薬㈱	500
	グルカ注 20%	共立製薬㈱	500，800
	カルシドン	フジタ製薬㈱	250，500，1000
	ニューグロン	共立製薬㈱	100，500
	ボロカール	日本全薬工業㈱	500
	カルマデックス注	フジタ製薬㈱	100，200，250，500，1000
	ニューグロンプラス	共立製薬㈱	500
	ネオグリセロ注	理研畜産化薬㈱	100
	ネオニューリン注	フジタ製薬㈱	10，20，50，100，250，500

*人体用

組　　成
100 mL 中にブドウ糖 50 g，チアミン塩化物塩酸塩 20 mg
100 mL 中にブドウ糖 40 g，チアミン塩化物塩酸塩 20 mg
100 mL 中にブドウ糖 25 g，チアミン塩化物塩酸塩 20 mg
100 mL 中にブドウ糖 25 g，チアミン塩化物塩酸塩 20 mg
100 mL 中にブドウ糖 20 g，果糖 5 g
100 mL 中にキシリトール 25 g
100 mL 中にキシリトール 10 g
100 mL 中にキシリトール 25 g

組　　成
100 mL 中に塩化ナトリウム 7.2 g
100 mL 中に塩化ナトリウム 7.3 g

組　　成
Na^+ 1.71 mEq/mL
K^+ 1,000 mEq/L（1 mEq/mL），Cl^- 1,000 mEq/L（1 mEq/mL）
硫酸マグネシウム水和物 2.46 g/20 mL（0.5 mol/L），Mg^+ 20 mEq/20 mL，SO_4^{2-} 20 mEq/20 mL
リン酸水素ナトリウム水和物 1.79 g/20 mL，リン酸二水素ナトリウム水和物 0.780 g/20 mL Na^+ 15 mEq/20 mL，P 10 mmol/20 mL
HPO_4^{2-} 20 mEq/20 mL，K^+ 20 mEq/20 mL
ボログルコン酸カルシウム 25 g/100 mL
ボログルコン酸カルシウム 20 g/100 mL
ボログルコン酸カルシウム 23 g/100 mL
ボログルコン酸カルシウム 25 g/100 mL，ピロカルピン塩酸塩 10 mg /100 mL
ボログルコン酸カルシウム 25 g/100 mL，塩酸ピロカルピン 10 mg /100 mL
ボログロン酸カルシウム 25 g/100 mL，グルコース 25 g/100 mL
ボログロン酸カルシウム 250 mg /mL，グリセロリン酸カルシウム 20 mg /mL，塩化マグネシウム 20 mg /mL
ボログルコン酸カルシウム 250 mg /mL，グリセロリン酸カルシウム 20 mg /mL，塩化マグネシウム 20 mg /mL
グリセロリン酸カルシウム 7 g/100 mL，硝酸チアミンジスルフィド 400 mg /100 mL
グリセロリン酸カルシウム 70 mg /mL，ブドウ糖 50 mg /mL

● その他添加剤

分類	製品名	会社名	液量（mL）
ビタミン B_1 製剤	アニビタン 100 注射液	㈱インターベット	20
	アニビタン 500 注射液	㈱インターベット	100
	フルスル注	フジタ製薬㈱	10，20，30，50，100，200，250，500
	ネオバイタミン H	フジタ製薬㈱	20
アミノ酸（メチオニン）製剤	レバチオニン	日本全薬工業㈱	100
	チオビタン C	フジタ製薬㈱	10，20，50，100，200，250，500，1000
	ネオヘキサメチオニン	フジタ製薬㈱	2，5，10，20，50，100，200，250
強肝剤	ウルソ H 注射液	DS ファーマアニマルヘルス㈱	40
	ウルソデオキシコール酸「文永堂」―静注―	文永堂製薬㈱	20
	UDCA 注射液「KS」	共立製薬㈱	20

組　　成
フルスルチアミン 5 mg /mL
フルスルチアミン 5 mg /mL
フルスルチアミン塩酸塩 5.458 mg（フルスルチアミン 5.000 mg）/mL
チアミンジスルフィド 25 mg
100 mL 中に DL-メチオニン 1.0 g，チアミン塩化物塩酸塩 200 mg，リボフラビンリン酸エステルナトリウム 15 mg，ピリドキシン塩酸塩 50 mg，ニコチン酸アミド 250 mg，ブドウ糖 5,000 mg
DL-メチオニン 1 g/100 mL，チアミン硝化物 0.03 g/100 mL，リボフラビンリン酸エステルナトリウム 6 mg /100 mL，ピリドキシン塩酸塩 0.03 g/100 mL
DL-メチオニン 2 g/100 mL，塩化コリン 2.5 g/100 mL，チアミン硝化物 0.2 g/100 mL，リボフラビンリン酸エステルナトリウム 0.03 g/100 mL，ピリドキシン塩酸塩 0.05 g/100 mL，ニコチン酸アミド 0.5 g/100 mL
40 mL 中日局ウルソデオキシコール酸 947.0 mg
1 mL 中ウルソデオキシコール酸 23.674 mg，20 mL 中 473.48 mg
20 mL 中ウルソデオキシコール酸 473.48 mg

Appendix 2

注射剤配合変化の検出法

―各種輸液剤の pH 変動スケール―

注射剤の pH は，主成分の溶解性を高めるため，あるいは酸やアルカリでの分解防止のために，主成分が最も安定な pH に調整している。酸性注射剤とアルカリ性注射剤を配合した場合，その pH は緩衝性の強い注射剤の方に変動し，成分の分解や沈殿物の生成要因となる。その結果，影響を受けた成分の溶解度の減少による混濁・沈殿，あるいは分解による含量の低下が生じる。一般的に外観変化が認められる配合変化では，pH 移動によるものが多い。pH 変動に伴って配合変化を起こしやすい薬剤として，酸性注射剤（pH3.0 以下）やアルカリ性注射剤（pH7.0 以上）に注意をする必要がある。

配合変化の予測には，実際に注射剤を混合して，経時変化・pH 変化を調べ，主薬の定量を行う直接法と，pH 変動スケール，変化点 pH や最終 pH から予測する間接法が用いられる。特に pH 変動スケールを用いた予測が簡便で一般的である。

pH 変動スケールを作成するために行う試験を pH 変動試験という。pH 変動試験は，注射剤に 0.1N 塩酸または水酸化ナトリウムを加えて注射剤の pH を変化させ，沈殿などの外観変化を観察する試験である。外観変化が生じた時点，すなわち白濁や沈殿が認められた時点の pH を変化点 pH という。また，0.1N 塩酸または水酸化ナトリウムを 10mℓ添加しても外観変化が現れなかった時は，その時の pH を最終 pH とする。その注射剤特有の pH と最終 pH あるいは変化点 pH との差を pH 移動指数という。

図1 に pH 変動スケールの例を示す。試料の pH は 6.8 であるが，0.1N 塩酸を 2.5mℓ添加すると pH4.3 となり，その pH 以下では白濁を生じる。したがって，変化点 pH は 4.3 であり，試料 pH との差，2.5 が pH 移動指数となる。同様に 0.1N 水酸化ナトリウムは 10mℓ添加しても外観変化は認められず，その時の pH である 11.4 を最終 pH とする。この場合，pH 移動指数は 4.6 となる。ここで，両者（pH 移動指数）の和が大きいほどその注射剤の緩衝能は小さく，逆に和が小さいほど緩衝能は大きいという。注射剤の配合において，緩衝能の小さい注射剤程，他の緩衝能の大きい薬剤に引きずられて混濁などの外観変化を生じやすい。

図2 ～13 に動物用医薬品として販売されている各種輸液剤（重炭酸ナトリウム液およびカルシウム液を含む）の pH 変動スケールを示した。これらの製品 pH，酸性側およびアルカリ側の変化点または最終 pH を理解しておくことは，これらの輸液剤に各種注射剤を配合する際の配合変化を予測する場合に有益であると考える。そのためには，配合しようとする注射剤の特性（製剤 pH や pH 変動スケール，変化点 pH など）情報が必要となるが，残念ながら本書では紹介できていない。今後これら情報について整理・公開する必要性がある。

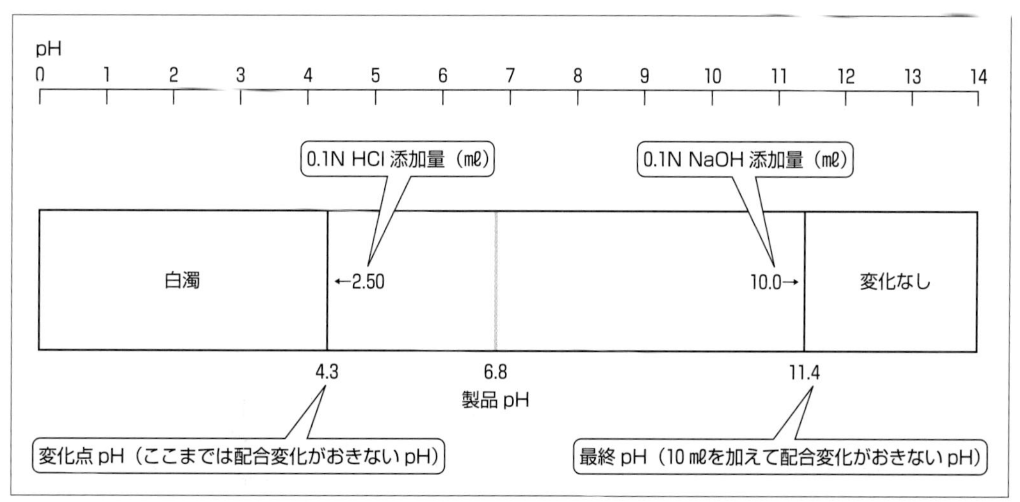

● **図 1**　pH 変動スケールの例

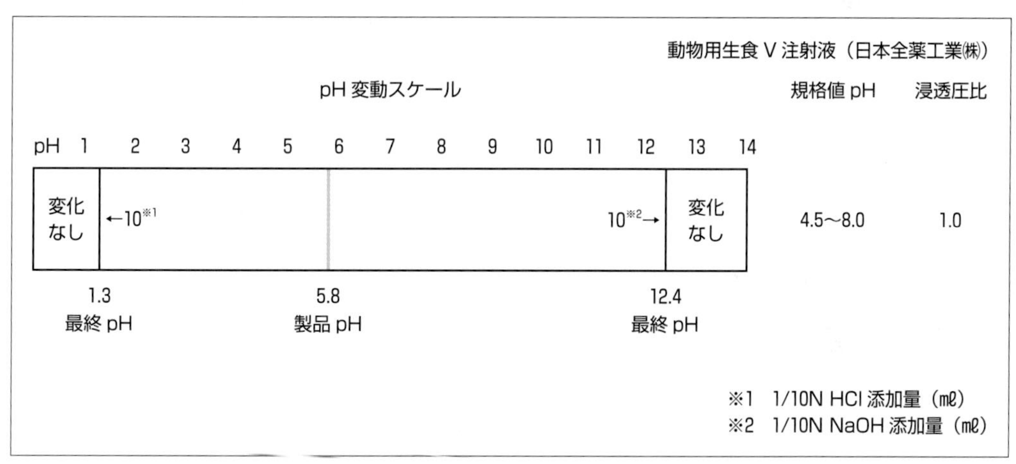

● **図 2**　生理食塩液の pH 変動スケール

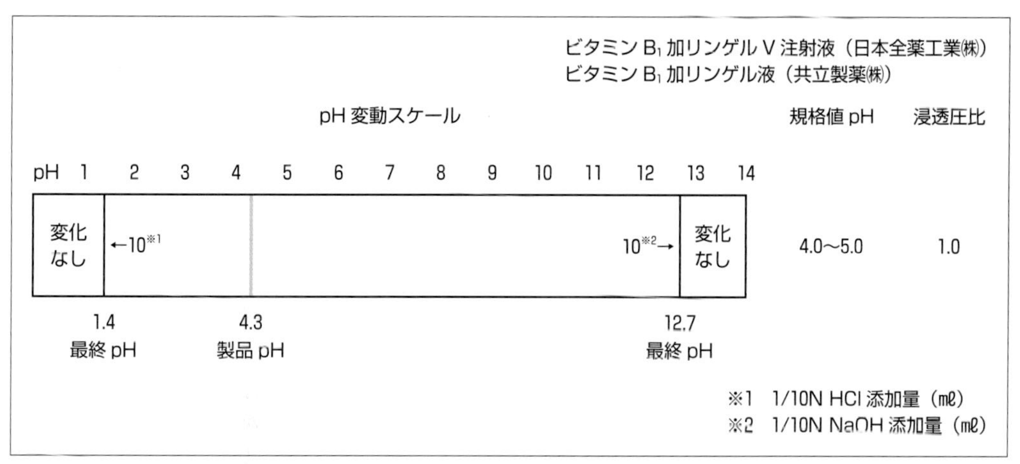

● **図 3**　リンゲル液の pH 変動スケール

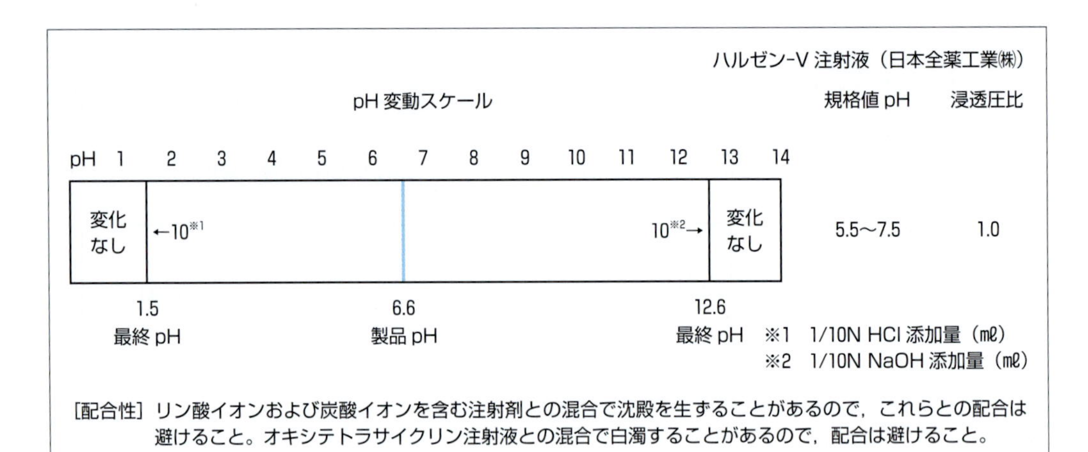

● **図 4** ハルトマン氏液の pH 変動スケール

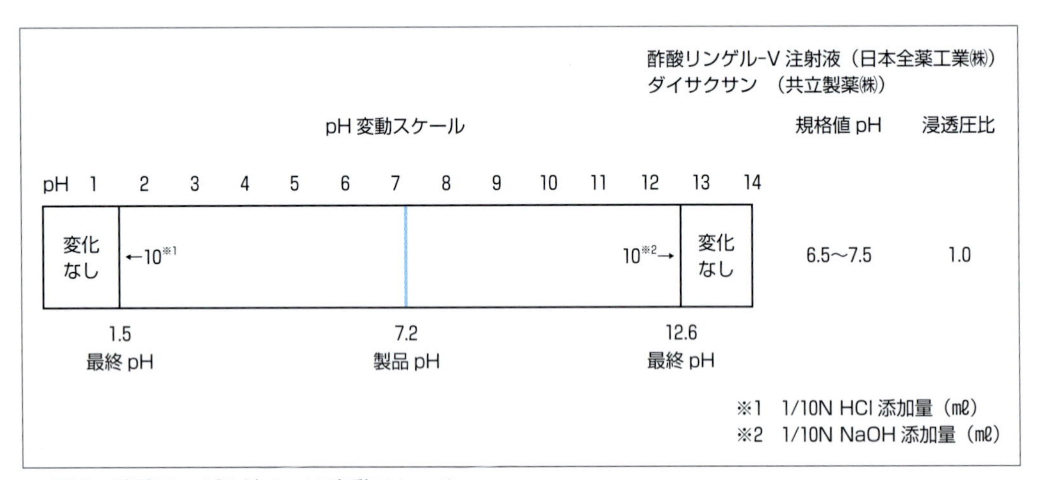

● **図 5** 酢酸リンゲル液の pH 変動スケール

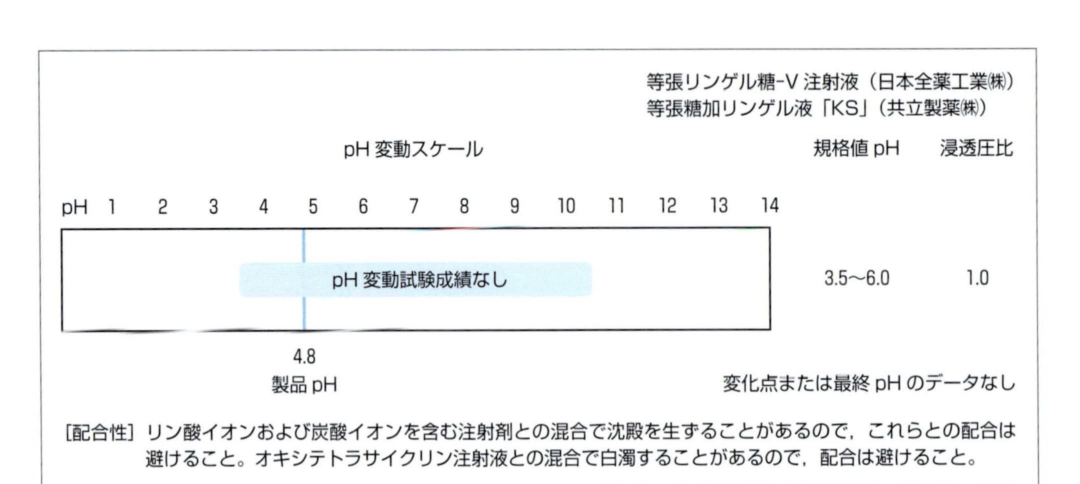

● **図 6** 等張リンゲル糖液の pH 変動スケール

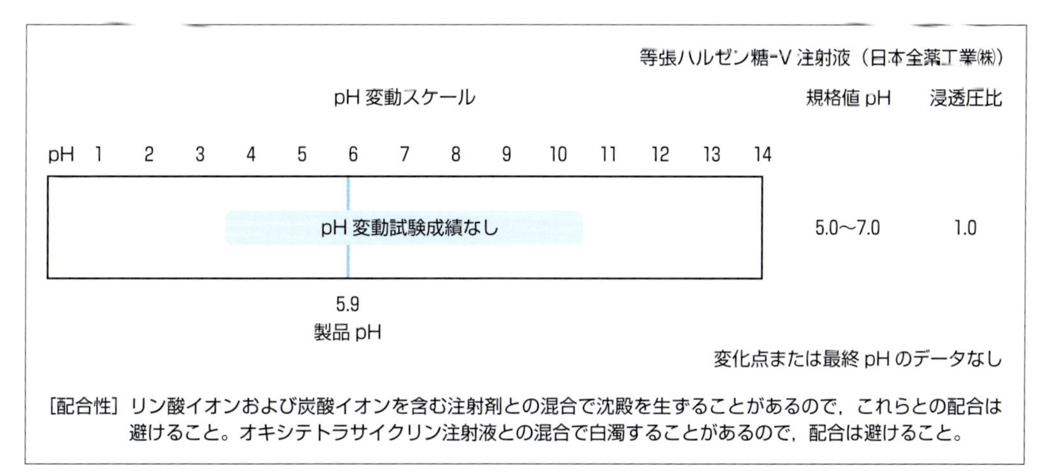

● **図 7**　等張ハルゼン糖液の pH 変動スケール

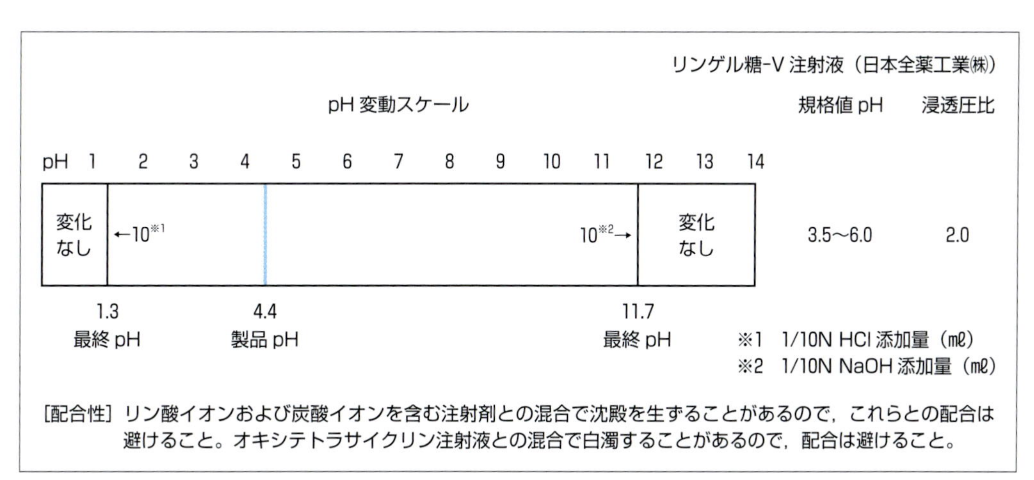

● **図 8**　糖加リンゲル液の pH 変動スケール

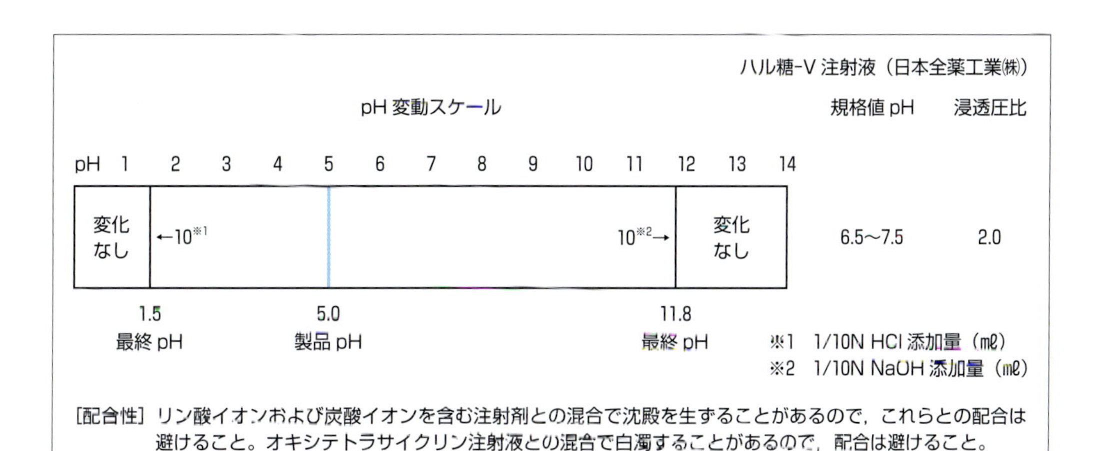

● **図 9**　糖加ハルトマン氏液の pH 変動スケール

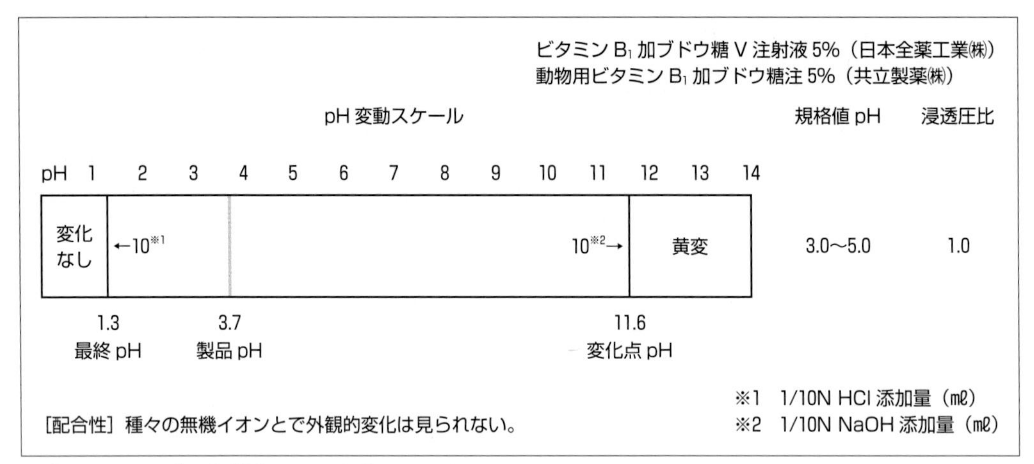

● **図10** 5%ブドウ糖液のpH変動スケール

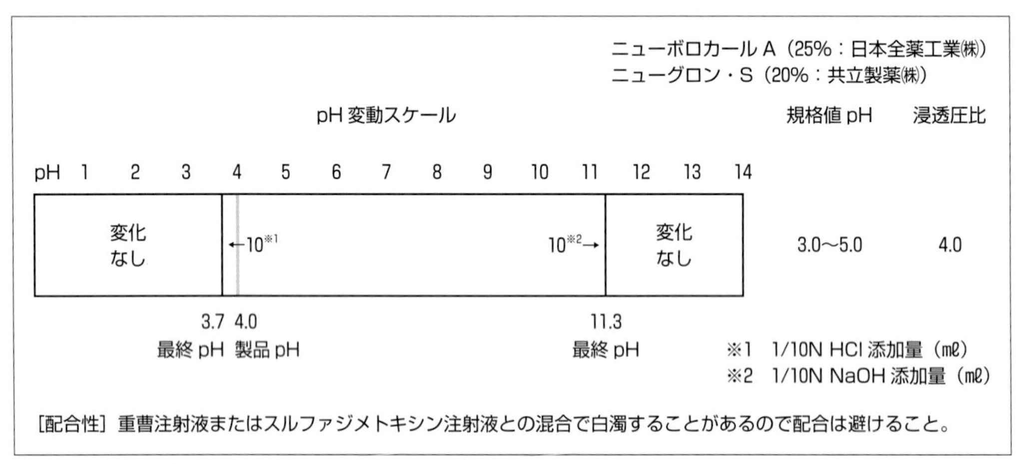

● **図11** ボログルコン酸カルシウムpH液の変動スケール

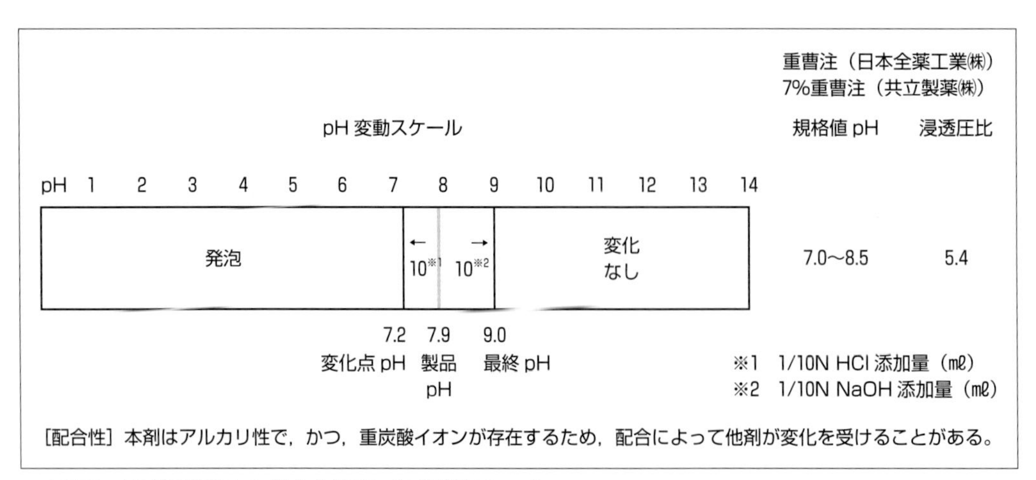

● **図12** 7%重炭酸ナトリウム液のpH変動スケール

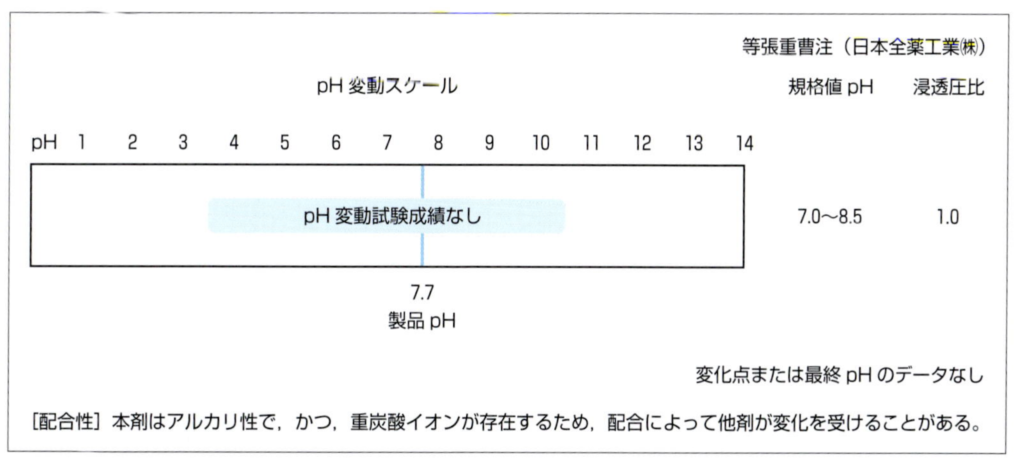

● **図 13** 1.35%重炭酸ナトリウム pH 液の変動スケール

日本全薬工業㈱社内データ（未発表）および「注射剤の配合変化」福島豁行・森 潔 共著，エフ・コピント・富士書院㈱より引用

Appendix 3

配合変化の一例

注射剤		輸液剤 / 主な成分	ビタミンB1加リンゲルV注射液	ハルゼン-V注射液	生食V注射液NZ	リンゲル糖-V注射液	ハル糖-V注射液	等張リンゲル糖-V注射液
強心剤	20%アンナカ注	安息香酸Naカフェイン						
解熱・鎮痛・消炎剤	ザルソブロカ糖注NZ	サリチル酸Na・臭化Ca						
	ピラピリン	ピラビタール・スルピリン・サリチル酸Na						
	動物用40%スルピリン注NZ（遮光）	スルピリン						
持続性サルファ剤	ジメトキシン注NZ（遮光）	スルファジメトキシン						
抗生物質	オキシテトラサイクリン注NZ	塩酸オキシテトラサイクリン						
	セファメジン注「動物用」	セファゾリンNa						
副腎皮質ホルモン剤	水性デキサメサゾン注A	デキサメサゾンメタテルフォベンゾエートNa						
殺菌整腸止瀉剤	ベリノール注A（遮光）	硫酸ベルベリン	▲	△	▲	△	△	▲
整胃腸剤	プリンペラン注	塩酸メトクロプラミド						
自律神経剤	パドリン注	臭化プリフィニウム						
水溶性ビタミン剤	ビオアクタミンC2号	塩酸チアミン・アスコルビン酸						
	レバチオニン（遮光）	dl-メチオニン・塩酸チアミン他						
カルシウム剤	クロカル注	塩化カルシウム						ND
骨軟症治療剤	強力OSM（遮光）	ヨウ化Ca・臭化Ca・塩化Ca・サリチル酸Na						
止血剤	ビタミンK1注（遮光）	フィトナジオン						
	トラムリン注	トラネキサム散						

▲△：補液剤に等量の注射剤を混合し配合変化を確認（▲は混合後すぐに外観変化を認めたもの。△は温度変化や時間の経過により外観変化を認めたもの）

（灰色）：「注射剤ハンドブック」（森　潔 著）に基づき，当社関連製品について配合変化の可能性があるもの

（水色）：本補液剤は基本的に単独での使用を推奨

ND：実施せず

等張ハルゼン糖-V注射液	ビタミンB1加ブドウ糖V注射液5~50%	キシリット注5%・10%・25%	果糖加ブドウ糖V注射液25%・40%	インフェゾールV注射液	プロチオン	ボロカール	ニューボロカールA	重曹注	等張重曹注	高張食塩V注射液	備考（注射剤における使用上の注意など）
											酸を加えれば難溶性の安息香酸や，ときにはカフェインも析出する
								▲	▲		
									基本的には重曹注に準ずる		サルファ剤の注射液と混合した場合，結晶が析出することがある
						▲	▲				
				▲	▲						静脈内投与を行う際には，ブドウ糖等の補液で希釈するか，またはゆるやかに投与すること
				▲		▲	△				注射用水または生理食塩液で溶解
										▲	
▲				▲						▲	5％ブドウ糖のみ可（製剤 pH4～5）
								▲			アルカリ性溶液との混合すると混濁
								▲			他剤との混注不可
						△	△				
ND								▲	ND	ND	5％以下に希釈して用いるのが望ましい
								▲	▲		
								△			

（資料提供；日本全薬工業㈱）

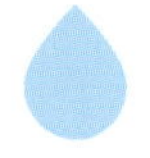

索 引

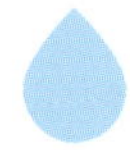

おわりに

いざ輸液の勉強をしようと本屋に行くと，そこには医学関係の輸液の書籍がズラッと並んでいる。これはこれで基礎的な理論を学ぶには大いに役立つが，我々が相手にするのは動物であり，医学領域における理論がそのまま当てはまらないケースに，往々にして遭遇する。いかんせん，獣医学関係の輸液の本は少なく，しかもほとんどが外国書籍の翻訳である。なかにはレベルが高すぎるものもあり，隔靴掻痒の感を否めない。

一方で，聞くところによると獣医学雑誌の輸液特集号は，かなり売れ行きがよいらしい。ということは，輸液に関する情報のニーズは大きいと思われる。そのようななか，鈴木一由先生は『臨床獣医』に輸液に関する連載を二度にわたってされている。どちらもかなりの長編であり，私は掲載ページをファイルしながら，これを一冊の本にしてくれればと思っていた。

連載が終わってしばらく経ったころ，鈴木先生から「輸液の本を出すので手伝ってほしい」という話が飛び込んできた。聞いてみると，連載をまとめるだけに留まらず，ほかに何人かの先生も巻き込んで，それぞれの得意分野について書き下ろしていただこうという企画で，私などに声をかけていただいたことが有り難く，喜んでお手伝いすることにした。

その結果できあがったのがこの本である。できてみると，単なる輸液の本ではなく，対象としている疾病に対して「なぜこの輸液を行うのか？」という病態についての詳しい解説があり，内科学の教科書としても大いに役立つと思われる。その反面，詳しすぎて少々難しいというご批判をいただきそうな気もしている。鈴木先生との最終チェックの段階で，「場合によっては本書を読むための解説書が必要かもしれない」という冗談とも本気とも取れる意見も出る始末である。

とは言うものの，輸液の基礎理論から疾病の解説，輸液療法と広い範囲にわたってカバーしている本書が，日々症例を目の前にして悪戦苦闘している臨床現場の諸先生や，これから輸液について学んでいこうとする若い先生，学生さんたちの一助となり，ひいては輸液療法のレベルアップと裾野の広がりに貢献することを願ってやまない。

最後に，本書を世に出すために，我が儘で言うことを聞かない執筆者をなだめ，すかし，たまには“かま”をかけて手玉に取りつつ，忍耐強く出版にこぎつけた緑書房の重田淑子氏に，衷心から感謝の意を表します。

2016年5月

山田　裕

編著者

鈴木一由（すずきかずゆき）

日本獣医畜産大学（現 日本獣医生命科学大学）を卒業後，同大学大学院博士課程にて学位（博士〈獣医学〉）を取得。日本全薬工業㈱に入社後，酢酸リンゲル液など輸液剤の開発に関わる。日本大学生物資源科学部獣医学科の専任講師を経て，2007年から酪農学園大学獣医学群獣医学類 教授。大学では生産動物獣医療の画像診断学，臨床薬理学を担当。炎症性疾患の治療プログラムの構築をテーマに研究を続けている。

山田　裕（やまだゆたか）

宮崎大学を卒業後，北海道小清水町農業共済組合に就職。その後，日本全薬工業㈱，ホウライ牧場，ファイザー㈱（現 ゾエティス・ジャパン㈱），磯動物病院，小岩井農牧㈱などを経て，2013年より日本獣医生命科学大学獣医学部獣医学科 特任教授。1992年に日本獣医畜産大学（現 日本獣医生命科学大学）にて学位（博士〈獣医学〉）を取得。新生子をはじめとした子牛の疾病に注目しており，特に経口輸液剤の開発に関わった経験から，輸液療法をライフワークとしている。

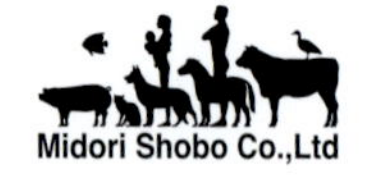

病態からみた牛の輸液

2016年7月1日　第1刷発行
2020年8月1日　第2刷発行

編著者……………………鈴木一由，山田　裕
発行者……………………森田　猛
発行所……………………株式会社 緑書房
〒103-0004
東京都中央区東日本橋3丁目4番14号
TEL 03-6833-0560
http://www.pet-honpo.com

編　集……………………柴山淑子，石井秀昌
カバーデザイン…………メルシング
印刷所……………………アイワード

ISBN 978-4-89531-266-0　Printed in Japan
落丁・乱丁本は弊社送料負担にてお取り替えいたします。